AF356236

---

Cette bibliothèque est destinée avant tout, comme son nom l'indique, aux étudiants en médecine : elle renferme toutes les matières qui, au point de vue théorique et pratique, font l'objet de nos cinq examens de doctorat.

Les volumes sont publiés dans le format in-18 colombier (grand in-18), avec cartonnage toile et tranches de couleur. Ils comporteront de 400 à 1.300 pages et seront

illustrés de nombreuses figures en noir ou en couleurs.
Le prix des volumes variera de 6 à 12 francs.

La Nouvelle Bibliothèque de l'Étudiant en Médecine comprend actuellement (le nombre pourra en être augmenté dans la suite) soixante-cinq volumes, qui se répartissent comme suit :

### PREMIER ET DEUXIÈME EXAMENS

**Précis d'Anatomie descriptive,** par L. Testut, professeur d'anatomie à la Faculté de médecine de Lyon. 5e édit., 1 vol. de 820 pages.   9 fr

**Précis de Dissection** (Guide de l'étudiant aux travaux pratiques d'Anatomie). par P. Ancel. professeur d'anatomie à la Faculté de médecine de Nancy. 1 volume de 330 pages avec 71 figures dans le texte. dont 47 en couleurs . . . . . . . . . . . . . . . . 6 f.

**Précis d'Histologie,** par F. Tourneux, professeur d'histologie à la Faculté de médecine de Toulouse. 1 volume de 1.000 pages avec 489 figures dont 87 en couleurs dans le texte. . . . . . . 12 f

**Précis d'Embryologie,** par F. Tourneux, professeur d'histologie à la Faculté de médecine de Toulouse, 2e édit. 1 vol. de 600 pages avec 248 figures dans le texte, dont 59 tirées en couleurs.   9 f

**Précis de Technique histologique et embryologique** (Guide de l'étudiant aux travaux pratiques d'histologie), par L. Vialleton, professeur d'histologie à la Faculté de médecine de Montpellier, 1 vol de 440 p.. avec 118 fig. dans le texte, dont 35 tirées en couleurs.   8 f

**Précis de Physiologie,** par E. Hédon, professeur de physiologie à la Faculté de médecine de Montpellier, 5e édition, 1 volume de 708 pages. avec 196 figures dans le texte. . . . . . . . . . . 8 f

**Précis de Chimie physiologique et pathologique,** par L. Hugounenq, professeur de chimie à la Faculté de médecine de Lyon, 2e édit. 1 volume de 612 pages, avec 111 figures dans le texte. dont 14 tirées en couleurs, et 6 planches chromolithographiques hors texte.   9 f

**Précis de Technique chimique** (Guide de l'étudiant aux laboratoires de chimie, de physiologie et de clinique), par A. Morel, professeur agrégé à la Faculté de médecine de Lyon (*sous presse*). 1 vol

**Précis de Physique biologique,** par H. Bordier, professeur agrégé à la Faculté de médecine de Lyon, 2e édit. 1 volume de 650 pages avec 288 figures dans le texte, dont 20 tirées en couleurs, et 1 planche chromolithographique hors texte. . . . . . . . . . 8 f

**Précis de Manipulations de physique biologique** (Guide de l'étudiant aux travaux pratiques de physique biologique), par H. Bordier. 1 volume de 325 pages, avec 82 figures dans le texte . . . . 5 f

## TROISIÈME ET CINQUIÈME EXAMENS

**Précis de Pathologie générale**, par Paul Courmont, professeur agrégé à la Faculté de médecine de Lyon, médecin des hôpitaux. 1 volume de 1.100 pages, avec 121 figures dans le texte . . . . . . 12 fr.

**Précis de Pathologie interne**, par F.-J. Collet, professeur agrégé à la Faculté de médecine de Lyon, médecin des hôpitaux. 5e édition, 2 volumes formant 1.700 pages, avec 202 figures dans le texte, dont 34 tirées en couleurs et 4 planches chromolithographiques hors texte. . . . . . . . . . . . . . . . . . . . . . . . 16 fr.

**Précis de Pathologie externe**, par E. Forgue, professeur de clinique chirurgicale à la Faculté de médecine de Montpellier. 4e édition, 2 volumes formant 2.120 pages avec 618 figures en noir et en couleurs dans le texte . . . . . . . . . . . . . . . . . . 22 fr.

**Précis de Pathologie chirurgicale générale**, par Cavaillon, professeur agrégé à la Faculté de Médecine de Lyon. . . . . . 1 vol.

**Précis d'Anatomie topographique**, par L. Testut, professeur d'anatomie à la Faculté de médecine de Lyon, et O. Jacob, médecin-major de l'Armée, professeur agrégé au Val-de-Grâce, 1 vol. de 550 pages. 7 fr.

**Précis de Pathologie exotique**, par A. Le Dantec, professeur de pathologie exotique à la Faculté de médecine de Bordeaux, 2e édition entièrement revisée. 1 volume de 1.300 pages, avec 162 figures dont une partie en couleurs dans le texte. et 2 planches en chromolithographie hors texte. . . . . . . . . . . . . . . . . . . 12 fr.

**Précis de Chirurgie d'armée**, par J. Toubert, professeur agrégé au Val-de-Grâce, 1 volume de 550 pages, avec 234 graphiques ou figures dans le texte, dont 104 tirés en couleurs . . . . . . 8 fr.

**Précis des Opérations d'urgence**, par M. Gangolphe, professeur agrégé à la Faculté de médecine de Lyon, chirurgien en chef de l'Hôtel-Dieu, 1 volume de 450 pages, avec 138 figures en noir et en couleurs dans le texte. . . . . . . . . . . . . . . . . . . 7 fr.

**Précis de Médecine opératoire** (Manuel de l'Amphithéâtre), par M. Pollosson, professeur de médecine opératoire à la Faculté de médecine de Lyon, 2e édition, 1 volume de 410 pages, avec 144 figures dans le texte . . . . . . . . . . . . . . . . . . . . . . 6 fr.

**Précis de Chirurgie opératoire**, par T. Jeanbrau, professeur agrégé à la Faculté de médecine de Montpellier. . . . . . . . . . 1 vol.

**Précis de Thérapeutique chirurgicale**, par L. Imbert, professeur de clinique chirurgicale à la Faculté de médecine de Marseille. 1 volume de 950 pages avec 292 figures dans le texte . . 10 fr.

**Précis de Chirurgie journalière**, par M. Patel, professeur agrégé à la Faculté de médecine de Lyon. . . . . . . . . . . . . 1 vol.

**Précis de Médecine ournalière.** par X... . . . . . . . . . 1 vol.

**Précis d'Auscultation et de Percussion,** par E. CASSAËT, professeur agrégé à la Faculté de médecine de Bordeaux, médecin des hôpitaux, 2ᵉ édition. 1 vol. de 800 pages avec 208 figures dont 104 en couleurs dans le texte.. . . . . . . . . . . . . . . . . . . . . . 10 fr.

**Précis de Diagnostic médical et de Séméiologie,** par PAVIOT, professeur agrégé à la Faculté de médecine de Lyon, médecin des hôpitaux, 1 vol. de 1250 pages avec 57 figures dans le texte   12 fr.

**Précis d'Anatomie pathologique,** par G. HERRMANN, professeur à la Faculté de médecine de Toulouse . . . . . . . . . . . 1 vol.

**Précis de Microscopie clinique,** par LESIEUR, professeur agrégé à la Faculté de Médecine de Lyon. . . . . . . . . . . . . 1 vol.

**Précis de Bactériologie,** par J. COURMONT, professeur d'hygiène, à la Faculté de médecine de Lyon, médecin des hôpitaux, 3ᵉ édition, 1 volume de 1.000 pages, avec 396 figures en noir et en couleurs dans le texte . . . . . . . . . . . . . . . . . . . . . . 10 fr.

**Précis d'Hématologie et de Cytologie,** par RIEUX, médecin-major de l'armée, répétiteur à l'École du service de santé militaire.   1 vol.

**Précis de Médecine infantile,** par E. WEILL, professeur de clinique des maladies des enfants à la Faculté de médecine de Lyon. médecin des hôpitaux, 2ᵉ édition, 1 vol. de 964 pages avec 81 figures dans le texte et 8 planches en chromolithographie hors texte.   10 fr.

**Précis de Chirurgie infantile,** par T. PIÉCHAUD, 2ᵉ édition revisée par M. DENUCÉ, professeur de clinique chirurgicale infantile et orthopédie à la Faculté de médecine de Bordeaux, chirurgien des hôpitaux. 1 vol. de 1.050 pages avec 219 figures dans le texte.   10 fr.

**Précis d'Orthopédie,** par NOVÉ-JOSSERAND, professeur agrégé à la Faculté de médecine de Lyon, chirurgien des hôpitaux. 1 vol. de 600 pages avec 266 figures dans le texte et 8 planches en photogravure hors texte.. . . . . . . . . . . . . . . . . . . . . . 8 fr.

**Précis des Maladies des vieillards,** par A. PIC, professeur agrégé de la Faculté de médecine de Lyon, médecin des hôpitaux.   1 vol.

**Précis de Dermatologie,** par W. DUBREUILH, professeur agrégé à la Faculté de médecine de Bordeaux, médecin des hôpitaux, 2ᵉ édition, 1 volume de 525 pages, avec figures dans le texte. . . . . 7 fr.

**Précis de Parasitologie humaine** (parasites animaux et végétaux, bactéries exceptées), par P. VERDUN, professeur de zoologie médicale et pharmaceutique à la Faculté de médecine de Lille. 1 vol. de 750 pages, avec 310 fig. et 4 planches en couleurs hors texte .   8 fr.

**Précis des Maladies vénériennes,** par V. AUGAGNEUR, ancien professeur de clinique des maladies cutanées et syphilitiques et M. CARLE, chef de laboratoire de la clinique des maladies cutanées et syphilitiques de la Faculté de médecine de Lyon, 1 volume de 700 pages avec 57 figures dans le texte et 16 planches chromolithographiques hors texte.. . . . . . . . . . . . . . . . . 10 fr.

cis des **Maladies des oreilles, du nez, du pharynx et du larynx**,
ar R. LANNOIS, professeur adjoint à la Faculté de médecine de
Lyon, médecin des hôpitaux formant 1.700 pages avec 445 figures
ans le texte. 2 vol.. . . . . . . . . . . . . . . . . . . . . . 18 fr.

cis des **Maladies du cœur et de l'aorte**, par P. GALLAVARDIN,
médecin des hôpitaux de Lyon. 1 vol. de 900 pages avec 203 figures
ont une partie en couleurs dans le texte. . . . . . . . . 10 fr.

cis d'**Ophtalmologie**, par F. LAGRANGE, professeur agrégé à la
Faculté de médecine de Bordeaux, chirurgien des hôpitaux. 3e edit.
vol. de 870 pages, avec 310 figures en noir et en couleurs dans
e texte et 5 planches en couleurs hors texte . . . . . . 10 fr.

cis des **Maladies de la poitrine**, par F.-J. COLLET, professeur
grégé à la Faculté de médecine de Lyon . . . . . . . . . 1 vol.

cis des **Maladies de l'estomac et de l'intestin**, par CADE, mé-
ecin des hôpitaux de Lyon. . . . . . . . . . . . . . . . . 1 vol.

cis des **Maladies du foie**, par Ch. MONGOUR, professeur agrégé
la Faculté de médecine de Bordeaux. 1 volume de 636 pages
vec 75 figures dans le texte. . . . . . . . . . . . . . . . 8 fr.

écis des **Maladies des voies urinaires**, par A. POUSSON, professeur
djoint à la Faculté de médecine de Bordeaux, chirurgien des
ôpitaux. 3e édition. 1 volume de 1.000 pages, avec 253 figures
ans le texte dont 25 tirées en couleurs . . . . . . . . . 10 fr.

cis des **Maladies des reins**, par Jacques CARLES, médecin des
ôpitaux de Bordeaux. 1 volume de 660 pages, avec 93 figures
t 4 planches en couleurs dans le texte. . . . . . . . . . 8 fr.

cis des **Maladies du système nerveux**, par ABADIE, professeur
grégé à la Faculté de médecine de Bordeaux. . . . . . 2 vol.

cis de **Psychiatrie**, par E. RÉGIS, professeur adjoint à l'Univer-
ité de Bordeaux. Chargé du cours de clinique psychiatrique,
e édition. 1 volume de 1.100 pages, avec 82 figures et 6 tracés
ans le texte . . . . . . . . . . . . . . . . . . . . . . . . . . 10 fr.

cis d'**Obstétrique**, par CH. MAYGRIER, professeur agrégé à la
Faculté de médecine de Paris, accoucheur de la Charité . 1 vol.

cis de **Gynécologie**, par A. BOURSIER, professeur de clinique des
maladies des femmes à la Faculté de médecine de Bordeaux,
hirurgien des hôpitaux 2e édition. 1 vol. de 1.160 pages avec 311 fi-
ures dans le texte . . . . . . . . . . . . . . . . . . . . . 12 fr.

cis des **Maladies des Dents et de la Bouche**, par CAVALIÉ,
rofesseur agrégé à la Faculté de médecine de Bordeaux . 1 vol.

cis d'**Hydrologie médicale**, par A. FLORENCE, professeur à la
Faculté de médecine de Lyon . . . . . . . . . . . . . . . . 1 vol.

**Précis de Consultations médicales**, par X. Arnozan, professeur de thérapeutique à la Faculté de médecine de Bordeaux, médecin des hôpitaux. . . . . . . . . . . . . . . . . . . . . . . . . . 1 vol.

**Précis de Consultations chirurgicales**, par E. Forgue, professeur de clinique chirurgicale à la Faculté de médecine de Montpellier . . . . . . . . . . . . . . . . . . . . . . . . 1 vol.

**Précis de Consultations gynécologiques**, par X. . . . . . . . 1 vol.

<hr>

### QUATRIÈME EXAMEN

**Précis de Thérapeutique**, par X. Arnozan, professeur de thérapeutique à la Faculté de médecine de Bordeaux, médecin des hôpitaux. 3ᵉ édit., 2 vol. formant 1.250 pages, avec figures dans le texte. 15 fr.

**Précis de Thérapeutique clinique**, par X. . . . . . . . . . 1 vol.

**Précis de l'Art de formuler**, par B. Lyonnet, médecin des hôpitaux de Lyon et B. Boulud, pharmacien en chef de l'hôpital de l'Antiquaille, à Lyon. . . . . . . . . . . . . . . . . . . . . 1 vol.

**Précis d'Hygiène publique et privée**, par J.-P. Langlois, professeur agrégé à la Faculté de médecine de Paris, 4ᵉ édition. (*Sous presse*.). . . . . . . . . . . . . . . . . . . . . . . 1 vol.

**Précis de Médecine légale**, par L. Lande, professeur agrégé et chef des travaux de médecine légale à la Faculté de médecine de Bordeaux, médecin expert des tribunaux . . . . . . . . . . . 1 vol.

**Précis de Déontologie médicale**, par L. Thoinot, professeur agrégé à la Faculté de médecine de Paris . . . . . . . . . . . 1 vol.

**Précis de Matière médicale**, par Causse, professeur agrégé à la Faculté de médecine de Lyon. 1 vol. de 800 pages avec 150 figures dans le texte et 4 planches en couleurs hors texte. . . . . 9 fr.

**Précis d'Anthropologie**, par G. Papillault, professeur à l'École d'anthropologie de Paris. . . . . . . . . . . . . . . . . . 1 vol.

**Précis de Législation et d'Administration militaires**, par le docteur A. Boisson, médecin-major à l'Ecole du service de santé militaire à Lyon. 1 volume de 672 pages, avec 26 figures dans le texte et une planche chromolithographique hors texte. . . . 8 fr.

<hr>

**Les volumes pour lesquels il n'y a pas d'indication de prix ne sont pas parus, mais sont en cours de rédaction ou d'impression (Juin 1908).**

# EMBRYOLOGIE

## HUMAINE

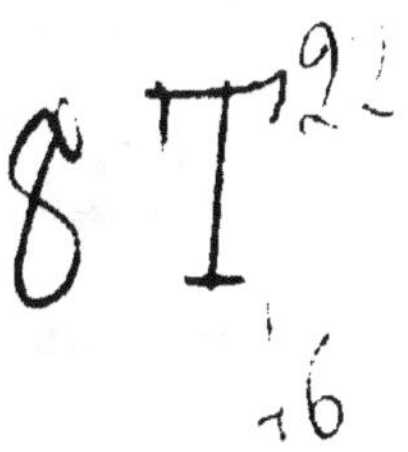

# TRAVAUX EMBRYOLOGIQUES DU MÊME AUTEUR

Développement du tissu osseux (*Bull. scient. du Nord*, 1881, nº 8-9)

Mémoire sur le développement de l'utérus et du vagin, envisagé principalement chez le fœtus humain (*Journ. de l'Anat.*, nº juillet-août 1884).

    (En collaboration avec CH. LEGAY).

Sur le développement de l'épithélium et des glandes du larynx et de la trachée chez l'Homme (*Soc. de biologie*, 18 avril 1885).

Sur la disparition de la zone pellucide dans l'œuf de la Lapine pendant les premiers jours qui suivent la fécondation (*Soc. de biologie*, 29 janvier 1887).

    (En collaboration avec G. HERRMANN.)

Sur l'évolution histologique du thymus chez le fœtus humain et chez les Mammifères (*Soc. de biologie*, 19 février 1887).

    (En collaboration avec G. HERRMANN.)

Sur la persistance de vestiges médullaires coccygiens pendant toute la période fœtale chez l'Homme (*Journ. de l'Anat.*, nº sept.-octobre 1887).

    (En collaboration avec G. HERRMANN.)

L'organe de Rosenmüller (époophore) et le parovarium (paroophore) chez les Mammifères (*Journ. de l'Anat.*, nº mars-avril 1888).

Sur les premiers développements du cloaque, du tubercule génital et de l'anus chez l'embryon de Mouton (*Journ. de l'Anat.*, nº septembre-octobre 1888).

Note sur l'épithélium de la vésicule ombilicale chez le fœtus humain (*Soc. de biologie*, 9 mars 1889).

Sur les modifications que subit l'œuf de la Lapine pendant sa migration dans l'oviducte, et sur la durée de cette migration (*Soc. de biologie*, 20 avril 1889).

Sur le développement du vagin mâle (utricule prostatique) chez le fœtus humain (*Revue biol. du Nord de la France*, 1889).

Sur le développement et l'évolution du tubercule génital chez le fœtus humain dans les deux sexes (*Journ. de l'Anat.*, nº juin-juillet 1889).

Note sur l'intestin caudal chez l'embryon de Chat (*Soc. de biol.*, 22 février 1890).

Sur la structure et sur le développement du fil terminal de la moelle chez l'Homme (*Soc. de biol.*, 23 avril 1892).

Sur le développement des organes génito-urinaires chez l'Homme. Atlas de 20 planches, comprenant 226 figures, publié sous les auspices du Conseil général des Facultés de Lille, 1892.

Sur les premiers développements du thymus, de la thyroïde et des glandules parathyroïdiennes chez l'Homme (*Journ. de l'Anat.*, nº juillet-août 1897).

    (En collaboration avec P. VERDUN.)

Sur l'existence d'un pronéphros rudimentaire chez la Taupe, et sur ses relations avec l'hydatide pédiculée (*Association des Anatomistes*, Liége 1903).

    (En collaboration avec A. SOULIÉ.)

Modifications que subit l'épithélium du vagin de la Taupe pendant la gestation (*Association des Anatomistes*, Liége 1903).

Hermaphroditisme de la glande génitale chez la Taupe femelle adulte, et localisation des cellules interstitielles dans le segment spermatique (*Association des Anatomistes*, Toulouse, 1904).

Sur l'existence d'une Vᵉ et d'une VIᵉ poches endodermiques chez l'embryon humain (*Soc. de biologie*, 20 juillet 1907).

    (En collaboration avec A. SOULIÉ.)

# PRÉCIS

# D'EMBRYOLOGIE

# HUMAINE

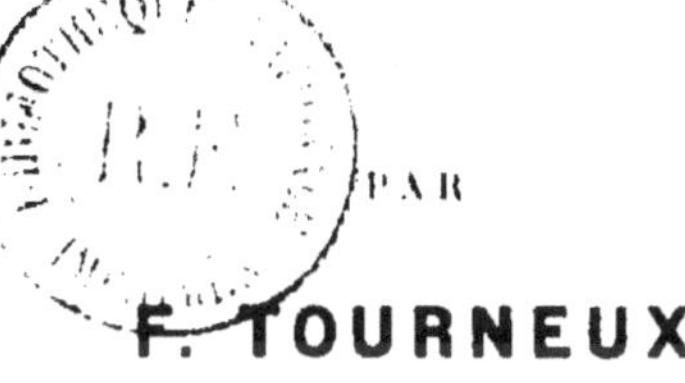

PAR

## F. TOURNEUX

PROFESSEUR D'HISTOLOGIE A L'UNIVERSITÉ
DE TOULOUSE

---

DEUXIÈME ÉDITION CORRIGÉE ET AUGMENTÉE

**Avec 248 figures
dont 59 tirées en couleurs, dans le texte.**

---

PARIS
## OCTAVE DOIN, ÉDITEUR
8, PLACE DE L'ODÉON, 8

1909

# PRÉFACE

## DE LA DEUXIÈME ÉDITION

Cette nouvelle édition se trouve divisée, comme la première, en deux parties distinctes, l'une générale consacrée à l'étude des premiers développements de l'embryon et de ses annexes, et l'autre spéciale relative au mode de formation et d'évolution des différents organes et appareils. Notre description générale repose surtout sur les observations faites chez le Lapin ; elle a été l'objet de remaniements notables portant sur l'ensemble des différents chapitres.

La deuxième partie a subi également plusieurs modifications, en rapport avec les résultats des recherches les plus récentes, particulièrement dans les chapitres ou paragraphes réservés à l'étude des formations branchiales, de l'appareil nerveux, et de l'appareil de la circulation. En ce qui concerne l'appareil de la locomotion, nous avons cru devoir y introduire le développement des os, envisagés comme organes, et dont la description figurait dans le Précis d'histologie. Enfin, nous avons annexé à cet ouvrage un petit appendice relatant, sous forme de tableaux, les longueurs des embryons aux différentes époques de l'incubation chez le Poulet et la Perruche, et de la gestation chez un certain nombre de Mammifères.

Il nous reste à remplir l'agréable devoir d'adresser nos meilleurs remerciements à tous ceux qui ont bien voulu nous aider dans notre tâche : à notre collègue et ami, le Professeur MOQUIN-TANDON, qui nous a fourni des documents intéressants sur les premières phases de la segmentation, et sur la formation de la blastula et de la gastrula; à nos élèves et amis, le professeur agrégé SOULIÉ, qui nous a prêté un concours dévoué pendant toute la préparation de ce Précis, le Dr ARGAUD, professeur suppléant à l'École de Clermont, qui a mis obligeamment ses talents de dessinateur à notre disposition, et, enfin, le regretté Dr BONNE, à l'habileté duquel nous sommes redevables d'une cinquantaine de figures nouvelles, et qui a bien voulu revoir avec nous un certain nombre de passages, notamment ceux consacrés à l'appareil nerveux et à l'appareil de la circulation. Nous exprimons à nouveau notre gratitude à M. DOIN qui a apporté le plus grand soin à l'exécution matérielle de cette édition.

Nous espérons que, sous sa forme nouvelle, le Précis d'Embryologie trouvera auprès des étudiants en médecine et du public scientifique l'accueil favorable qu'il avait rencontré précédemment.

Toulouse, le 15 mai 1908.

F. TOURNEUX.

# PRÉCIS D'EMBRYOLOGIE
## HUMAINE

---

## INTRODUCTION

### HISTOIRE DE L'EMBRYOLOGIE

On a donné au développement de l'embryon le nom d'*embryogénie*, et à son étude celui d'*embryologie*. Certains auteurs se servent indifféremment des termes *embryogénie* et *morphogénie*, mais cette dernière expression a une signification plus restreinte, et doit être appliquée de préférence au seul développement de la conformation extérieure.

L'embryologie, si elle concerne le développement d'un seul être, est qualifiée d'*individuelle* ou de *spéciale*; elle devient *comparative* ou *générale*, si elle envisage le développement de toute la série des êtres.

L'étude du développement de l'embryon est une science de date toute récente. L'antiquité ne nous a guère laissé que l'observation bien connue d'ARISTOTE qui constata la formation précoce du cœur chez l'embryon de Poulet, et lui donna le nom de στιγμή κινουμένη, à cause des battements dont il le voyait animé. Le moyen âge n'apporta pas la moindre pierre à l'édifice de l'embryologie, et, même dans les temps modernes, il faut arriver jusqu'à C.-F.WOLFF (1733-94), pour trouver les premiers travaux importants sur le développement de l'embryon. On sait, en effet, que les recherches des anatomistes du xviie siècle et du commencement du xviiie (FABRICE D'AQUAPENDENTE, HARVEY, MALPIGHI, SWAMMERDAM, HALLER) n'avaient abouti en somme qu'à la théorie de la *préformation* et de l'*emboîtement*, d'après laquelle le premier individu de chaque espèce animale aurait porté en lui, emboîtés les uns dans les autres, les germes de toutes les générations consécutives. Pour les *oristes*, les germes étaient inclus à l'intérieur de l'œuf, et pour les *spermatistes* à l'intérieur du spermatozoïde. Le développement n'avait pour résultat que de déterminer la croissance du germe enveloppant, c'est-à-dire du plus super-, ficiel. Ce germe, malgré sa petitesse, présentait tous les caractères de l'être adulte : dans l'espèce humaine, c'était un *homunculus*.

Laissant de côté les travaux des auteurs antérieurs à WOLFF, on peut diviser l'histoire de l'embryologie en trois périodes : 1º période morphologique; 2º période histologique; 3º période phylogénétique.

**1º Période morphologique**. — WOLFF montra le premier (*Theoria generationis*, Diss. inaug., 1758), en s'appuyant sur le développement de l'œuf de Poule, que la formation du fœtus ne consistait pas dans un accroissement de parties préformées, mais bien dans une série de transformations de parties primitivement simples. Ayant le phénomène de l'incubation, l'œuf de poule ne présente aucune trace d'embryon. Les différents organes n'apparaissent que successivement, pour prendre peu à peu leur forme définitive (*théorie de l'épigenèse*). OKEN (1806) et MECKEL (1812) confirmèrent les faits avancés par WOLFF.

PANDER suivit exactement les changements subis par la cicatricule dans les premiers temps de l'incubation : il distingua les trois feuillets (*muqueux, séreux* et *vasculaire*) du blastoderme, et esquissa, fort sommairement à la vérité, la destinée de chacun d'eux.

En 1827, E. VON BAER découvre dans l'ovaire le véritable ovule des Mammifères et de la Femme, déjà rencontré dans la trompe par RÉGNIER DE GRAAF (1672) et par PRÉVOST et DUMAS (1820), et compare le développement du Poulet à celui des autres Vertébrés. Il montre comment le feuillet intermédiaire (feuillet vasculaire, PANDER) se fissure en deux couches distinctes, musculaire et vasculaire, dont la première s'accole au feuillet séreux pour former la lame animale. et dont la seconde s'unit au feuillet muqueux pour constituer la lame végétative. E. von BAER, suivant l'expression de KŒLLIKER, fut le véritable fondateur de l'embryologie comparée.

Peu après la découverte de l'ovule des Mammifères, COSTE (1834) et WHARTON JONES (1835) retrouvent dans cet ovule la vésicule germinative que PURKINJE avait déjà signalée dans l'œuf d'Oiseau (1825) ; enfin, R. WAGNER décrit la tache germinative (1835).

Parmi les auteurs qui, à la même époque. cherchèrent à élucider les premiers stades du développement des Mammifères, il convient de citer les noms suivants : SEILER, J. MÜLLER, PRÉVOST, DUMAS, REICHERT, BRESCHET, VELPEAU, RATHKE, VALENTIN, BISCHOFF, R. WAGNER, COSTE. En 1824, PRÉVOST et DUMAS découvrent la segmentation de l'œuf de la Grenouille, et, en 1826, RUSCONI celle de l'œuf des Poissons, segmentation qui donne naissance aux sphères vitellines.

**2° Période histologique.** — Avec SCHWANN, commence une nouvelle période. Les recherches de cet auteur sur la structure élémentaire des tissus des animaux (1839), eurent, en effet, un profond retentissement sur les études embryologiques. On rechercha, dès lors. la composition des feuillets blastodermiques de PANDER et de E. von BAER ; on vit que ces feuillets étaient constitués de cellules, et on s'appliqua à rattacher ces cellules à l'ovule, ainsi qu'à suivre leur destinée ultérieure. REICHERT le premier (1840), puis BISCHOFF (1842) montrèrent comment les sphères de segmentation produisent par division les cellules embryonnaires destinées à former les éléments constitutifs des différents organes. KŒLLIKER (1844) alla plus loin. et formula ce principe que « il n'y a nulle part dans le développement embryonnaire une formation libre de cellules ; qu'au contraire toutes les parties élémentaires du futur embryon sont des descendants immédiats de la première sphère de segmentation et par conséquent de l'œuf ».

La doctrine de la descendance cellulaire s'établit ensuite

grâce surtout aux recherches de REMAK (de 1850 à 1855), et ne tarda pas à avoir une portée plus générale, lorsque VIRCHOW s'en fit le propagateur dans le domaine de l'anatomie patholo-gique. Depuis cette époque, la science du développement ne cessa pas de progresser, et l'embryologie, tant humaine que comparée, se compléta rapidement.

3° **Période phylogénique**. — Les progrès de l'embryo-logie s'accentuant de jour en jour, on ne se borna pas à recher-cher le développement individuel d'un être (*ontogénie*), mais on compara ce développement à celui des autres animaux. On fit de l'embryogénie comparative, et on fut ainsi progressi-vement amené à étudier le développement de l'espèce (*phy-logénie*).

L'étude du développement de l'individu ou ontogénie nous fait en effet connaître, chez les êtres supérieurs, un certain nombre de dispositions transitoires, qui persistent chez les animaux inférieurs. De là à conclure que ces dispositions sont des vestiges de stades antérieurs parcourus par l'espèce dans son évolution, il n'y avait qu'un pas, qui a été rapidement franchi. Trois noms surtout méritent d'être cités à ce point de vue : HAECKEL, RAY LANKESTER, KOWALEWSKY.

LAMARCK et E. GEOFFROY SAINT-HILAIRE en France ; GŒTHE, OKEN et E. VON BAER en Allemagne ; enfin, DARWIN en Angle-terre, avaient établi sur des bases qui semblent inébran-lables la théorie du transformisme ou de la descendance. « Tout ce que la nature a fait acquérir ou perdre aux individus par l'influence des circonstances où leur race se trouve depuis longtemps exposée, et, par conséquent, par l'influence de l'emploi prédominant de tel organe, ou par celle d'un défaut constant d'usage de telle partie, elle le conserve par génération aux nouveaux individus qui en proviennent, pourvu que les changements acquis soient communs aux deux sexes, ou à ceux qui ont produit ces nouveaux individus » (LAMARCK, *Phi-losophie anatomique*, Paris, 1809). Les embryologistes complé-tèrent cette théorie de la descendance, en montrant qu'un individu donné présente, dans son développement ontogénique, une série de phases analogues à celles que l'espèce a traversées pour arriver à l'état actuel.

Déjà MECKEL, GEOFFROY SAINT-HILAIRE et SERRES assimilaient les états transitoires par lesquels passe le fœtus humain, aux formes adultes des êtres placés au-dessous de l'homme dans la série animale. « L'organogénie humaine est une anatomie comparée transitoire, comme à son tour l'anatomie comparée est l'état fixe et permanent de l'organogénie de l'homme » (SERRES. *Principes d'organogénie*, 1842, p. 90). Ainsi formulée, la théorie n'était guère soutenable, car les espèces animales tant vivantes que disparues ne représentent pas les anneaux d'une chaîne continue, mais bien les rameaux distincts d'un même arbre généalogique.

Il faut aussi faire remarquer que l'ontogénie, surtout chez les animaux supérieurs, ne reproduit pas exactement toutes les phases de la phylogénie. Certaines formes ancestrales, en raison sans doute d'un développement de plus en plus compliqué, ont été progressivement abrégées, puis supprimées (*évolution abrégée* ou *condensée; tachygenèse*, PERRIER, 1896). C'est ce qui a fait dire à FR. MÜLLER que « l'histoire de l'évolution individuelle est une répétition courte et abrégée, une récapitulation, en quelque sorte, de l'histoire de l'évolution de l'espèce (*Für Darwin*, Leipzig, 1864), loi résumée de la façon suivante par HAECKEL : « l'ontogénie est une récapitulation sommaire de la phylogénie. »

D'autre part, des causes extérieures perturbatrices ont pu provoquer une déviation du développement, et déterminer des particularités morphologiques non représentées dans la série des êtres inférieurs (*évolution faussée*). L'ontogénie, telle que nous l'observons sur les êtres actuels, offrirait de la sorte un mélange de caractères transmis par hérédité (*palingéniques*), et de caractères nouveaux surajoutés par adaptation (*cœnogéniques*).

A cette période phylogénique, encore ouverte, appartiennent surtout les noms de HAECKEL, de RAY-LANKESTER, de GEGENBAUR, de HUXLEY, des frères O. et R. HERTWIG, de GIARD, de M. DUVAL.

Les perfectionnements de la technique, notamment l'inclu-

sion au collodion préconisée par M. Duval, et l'inclusion à la
paraffine, ont facilité dans une large mesure les recherches
embryologiques, et le nombre des anatomistes qui s'occupent
aujourd'hui de la science du développemeut est trop considérable pour qu'on puisse les mentionner dans un manuel aussi
restreint.

Nous aurons occasion de revenir fréquemment, au cours de
ce précis, sur la théorie phylogénique, notamment à propos
des considérations générales sur les premiers développements
de l'œuf des Mammifères (p. 27, 49, 91 et suivantes).

# PREMIÈRE PARTIE

## PREMIERS DÉVELOPPEMENTS DE L'ŒUF

L'absence de documents concernant les premiers développements de l'Homme, nous oblige à recourir aux données fournies par l'embryologie comparée. Dans un premier chapitre, nous exposerons, à un point de vue général, la fécondation et la formation du blastoderme. Nous décrirons ensuite, dans un deuxième chapitre, le développement de l'embryon de Lapin, depuis l'ovulation jusqu'à l'ébauche de la forme extérieure. Enfin, dans un troisième chapitre, nous relaterons ce que nous connaissons des premiers stades embryonnaires chez le fœtus humain.

### CHAPITRE PREMIER

## LES ÉLÉMENTS SEXUELS, LA FÉCONDATION
### ET LA FORMATION DU BLASTODERME

Deux éléments anatomiques s'unissent intimement dans l'acte de la fécondation pour donner naissance au blastoderme, et par suite à l'embryon ; ce sont l'ovule et le spermatozoïde. Nous décrirons successivement ces éléments à l'état adulte chez les Mammifères et dans la série animale, renvoyant, pour l'étude de leur mode de développement, au *Précis d'histologie*. Nous aurons surtout en vue, dans la description générale, les éléments sexuels de l'Homme.

### § 1. — Ovule des mammifères

L'ovule des Mammifères (fig. 1), que E. von Baer découvrit dans l'ovaire en 1827, est un petit corps sphérique, d'un diamètre de 140 à 200 μ ; il peut donc être observé à l'œil nu, à la condition toutefois qu'il repose sur un fond de couleur différente. C'est une cellule complète, dans le sens où les premiers histologistes comprenaient ce mot, c'est-à-dire qu'il comprend, de dehors en dedans, les parties suivantes : une membrane d'enveloppe percée chez certains Vertébrés d'un orifice appelé micropyle, un corps cellulaire, un noyau nucléolé qu'accompagne temporairement une formation particulière connue sous le nom de corps vitellin.

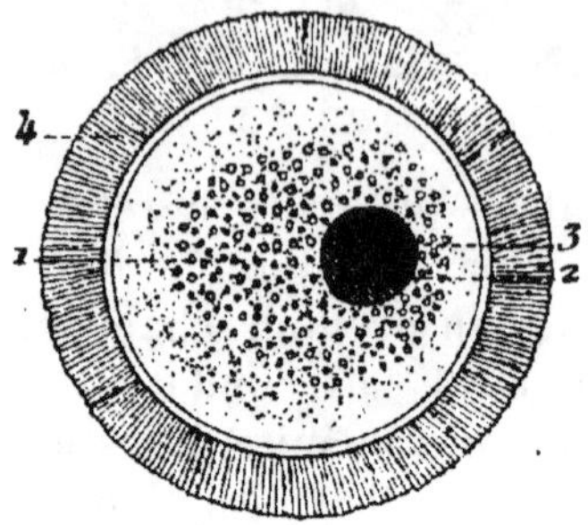

Fig. 1.

Ovule de la femme
d'après Nagel (gr. 200/1).

1, vitellus avec ses deux zones protoplasmique superficielle et deutoplasmique profonde. — 2, vésicule germinative. — 3, tache germinative. — 4, zone pellucide ou radiée.

**1° Membrane d'enveloppe.** — Sur l'ovule examiné en place dans le follicule ovarien, la membrane d'enveloppe se présente sous l'aspect d'une couche transparente séparant le corps de l'ovule des cellules environnantes (cellules de la membrane granuleuse, cellules folliculeuses), d'où le nom de *zone pellucide* (*zona pellucida*) ou *transparente*, qui lui a été donné ; son épaisseur sur l'ovule de la Femme varie de 15 à 25 μ. Elle est formée d'une substance hyaline, élastique, parcourue par de fines stries rayonnantes, qui lui ont également valu le nom de *zone radiée* (*zona radiata*). Sa face interne, qui regarde le vitellus, est lisse, tandis que sa face externe est couverte de nombreuses aspérités qui se traduisent sur la coupe par un aspect légèrement festonné.

Les stries rayonnantes, découvertes par Remak en 1854 sur l'œuf de la Lapine, furent attribuées à l'existence de conduits extrêmement fins traversant la zone pellucide dans toute son épaisseur (*canalicules poreux*). Cette apparence n'est point due à des canaux, mais seulement à des linéaments plus foncés, ainsi que l'ont démontré les ingénieuses expériences d'André sur les œufs des Poissons osseux (p. 12).

La zone pellucide n'appartient pas en propre à l'ovule, et ne saurait être assimilée à une véritable membrane cellulaire ; elle est, en effet, sécrétée par les cellules épithéliales de la couronne radiée, qui entourent l'ovule, ce qui détermine vraisemblablement la production de stries rayonnantes. L'expression de *membrane vitelline*, sous laquelle elle est communément désignée, est donc impropre, d'autant plus que certains observateurs appellent ainsi une membrane très mince développée aux dépens de la couche superficielle du corps cellulaire sur les ovules fécondés. (VAN BENEDEN).

**2° Corps cellulaire**. — Le corps cellulaire de l'ovule a reçu le nom de *vitellus*. C'est une masse visqueuse englobant un certain nombre de granulations diverses, les unes nettement graisseuses, les autres offrant tous les caractères des substances albuminoïdes, et se colorant, comme elles, en rose par le picro-carmin. On a désigné ces derniers corps qui revêtent, dans certains groupes, une forme cristalline, sous le nom de *grains vitellins*, et la matière qui les compose sous celui d'*émydine*, (VALENCIENNES et FRÉMY, 1854) ou d'*ichthine*, en raison de son abondance dans les œufs de certains Poissons. L'ensemble de ces granulations graisseuses et albuminoïdes représente une réserve nutritive destinée à être utilisée dans les premières phases de la segmentation ovulaire : VAN BENEDEN lui a donné le nom de *deutoplasma*.

Le protoplasma proprement dit et le deutoplasma peuvent être mélangés uniformément à l'intérieur du vitellus : il est rare cependant qu'il en soit ainsi. Habituellement, les grains deutoplasmiques sont accumulés dans la zone centrale, au pourtour du noyau, comme chez la Femme (NAGEL).

**3° Noyau**. — Le noyau de l'ovule, découvert en 1825 par PURKINJE sur les œufs encore contenus dans l'ovaire de la Poule, et retrouvé en 1834 par COSTE dans l'ovule des Mammifères, porte le nom de *vésicule germinative* ou *vésicule de Purkinje ;* de forme assez régulièrement sphérique, il mesure chez la Femme de 25 à 30 μ de diamètre. La vésicule germinative

1.

possède la structure d'un noyau, c'est-à-dire qu'on y rencontre une paroi nucléaire extrèmement mince, des filaments anastomosés en réseau, une substance fluide occupant les mailles du réseau (suc nucléaire ou karyochylème), enfin un ou plusieurs nucléoles qu'il faut se garder de confondre avec les corps nucléiniens parfois très abondants comme dans l'œuf des batraciens (fig. 2, A). Le nucléole de l'ovule a été découvert par R. WAGNER en 1835; aussi lui donne-t-on indifféremment le nom de *tache germinative* ou de *tache de Wagner*; sur l'ovule de la Femme, son diamètre atteint environ 7 μ.

**4° Corps vitellin.** — On observe temporairement, à l'intérieur du vitellus des jeunes ovules des Mammifères, une formation spéciale bien étudiée par BALBIANI, et à laquelle MILNE-EDWARDS (1867) a donné le nom de *vésicule de Balbiani* ou de *vésicule embryogène*. C'est un petit corps de 6 à 7 μ de diamètre, formé d'une masse centrale entourée d'une zone de protoplasma plus ou moins modifié, qui affecte une disposition tantôt concentrique et tantôt rayonnante. Ainsi constitué, ce corps ressemble à une cellule, et c'est ce qui explique l'erreur de certains anatomistes qui l'ont assimilé à un véritable élément cellulaire. En raison de sa structure non vésiculeuse, HENNEGUY (1893) propose de le désigner sous le nom de *corps vitellin de Balbiani*. Il disparaît d'ailleurs, dans le vitellus, au moment où s'épaissit la membrane granuleuse de l'ovisac.

Dans quelques groupes d'animaux, le corps vitellin de BALBIANI possède des dimensions plus considérables que chez les Mammifères, ce qui rend son étude relativement plus facile. Il a été signalé pour la première fois par von WITTICH (1845) dans l'*œuf ovarien* de certaines Araignées, et décrit peu après par CARUS (1850) dans les jeunes ovules de Rana temporaria sous le nom de *noyau vitellin*. Nous représentons dans la figure 2 deux ovules ovariens (A) de la Grenouille rousse et (B) d'une Araignée avec leur corps vitellin.

Le corps vitellin de BALBIANI affecte des rapports étroits, mais qu'il est encore difficile de préciser, avec la vésicule germinative contre laquelle il est généralement appliqué.

Henneguy (1893) l'assimile au macronucléus des Infusoires ciliés, qui préside, comme on sait, aux phénomènes de nutrition, et le fait dériver du nucléole, tandis que la vésicule germinative représentait le micronucléus ou noyau sexuel des mêmes infusoires. Ch. Julin a émis une opinion sensiblement analogue. Pour cet auteur, le nucléole, après avoir dirigé le développement végétatif des différentes parties constitutives

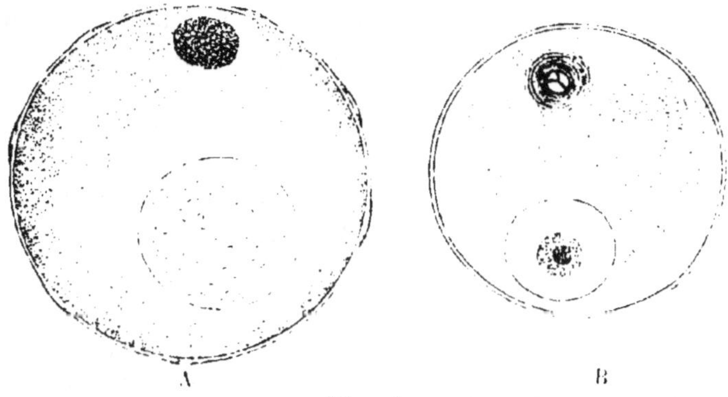



Fig. 2.

A, ovule de Grenouille rousse montrant la vésicule germinative avec de nombreuses taches germinatives, et au-dessus le corps vitellin de Balbiani, appparaissant ici comme un amas d'une matière grenue. — B, ovule d'une Araignée des jardins traité à l'état frais par l'acide osmique concentré (d'après Poucher et Tourneux).

On voit, à la partie inférieure de B, la vésicule de Purkinje avec une tache germinative pourvue elle-même d'un amas central plus foncé, et au-dessus la vésicule de Balbiani paraissant formée de fibres ou de lames concentriques englobant trois masses nucléiformes.

de l'ovule, sortirait de la vésicule germinative, et se transformerait (en tout ou partie) en un centrosome qui n'est autre que le noyau de Balbiani, et qui, une fois la division achevée, rentrerait à l'intérieur de la vésicule germinative où il ne tarderait pas à se résorber. Le nucléole, centre végétatif, et le centrosome (corps vitellin), centre de division, représenteraient donc, à eux deux, le macronucléus des Infusoires ciliés. Van Bambeke, de son côté, a constaté dans l'œuf ovarien de Scorpæna scrofa, l'élimination d'éléments nucléaires qui proviennent non du nucléole, mais de la chromatine du noyau.

**5° Micropyle**. — Il ne semble pas que la zone pellucide de l'ovule des Mammifères soit perforée pour le passage des spermatozoïdes. Les observations de Pflüger sur la Chatte, et de E. Van Beneden sur la Vache, tendant à établir l'existence d'un *micropyle*, n'ont pas été confirmées. Ce pertuis paraît ainsi l'apanage des ovules pourvus d'une coque épaisse, comme ceux des Poissons osseux.

André (1875) a indiqué le procédé suivant pour rechercher l'emplacement du micropyle. On partage un œuf de Poisson (Truite) en deux moitiés hémisphériques, qu'on lave à grande eau, pour les débarrasser de leur vitellus, puis on dépose les deux cupules, représentant la zone pellucide sectionnée, sur un liquide coloré, une solution de carmin, par exemple. Au bout de peu de temps, à moins que la section n'ait intéressé directement le micropyle, on constate sur l'une des cupules un point rouge qui répond au micropyle. Le liquide coloré s'insinue, en effet, graduellement par ce point à l'intérieur de la cupule, et bientôt celle-ci s'enfonce dans le liquide, tandis que la seconde cupule continue à surnager.

Fig. 3.
Coupe de la zone pellucide d'un œuf de Truite, intéressant le canal micropylaire. Dessin du D<sup>r</sup> Bonne (gr. 250/1).

Une fois l'emplacement du canal micropylaire déterminé, il devient facile d'examiner les deux orifices externe et interne, comme aussi de pratiquer sur la zone pellucide des coupes normales intéressant le micropyle dans toute sa longueur. On reconnaît alors que l'orifice externe, évasé en forme d'entonnoir, est plus large (15 $\mu$) que l'orifice interne (8 $\mu$), et que, dans le milieu de son trajet sensiblement normal à la surface de l'œuf, le canal micropylaire rétréci ne mesure que 5 $\mu$ de diamètre (fig. 3). L'orifice interne occupe le sommet d'un petit mamelon. Enfin, les canalicules poreux se poursuivent jusque sur les bords du micropyle.

## § 2. — OVULE DANS LA SÉRIE ANIMALE

Les ovules des différents animaux renferment une proportion plus ou moins abondante de deutoplasma. A ce point de vue, on peut les ranger en trois groupes principaux : les ovules sans deutoplasma ou du moins ne renfermant que des traces de deutoplasma (*ovules alécithes*, BALFOUR), les ovules avec deutoplasma mélangé au protoplasma (*ovules panlécithes* ou *mixolécithes*, HALLEZ, HENNEGUY), les ovules avec deutoplasma distinct (*ovules amictolécithes*, HALLEZ, HENNEGUY ; *ovules idiolécithes*). Dans ces deux derniers groupes, la proportion de deutoplasma peut être faible (*ovules oligolécithes*, PRENANT), ou considérable (*ovules polylécithes* ou *macrolécithes*).

Les réserves nutritives qui constituent le deutoplasma des ovules amictolécithes, sont localisées dans une portion du vitellus lequel présente ainsi deux segments distincts : un premier segment, riche en protoplasma et pauvre en deutoplasma (*vitellus formatif* de REICHERT, *vitellus principal* de HIS, *vitellus plastique*), et un second segment dans lequel abondent les grains vitellins (*vitellus nutritif* de REICHERT, *vitellus accessoire* de HIS). Tandis que le premier, par sa segmentation, donnera naissance à l'embryon, le second ne remplira qu'un rôle de nutrition. C'est ce qu'on observe chez les Monotrèmes, les Oiseaux, les Céphalopodes, les Poissons et les Reptiles (*ovipares*).

On dit que l'ovule est *télolécithe* ou *centrolécithe* (BALFOUR), suivant que le deutoplasma se trouve condensé en un point de la surface, ou, au contraire, occupe le centre même de l'ovule.

La densité du vitellus nutritif étant plus considérable que celle du vitellus formatif, il en résulte que les ovules télolécithes présentent une *différenciation polaire*, c'est-à-dire que, plongés dans l'eau par exemple, ils tournent vers la surface leur segment riche en vitellus formatif. On a pu ainsi considérer deux pôles : un *pôle animal* répondant au vitellus formatif, et un *pôle végétatif* occupé par le deutoplasma.

Certains ovules à deutoplasma mélangé mais considérable, comme ceux des Amphibiens, manifestent une différenciation polaire non moins accusée, résultant de ce fait que la répartition du deutoplasma n'est pas régulière, et nous verrons plus loin que dans le vitellus des Mammifères en voie de segmen-

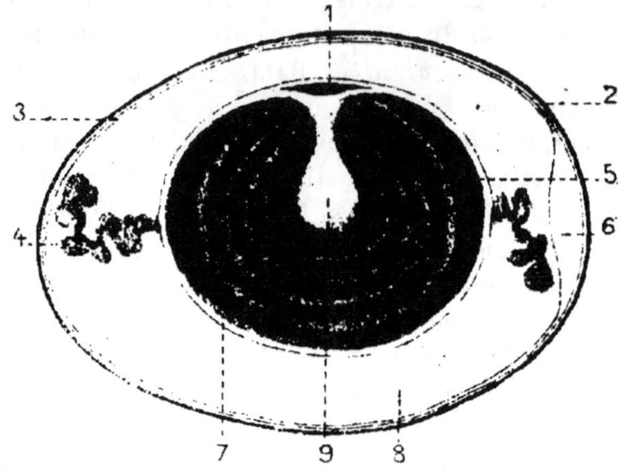


Fig. 4.

Section longitudinale d'un œuf de Poule. Figure schématique d'après ALLEN THOMPSON, légèrement modifiée.

1, disque germinatif ou cicatricule. — 2, coquille. — 3, membrane coquillière avec ses deux couches. — 4, chalazes. — 5, vitellus jaune. — 6, chambre à air. — 7, zone pellucide. — 8, albumen. — 9, noyau central (noyau de Pander) du vitellus blanc.

tation, on peut également reconnaître deux régions distinctes : animale et végétative.

Les expressions d'ovule et d'œuf sont fréquemment employées comme synonymes par les auteurs, mais cette dernière dénomination doit être réservée de préférence pour désigner l'élément sexuel femelle après la maturation. Cet œuf, en parcourant l'oviducte, peut s'entourer de couches nutritives et d'enveloppes de protection, sécrétées par la muqueuse tubaire. C'est ainsi que l'œuf pondu de la Poule, dont nous représentons la coupe longitudinale (fig. 4), comprend : 1° l'ovule proprement dit avec son blastoderme ou cicatricule, son vitellus blanc, son vitellus jaune et son enveloppe propre ou zone pellucide ; 2° une substance nutritive ou albumen, représentée par des couches d'albumine de densité différente, emboîtées les unes dans les autres, et montrant aux deux extrémités les tortillons ou chalazes qui résultent de la rotation de l'œuf dans l'oviducte : 3° une membrane de protection (membrane coquillière), formée par un lacis de filaments ramifiés et anastomosés, et disposés suivant deux couches qui s'écartent l'une de l'autre au niveau de la grosse extrémité de l'œuf, pour constituer la chambre à air ; 4° une coquille composée par une substance organique imprégnée de sels calcaires, et perforée de canalicules. L'addition de pareilles couches ou membranes de nutrition et de protection, paraît l'apanage des œufs dont l'évolution s'effectue en dehors des organes maternels, mais nous verrons que l'ovule de la Lapine, sans doute par quelque souvenir atavique, s'entoure également d'une couche d'albumine, en traversant la trompe.

## § 3. — SPERMATOZOÏDE (SPERMATOZOAIRE, ZOOSPERME), SPERMIE, SPERMIUM

Les éléments du sperme découverts par HAMM élève de LEEUWENHOEK en 1677, ont été considérés comme des animalcules en raison de leurs mouvements de locomotion. L'étude de leur développement montre que ce sont des éléments anatomiques offrant tous les caractères d'une cellule. Le nom de spermatozoaires est dû à E. VON BAER (1827), celui de spermatozoïdes à DUVERNOY (1837), et enfin celui de spermies à AUERBACH et à WALDEYER.

**1° Forme**. — Chez l'Homme, le spermatozoïde est un élément filiforme auquel on peut reconnaître deux parties distinctes : une partie renflée appelée *tête* ou *disque*, et une partie effilée désignée sous le nom de *queue* ou d'*appendice caudal* (fig. 5). La tête affecte la forme d'un ovoïde aplati surtout aux dépens de son segment terminal, ce qui nous rend compte des deux aspects ovalaire et piriforme qu'elle présente, suivant qu'on la regarde de face ou de profil. La queue s'insère sur la base de la tête par une partie rétrécie qu'on appelle *collet*.

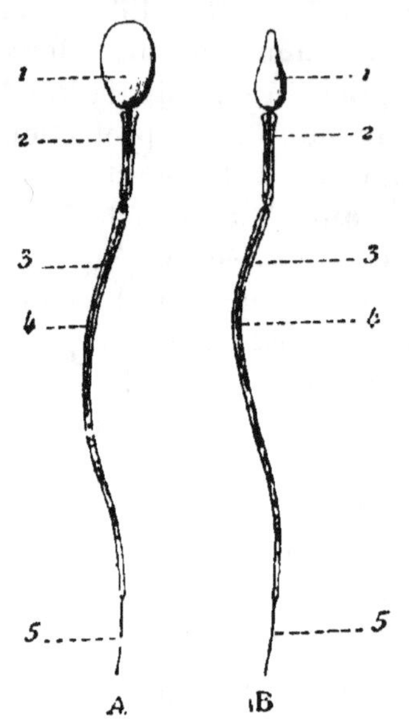


Fig. 5.

Spermatozoïde de l'homme vu (A) de face et (B) de profil (gr. 1200/1).

1, tête. — 2, segment intermédiaire. — 3, filament axile. — 4, queue. — 5, filament terminal.

**2° Dimensions, nombre.** — Les spermatozoïdes atteignent une longueur totale de 50 μ. La tête mesure environ 5 μ de long sur 4 μ de large; son épaisseur est de 1 à 2 μ. La queue possède à l'origine moins de 1 μ de diamètre, et s'amincit progressivement jusqu'à son extrémité.

Le nombre de spermatozoïdes que renferme le sperme est considérable : on en compte environ cent mille par millimètre cube de sperme éjaculé.

**3° Structure.** — La tête renferme les parties essentielles de la cellule spermatique, dont la queue peut être assimilée à un flagellum. Elle est, en effet, constituée en majeure partie par un noyau à la surface duquel s'étale, dans les deux tiers antérieurs, une mince membrane transparente, la *coiffe céphalique*. Entre le noyau et la coiffe, se trouve interposé, vers le sommet, un petit corps prenant les couleurs acides, et décrit par MERKEL (1874) sous le nom de *bouton de la pointe*, et par LENHOSSÉK (1898) sous celui d'*acrosome*; c'est à la présence de ce corps que l'extrémité de la tête doit sa forme particulière dans les différents groupes (*pointe céphalique*, G. HERRMANN, 1862 ; *perforateur*, WALDEYER, 1901). La substance chromatique du noyau est condensée, réduite à son plus faible volume.

Le collet, très court, est formé par une *substance intermédiaire* homogène, à chaque extrémité de laquelle se trouve logé un nodule ou centrosome. Le nodule antérieur est intimement appliqué contre la base de la tête du spermatozoïde.

La queue est parcourue dans toute sa longueur par un *filament central* (EIMER, 1874) ou *axile* (VON BRUNN) de structure fasciculée ou fibrillaire (JENSEN, BALLOWITZ). Ce filament est recouvert sur une partie de son trajet par une enveloppe dont les caractères ont permis de diviser la queue en trois segments dictincts : un segment antérieur ou *segment intermédiaire* (SCHWEIGGER-SEIDEL, 1865), un segment moyen ou *segment principal*, et un segment postérieur ou *segment terminal*. L'enveloppe du segment antérieur relativement court (de même longueur que la tête), est formée par un filament enroulé en spirale autour du filament axile, et recouvert par une mince couche d'une substance finement granuleuse. L'enveloppe du segment moyen, qui occupe la plus grande longueur de la queue, est représentée par une série de petits disques enfilés par le filament central, ou encore, comme chez l'Homme (MEVES) par une substance homogène dépourvue de granulations. Enfin, le segment terminal est nu, dépourvu de toute enveloppe.

**4° Propriétés.** — Les spermatozoïdes peuvent progresser dans un milieu liquide, grâce aux mouvements ciliaires de leur queue. Ils avancent d'environ 60 $\mu$ en une seconde, c'est-à-dire d'une quantité à peu près égale à leur propre longueur, déjetant alternativement leur tête à droite et à gauche, en même temps qu'ils lui impriment un mouvement de rotation de 90° autour de son axe longitudinal ; lorsque le spermatozoïde progresse, la tête se montre ainsi successivement de face et de profil. Certains réactifs, comme les solutions alcalines, les solutions de sucre et d'albumine favorisent les mouvements des spermatozoïdes ; il en est de même du mucus vaginal. Par contre, l'urine et les acides tuent rapidement ces éléments, dont la queue se recourbe alors en forme de boucle.

## § 4. — SPERMIE DANS LA SÉRIE ANIMALE

La configuration des spermatozoïdes dans la série animale, est essentiellement variable. Chez les Vertébrés, et malgré

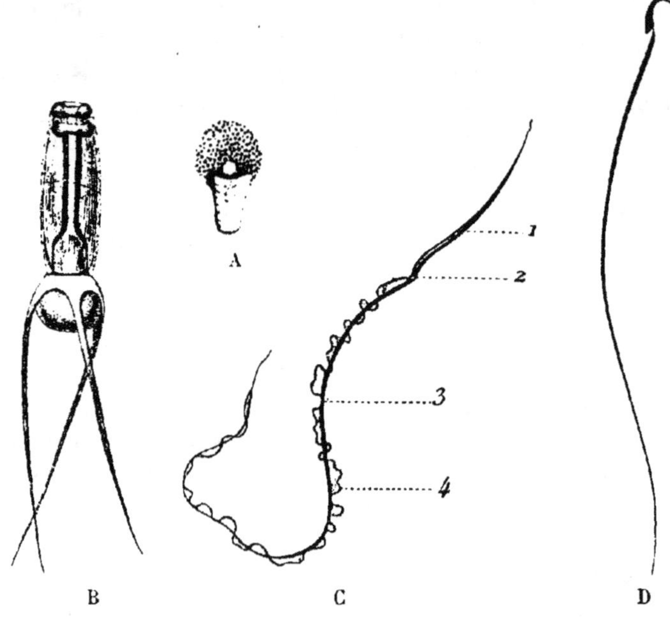

Fig. 6.

Forme des spermatozoïdes chez différents animaux : A, Ascaris mégalocéphale (gr. 350/1) ; B, Homard (d'après G. HERRMANN) (gr. 1100/1) ; C, Triton cristatus (gr. 350/1) ; D, Rat (gr. 350/1).

1, tête. — 2, centrosome. — 3, filament caudal. — 4, membrane ondulante.

quelques différences de détail, ils affectent bien un air de parenté, avec une extrémité renflée ou tête, et une extrémité effilée ou queue, mais parmi les Invertébrés, on rencontre les formes les plus disparates, comme le montre la figure 6 représentant, en plus des spermatozoïdes du Rat et du Triton, ceux du Homard et de l'Ascaris megalocephala. Toutefois, quels que soient sa configuration extérieure, et les appendices ou les ornements dont elle est dotée, chaque spermie est toujours réductible à une cellule sexuelle, pourvue d'un noyau à chromatine condensée.

## § 5. — MATURATION DE L'OVULE

L'ovule, tel qu'il a été décrit plus haut, n'est pas apte à être fécondé. Il a besoin de subir, à l'intérieur même de l'ovisac, un certain nombre de modifications dont l'ensemble constitue le stade de préparation ou de *maturation*.

**1º Rétraction du vitellus**. — Le vitellus se rétracte et exprime de sa propre substance, par une sorte de dialyse, un liquide qui s'épanche au-dessous de la zone transparente (*liquide périvitellin*).

**2º Mouvements du vitellus**. — En même temps que le vitellus se rétracte, il présente des mouvements sarcodiques qui déforment sa surface. La masse du vitellus semble se brasser, poussant superficiellement de nombreuses saillies qui ne tardent pas à s'effacer, pour se soulever en d'autres points. Ces mouvements sarcodiques qui s'observent surtout chez les animaux inférieurs (Hirudinées, Mollusques), peuvent être suivis pendant une durée de plusieurs heures.

Indépendamment de ces mouvements sarcodiques, Ch. Robin a constaté, sur les Hirudinées, l'existence d'un mouvement lent de rotation ou de giration, en vertu duquel le vitellus tourne en bloc sur lui-même. Bischoff avait déjà signalé une pareille rotation sur l'œuf de la Lapine, mais seulement après l'émission des globules polaires. D'après Hensen, ces mouvements seraient dus aux chocs des spermatozoïdes serpentant dans le liquide périvitellin, et, de fait, chez les Hirudinées, la pénétration des spermatozoïdes à l'intérieur de l'ovule précède l'émission des globules polaires.

**3° Émission des globules polaires**. — A ce moment, c'est-à-dire après la rétraction du vitellus et l'apparition des mouvements sarcodiques, on assiste au phénomène le plus important du stade de maturation, au bourgeonnement du vitellus donnant successivement naissance à deux cellules qui

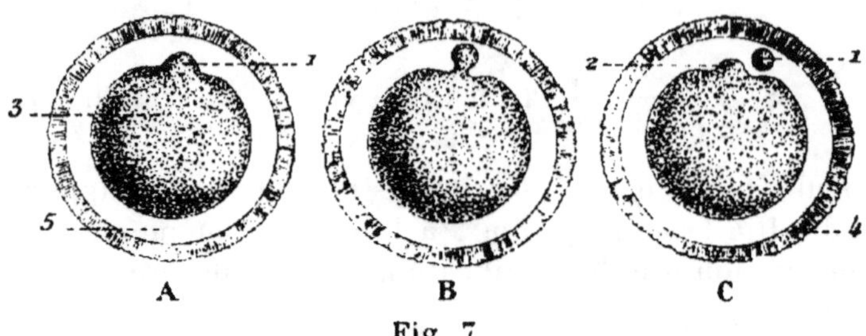

Fig. 7.

A, B, C. trois stades successifs de l'émission des globules polaires (figure schématique).

1, premier globule polaire. — 2, deuxième globule polaire. — 3, vitellus. — 4, zone pellucide. — 5, espace périvitellin.

portent depuis Cʜ. Rᴏʙɪɴ (1862) le nom de *globules* ou de *corpuscules polaires* (fig. 7).

L'émission des globules polaires a été découverte, chez les Mollusques, par Cᴀʀᴜs (1828); Bɪꜱᴄʜᴏꜰꜰ la signalait en 1841 chez la Lapine, et F. Mᴜʟʟᴇʀ (1848) appelait les globules nouvellement produits *vésicules de direction,* parce que le premier plan de segmentation du vitellus passe par leur point d'émission.

Cʜ. Rᴏʙɪɴ, dont les études ont surtout porté sur les Hirudinées (Nephelis octoculata), supposait que la vésicule germinative de l'ovule disparaissait complètement avant la fécondation, et que, par suite, les globules polaires, formés par des portions détachées du vitellus sans noyau inclus, ne pouvaient être assimilés à de véritables cellules.

Les recherches des auteurs contemporains, grâce aux progrès de la technique histologique, ont permis de rectifier sur ce point l'opinion de Cʜ. Rᴏʙɪɴ, en montrant que la vésicule germinative, loin de disparaître, contribuait à la production des globules polaires, en fournissant un noyau à chacun de ces éléments anatomiques. La vésicule germinative qui, déjà plusieurs mois avant l'émission des globules polaires, s'était rapprochée de la surface, se divise, en effet, par karyokinèse en deux noyaux dont le plus volumineux reste dans le vitellus, tandis que le second, plus superficiel, se trouve inclus dans une saillie du vitellus qui ne tarde pas à se pédiculiser, et à se détacher complètement. Ainsi s'effectue, dans une durée de 25 à 30 minutes suivant Ch. Robin, l'émission du premier globule polaire, qui, chez les Mammifères, se produit à l'intérieur du follicule ovarique. La vésicule germinative se fragmente à nouveau, pour fournir le noyau du deuxième globule polaire ; puis le reste de la vésicule germinative (c'est-à-dire la vésicule germinative moins la substance des noyaux des deux globules polaires) se ramasse en boule, et constitue alors un nouveau noyau que Fol a désigné sous le nom de *pronucléus femelle*.

Les deux globules polaires ne paraissent pas avoir la même signification. Les recherches poursuivies par une série d'observateurs sur l'Ascaride du cheval (Ascaris megalocephala bivalens) ont, en effet, montré que, lors de la production du premier globule polaire, les quatre filaments chromatiques renfermés dans la vésicule germinative, comme dans chaque noyau cellulaire chez l'Ascaris, se fissurent longitudinalement, et que, des huit chromosomes résultant de cette division, quatre sont entraînés avec le premier globule, et les quatre autres restent dans la vésicule germinative. Le mode de production du premier globule polaire, sous forme de bourgeonnement, peut donc être assimilé à une véritable division cellulaire, à une *division équationnelle*.

Tout autre est la formation du second globule polaire. Les quatre chromosomes contenus dans la vésicule germinative ne se divisent plus, mais ils se séparent en deux groupes de deux, dont l'un est expulsé avec le second globule polaire, et dont l'autre persiste à l'intérieur du pronucléus femelle. La substance chromatique de la vésicule germinative se trouve donc amoindrie de moitié, contrairement à ce que nous venons d'observer, lors de la production du premier globule polaire :

aussi la division ovulaire qui aboutit à l'émission du second globule polaire, doit-elle être envisagée comme une *division réductionnelle*.

Dans certains cas, le premier globule polaire subit, à son tour, comme la cellule-mère de l'œuf, une division réductionnelle, ce qui porte à trois le nombre des globules polaires. L'œuf et les globules polaires renferment alors le même nombre de segments chromatiques : ce sont, à part les dimensions plus considérables de l'œuf, des éléments de même valeur.

Les deux globules polaires séjournent un certain temps dans l'espace périvitellin, puis ils disparaissent par résorption soit directement, soit après s'être divisés, comme nous venons de l'indiquer pour le premier globule polaire, soit encore après s'être fusionnés en un seul globule. La division du deuxième globule polaire est exceptionnelle.

Ce qui différencie les divisions de maturation de l'ovule (et aussi du spermatozoïde) des divisions ordinaires, c'est que, comme l'a montré Boveri, déjà dans la prophase, la substance chromatique s'est fragmentée (Ascaris bivalent) en huit segments associés quatre à quatre (*groupes quaternes* ou *tétrades*). Ces huit segments, après les deux divisions de maturation, qui se succèdent sans intervalle de repos, se trouvent répartis, au nombre de deux, dans quatre éléments distincts : l'œuf et les trois globules polaires dans le cas où le premier globule polaire s'est divisé, comme la cellule-mère de l'œuf.

## § 6. — Fécondation

Au moment où l'ovule est expulsé de l'ovaire, il se trouve au stade du deuxième fuseau de maturation. Sa substance s'est, d'autre part, différenciée en deux zones distinctes : une mince zone superficielle où prédomine le vitellus plastique, et une zone centrale riche en deutoplasma.

L'émission des globules polaires achevée, l'ovule des Mammifères est apte à la fécondation, c'est-à-dire apte à s'unir à l'élément générateur mâle. Un certain nombre de spermatozoïdes traversent à ce moment la zone pellucide, et se répandent en serpentant dans le liquide périvitellin. Bientôt on voit se former à la surface du vitellus une petite élevure (*cône d'attraction*, H. FOL : *cône d'imprégnation*). vers laquelle semblent se presser les spermatozoïdes (fig. 8). Le spermatozoïde le plus rapproché de cette saillie, s'y enfonce par la tête, puis le cône d'attraction s'efface entraînant à l'intérieur du vitellus le spermatozoïde tout entier. y compris l'appendice caudal (VAN DER STRICHT, 1902). C'est à ce moment que se produit, suivant certains auteurs, aux dépens de la couche superficielle du vitellus, une mince membrane vitelline, sorte de barrière opposée à la pénétration ultérieure d'autres spermatozoïdes (VAN BENEDEN).

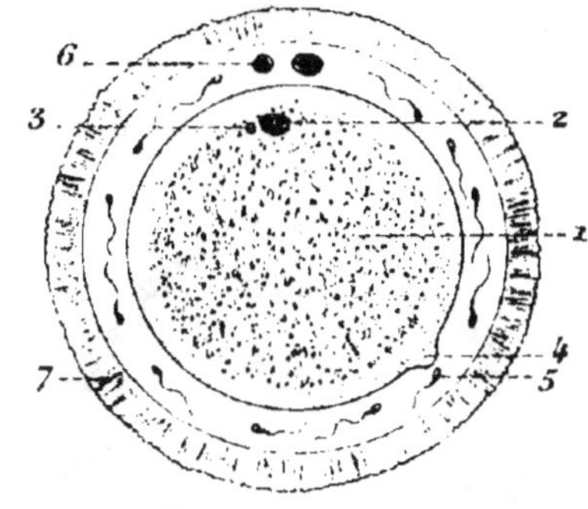


Fig. 8.

Figure schématique montrant la formation du cône d'attraction, après l'émission des globules polaires, et la constitution du pronucléus femelle : les spermatozoïdes serpentent en grand nombre dans l'espace périvitellin.

1, vitellus. — 2, pronucléus femelle. — 3, ovocentre dont l'existence n'est plus admise. — 4, cône d'attraction. — 5, spermatozoïde fécondant. — 6, globules polaires. — 7, zone pellucide.

Le spermatozoïde pénètre souvent dans l'œuf, au niveau du pôle d'émission des globules polaires, mais il peut également s'y enfoncer en d'autres endroits. Quel que soit, d'ailleurs, le point de pénétration, le spermatozoïde s'éloigne du pôle d'émission des globules polaires (*pôle végétatif*), pour venir se loger dans le segment opposé de l'œuf, où le vitellus plastique s'est notablement épaissi (*pôle animal*), en s'amincissant au niveau du pôle végétatif (VAN DER STRICHT, 1903). Pendant ce trajet, la tête du spermatozoïde s'est renflée et a pris l'aspect d'un noyau (*pronucléus mâle*. H. FOL) aussi volumineux que le pronucléus femelle (fig. 9), et accompagné d'un centrosome (*spermocentre*, H. FOL) logé entre la tête et le segment intermédiaire. et entouré d'un aster (*spermaster*).

Le pronucléus femelle se déplace à son tour, et se porte vers le pronucléus mâle qu'il rencontre dans la région du pôle animal, entre le vitellus plastique et le deutoplasma. Les deux noyaux mâle et femelle s'accolent et se fusionnent, tandis que la queue du spermatozoïde se résorbe, et donnent ainsi naissance à un noyau de nouvelle formation, le *noyau vitellin*

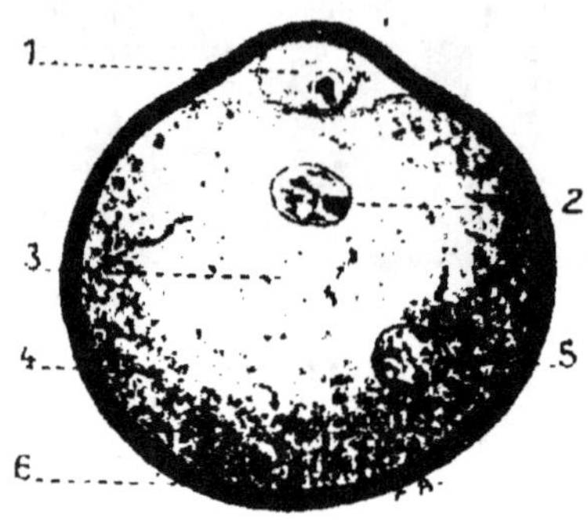

Fig. 9.

OEuf de Chauve-souris (Vesperugo noctula) recueilli dans l'oviducte, au stade des deux pronucléus, d'après une préparation de O. Van der Stricht. photographiée par A. Callier (de Gand). Dessin du Dr Bonne (gr. 275/1).

1, deuxième globule polaire. — 2, pronucléus femelle. — 3, deutoplasma. — 4, vitellus plastique. — 5, pronucléus mâle. — 6, zone pellucide.

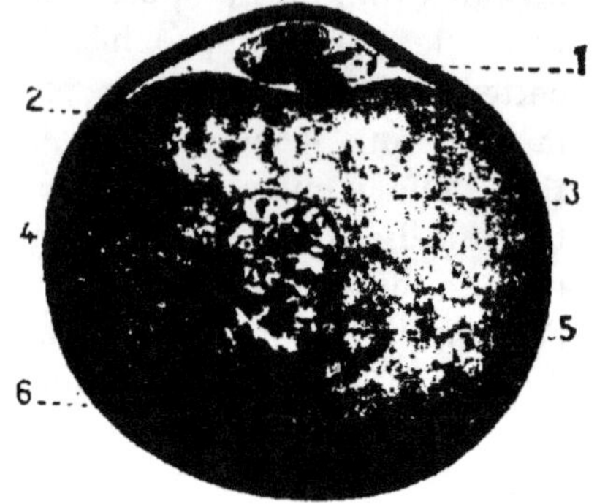

Fig. 10.

OEuf de Chauve-souris (Vesperugo noctula) dans la trompe, montrant la conjugaison des deux pronucléus, d'après une préparation de O. Van der Stricht, photographiée par A. Callier (de Gand). Dessin du Dr Bonne (gr. 275/1).

1, globules polaires. — 2, zone pellucide. — 3, deutoplasma. — 4, pronucléus femelle. — 5, pronucléus mâle. — 6, vitellus plastique.

(Ch. Robin) ou *noyau de segmentation* (Hertwig), entouré d'un *aster* : la fécondation est accomplie (fig. 10).

H. Fol, dont les recherches ont porté sur les Échinodermes (1891), admettait que le pronucléus femelle était accompagné, comme le pronucléus mâle, d'un centrosome qu'il appelait *ovocentre*, et que les deux centres se comportaient de la façon suivante. Primitivement situés aux extrémités d'un même diamètre, chacun d'eux se divisait en deux parties qui s'éloi-

gnaient respectivement l'une de l'autre, pour se porter vers la
**région** équatoriale du noyau vitellin. Là, chaque moitié du
**spermocentre** s'unissait à la moitié correspondante de l'ovo-
**centre**, et il en résultait la production de deux centrosomes
mixtes qui servaient de centres à la segmentation de l'ovule.
Fol désignait cette migration des centres par l'expression
pittoresque de *quadrille des centres* (fig. 11).

Les recherches de Ch. Julin sur les Ascidies (1892), et

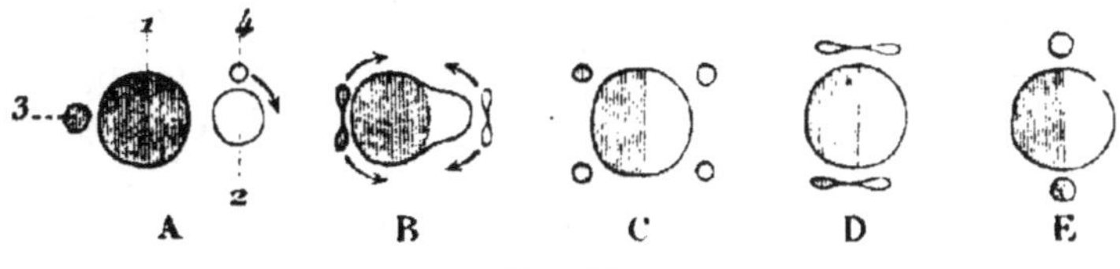



Fig. 11.

Le quadrille des centres d'après Fol.

1, pronucléus femelle. — 2, pronucléus mâle. — 3, ovocentre.    4, spermocentre.

de Erlanger (1897) n'ont pas confirmé les observations de
H. Fol, et l'on est revenu à la description de Boveri sur les
Échinodermes (1887) d'après laquelle l'ovocentre disparaît et
le spermocentre persiste seul, pour fournir les deux centres
du premier fuseau de segmentation.

Les phénomènes de la fécondation, tels qu'on les observe
sur l'Ascaris megalocephala, s'éloignent sensiblement, d'après
Van Beneden (1887), de ceux que nous venons de décrire à un
point de vue général. Tout d'abord, la pénétration du spermatozoïde précède l'émission des globules polaires, et c'est le
pronucléus mâle renfermant deux segments chromatiques qui
vient se placer au centre de l'œuf. Le pronucléus femelle, contenant également deux segments chromatiques, se porte vers
le pronucléus mâle, mais la conjugaison immédiate de ces
deux noyaux ne se produit que dans des cas exceptionnels.
Habituellement, ils restent à une certaine distance l'un de
l'autre, et chacun d'eux développe un peloton, se rapprochant
ainsi du stade de repos. Puis, la substance chromatique se
condense à nouveau en deux chromosomes, et c'est seulement
lorsqu'un fuseau de segmentation s'est déjà développé entre

les deux centrosomes, que s'opère l'union des deux pronucléus, par la disparition de leur contour, et par le groupement de leurs anses chromatiques sur les filaments du fuseau. Il n'y a donc pas. et c'est là peut-être le point le plus intéressant dé- couvert par VAN BENEDEN, de mélange, de fusion intime entre les substances chromatiques des deux noyaux, mais la cou- ronne équatoriale comprend quatre anses distinctes, deux mâles et deux femelles. Plus tard, lors de la segmentation, chaque anse chromatique venant à se dédoubler, les noyaux de segmentation renfermeront également quatre chromosomes dont deux proviennent du pronucléus mâle et deux du pronu- cléus femelle. Nous verrons, dans le paragraphe suivant, l'im- portance que certains auteurs ont attribuée à ces faits, au point de vue de l'hérédité.

Dans les conditions normales, un seul spermatozoïde s'en- gage à l'intérieur du vitellus. mais lorsque la vitalité de l'ovule se trouve amoindrie, soit par une température trop élevée ou trop basse, soit par l'action de certains réactifs chimiques, comme le chloroforme, l'hydrate de chloral, la morphine, la strychnine. etc., le vitellus se laisse pénétrer par deux ou un plus grand nombre de spermatozoïdes : il y a *polyspermie* (frères HERTWIG, FOL). Le résultat de cette polyspermie est que l'ovule se développe d'une façon anormale, et peut donner naissance à des monstres doubles ou simplement bifides.

## § 7. — SIGNIFICATION DE LA MATURATION DE L'OVULE ET DE LA FÉCONDATION, PROBLÈME DE L'HÉRÉDITÉ

Tout le monde s'accorde à reconnaître que les caractères généraux et particuliers de l'organisme ont pour support une base matérielle, mais les divergences apparaissent, quand il s'agit de préciser sous quelle forme celle-ci se présente. La plupart des auteurs se sont cependant ralliés à l'hypothèse d'après laquelle ce substratum anatomique était décomposable en corpuscules élémentaires, véritables unités fondamentales de la substance vivante, résultant chacun de l'association d'un certain nombre de molécules, mais n'étant pas réductibles en particules plus ténues. Ce sont les *gemmules* de DARWIN (1868), les *microzymas* de BÉCHAMP (1875), les *plastidules* de HAECKEL (1876), les *micelles* de NAEGELI (1884), les *pangènes* de DE VRIES (1889), les *bioblastes* de ALTMANN (1890-94), les *plasomes* de WIESNER (1892), les *biophores* de WEISSMANN (1892), les *idioblastes* de O. HERTWIG (1892-94), etc. Nous allons retrouver quelques-unes de ces conceptions parmi les théories concernant la maturation de l'ovule et le problème de l'hérédité, et entre lesquelles il n'est guère possible de se prononcer aujourd'hui. Nous ne retiendrons que les plus importantes, renvoyant pour un exposé méthodique et complet au traité de Y. DELAGE : *La structure du protoplasma et les théories sur l'hérédité*, 2ᵉ édition, 1903.

**1º Théorie phylogénique**. — Cette théorie, émise par GIARD dès 1876, a été adoptée par WHITMAN (1878) et par FLEMMING (1884). La formation des globules polaires rappelle ontogéniquement, dans l'évolution des Métazoaires, le stade protozoaire ; la division de l'ovule en plusieurs cellules virtuellement équivalentes (après segmentation du premier globule polaire), est tout à fait comparable à la division d'un protozoaire ou d'un protophyte enkysté (GIARD). Aussi les globules polaires devraient-ils porter le nom de cellules polaires : ce sont des *ovules rudimentaires*.

Un des arguments les plus puissants en faveur de cette théorie, a été fourni par FRANCOTTE (1893) qui a pu observer la fécondation artificielle, par un spermatozoïde, du premier globule polaire dans des œufs exceptionnellement gros d'une planaire marine, mais après expulsion d'un deuxième globule polaire par le premier.

Il est regrettable que la théorie phylogénique qui homologue les globules polaires à l'ovule mûr, ne nous donne aucune indication sur la réduction chromatique qui s'opère pendant la maturation de l'ovule.

**2º Théorie des ovules abortifs**. — Cette théorie, à

laquelle se rattachent les noms de Bütschli (1876) et de O. Hertwig, offre de nombreux points de contact avec la précédente. Les globules polaires sont des *ovules abortifs*. Il n'existe pas de phénomènes de maturation pour l'ovule, non plus que pour le spermatozoïde. L'ovule, avant l'élaboration des globules polaires, est une cellule-mère qui subit deux divisions successives, de même que les cellules-mères séminales se fragmentent à deux reprises pour donner naissance aux spermies. Seulement, tandis que les cellules séminales évoluent toutes en spermatozoïdes, un seul des produits de division de la cellule-mère de l'œuf devient l'ovule, en s'enrichissant aux dépens des autres produits qui restent stationnaires, et qui constituent les globules polaires. La rapidité avec laquelle la seconde division succède à la première, sans période de repos, a pour résultat de diminuer de moitié la substance chromatique de l'ovule ; pareille division de réduction s'observe également pour les cellules-mères séminales.

**3° Théorie de l'hermaphroditisme**. — Toutes les cellules de l'organisme sont hermaphrodites, et l'ovule, avant d'avoir expulsé les globules polaires, ne possède aucun caractère sexuel (S. Minot, 1877, Balfour). Il en est de même des cellules-mères des spermatozoïdes. L'ovule, après le rejet des globules polaires, étant de nature femelle, et les spermatozoïdes provenant de la division de la cellule-mère séminale ayant un caractère mâle, on en peut conclure que le reste de la cellule-mère séminale (*cytophore*) est du sexe femelle, et que d'autre part les globules polaires doivent être assimilés aux spermatozoïdes, c'est-à-dire que ce sont des éléments mâles. La fécondation a pour effet de rendre à l'ovule l'hermaphroditisme qu'il avait perdu, et qu'il transmet ensuite par voie de division successive à toutes les cellules des feuillets blastodermiques.

Van Beneden a apporté un appoint considérable à la théorie de l'hermaphroditisme, en montrant que, chez l'Ascaris megalocephala, le pronucléus femelle, de même que le pronucléus mâle, ne renferment que deux anses chromatiques, alors qu'on en retrouve quatre dans tous les noyaux cellulaires chez l'adulte. L'ovule mûr et le spermatozoïde sont donc des cellules appauvries : ce sont des *gonocytes* (VAN BENEDEN, 1883), des *génocytes* (S. MINOT), des *gamètes*. L'ovule, en expulsant le second globule polaire, élimine la substance mâle de son noyau, de même que les cellules-mères séminales rejettent, par division, la substance femelle, de manière à ne laisser aux spermatozoïdes que les deux anses mâles.

Des objections fort graves se sont élevées contre la théorie séduisante de l'hermaphroditisme. On a prétendu tout d'abord que les œufs qui se développent sans fécondation, ne devaient pas présenter de globules polaires, et cependant WEISSMANN a pu constater la production d'un globule sur nombre d'ovules parthénogéniques. Mais seule, la division qui donne naissance au second globule polaire est une division de réduction, et ce second globule ou bien ne se produit pas (WEISSMANN), ou bien après s'être formé, rentre dans l'ovule, et s'unit de nouveau à la vésicule germinative, comme BRAUER (1893) l'a observé sur l'*Artemia salina*.

Ces faits toutefois ne comportent pas une généralisation absolue, car dans certains cas l'œuf parthénogénique a pu se développer, même après l'expulsion du deuxième globule polaire. D'après GIARD (1889) et BOVERI (1890), dans la parthénogenèse en quelque sorte prédestinée, on ne constaterait qu'un seul globule polaire, tandis qu'il y en aurait deux dans la parthénogenèse facultative ou accidentelle.

L'objection la plus importante a été formulée par STRASBURGER et par KOELLIKER. Si l'ovule rejette, pendant sa maturation, toute la chromatine mâle, on ne comprend pas comment il peut transmettre les caractères de ses ascendants mâles. Cette objection est restée sans réponse.


**4° Théorie du plasma ancestral.** — NAEGELI (1884), le promoteur de cette théorie, admet que le protoplasma résulte de l'association de particules vivantes, irréductibles, composées de molécules d'albumine. Ce sont les *micelles* qui s'associent en cordons ou en réseau, de manière à constituer un protoplasma propre à tel animal, à tel organe ou à tel élément (*idioplasma*). Dans les mailles du réseau formé par l'idioplasma, se trouve logé un plasma plus liquide, le *plasma nutritif*, où flottent des micelles sans orientation déterminée. L'idioplasma existe en quantité à peu près égale dans l'ovule et dans le spermatozoïde, et transmet les caractères héréditaires (*plasma ancestral*). Le plasma nutritif prédomine dans l'ovule, et à son intérieur s'accomplissent les phénomènes de nutrition.

Van Bambeke (1885) localise l'idioplasma dans la substance chromatique. Si l'idioplasma résidait, en effet, dans l'œuf tout entier, il serait difficile de comprendre « pourquoi son action sur l'enfant ne serait pas proportionnelle à sa masse, pourquoi celui-ci ne ressemblerait pas toujours davantage à sa mère ». « La masse filamentaire, notamment la partie susceptible de coloration (nucléine), représente l'idioplasma ; elle est le véritable siège des propriétés héréditaires. »

**5° Théorie du plasma germinatif.** — Cette théorie émise par Jaeger (1878), a été développée par Nussbaum (1880), et surtout par Weissmann (1882-88), qui, en lui apportant de nombreux remaniements l'a notablement transformée, et lui a donné son nom. C'est certainement la théorie la plus ingénieuse qui ait été imaginée, bien qu'elle rencontre un grand nombre de contradicteurs. Elle repose sur la conception anatomique suivante de Weissmann, que nous empruntons partiellement à l'analyse présentée par P. Bouin (*Traité d'histologie*, de Prenant, Bouin et Maillard, 1904).

Les propriétés élémentaires ont pour support matériel les *biophores* contenus dans le noyau, mais pouvant en sortir, pour imprimer au cytoplasma son cachet caractéristique. Les biophores s'associent en groupes, pour former les *déterminants* qui déterminent par leur nombre la spécificité cellulaire. Les déterminants de leur côté se groupent en *ides* (microsomes du noyau visibles au microscope), et celles-ci en *idantes* (chromosomes). Dans les divisions homogènes, les ides des idantes se fragmentent en deux moitiés identiques, et les déterminants se retrouvent en même proportion dans les produits dont les caractères sont par suite semblables. Au contraire, dans les divisions hétérogènes, les déterminants. se répartissent inégalement, de manière à obtenir progressivement un minimum de complexité et un maximum de différenciation (spécificité cellulaire). Dans ces conditions, une lignée cellulaire qui a perdu un ou plusieurs déterminants. ne peut plus les récupérer. La conception anatomique qui précède suppose évidemment que les déterminants peuvent s'accroître et se diviser.

L'idioplasma de NAEGELI comprend l'ensemble des déterminants, c'est-à-dire l'ensemble des plasmas nucléaires qui déterminent les caractères et les fonctions de l'organisme. Or, si chaque élément, y compris l'ovule et le spermatozoïde. renferme un plasma qui lui est proposé. *déterminant* ses caractères et ses propriétés (*plasma histogène*). les cellules sexuelles contiennent en plus un lot indivis formé par tous les déterminants : c'est le *plasma germinatif*. vecteur des qualités héréditaires. Supposons l'ovule fécondé en voie de division. Cet ovule possède à la fois un plasma histogène (*plasma ovogène*), et un plasma germinatif. Les premières divisions étant homogènes, ainsi que le prouvent les expériences sur la détermination des blastomères (p. 42). chacun des premiers blastomères sera à la fois pourvu d'un plasma propre ou histogène. et d'un plasma ancestral ou germinatif. Aux divisions homogènes, succèdent un grand nombre de divisions hétérogènes, qui ont pour but de répartir inégalement les plasmas histogène et germinatif. L'un des éléments produits (cellule somatique) ne contiendra que du plasma histogène. tandis que l'autre renfermera en plus le plasma ancestral. C'est ainsi que le plasma germinatif, après une série de divisions hétérogènes, se trouve localisé dans les cellules-mères des éléments sexuels. Celles-ci se fragmentent alors, par voie de division homogène et successive, en de nombreuses cellules recevant chacune une part du plasma germinatif. A chaque division, ce plasma s'accroît par un mouvement nutritif, de manière à être transmis intact à chaque ovule ou spermatozoïde.

Le plasma histogène meurt avec les cellules somatiques.

Quant au plasma germinatif, il est immortel, en ce sens qu'il peut être transmis à un nouvel individu qui continuera la lignée. Il est, d'autre part, immuable dans sa complexité, dans l'infinie variété de ses déterminants. Aucune espèce nouvelle ne peut se surajouter. Mais le nombre des déterminants d'une même espèce (*déterminants homodynames*) peut augmenter dans un produit donné, et se poursuivre aux descendants, ce qui explique la transmission des qualités héréditaires du père et de la mère directs.

Pendant le stade de maturation, l'ovule, en expulsant le premier globule polaire, rejette en quelque sorte le plasma histogène (ovogène) devenu inutile. En émettant le deuxième globule polaire, l'ovule élimine, en plus, la moitié de son plasma ancestral, pour faire place à celui que lui apporte le spermatozoïde également réduit de moitié. Dans cette émission, il y a réduction numérique, quantitative des chromosomes, et peut-être qualitative, si les deux moitiés d'un chromosome ne sont pas homogènes. On comprend aisément que, s'il n'y avait pas de réduction numérique, le nombre des chromosomes doublerait à chaque fécondation, puisqu'aux chromosomes de l'ovule viendraient s'ajouter ceux apportés par le spermatozoïde. Cette réduction peut s'effectuer grâce à l'absence de repos entre les émissions des deux globules polaires.

Au moment où s'opère la fécondation, l'ovule ne renferme que du plasma germinatif, fourni moitié par le spermatozoïde, et, moitié par l'ovule lui-même. Aux dépens de ce plasma, se reconstitue un nouveau plasma ovigène, en même temps qu'il se forme une réserve nouvelle de tous les déterminants. Puis l'ovule se divise, et les plasmas germinatif et histogène se répartissent, comme nous l'avons indiqué précédemment.

## § 8. — SEGMENTATION DE L'OVULE, ET FORMATION DE LA BLASTULA EN GÉNÉRAL

L'œuf fécondé ne tarde pas à se fragmenter, à se *segmenter* par division indirecte en deux hémisphères (*sphères vitellines* ou *blastomères*). Chaque blastomère se segmente à son tour en deux autres, et ainsi de suite, si bien qu'à un moment donné on observe, à la place du vitellus, un amas mûriforme de cellules dont l'ensemble constitue la *morula* (fig. 12).

Il est à remarquer que le premier plan de segmentation du

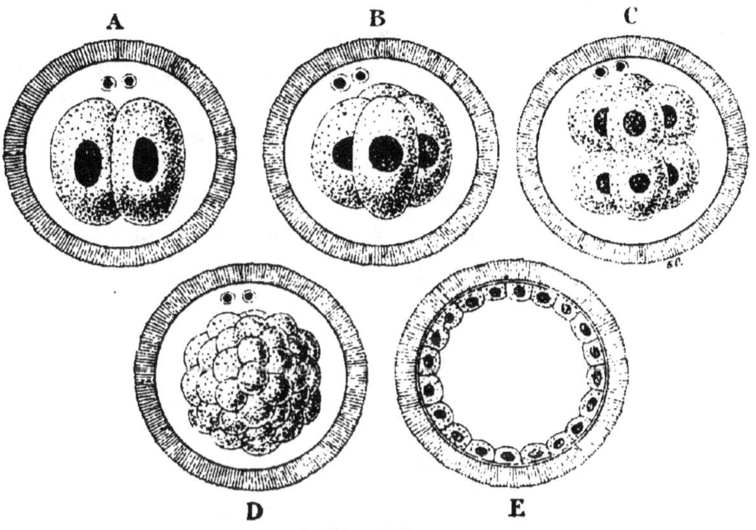



Fig. 12.

Cinq stades successifs de la segmentation totale et égale.
A, stade 2. — B, stade 4. — C, stade 8. — D, stade morula. — E, stade blastula (en coupe).

vitellus passe en même temps par la ligne de conjugaison des deux pronucléus, et par le point d'émission des globules polaires (stade de deux blastomères ou *stade deux*). Le second plan est également méridien et perpendiculaire au premier (*stade quatre*) ; quant au troisième, dirigé dans le sens de l'équateur, il coupe normalement les deux premiers (*stade huit*).

A l'origine, la morula représente un amas compact de cellules ; puis, on voit se former dans son intérieur, par écartement des cellules les plus centrales, une petite cavité dite *cavité de segmentation (cavité de E. von Baer)*. Cette cavité centrale grandit peu à peu, tandis que les cellules qui composent la morula glissent les unes sur les autres, et se portent à la périphérie de l'œuf, contre la paroi interne de la zone pellucide sur laquelle elles se disposent suivant une couche continue. A la morula, succède ainsi une vésicule appelée *vésicule blastodermique*, *blastula* (*monoblostula*), *blastocyste* ou *blastosphère*. La membrane qui constitue les parois de cette vésicule, porte le nom de *blastoderme*, et ses éléments composants celui de *cellules blastodermiques*. La cavité de la blastula (*blastocœle*) est occupée, à l'origine, par le liquide périvitellin dont le déplacement s'est effectué en sens inverse de celui des cellules ; au liquide périvitellin ne tarde pas à se mélanger, chez les Mammifères, un liquide albumineux élaboré par la muqueuse de l'utérus.

## § 9. — La segmentation et la formation

### de la blastula envisagées dans les principaux groupes

Le mode de formation de la vésicule blastodermique que nous venons de faire connaître d'une façon générale, présente, suivant les groupes envisagés, un certain nombre de variantes que nous sommes obligé d'esquisser sommairement, pour faciliter l'intelligence des phénomènes propres à l'œuf des Mammifères.

On peut dire que la durée de la segmentation du vitellus est en quelque sorte réglée par l'abondance plus ou moins grande du deutoplasma. Plus le vitellus de nutrition sera abondant, et plus la segmentation progressera·avec lenteur (BALFOUR, 1875). Or nous avons vu (p. 13) que, d'après leur teneur en deutoplasma, on pouvait répartir les œufs en trois groupes distincts : 1° œufs sans deutoplasma (*œufs alécithes*) ; 2° œufs à deutoplasma mélangé (*œufs mixolécithes*) ; 3° œufs à deutoplasma distinct (*œufs idiolécithes*).

A ces trois groupes, correspondent trois modes de segmentation distincts :

α. Les œufs alécithes se divisent en entier. Leur segmentation est donc totale (*œufs holoblastiques*), et de plus égale, la composition du vitellus étant partout la même.

β. Dans les œufs à deutoplasma mélangé, la segmentation intéresse de même la totalité du vitellus ; seulement, comme la répartition du deutoplasma n'est pas régulière (p. 13), les blastomères sont de grandeurs différentes, les uns plus volumineux (*macromères*), les autres plus réduits (*micromères*) : la segmentation est encore totale, mais inégale. Plus la proportion de deutoplasma sera abondante, et plus la différence de composition des deux segments de l'œuf répondant aux pôles animal et végétatif, sera accusée. Plus grand aussi sera l'écart de volume entre les micromères et les macromères.

γ. Dans les œufs pourvus d'un deutoplasme abondant et distinct, la segmentation ne porte que sur le vitellus formatif : elle est partielle (*œufs méroblastiques*).

Nous allons successivement passer en revue ces différents mode de segmentation, puis nous rechercherons quelle est la signification des premiers plans de division, c'est-à-dire quelle est la destinée des premiers blastomères.

**1º Segmentation totale** (œufs holoblastiques). — La segmentation totale peut être égale ou inégale :

a. *Segmentation égale.* — Notre description générale peut s'appliquer à ce mode de segmentation qu'on observe chez la plupart des Zoophytes et des Echinodermes, chez beaucoup de Vers inférieurs, chez quelques Mollusques inférieurs, ainsi que chez quelques Arthropodes inférieurs. Toutes les cellules blastodermiques sont d'un volume sensiblement égal.

L'œuf de l'Amphioxus forme en quelque sorte le passage entre les œufs à segmentation égale, et les œufs à segmentation inégale. Les cellules qui composent le segment végétatif de la blastula sont, en effet, un peu plus volumineuses que celles du segment animal.

Dans la nomenclature de HAECKEL, la blastula des œufs à segmentation totale et égale, a reçu le nom d'*archiblastula*, qui indique qu'elle représente la forme primitive, la forme originelle.

b. *Segmentation inégale.* — Comme dans la segmentation égale, les premiers blastomères (quadrants) délimités par des sillons méridiens, se ressemblent, et possèdent à peu près le même volume. La différenciation n'apparaît qu'au moment de l'établissement du troisième plan de segmentation (*plan latitudinal*) qui, au lieu de passer exactement par la région équatoriale, se trouve plus rapproché du pôle animal que du pôle végétatif, par suite d'une inégale répartition du protoplasma et du deutoplasma dans les deux segments de l'œuf. Il en résulte que les quatre blastomères qui avoisinent le pôle animal sont plus petits que les quatre blastomères du pôle végétatif. En raison de leur situation au pourtour des pôles animal et végétatif et de leur destinée, on peut appeler les micromères *cellules animales,* et les macromères *cellules végétatives.*

Les cellules animales renfermant plus de protoplasma que les cellules végétatives, se segmentent plus rapidement; elles peuvent devenir deux, trois, quatre et même huit fois plus nombreuses que les secondes. C'est ainsi que, sur l'œuf de la Grenouille, on compte, à un moment donné, 128 cellules animales, pour 32 cellules végétatives.

Lorsque la différence de volume entre les cellules animales et les cellules végétatives n'est pas très accusée, comme dans l'œuf de beaucoup de Zoophytes, de la plupart des Vers et des Mollusques, de quelques Échinodermes, ces deux sortes d'éléments restent dans les hémisphères correspondants de l'œuf, les micromères s'accumulant au pôle animal, et les macromères au pôle végétatif. La morula (fig. 13, A) présentera ainsi deux hémisphères dissemblables, et, de même, la monoblastula (fig. 13, B), succédant à la morula, sera formée de deux calottes hémisphériques accolées par leur base, l'une composée de cellules animales, et l'autre ne comprenant que des cellules végétatives.

Au contraire, lorsque les cellules végétatives sont notablement plus volumineuses que les cellules animales, comme chez les Cyclostomes, les Ganoïdes et les Amphibiens, elles empiètent sur l'hémisphère animal de l'œuf et, lors de la tranformation de la morula en blastula, elles viennent faire une saillie appréciable dans la cavité de segmentation. Celle-ci n'est plus

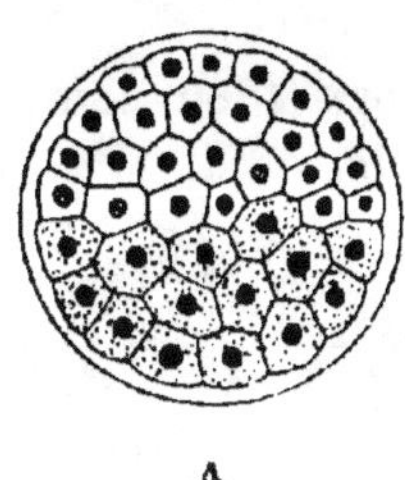 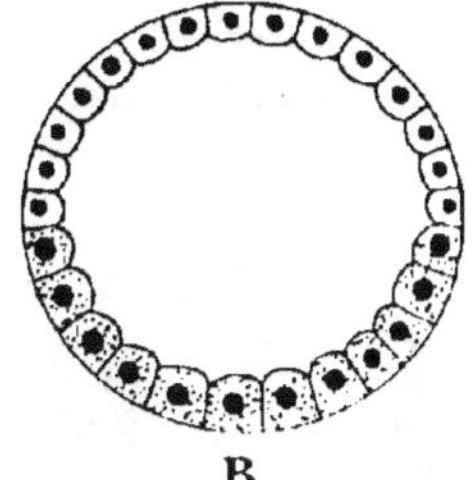

A                              B

Fig. 13.

Coupe optique portant sur la morula (A) et sur la blastula (B)
d'un œuf à segmentation totale et légèrement inégale.

Le segment supérieur de l'œuf est occupé par les cellules animales, le segment
inférieur par les cellules végétatives.

sphérique et centrale ; elle est incurvée en forme de calotte,
et rapprochée du pôle animal (fig. 14). La blastula des Amphi-

biens forme en quelque
sorte la transition entre
celle de l'Amphioxus et
celle des Sauropsidés :
c'est une *métablastula*.

Quant à l'œuf des
Mammifères, on s'ac-
corde à reconnaître qu'il
a été à l'origine méro-
blastique, comme celui
des Sauropsidés, et que
ce n'est que secondaire-
ment, par suite des con-
ditions nouvelles créées
par la vie intra-utérine,
qu'il a perdu en majeure
partie son deutoplasme.
C'est ce qui expliquerait
certaines particularités

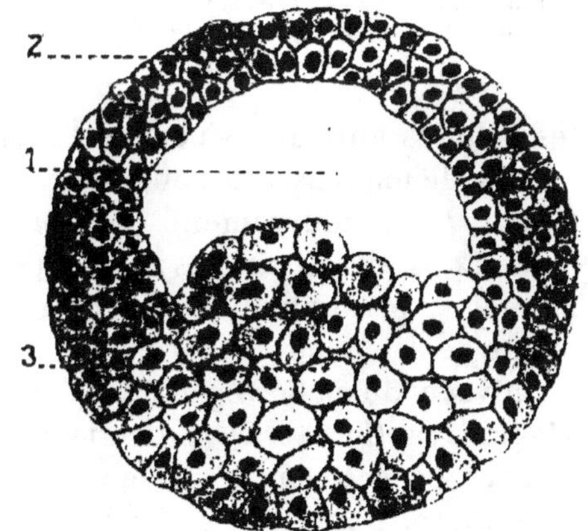

Fig. 14.

Métablastula de Triton tœniatus, d'après
O. HERTWIG. Dessin du Dr BONNE.

1, cavité de segmentation. — 2, cellules animales.
3, cellules végétatives.

que présentent les premières phases de son développement,

comme la configuration spéciale de sa blastula désignée sous le nom de *métablastula*.

Les belles recherches de VAN BENEDEN (1880) semblaient avoir démontré que, dès les premières phases de la segmentation,

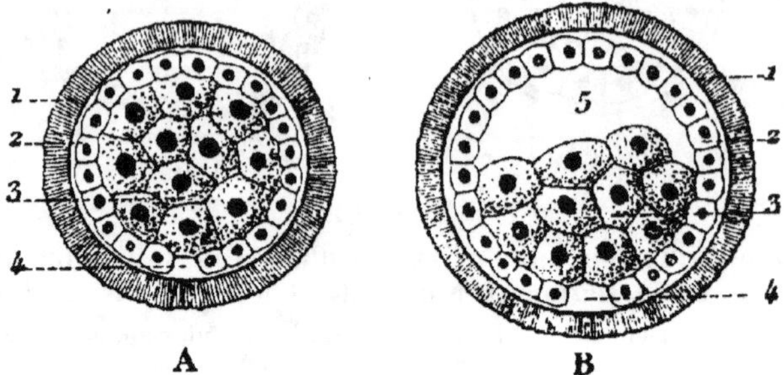

A         B

Fig. 15.

Coupe optique portant sur la morula (A) et sur la blastula en voie de formation (B) de l'œuf à segmentation totale et inégale des Mammifères.

1, zone pellucide. — 2, couche superficielle des cellules animales. — 3, amas central des cellules végétatives. — 4, blastopore. — 5, cavité de segmentation.

les cellules animales s'étalaient à la surface des cellules végétatives, de manière à les englober complètement. Ainsi se constituait, par recouvrement, par *épibolie*, une morula composée de deux parties distinctes : une couche superficielle de cellules animales, présentant pendant un certain temps, en raison même de son mode de formation, une interruption (blastopore) au niveau du pôle végétatif, et un amas central de cellules végétatives (fig. 15,A). Entre la couche superficielle et l'amas central, se creusait à un moment donné, du côté opposé au blastopore, une cavité assimilée à la cavité de segmentation, et transformant la morula en métablastula (fig. 15,B). Les observations récentes, poursuivies sur plusieurs espèces, n'ont pas entièrement confirmé les données de VAN BENEDEN. Nous ignorons, en particulier, comment, à la suite des premiers plans de division, s'agencent entre elles les cellules animales et les cellules végétatives, et les sections pratiquées sur des œufs encore contenus dans la trompe, ne montrent nulle-

ment la disposition classique de la métagastrula. L'œuf des
Mammifères, en raison de la nécessité où il se trouve d'élaborer de très bonne heure une couche superficielle destinée
à sa fixation (*blastophore*), ne peut que très difficilement être
comparé à celui des autres Vertébrés. C'est à l'intérieur du
blastophore, aux dépens de l'amas des cellules centrales (*bouton embryonnaire*), que se développe le corps de l'embryon
tout entier. Par conséquent, le bouton embryonnaire seul peut
être assimilé à la morula des œufs des autres Vertébrés à segmentation totale, et, comme il donne à la fois naissance à l'ectoderme et à l'endoderme, il doit à la fois contenir des cellules
animales et des cellules végétatives.

**2° Segmentation partielle (œufs méroblastiques)**. — On
reconnaît à la segmentation partielle deux variétés principales : la *segmentation discoïdale* et la *segmentation superficielle*
ou *périphérique*.

a. *Segmentation discoïdale*. — La segmentation partielle est
appelée *discoïdale*, lorsque le vitellus formatif et, par suite, le
blastoderme affectent la forme d'un disque reposant sur le
deutoplasme. C'est ce qu'on observe sur les *œufs télolécithes*
ou *acrolécithes* de la plupart des Céphalopodes, des Sélaciens,
des Téléostéens, des Reptiles, des Oiseaux et des Monotrèmes.
Voici comment s'effectuent les premiers développements du
germe chez la Poule Le premier sillon de segmentation passe,
comme dans les œufs holoblastiques, par un plan méridien, et
divise transversalement le fuseau nucléaire couché parallèlement à la surface, seulement ce sillon n'intéresse que le vitellus formatif, et se perd au voisinage du deutoplasma (vitellus
blanc). Le deuxième sillon, également méridien et orienté perpendiculairement au premier, se comporte de même, c'est-à-
dire qu'il reste limité au vitellus formatif. Les quatre segments
résultant de la formation de ces deux premiers sillons, et
groupés au pourtour du pôle animal, renferment chacun un
noyau, et sont délimités entre eux latéralement, mais inférieurement, ils se continuent sans transition marquée avec la
masse indivise du deutoplasma. Chacun de ces quatre premiers

segments se divise à son tour en deux autres, par l'établissement de deux nouveaux sillons méridiens perpendiculaires entre eux, et orientés de 45° sur les deux premiers. A ce moment seulement, intervient le plan latitudinal qui divise chacun des huit segments en deux parties distinctes (fig. 16) : une partie supérieure délimitée de toutes parts, et présentant les caractères d'une cellule complète (appelée *holocyte* chez les Sélaciens par RÜCKERT. 1885), et une partie inférieure se continuant dans la profondeur avec le deutoplasma, et ne figurant par suite qu'une cellule imparfaite (*mérocytes* de RÜCKERT). Les noyaux de ces dernières formations représentent les *noyaux vitellins* des auteurs. Les huit cellules (blastomères) groupées au pourtour du pôle animal, se multiplient activement et forment un disque cellulaire qu'une cavité de segmentation vient séparer des mérocytes sous-jacents. Holocytes et mérocytes ne sont plus en contact que sur le pourtour de cette cavité. Dans la suite, de nouveaux plans de segmentation, par un mécanisme identique à celui que nous venons de décrire, délimiteront, aux dépens du sommet des mérocytes, de nouvelles cellules blastodermiques qui formeront le plancher de la cavité de segmentation. La blastula est constituée, sous la forme d'un disque creusé d'une cavité aplatie, et reposant sur la partie centrale du vitellus blanc (noyau de Pander) ; c'est une *discoblastula* (fig. 17). A ce stade, l'œuf de la Poule se trouve logé dans le segment terminal de l'oviducte.

A la suite des segmentations diverses, un certain nombre de noyaux vitellins restent inclus dans la couche superficielle du vitellus blanc (*parablaste* de HIS).

L'œuf méroblastique des Monotrèmes se comporte comme

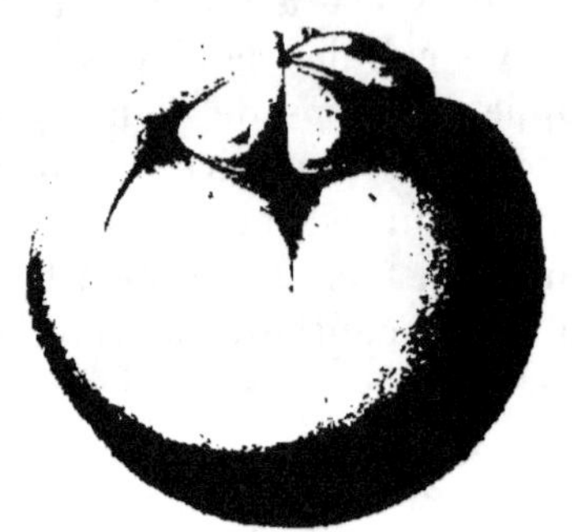

Fig. 16.

Figure schématique montrant la segmentation discoïdale (stade 16).

celui des Sauropsidés ; il subit la segmentation partielle. L'œuf
ovarique mesure un diamètre de 3,5 à 4 millimètres ; il s'entoure, dans la trompe, d'une mince couche d'albumine et d'une

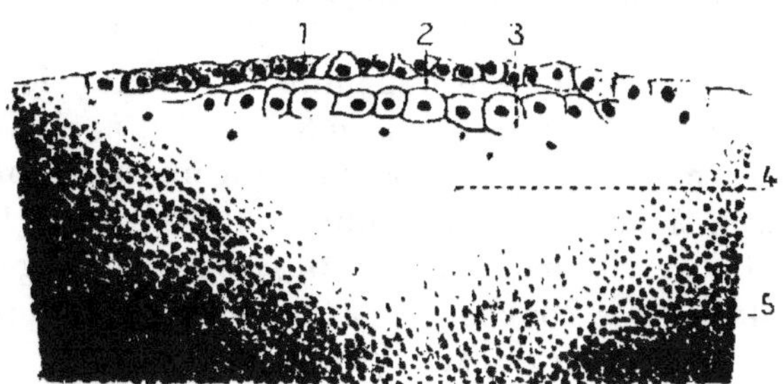

Fig. 17.

Coupe antéro-postérieure d'un œuf de Poule fraîchement pondu,
d'après MATHIAS DUVAL. Stade disco-blastula. Dessin du Dr BONNE
(gr. 46/1).

1, paroi superficielle de la blastula — 2, cavité de segmentation. — 3, paroi profonde de la blastula. — 4, vitellus blanc avec quelques noyaux vitellins épars dans
sa couche superficielle. — 5, vitellus jaune.

coque de kératine, et s'accroît dans l'utérus au point d'atteindre,
au moment de la ponte, un diamètre de 15 millimètres. Il est

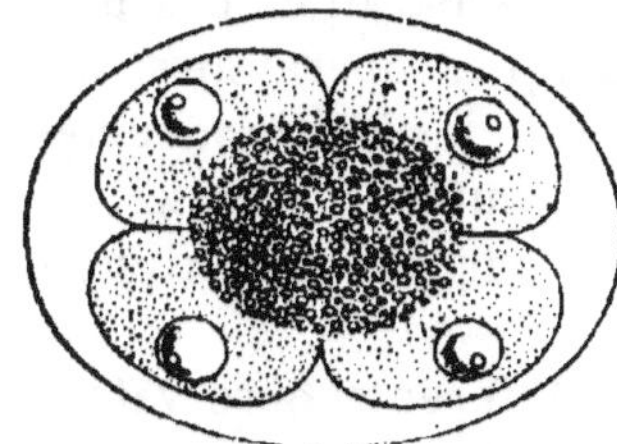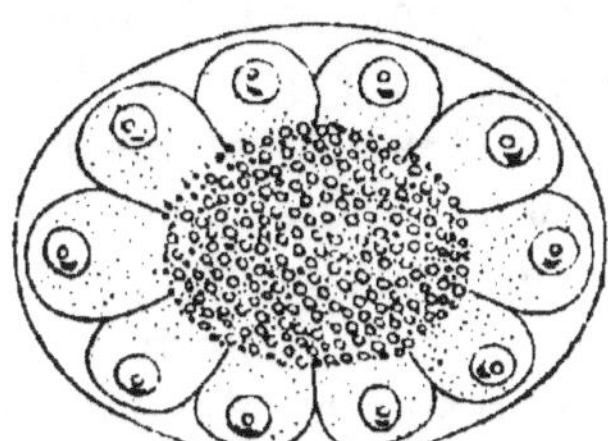

Fig. 18.

Segmentation superficielle d'un œuf de Crustacé (Penaeus),
d'après HAECKEL.

ensuite recueilli dans la poche mammaire, où il achève son
développement.

b. *Segmentation superficielle ou périphérique.* — Ce mode de
segmentation s'observe sur les œufs idiolécithes dont le deu-

toplasma occupe le centre (*œufs centrolécites* ou *mésolécithes* des Arthropodes).

Dans la majorité des cas, le noyau de l'ovule est central, logé en plein dans le deutoplasma, dont il reste toutefois séparé par une mince couche enveloppante de vitellus formatif. Ce noyau se divise en 2, puis en 4, en 8, etc., et, par une série de divisions successives, donne naissance à un grand nombre de noyaux, qui, à un moment donné, émigrent dans la couche superficielle de vitellus formatif. Des plans de segmentation divisent alors cette couche superficielle en autant de cellules qu'elle renfermait de noyaux (*périmorula*, fig. 18).

La masse centrale du deutoplasma, où ont persisté quelques *noyaux vitellins*, reste indivise, ou se fragmente secondairement en cellules distinctes, comme chez les Insectes.

**3° Détermination des blastomères.** — On a cherché à déterminer expérimentalement la destinée des premiers blastomères. Les uns, comme Chabry (1887) sur les Ascidies et Roux (1888) sur les Batraciens, ont eu recours à la destruction par piqûre d'un ou plusieurs blastomères aux premiers stades ; les autres, comme Wilson (1892) sur l'Amphioxus et Driesch (1892-93) sur les Echinodermes, à la séparation des premiers blastomères par le secouage ; quelques opérateurs, comme Driesch (1892-93) et Ziegler (1894) sur les Echinodermes, ont soumis les œufs à la compression ; enfin O. Hertwig (1893) isole les deux premiers blastomères par une constriction pratiquée à l'aide d'un fil de soie.

Les résultats obtenus par les différents observateurs ne concordent pas entre eux. Tantôt l'un des deux premiers blastomères donne naissance à un demi-individu, comme chez les Ascidies ; tantôt, au contraire, il se transforme en une larve entière, mais de demi-grandeur (*totipotence*), comme chez les Echinodermes, les Annélides et les Méduses. Chez les Batraciens, on obtient suivant les cas un demi-individu ou un individu complet, avec les blastomères du 2° stade. Pflüger, en 1882, avait déjà envisagé des *œufs isotropes* dans lesquels la composition homogène du protoplasma ne comporte pas de détermination des blastomères, et des *œufs anisotropes* chez lesquels se manifeste la détermination des blastomères.

Il est à remarquer que, chez les êtres inférieurs, la totipotence des premiers blastomères se maintient beaucoup plus loin que chez les animaux supérieurs. C'est ainsi que, sur les Echinodermes, on a pu obtenir des larves complètes avec des blastomères isolés même au stade 16. Plus on s'élève dans la série des êtres, et plus la différenciation semble s'établir à un stade précoce.

D'une façon générale, on peut dire, en s'appuyant sur les faits comparatifs du développement normal et expérimental, qu'au cours de l'évolution régulière, chacun des premiers blastomères donne naissance à un segment déterminé du corps. A ce point de vue, la théorie de Roux, d'après laquelle les différentes parties du futur embryon sont disposées à l'intérieur de l'œuf, comme les pièces d'une mosaïque (*théorie de la mosaïque*, 1893), se rapprocherait assez de la réalité. Le premier plan méridien de segmentation indique la symétrie bilatérale du corps ; le deuxième plan, également méridien, divise chaque moitié du corps en deux segments cranial et caudal (Roux) ; enfin, le troisième plan, équatorial ou latitudinal, détermine, par une sorte de délamination, la différenciation des feuillets externe ou interne (Selenka). Ce dernier plan de différenciation des feuillets, peut d'ailleurs apparaître tardivement, comme chez les Oiseaux, où il n'intervient qu'après le stade 8 (p. 40), ainsi que chez certaines Trachyméduses (Geryonia), où la vésicule blastodermique est déjà constituée, avant que se produise, par voie de délamination tangentielle, la différenciation des cellules ectodermiques et endodermiques.

D'autre part, si l'on vient à isoler expérimentalement les premiers blastomères les uns des autres, avant leur entière difrenciation, la totipotence primordiale, par une sorte de souvenir atavique, se réveille et provoque la formation d'un être complet. C'est ce qui a fait dire à O. Hertwig que « les premières cellules résultant de la segmentation de l'œuf ne possèdent pas seulement le pouvoir de se transformer en une partie de l'embryon, comme c'est le cas dans le cours normal du

développement, mais que chacune d'elles porte en même temps
en soi l'ébauche de l'embryon tout entier ».

## § 10. — LES FEUILLETS DU BLASTODERME, LA PLANULA ET LA GASTRULA

La blastula monodermique ou homoblastique (*monoblastula*)
ne tarde pas à se modifier, et à se transformer, par suite de la
multiplication croissante de ses éléments constitutifs, en une
vésicule dont la paroi comprend deux assises cellulaires. Le
blastoderme, de monodermique qu'il était, est devenu didermique ou diploblastique (*diblastula* de SALENSKY).

Dans un grand nombre de groupes, cette diblastula en
raison même de son mode de formation, communique dès l'origine à l'extérieur par un orifice plus ou moins évasé, si bien
qu'elle figure une sorte de bourse à laquelle HAECKEL (1874)
a assigné le nom de *gastrula*. La cavité intérieure, c'est l'*intestin primitif*, le *gaster*, le *progaster*, le *protogaster*, l'*entéron*,
l'*archentéron*, le *cœlentéron*, s'ouvrant à l'extérieur par le
*protostome* ou *blastopore* (RAY-LANKESTER). Les deux couches
cellulaires qui constituent les parois de la gastrula deviennent les feuillets du blastoderme, divisés en *feuillet externe*,
*ectoderme* (ALLMAN, 1853), *ectoblaste*, *épiblaste* (feuillet animal
ou séreux des anciens auteurs), et en *feuillet interne*, *endoderme* (ALLMAN, 1853), *endoblaste*, *hypoblaste* (feuillet végétatif
ou muqueux). Plus tard, entre ces deux couches primordiales, s'interposera un troisième feuillet, *feuillet moyen*, *mésoderme*, *mésoblaste*. La couche superficielle de la gastrula se
couvre fréquemment de cils vibratiles.

Dans d'autres groupes, moins nombreux il est vrai, la diblastula, succédant à une forme primitivement creuse ou pleine,
est au début close de toutes parts (*planula* de DALYELL, 1847, et
de RAY-LANKESTER, 1873), et ce n'est que secondairement que
sa cavité vient s'ouvrir à l'extérieur par un blastopore. La
planula est devenue une gastrula par perforation de sa paroi.

La blastula monodermique se transforme ainsi en une diblaslula primitivement close (planula) ou perforée (gastrula) par des procédés différents, dont les principaux sont la délamination, l'émigration et l'invagination.

Nous ferons remarquer que le blastopore n'a pas la même signification dans toutes les gastrules, puisqu'il devient tantôt la bouche, comme chez les Méduses et les Annélides, tantôt l'anus, comme chez les Echinodermes, les Batraciens et les Cyclostomes, et tantôt. enfin, le canal neurentérique, comme chez l'Amphioxus et les Mammifères.

Le mode de formation de la gastrula dans les œufs méroblastiques (Oiseaux en particulier), n'étant pas encore complètement élucidé, notre description portera exclusivement sur les œufs à segmentation totale.

**1º Formation de la planula et secondairement de la gastrula par délamination**. — Ce mode de formation n'a été observé que dans le groupe des Trachyméduses (Geryonia). par H. Fol (1873) et par Metschnikoff. Les 32 cellules qui forment la paroi de la monoblastula au moment où elle a atteint son complet développement, sont formées d'une partie externe granuleuse et d'une partie interne spongieuse rappelant les deux zones ectoplasmique et endoplasmique de l'œuf initial. Chacun de ces éléments se divise par un plan de segmentation oblique en deux cellules-filles très inégales : une cellule plus réduite composée exclusivement d'ectoplosma (ectodermique) et une cellule plus volumineuse montrant les deux zones ectoplasmique et endoplasmique (cellule mixte : ectodermique et endodermique). A ce moment. intervient un plan de segmentation tangentiel qui divise ces dernières cellules parallèlement à la surface en une cellule superficielle (ectodermique), et en une cellule profonde (endodermique). Il y en résulte ainsi la formation, par voie de délamination, d'une planula (diblastula) dont le feuillet externe se compose de 64 cellules, et dont le feuillet interne ne comprend que 32 éléments. Dans la suite, après multiplication des cellules et apparition d'une substance gélatineuse entre les deux feuillets, il se creuse, en un point de la paroi, par écartement des cellules ectodermiques et endodermiques, un orifice qui fait communiquer la cavité centrale avec l'extérieur : c'est le blastophore qui deviendra la

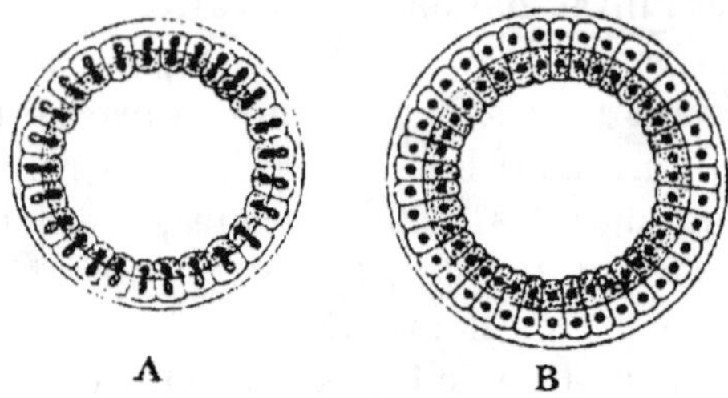


Fig. 19.

Deux coupes optiques d'un œuf d'Holothurie, montrant le mode de formation du blastoderme didermique (diblastula) par délamination. Représentation schématique.

bouche définitive de la Méduse. La diblastula est devenue une gastrula, et la cavité de segmentation s'est transformée en cœlentéron.

## 2° Formation de la planula et secondairement de la gastrula par émigration. — Dans d'autres groupes de Cœlen-

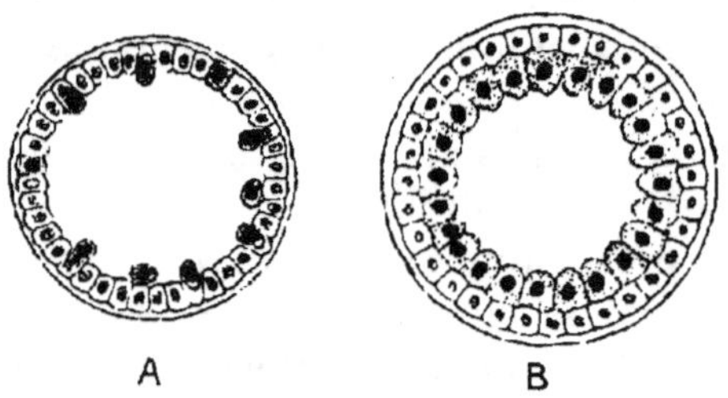


Fig. 20.

Figure schématique montrant, en coupe optique, le mode de formation de la diblastula (planula) par émigration multipolaire. Dessin du Dr Bonne.

térés, la paroi de la blastula monodermique comprend à la fois des cellules ectodermiques et des cellules endodermiques distinctes, c'est-à-dire des cellules qui formeront l'ectoderme, et des cellules qui donneront naissance, par un mécanisme particulier, à l'endoderme. Ces derniers éléments se détachent progressivement de la surface, et émigrent à l'intérieur de la cavité de segmentation qu'elles finissent par combler. Dans la suite, au centre de cette diblastula pleine, se creusera une cavité limitée de toutes parts par les cellules endodermiques, le cœlentéron, qui beaucoup plus tard s'ouvrira à l'extérieur par un orifice creusé à l'un des pôles.

Les cellules endodermiques peuvent être distribuées irrégulièrement parmi les cellules ectodermiques (fig. 20, A), ou se trouver, au contraire, localisées en un point de la paroi, où se creusera ultérieurement le blastopore. L'émigration sera par suite multipolaire, ou unipolaire. Le premier mode se rencontre exclusivement chez les Cœlentérés (Polyxenia, Ægynopsis), le second chez les Cœlentérés (la plupart des Hydroméduses : Campanularia, Clythia, Octorchis, etc.), et chez quelques Crustacés (Ligia, Mysis).

Il existe des formes de passage entre les deux processus de délamination et d'émigration. C'est ainsi que, d'après HYDE, on verrait chez quelques Méduses (Aurelia flavidula, Cyanea artica), dans la même blastula, des cellules se détacher de la paroi de la monoblastula, sans subir de division préalable, pour se transformer en cellules endodermiques, tandis que simultanément d'autres éléments se segmenteraient tangentiellement, et ne donneraient naissance à des cellules endodermiques que par leur segment interne.

**3° Formation de la gastrula par invagination.** — La gastrulation par invagination reconnaît deux modes différents, suivant que les cellules végétatives (endodermiques) pénètrent par embolie à l'intérieur de la couche des cellules animales (ectodermiques), ou, au contraire, que cette dernière couche s'étale progressivement à la surface de l'amas des cellules végétatives qu'elle englobe ainsi par recouvrement ou épibolie.

a. *Embolie.* — Chez les Vers, la plupart des Mollusques, les Echinodermes et l'Amphioxus, la segmentation des cellules de la blastula, se continue par des plans de division perpendiculaires à la surface de l'œuf. La blastula augmente aussi de volume, et, comme si son accroissement l'emportait à un moment donné sur celui des enveloppes, la paroi se plisse en dedans, rentre en elle-même, *s'invagine*. La portion ainsi invaginée par embolie, répond à la zone des cellules végétatives dont la division est moins active que celle des cellules animales. Elle s'étale et s'applique intimement contre la face

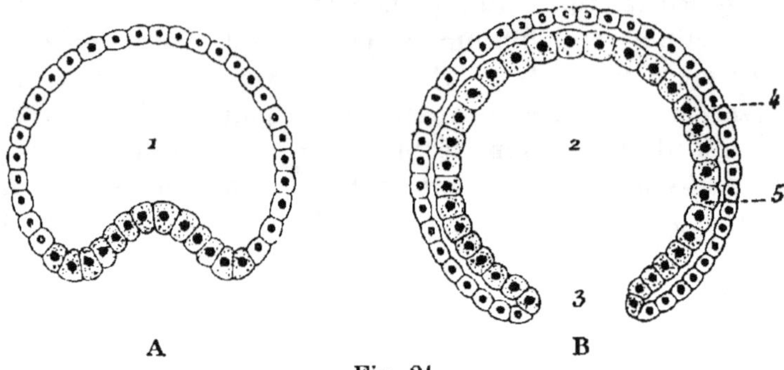

A                                           B

Fig. 21.

Deux coupes optiques d'un œuf d'Echinoderme, montrant le mode de formation de la gastrula par invagination ou embolie (schématique).

1, cavité de segmentation de la blastula. — 2, cavité intestinale primitive de la gastrula, s'ouvrant à l'extérieur par le blastopore. — 3, blastopore. — 4, couche superficielle des cellules animales. — 5, couche profonde des cellules végétatives.

interne de la blastula primitive, diminuant ainsi progressivement la cavité de segmentation qui finit par disparaître. L'orifice d'invagination, large au début, se rétrécit graduellement, pour ne figurer qu'un étroit goulot ou une fente donnant accès à l'intérieur de la poche blastodermique. La gastrula (*archigastrula*) est constituée avec ses deux couches ectodermique et endodermique, sa cavité centrale ou cœlentéron et son blastopore (fig. 21).

b. *Epibolie.* — Lorsque la proportion de deutoplasme est plus élevée, comme chez les Cyclostomes, les Ganoïdes et les Amphibiens, et que les cellules végétatives, disposées sur plusieurs plans, forment une saillie appréciable dans la cavité de segmentation, l'invagination du segment végétatif à l'intérieur de la blastula ne peut pas s'effectuer d'une façon aussi régulière. La cavité de segmentation, placée excentriquement (p. 37), est trop réduite pour pouvoir loger l'amas végétatif tout entier. Aussi, au fur et mesure que se creuse la cavité de segmentation (archentéron), voit-on les cellules animales s'avancer de leur côté à la surface de l'amas végétatif, et le recouvrir, sauf au niveau du blastopore qui, chez les Amphibiens, porte le nom d'*anus de Rusconi*. Des cellules invaginées, les unes, superficielles, se transformeront en cellules endodermiques, les autres centrales (*cellules vitellines*) serviront à la nutrition de l'embryon. L'invagination qui aboutit à la formation d'une *amphigastrula*, chez les Amphibiens, se produit ainsi à la fois par embolie, et par épibolie ou recouvrement.

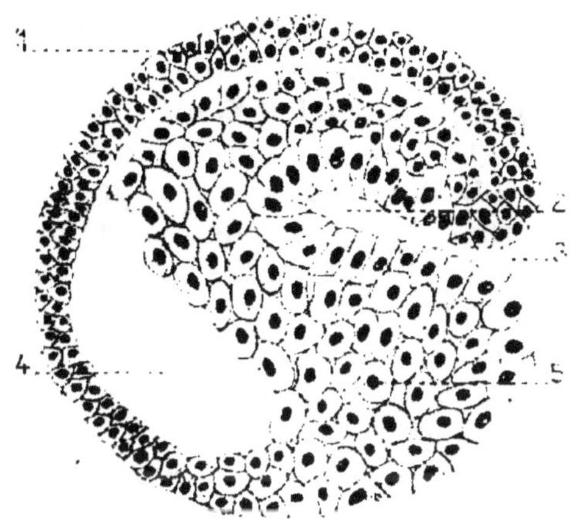

Fig. 22.

Coupe longitudinale et médiane d'un œuf de Triton, montrant la formation de l'amphigastrula, d'après O. HERTWIG. Dessin du Dᴿ BONNE.

1, ectoderme. — 2, cavité d'invagination (cœlenteron) tapissée par l'endoderme. — 3, blastopore. — 4, cavité de segmentation. — 5, amas de cellules vitellines.

Chez les Mammifères, les stades blastula et gastrula semblent se pénétrer et se confondre. L'arrangement réciproque des cellules animales et des cellules végétatives s'effectue avant l'apparition de la cavité de segmentation qui persiste dans l'œuf. La cavité d'invagination, rudimentaire, se fusionnerait avec la cavité de segmentation.

**4° Considérations sur la planulation et la gastrulation.** — D'après les indications qui précèdent, on peut définir, avec la plupart des auteurs contemporains [(E. HAECKEL, RAY-LANKESTER, VAN BENEDEN, HUBRECHT (1902), BRACHET (1902),

KEIBEL (1905), ETERNOD (1905)], la planulation ou la gastrulation un mode de développement en vertu duquel les cellules blastodermiques se disposent suivant deux feuillets, dont l'un superficiel (ectoderme) représente une membrane de protection, et dont l'autre profond (endoderme) remplit un rôle de nutrition. « La gastrulation a pour résultat la formation d'une larve à deux feuillets et d'un blastopore virtuel ou réel » (BRACHET, 1905). « La gastrulation est le processus qui, chez tous les Métazoaires, aboutit à la production de deux feuillets primordiaux : archectoderme et archentoderme, quel que soit d'ailleurs le mécanisme qui a conduit à ce résultat » (ETERNOD, 1905).

Dans la planulation, la transformation de la monoblastula en diblastula s'effectue par voie de délamination ou d'émigration cellulaire (multi- ou unipolaire). La cavité blastodermique ne s'ouvre que secondairement à l'extérieur par la formation du blastopore, et devient alors le cœlentéron. La diblastula primitivement close ou planula ne revêt ainsi que tardivement la forme gastruléenne.

Dans la gastrulation, au contraire, la diblastula, qui se développe par voie d'invagination, présente dès l'origine la forme d'un sac à double paroi, dont la cavité centrale ou d'invagination s'ouvre au dehors. La cavité d'invagination formera le cœlentéron, tandis que la cavité de segmentation interposée aux deux feuillets disparaîtra progressivement.

1º Des différents modes de développement qui aboutissent en définitive à la constitution d'une gastrula, la délamination telle qu'on l'observe chez Geryonia, semble être, phylogéniquement, le plus ancien. A l'origine, le nouvel être n'était représenté que par une seule couche de cellules (monoblastula) ne montrant aucune différence de constitution dans leurs portions superficielle et profonde. Dans la suite, le segment externe des cellules, s'est organisé en vue de la protection de l'individu, tandis que le segment interne s'est modifié de son côté, de manière à remplir un rôle de nutrition. Plus tard enfin, les deux segments se sont séparés l'un de l'autre par voie de délamination : le segment externe est devenu une cellule ectodermique, et le segment interne s'est transformé en cellule endodermique. Comme on le voit, la différenciation des feuillets blastodermiques s'opère tardivement chez les Géryonides, puisque le même élément de la paroi de la blastula était à la fois ectodermique par son segment externe, et endodermique par son segment interne. Les matériaux de nutrition, destinés à être utilisés par les cellules endodermiques, leur parviennent au début au travers des cellules ectodermiques. Plus tard, à mesure que le développement progresse, et que les éléments se multiplient, il semble que cette voie nutritive soit devenue insuffisante. La paroi de la planula se perfore alors, et l'eau de mer peut s'introduire dans la cavité blastodermique, par l'orifice du blastopore, et se mettre en rapport direct avec les cellules endodermiques.

2° Dans d'autres Cœlentérés (Polyxenia, Ægynopsis), la différenciation des éléments des deux feuillets primaires s'est effectuée à un stade plus précoce, avant la constitution de la blastula, dont la paroi monodermique contient à la fois des cellules ectodermiques et endodermiques, mélangées sans aucun ordre apparent. Les cellules endodermiques sont, dès le début, en contact avec le milieu nutritif, mais leur position superficielle les expose à de nombreuses causes d'endommagement. Aussi voit-on ces éléments émigrer progressivement à l'intérieur (émigration multipolaire), et constituer par leur accolement une membrane continue, le feuillet interne. La planula ainsi formée, s'ouvre ensuite à l'extérieur, et évolue en gastrula.

3° Chez la plupart des Hydroméduses, et chez quelques Crustacés (Ligia, Mysis), la différenciation des cellules ectodermiques et endodermiques s'est également effectuée avant la constitution de la blastula, seulement les cellules endodermiques, au lieu d'être mélangées aux cellules ectodermiques, se trouvent localisées au pôle végétatif, d'où elles émigrent ensuite isolément à l'intérieur. L'émigration est devenue unipolaire. La transformation de la planula en gastrula s'effectue comme précédemment. Le blastopore se forme au niveau du pôle d'émigration endodermique.

4° Chez les Vers, la plupart des Mollusques, les Echino-dermes, et chez l'Amphioxus dont l'ovule renferme une faible proportion de deutoplasma, les cellules végétatives (endoder-miques) occupent de même le segment végétatif de l'œuf, mais leur émigration, au lieu de se produire isolément, se fait en bloc, c'est-à-dire que le segment de la paroi qu'elles constituent, s'invagine à l'intérieur de la blastula. Les cellules endodermi-ques restent ainsi en contact permanent avec l'eau de mer, et la cavité d'invagination se substitue à la cavité de segmentation.

5° Dans les œufs plus riches en deutoplasma, mais dont la segmentation est encore totale (œufs des Cyclostomes, des Ganoïdes et des Amphibiens), les cellules végétatives (cellules endodermiques et cellules vitellines, p. 49), forment un amas saillant dans la cavité blastodermique, qu'elles comblent en grande partie. Aussi, pour que l'englobement de la totalité des cellules végétatives par les cellules animales soit assuré, l'inva-gination s'opère à la fois par embolie et par épibolie. Les cel-lules endodermiques centrales sont désormais à l'abri des causes perturbatrices extérieures, et elles se trouvent en rapport avec les réserves nutritives emmagasinées dans les cellules vitellines.

6° L'œuf des Mammifères enfin, malgré sa faible teneur en deutoplasma, se comporte dans ses premiers développements, comme un œuf riche en vitellus nutritif, rappelant ainsi onto-géniquement le développement de l'espèce. Au fur et à mesure que se segmentent les sphères vitellines, les cellules végétatives sont englobées par les cellules animales : elles restent centrales. Les modifications ultérieures que subit l'œuf des Mammifères, en particulier la formation d'une couche superficielle de fixa-tion, le blastophore (p. 63), résultent de ce fait que, les cellules végétatives étant pauvres en substances nutritives, cet œuf est obligé de contracter de très bonne heure des adhérences avec les tissus maternels qui lui fournissent les matériaux néces-saires à son développement.

# CHAPITRE II

# PREMIERS DÉVELOPPEMENTS DE L'ŒUF

## DE LA LAPINE

Nous connaissons, d'une façon générale, le phénomène de la fécondation et le mode de formation du blastoderme didermique, surtout apparents chez les animaux inférieurs ; nous allons maintenant pouvoir aborder l'étude des premiers développements de l'œuf de la Lapine, bien connus depuis les travaux déjà anciens de Bischoff (1842) et de Coste (1847-59), et ceux plus récents de Hensen (1876), de Kœlliker (1876-79), de Van Beneden et Julin (1880) et de C.-S. Minot et Ewing Taylor (1905). Nous suivrons cet œuf stade par stade dans ses différentes modifications : 1° depuis l'ovulation jusqu'à la pénétration dans la cavité de l'utérus ; 2° depuis la pénétration dans l'utérus jusqu'à la fixation ; 3° depuis la fixation jusqu'à l'ébauche de la forme extérieure de l'embryon. Cette étude servira en quelque sorte d'introduction à celle de l'embryon humain dont les stades du début nous sont encore inconnus.

## ARTICLE PREMIER

# MODIFICATIONS DE L'ŒUF PENDANT SON TRAJET

## DANS LA TROMPE

Le Lapin, contrairement à un certain nombre de Mammifères, ne présente pas de période génitale bien marquée. La copulation semble susciter la maturation des ovules (Reichert). Il est rare qu'une femelle soumise à la saillie du mâle, après un isolement plus ou moins long, ne soit pas fécondée.

et c'est ce qui a permis de déterminer exactement les époques correspondant aux premiers stades embryonnaires. D'après HEAPE (1905), la maturation des ovules serait provoquée par un ferment soluble contenu dans le sperme (*gonadine*).

Chez la plupart des Rongeurs (Cochon d'Inde, Souris), l'éjaculation est suivie, chez le mâle, de l'émission du liquide des vésicules séminales, qui se concrète en une masse solide d'un blanc cireux signalée par BERGMANN (1852) et par LEUCKART (1852), puis par BISCHOFF, et connue depuis LATASTE (1888) sous

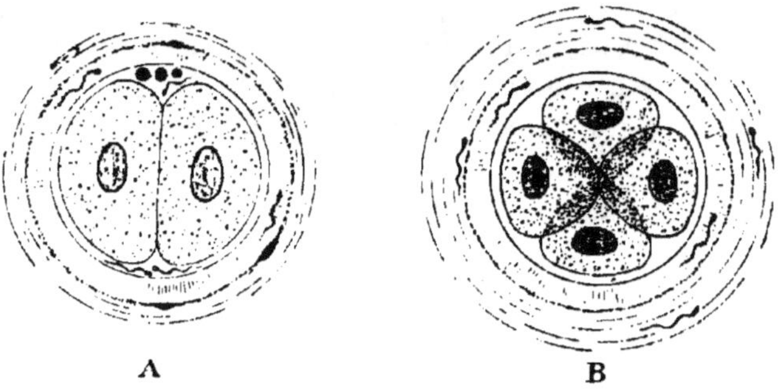


Fig. 23.

Deux stades initiaux de la segmentation de l'œuf de la Lapine (gr. 120/1).

A, stade 2 (21 heures). — B, stade 4 vu par le pôle (29 heures). On aperçoit, à la surface de la zone pellucide, la couche d'albumine avec ses stries concentriques, ayant emprisonné quelques spermatozoïdes ; d'autres spermatozoïdes sont visibles dans le liquide périvitellin, et dans l'épaisseur de la zone. Quelques cellules de la couronne radiée sont adhérentes à la surface de la zone pellucide (en A).

le nom de *bouchon vaginal*. Ce bouchon serait formé par le mélange du mucus sécrété par la muqueuse vaginale au moment du coït qui suit la parturition, et du produit de sécrétion des vésicules séminales qui se coagulerait au sortir des vésicules. La coagulation de l'*éridine* serait due à l'action d'un ferment contenu dans le liquide prostatique (CAMUS et GLEY, 1896, 1899).

Voici les modifications successives que subit l'œuf de la Lapine pendant la traversée de la trompe, sur une longueur d'environ 9 centimètres.

**3 *heures après la copulation*. —** Des spermatozoïdes rampent à la surface des ovaires.

**10 *heures*. —** Le vitellus s'est rétracté, et le premier globule polaire a été émis.

**13 *heures*. —** Au moment de l'ovulation, l'œuf se trouve au stade du deuxième faisceau de maturation. Peu après, survient la fécondation. Les œufs, en nombre variable de chaque côté (4 à 6 en moyenne), pénètrent à l'intérieur de la trompe, grâce aux mouvements ciliaires de l'épithélium de ce conduit. Quelques cellules de la couronne radiée sont restées adhérentes à la face externe de la zone pellucide, et se trouvent emprisonnées dans les couches concentriques d'albumine sécrétées à la surface des œufs par la muqueuse de la trompe (*albumen*).

**21 *heures*. —** Les ovules, groupés, ont atteint la portion moyenne de la trompe. Leur volume, y compris l'épaisseur de la zone pellucide (22 $\mu$), ne s'est pas sensiblement modifié, et varie en moyenne de 180 à 190 $\mu$. La couche d'albumine est épaisse de 17 $\mu$.

Le vitellus s'est segmenté en deux grosses sphères vitellines de 80 à 100 $\mu$ de diamètre. Dans le liquide périvitellin flottent, en outre des globules polaires, de nombreux spermatozoïdes, dont on aperçoit également un certain nombre dans l'épaisseur de la zone, ainsi que dans la couche d'albumine (fig. 23, A).

**29 *heures*. —** Les œufs ont atteint la partie moyenne de l'oviducte. Il existe quatre sphères vitellines. L'albumen a augmenté d'épaisseur (40 $\mu$). Les dimensions des ovules n'ont pas varié (fig. 23, B).

**35 *heures*. —** On compte huit blastomères.

**49 *heures*. —** Les œufs sont parvenus à l'union du tiers interne avec les deux tiers externes de la trompe, et contiennent vingt-huit blastomères. La couche d'albumine atteint 60 $\mu$ d'épaisseur.

**51 *heures*. —** Les œufs sont distants de 20 millimètres environ de la corne utérine. L'albumen, à stries concentriques, mesure une épaisseur de 110 $\mu$. Les dimensions des ovules n'ont pas changé.

*76 heures.* — Les œufs occupent l'extrémité utérine de la trompe. L'albumen atteint sa plus grande épaisseur (190 μ). Les blastomères, par leur segmentation successive, ont donné

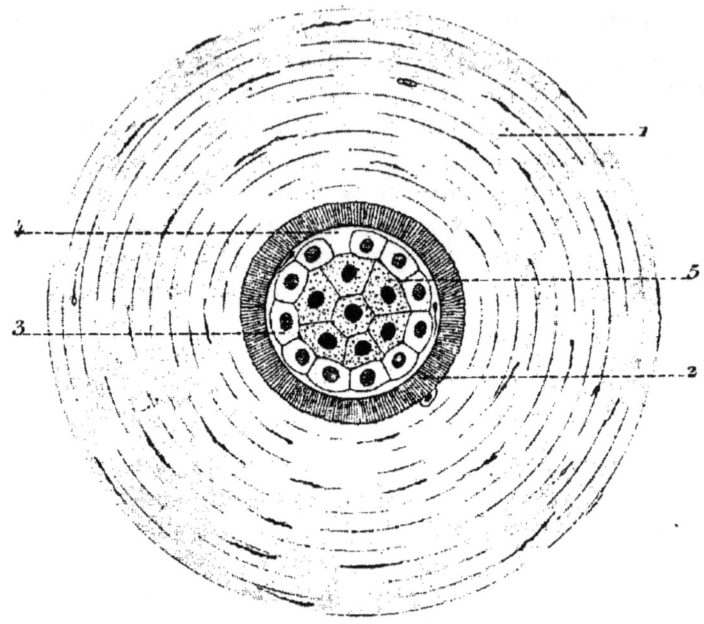

Fig. 24.

Coupe optique d'un œuf de Lapine, au moment de sa pénétration dans la cavité utérine, vers la 75ᵉ heure, en partie d'après Van Beneden (gr. 120/1). Le pôle végétatif et le blastopore regardent en haut.

1, couche d'albumine renfermant des corps granuleux. — 2, zone pellucide à la surface de laquelle est restée accolée une cellule de la couronne radiée. — 3, couche superficielle de la morula. — 4, blastopore. — 5, amas central des cellules végétatives.

naissance à une morula, formée d'une couche superficielle et d'un amas cellulaire central (morula par *épibolie*). La morula occupe presque toute la cavité de la zone pellucide (fig. 24).

*En resumé*, le trajet s'est effectué plus rapidement dans la première moitié de la trompe que dans la seconde. L'œuf n'a mis que 8 heures pour parcourir la première partie, tandis qu'il lui a fallu ensuite 55 heures pour atteindre l'utérus.

Durant ce parcours, l'ovule n'a pas augmenté de dimensions, mais il s'est enveloppé de couches concentriques d'albumine de plus en plus nombreuses jusqu'à l'utérus.

Le vitellus s'est segmenté et s'est transformé en une morula dont le nombre des cellules blastodermiques, au moment de la pénétration dans la corne utérine, s'élève environ à 36, tandis qu'il s'abaisse, selon les données des auteurs, chez la Taupe à 20, chez la Souris et la Chauve-souris à 16, chez le Hérisson à 8-12 et chez le Porc à 4.

ARTICLE II

## MODIFICATIONS DE L'ŒUF DEPUIS SA PÉNÉTRATION

### DANS L'UTÉRUS JUSQU'A SA FIXATION

De la 80e à la 85e heure environ après la copulation, les œufs pénètrent à l'intérieur des cornes de l'utérus. Ils séjournent un certain temps dans les extrémités ; puis, vers la 120e heure, ils se répartissent dans toute la longueur de ces cornes. Leur fixation contre les parois de l'utérus s'opère vers la 180e heure.

Dès leur pénétration dans la cavité de l'utérus, les œufs augmentent rapidement de volume. Leur diamètre, qui sur les œufs de la 116e heure s'élève à 1250 µ, atteint 2 à 3 millimètres sur les œufs de la 140e heure, et 5 millimètres sur les œufs de la 180e heure, c'est-à-dire au moment de la fixation.

Les modifications que subissent les œufs dans leur migration intra-utérine, portent à la fois sur les enveloppes et sur la morula. Nous les étudierons successivement.

## § 1. — MODIFICATIONS DES ENVELOPPES

La zone pellucide, dont l'épaisseur n'avait pas varié pendant tout le trajet de la trompe, s'amincit progressivement et ne tarde pas à disparaître, en même temps que la vésicule blastodermique augmente de volume. Déjà, sur les œufs de 89 heures, elle se trouve réduite à l'état d'une couche mince dont la face interne présente des excavations répondant aux saillies des cellules blastodermiques. Encore visible sur les œufs de 95 heures, elle fait complètement défaut sur ceux de 116 heures.

La couche d'albumine sécrétée par la muqueuse de la trompe diminue également d'épaisseur, seulement, tandis que la zone pellucide semble être érodée et détruite par les cellules blastodermiques, l'albumen, sous la pression exercée par le blastocyste en voie d'accroissement, se tasse et perd ses stries concentriques. Il se transforme ainsi graduellement en une membrane mince (12 μ), homogène, transparente, désignée par HENSEN (1876) sous le nom de *prochorion*. Ces modifications de la couche d'albumine sont achevées sur les œufs de 116 heures, c'est-à-dire au moment de la résorption de la zone pellucide. A la même époque, il n'existe plus trace des cellules de la couronne radiée restées adhérentes à la face externe de la zone pellucide, ainsi que des spermatozoïdes accolés à la face externe de la morula, ou inclus dans la couche d'albumine. Ces différents éléments anatomiques, après s'être transformés en *corps granuleux*, sont résorbés sur place, ou sont éliminés hors du prochorion.

Chez quelques Mammifères, comme le Chien, le prochorion présente à sa surface des prolongements filiformes, figurant le produit concret des glandes tubuleuses.

On retrouve encore le prochorion avec des caractères sensiblement analogues sur des œufs plus âgés de 121, de 141 et de 162 heures. Il disparaît vers la 180ᵉ heure, au moment de la fixation.

## § 2. — FORMATION DE LA BLASTULA : STADE DIDERMIQUE PRIMITIF

La pénétration de l'œuf dans la cavité utérine marque le début de modifications importantes à l'intérieur de la morula

qui remplit maintenant toute la cavité de la zone pellucide.
Les cellules formant la couche superficielle de la morula, se
multiplient activement; l'œuf augmente de volume, et, comme
la division des cellules de l'amas central n'est pas en rapport

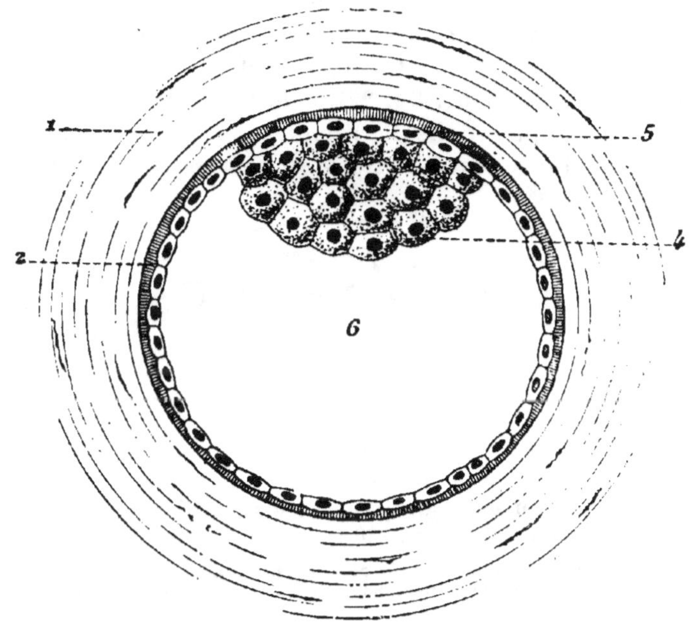

Fig. 25.

Coupe intéressant la blastula d'un œuf de Lapine de 96 heures, peu
après sa pénétration dans l'utérus (gr. 120 1).

1, couche d'albumine ayant diminué d'épaisseur. — 2, zone pellucide, en voie de
disparition. — 4, amas vitellin. — 5, couche superficielle des cellules animales. —
6, cavité de segmentation.

avec celle des cellules superficielles, on voit bientôt se produire entre ces deux sortes d'éléments une fissure occupée dès
son apparition par un liquide albumineux. Cette *cavité de segmentation* qui apparaît, ainsi que nous l'avons indiqué plus
haut (p. 38) du côté opposé au blastopore, s'accroît rapidement, et ne tarde pas à acquérir une forme sensiblement

sphérique : la *blastula* est constituée, ainsi qu'on l'observe sur les œufs de 89 et de 95 heures.

Sur un œuf de 92 heures, mesurant un diamètre de 400 $\mu$, les cellules superficielles devenues pavimenteuses en raison sans doute de la pression qu'exerce sur elles le liquide intérieur, représentent la paroi d'une vésicule monodermique (*tropho-blaste* de HUBRECHT, 1895 ; *blastophore* de VAN BENEDEN, 1899 ; *trophoderme* de S. MINOT, fig. 25), à la face interne de laquelle se trouve appliqué, dans la région de l'ancien blastopore, l'amas des cellules centrales (*reste* ou *amas vitellin* de BISCHOFF,

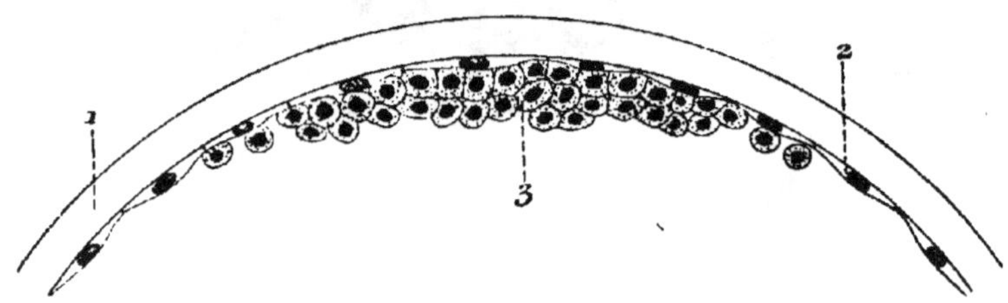

Fig. 26.

Coupe intéressant le blastoderme d'un œuf de Lapine de 100 heures, dans la région du gastrodisque répondant à l'ancien blastopore : stade dermique primitif (gr. 120/1).

1, couche d'albumine condensée : la zone pellucide a complètement disparu. — 2, couche cellulaire superficielle (trophoblaste ou blastophore). — 3, amas vitellin étalé (couche cellulaire profonde).

de REMAK et de COSTE ; *amas endodermique* de E. VAN BENEDEN ; *amas endomésodermique* de CH. ROBIN ; *masse interne* de HEAPE, 1883, *bouton embryonnaire* de HUBRECHT, 1895). Cet amas vitellin refoulé de plus en plus à la périphérie de la vésicule par le liquide qui s'accumule au centre, vient s'étaler. contre la face profonde de la couche des cellules animales, et figure une sorte de disque ou de gâteau (*gastrodisque* de VAN BENE-DEN, fig. 26) dont l'épaisseur diminue du centre à la périphérie (œufs de 106 heures).

On a pu considérer le blastoderme, à ce stade, comme formé de deux couches ou de deux *feuillets* distincts : un feuillet superficiel constitué par le blastophore, et un feuillet profond répondant à l'amas vitellin. C'est le *stade didermique primitif* (fig. 26).

## § 3. — . STADES TRIDERMIQUE PRIMITIF
### ET DIDERMIQUE SECONDAIRE

Au commencement du cinquième jour, les cellules les plus profondes de l'amas vitellin, en contact avec le liquide blastodermique, prennent un aspect pavimenteux, et se disposent

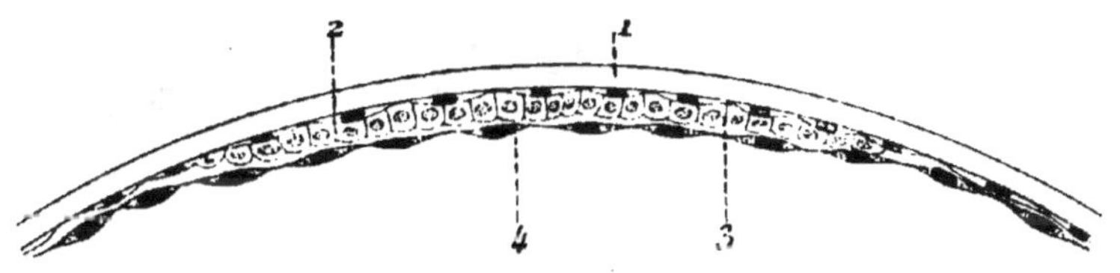

Fig. 27.

Coupe intéressant la région du gastrodisque sur un œuf de Lapine de 116 heures ; stade tridermique primitif (gr. 120 1).

1, couche d'albumine à l'état de prochorion. — 2, couche cellulaire superficielle. — 3, couche intermédiaire. — 4, couche cellulaire profonde.

suivant une couche régulière qui déborde latéralement les éléments non encore différenciés de l'amas. A ce moment, le blastoderme, dans la région du gastrodisque, est formé par trois feuillets superposés, un feuillet superficiel et un feuillet profond réduits chacun à une seule couche de cellules pavimenteuses, enfin un feuillet moyen ou intermédiaire composé de cellules polyédriques disposées sur une ou deux rangées : le stade didermique primitif s'est ainsi transformé, par différenciation des éléments les plus internes du gastrodisque, en *stade tridermique primitif* (fig. 27).

Le stade tridermique primitif n'a qu'une existence éphémère dans l'œuf de la Lapine. En effet, tandis que le feuillet profond, débordant la région du gastrodisque, s'étale de plus en plus à la face interne du feuillet superficiel (blastophore), on voit les cellules de ce dernier, au niveau de la portion tridermique du blastoderme, se dissocier et s'exfolier (*couche recouvrante*, RAUBER, 1875). Déjà sur l'œuf de 124 heures, au moment où le feuillet profond a atteint dans son expansion la région équatoriale, le feuillet superficiel n'est plus représenté, à la surface du feuillet intermédiaire. que par quelques éléments isolés que l'on retrouve encore sur l'œuf de 140 heures, mais qui ne tardent pas à disparaître. Il en résulte que, dans la région du gastrodisque, le feuillet intermédiaire vient se substituer au feuillet superficiel (blastophore). et se continuer laté-

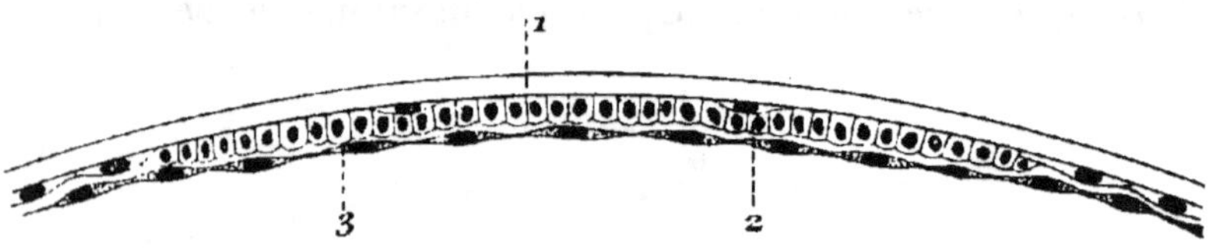



Fig. 28.

Coupe intéressant la région du gastrodisque sur un œuf de Lapine
de 140 heures : stade didermique secondaire (gr. 120/1).

1, prochorion. — 2, ectoderme. — 3, endoderme.

ralement avec la portion persistante de ce feuillet, située en dehors du gastrodisque. Lorsque le feuillet profond aura fait le tour de l'œuf (fin du 6e jour), le blastoderme sera constitué par deux vésicules emboîtées l'une dans l'autre, dont l'externe présente, en une région limitée de sa surface, un épaississement où les cellules affectent une forme prismatique ; c'est le point où les cellules du feuillet intermédiaire se sont substituées au feuillet superficiel. Le restant de la vésicule externe et la vésicule interne tout entière sont formées de cellules pavimenteuses disposées sur un seul plan ; dans les cellules plates du blastophore, VAN BENEDEN (1880) a signalé la présence de cristalloïdes albumineux en forme de bâtonnets.

Le stade tridermique primitif a fait place au *stade didermique secondaire* (fig. 28). Comme les deux feuillets de ce stade conserveront désormais leur situation, nous pouvons désigner dès maintenant le feuillet superficiel sous le nom d'*ectoderme*, et le feuillet profond sous celui d'*endoderme*. L'ectoderme embryonnaire se continue latéralement avec le blastophore.


## § 4. — Aperçu chronologique des principales théories concernant la formation des feuillets chez les mammifères.


Nous venons de voir que l'œuf de la Lapine passe successivement par un certain nombre de stades (didermique et tridermique primitifs, didermique secondaire), répondant à une stratification différente des éléments blastodermiques au niveau de l'amas vitellin. Ainsi que l'indique l'exposé chronologique suivant, la majorité des auteurs admettent aujourd'hui que l'ectoderme définitif de l'embryon dérive de cet amas, et que la couche enveloppante est une membrane en quelque sorte surajoutée, servant, suivant les uns, d'organe de nutrition (*trophoblaste*, HUBRECHT, 1895 : *trophoderme*, S. MINOT), et, suivant les autres, d'organe de suspension (*blastophore*, VAN BENEDEN, 1899).

1875 (3 décembre). — RAUBER (Lapin). — La couche superficielle du stade tridermique primitif (*Deckschicht*) disparaît. La couche moyenne devient l'ectoderme définitif. La couche profonde fournit l'endoderme. RAUBER ne se prononce pas sur le modè de formation du stade tridermique, et, en particulier, sur l'origine de l'assise moyenne.

1875 (4 décembre). — VAN BENEDEN (Lapin). — La masse interne se divise en deux couches (mésoderme et endoderme), et ainsi se trouve constitué, avec l'ectoderme, le stade tridermique.

1879. — LIEBERKÜHN (Taupe, Chien). — Une faible partie du résidu vitellin forme l'endoderme : la plus grande partie s'incorpore à l'ectoderme primitif, pour constituer l'ectoderme définitif.

1880. — VAN BENEDEN (Lapin). — La couche superficielle ne disparaît pas, contrairement aux assertions de Rauber.

1882. — KŒLLIKER (Lapin). — La couche recouvrante (*couche de Rauber*) disparaît, et l'assise moyenne se transforme en ectoderme définitif. Cette assise moyenne dérive de l'amas vitellin.

1883. — HEAPE (Taupe). — « L'hypoblaste dérive des cellules de la masse interne ; l'épiblaste est produit par la portion restante de cette masse interne, avec adjonction de la partie du feuillet externe qui recouvre cette masse ».

1884. — VAN BENEDEN se rallie à l'opinion de Kœlliker concernant la disparition de la couche de Rauber.

1895. — HUBRECHT (Musaraigne). — Le reste vitellin ou *bouton*

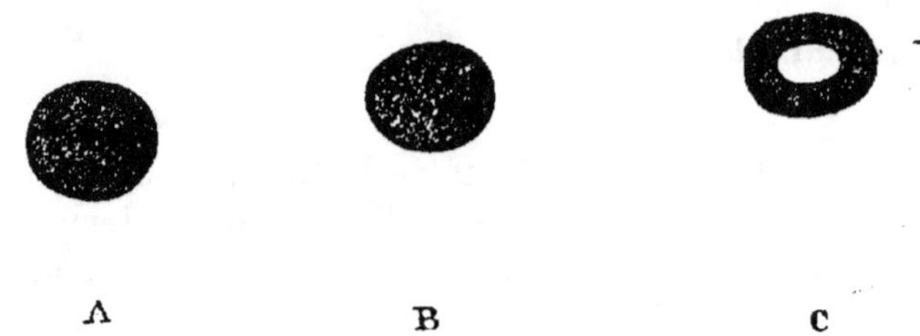



Fig. 29.

Trois schémas montrant le mode de formation du trophoblaste d'après ASSHETON (1898). L'ectoderme est représenté en bleu et l'endoderme en jaune. Aux dépens de ce dernier, se forment le trophoblaste (jaune pâle), l'endoderme intestinal et le lécithophore (jaune foncé). En contact avec l'endoderme intestinal, l'amas ectodermique s'est creusé d'une cavité amniotique.

*embryonnaire* forme l'ectoderme de l'embryon et l'endoderme. La vésicule ectodermique superficielle constitue le *trophoblaste*.

1898. — ASSHETON (Mouton). — Par une sorte d'inversion des cellules animales et végétatives, la masse interne, constituée par l'ectoderme, est complètement enveloppée par l'hypoblaste, dans l'épaisseur duquel se creuse la cavité blastodermique (fig. 29). Le trophoblaste, y compris la couche de Rauber, est ainsi d'origine hypoblastique.

1899. — DUVAL (Murin). — Il se forme, en regard de l'amas vitellin un épaisissement ectodermique (*masse* ou *amas amniotique*) se creusant secondairement d'une cavité centrale amniotique. Le toit, comparable à la couche de Rauber, se désagrège, et le plancher évolue en ectoderme fœtal (fig. 30). L'amas vitellin ne fournit que l'endoderme.

1899. — VAN BENEDEN (Murin). — Contrairement aux indications de DUVAL, la masse interne donne naissance au *lécithophore* (endoderme vitellin), et au bouton embryonnaire qui formera l'ectoderme embryonnaire. La couche enveloppante (ectoderme primaire) devient le *blastophore*.

1901. — KEIBEL (Chevreuil). — Le bouton embryonnaire donne naissance, ainsi que l'a indiqué Hubrecht, à l'ectoderme fœtal, ainsi

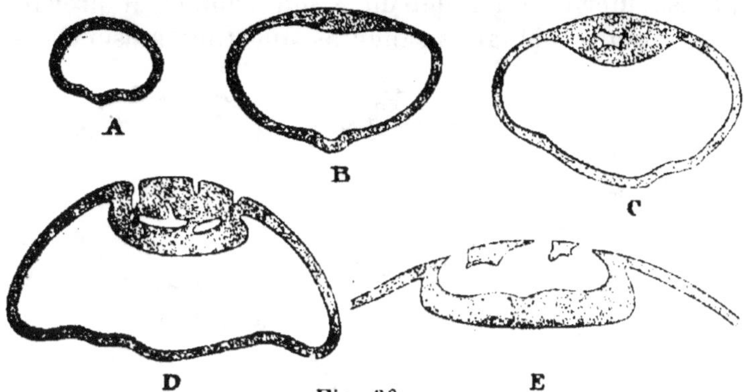

Fig. 30.

Cinq figures schématiques montrant le mode de formation des feuillets chez le Murin, d'après M. Duval (1899).

qu'à tout l'endoderme (intestinal et ombilical). Le trophoblaste se désagrège en regard du bouton embryonnaire (fig. 31).

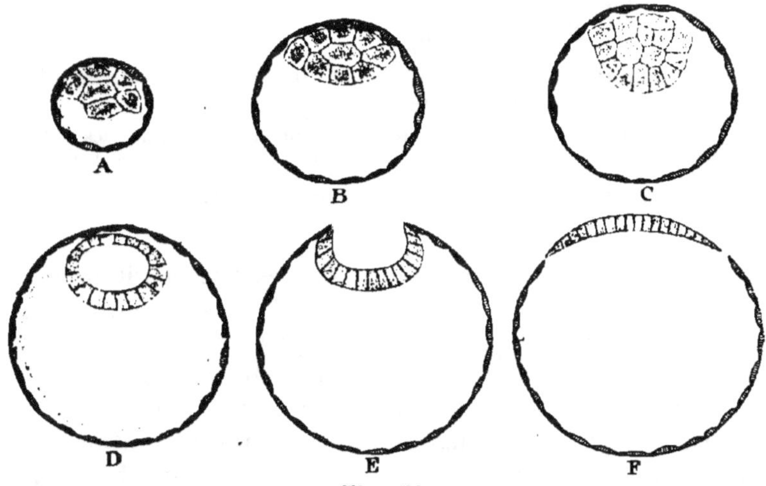

Fig. 31.

Schémas montrant le mode de formation des feuillets chez le Chevreuil d'après Keibel (1901).

A, morula. — B, C, blastula (stade tridermique primitif). — D, la masse ectodermique s'est creusée d'une cavité. — F, E, stade didermique secondaire.

Il semble indéniable que le blastophore remplit surtout un

4..

rôle de fixation, et qu'en s'enfonçant dans l'épaisseur de la
muqueuse utérine qu'il détruit à son contact, il prépare la
voie aux futurs capillaires sanguins qui iront puiser dans les

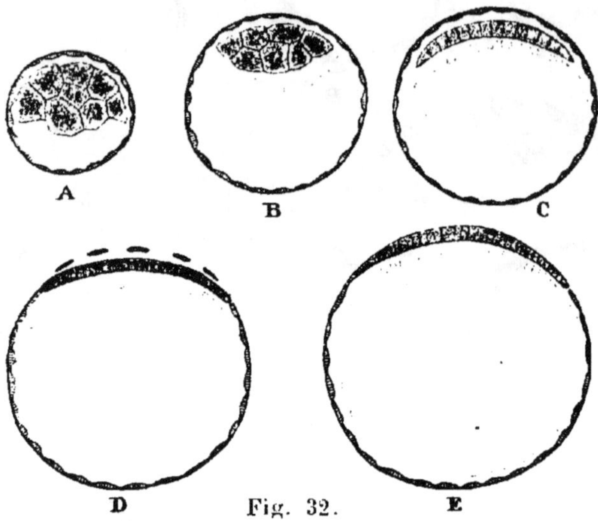


Figure schématique montrant le mode de formation des feuillets
blastodermiques chez le Lapin.

A, morula. — B, blastula au stade didermique primitif des auteurs ; les cellules
ectodermiques ne se différencient pas par leurs caractères morphologiques des cellules végétatives. — C, stade tridermique ; le feuillet interne est nettement différencié. — D, disparition de la couche recouvrante de Rauber. — E, stade didermique secondaire.

tissus maternels les matériaux nécessaires à la nutrition et au
développement de l'embryon. Mais, si l'amas vitellin donne
naissance à l'embryon tout entier, il doit renfermer, conformément aux données de l'embryologie comparée, à la fois des
cellules animales et des cellules végétatives. Nous représentons, dans la figure schématique 32, la manière dont on peut
comprendre le mode de formation des feuillets chez l'embryon de la Lapine.

## § 5. — TACHE EMBRYONNAIRE

Si l'on examine par transparence le blastoderme d'un

œuf de Lapine de 140 heures après la copulation, au moment où la couche recouvrante de RAUBER a presque entièrement disparu, la portion épaissie de l'ectoderme se présente sous l'aspect d'une petite tache circulaire opaque, qui apparaît en blanc à la lumière réfléchie. C'est la *tache*, l'*aire germinative* ou *embryonnaire* de BISCHOFF et de COSTE, l'éminence *blastoder-*

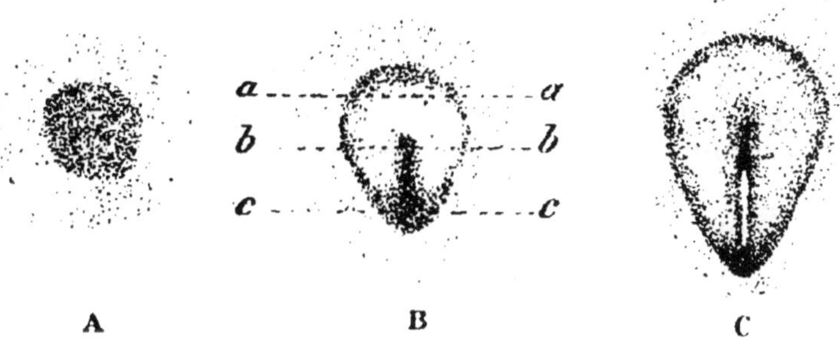



Fig. 33.

Trois stades successifs du développement de la tache embryonnaire, sur l'œuf de la Lapine (gr. 15,1). Vue en surface.

A, tache embryonnaire de forme circulaire sur un œuf de 140 heures. — B, tache embryonnaire devenue piriforme, et montrant la ligne primitive sur un œuf de 150 heures. Les lignes pointillées *a...a*, *b...b*, *c...c*, indiquant les niveaux des coupes représentées dans la figure 34. — C, tache embryonnaire sur un œuf de 160 heures. La ligne primitive, creusée du sillon primitif, émet en avant le prolongement céphalique.

*mique* ou le *disque germinatif* de HENSEN, la *portion embryogène du blastoderme* de CH. ROBIN, l'*écusson embryonnaire* de BONNET (1891). Cette tache résulte de ce fait que les cellules du feuillet externe sont plus serrées et plus élevées dans la région répondant à l'ancien gastrodisque que sur les parties latérales. Elle est surtout mise en évidence par l'action des réactifs tels que l'alcool ou le liquide picrosulfurique de Kleinenberg. Sur l'œuf de 140 heures, son diamètre mesure environ un demi-millimètre.

En réalité, ainsi que l'a indiqué VAN BENEDEN, la tache embryonnaire apparaît plus tôt. Elle se montre dès que l'amas vitellin s'est étalé contre la couche superficielle du blastoderme, c'est-à-dire dès qu'une portion du blastoderme renferme des cellules plus épaisses et plus serrées (œufs de 106 et de 124 heures). Il convient toutefois d'ajouter que les limites de la tache embryonnaire ne sont nettement accusées que lorsque les éléments qui représentent le feuillet interne sont devenus pavimenteux, et lorsque l'assise moyenne du stade tridermique primitif s'est substituée à la couche de Rauber.

De forme circulaire à son apparition (fig. 33, A), la tache embryonnaire s'allonge bientôt, et se renfle à l'une de ses extrémités, que nous pouvons dès maintenant appeler extrémité céphalique (fig. 33, B). Sur l'œuf de 140 heures, la tache encore arrondie mesure un diamètre de 650 $\mu$ ; sur l'œuf de 150 heures, la longueur de la tache devenue piriforme s'est élevée à un millimètre ; enfin, sur l'œuf de 160 heures (fig. 33, C), cette longueur atteint 1.5 millimètre. Chez les Mammifères, la tache embryonnaire évolue tout entière en embryon (p. 78).

## § 6. — LIGNE PRIMITIVE ; FORMATION DU FEUILLET
### MOYEN : STADE TRIDERMIQUE DÉFINITIF

Au commencement du 7e jour, on voit se former, dans la partie caudale de la tache embryonnaire, une traînée foncée à la lumière transmise, blanchâtre à la lumière réfléchie, qui se dirige suivant l'axe de cette tache, dont elle occupe un peu plus de la moitié postérieure. C'est la *ligne* ou *bandelette primitive, nota primitiva* (VON BAER), *lame, bandelette* ou *ruban axile* (REMAK). Ainsi que le montre la figure 33, B, représentant la tache embryonnaire sur un œuf de 150 heures, la ligne primitive se termine du côté céphalique par une extrémité légèrement renflée et saillante (*tête* ou *nœud de la ligne primitive,* HENSEN, 1875) ; du côté opposé, elle s'étale vers l'extrémité caudale de la tache, sans en atteindre le bord même. Le nœud de Hensen (*nœud primitif*) répond au bourgeon primitif (MEHNERT) ou plaque primitive (WILL) des Reptiles.

Les coupes pratiquées normalement à la surface de la tache embryonnaire, et intéressant transversalement la ligne primitive, nous montrent que l'opacité du blastoderme, suivant cette ligne, résulte d'un épaississement local de l'ectoderme, donnant naissance par sa face profonde à deux expansions cellulaires, qui s'insinuent latéralement entre ce feuillet externe et le feuillet interne du blastoderme (fig. 34, C). Ces expansions représentent l'origine d'un troisième feuillet, *feuillet intermédiaire* ou *moyen*, *mésoderme* ou *mésoblaste*. Ainsi se

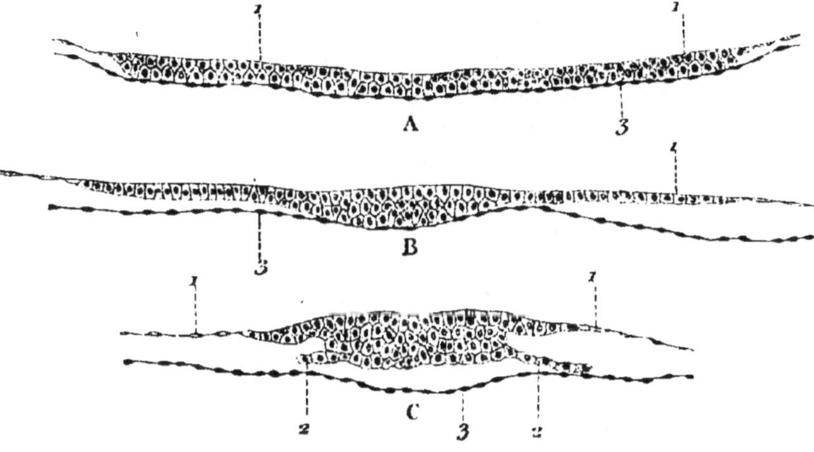

Fig. 34.

Trois coupes intéressant transversalement la tache embryonnaire représentée dans la figure 33 B (œuf de Lapine de 150 heures), et passant : A, au-dessus de la ligne primitive, suivant la ligne pointillée *a...a*. — B, au niveau du nœud de HENSEN, suivant la ligne *b...b*. — C, au niveau de la ligne primitive, suivant la ligne *c...c* (gr. 100/1).

1, ectoderme. — 2, mésoderme. — 3, endoderme.

trouve constitué le *stade tridermique définitif* du blastoderme.

Au niveau de l'extrémité céphalique ou tête de la ligne primitive, les expansions latérales qui représentent le mésoderme s'arrêtent (fig. 34, B). L'ectoderme est uni en ce point à l'endoderme par un amas indivis de cellules, où les éléments ectodermiques et endodermiques sont intimement mélangés entre eux. Plus loin, du côté céphalique, l'épaississement axile du feuillet externe n'existe pas; le blastoderme est didermique (fig. 30, A).

Peu après son apparition, sur des œufs de 160 heures (fig. 33, C), la ligne primitive se creuse superficiellement d'un sillon longitudinal ( *sillon* ou *gouttière primitive*) qui se termine fréquemment au niveau du bouton primitif par une portion plus déprimée (*fossette primitive*). En même temps, de son extrémité céphalique, se détache une traînée obscure qui se prolonge suivant l'axe, et qui se perd insensiblement, à une distance plus ou moins grande du nœud de Hensen, suivant les œufs envisagés. Ce prolongement, en rapport avec la formation de la chorde dorsale, porte le nom de *prolongement céphalique* de la·ligne primitive.

D'autre part, la portion du blastoderme qui entoure l'extrémité caudale de la tache embryonnaire, a augmenté d'opacité, et, dans le segment inférieur non embryonné de l'œuf (opposé à la tache), on voit se soulever des bourgeons ectodermiques. Toutefois, ces bourgeons restent bientôt stationnaires, tandis que la zone obscure précédente continue à évoluer, et se transforme en *aire opaque*. C'est à son niveau que se développe le placenta.

## § 7. — GOUTTIÈRE MÉDULLAIRE, CHORDE DORSALE, CANAL NEURENTÉRIQUE

Sur un œuf plus âgé, de 173 heures (commencement du 8e jour), la tache embryonnaire a augmenté de surface, et mesure une longueur de près de 2 millimètres (fig. 35). Cette augmentation résulte presque exclusivement de l'accroissement de la portion de la tache située du côté céphalique de la ligne primitive, qui, elle, n'a pas sensiblement varié de dimensions.

**1° Gouttière médullaire.** — Sur la ligne médiane, on remarque, de l'extrémité caudale à l'extrémité céphalique de la tache embryonnaire, la ligne primitive avec son sillon superficiel, puis une gouttière largement ouverte à la face externe du blastoderme, et qui se continue directement en arrière avec le sillon primitif : c'est la *gouttière dorsale* ou *médullaire (sillon dorsal* ou *médullaire)*. Au fond de cette gouttière, on peut entrevoir sur certaines préparations, notam-

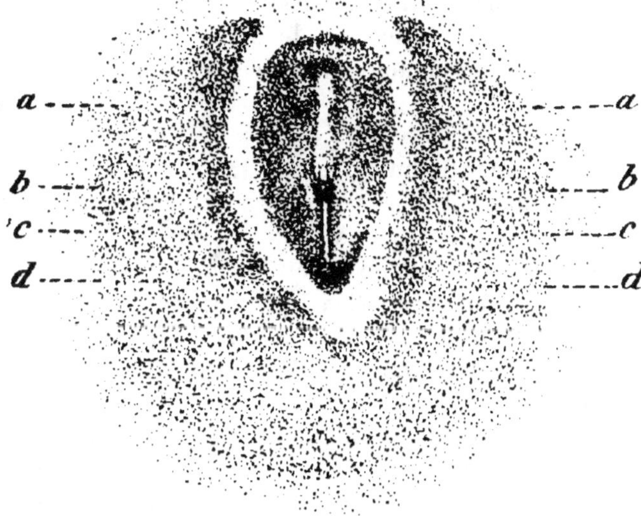


Fig. 35.

Vue par transparence de la tache embryonnaire sur un œuf de Lapine de 173 heures (gr. 15 1).

Au-dessus de la ligne primitive, on aperçoit la gouttière médullaire. Les lignes pointillées *a....a, b....b*, etc., indiquent les niveaux des coupes représentées dans la figure 36.

ment au voisinage du nœud de Hensen, le prolongement céphalique de la ligne primitive.

**2° Aires transparente et opaque.** — La tache embryonnaire, avec sa gouttière médullaire et sa ligne primitive, est circonscrite par une bordure claire, étroite (*aire transparente*), qui la sépare d'une zone foncée beaucoup plus large (*aire opaque*). L'aire opaque, apparue sous forme d'un croissant obscur à la partie caudale de la tache embryonnaire, s'est étendue progressivement en avant, de manière à embrasser par ses deux cornes l'extrémité céphalique de la tache (fig. 35). Au stade qui nous occupe, les deux cornes ne se sont pas encore rejointes sur la ligne médiane, mais leur fusion ne tardera pas à s'opérer, et la tache se trouvera ainsi enveloppée de tous côtés par l'aire opaque, moins large toutefois en avant qu'en arrière. Le contour intérieur de cette aire reproduit assez exactement celui de la tache, l'extérieur est sensiblement circulaire.

**3° Lames mésodermiques**. — Les coupes transversales (fig. 36) permettent de se rendre facilement compte des différents aspects que nous venons de décrire. La tache embryonnaire s'est soulevée en forme de bouclier séparé par un sillon (*sillon amniotique*, p. 104) du restant du blastoderme. C'est au fond de ce sillon répondant à la limite entre la tache embryonnaire et l'aire transparente, que l'ectoderme présente son minimum d'épaisseur. Ajoutons que le mésoderme s'est considérablement accru, qu'il déborde du côté céphalique la ligne primitive, s'insinuant de chaque côté de la ligne médiane entre l'ectoderme et l'endoderme (*lames mésodermiques*), et s'étendant latéralement dans l'aire opaque. C'est au niveau de la tache embryonnaire qu'il présente sa plus grande épaisseur.

**4° Canal chordal**. — Les coupes les plus instructives sont celles qui intéressent la tête de la ligne primitive et l'origine du prolongement céphalique. Au niveau de la tête, l'ectoderme et l'endoderme sont unis par un amas cellulaire dont se détachent latéralement les lames mésodermiques (fig. 36, D). Immédiatement en avant, du côté céphalique, cet amas se sépare de l'ectoderme, et figure un canal aplati parallèlement à la surface de la tache, dont les bords latéraux donnent encore naissance aux expansions mésoblastiques, et dont la paroi profonde, qui semble enclavée dans l'endoderme primitif, forme directement le revêtement de la cavité blastodermique (fig. 36, C). Un peu plus loin, la paroi profonde du canal disparaît, et celui-ci

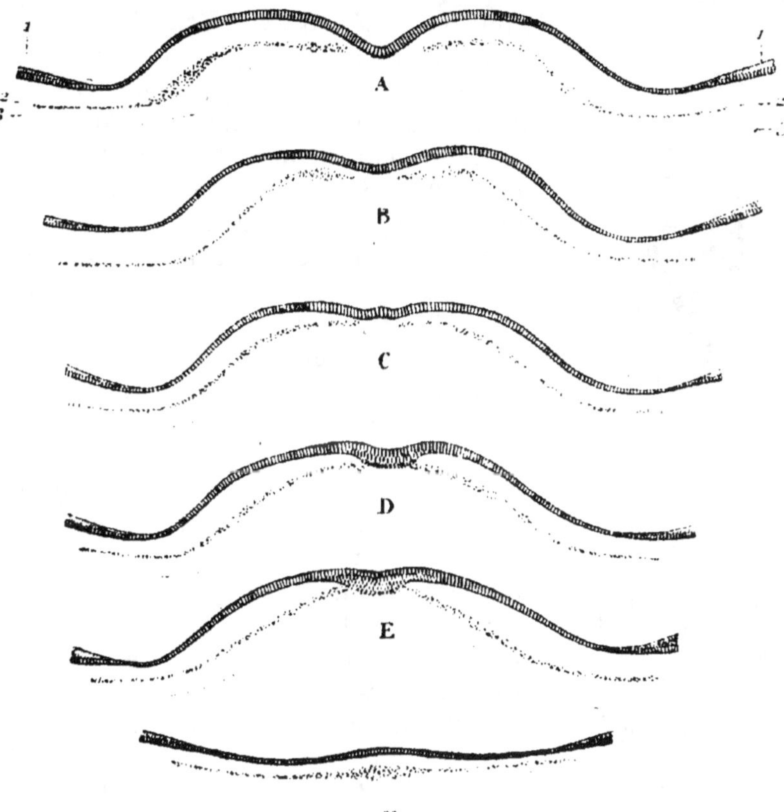

Fig. 36.

Six coupes successives intéressant transversalement la tache
embryonnaire de 173 heures représentée dans la figure 35 (gr. 60/1).

La coupe A répond à la ligne pointillée *a...a* de la figure 35 ; les coupes B, C, D,
très voisines à la ligne *b...b* ; la coupe E à la ligne *c...c* ; et enfin la coupe F à
la ligne *d...d*. Le canal de la chorde représenté en C, s'ouvre dans la cavité
blastodermique, un peu en avant, en B. La coupe D passe par la tête de la ligne
primitive.

1, ectoderme représenté en bleu. — 2, mésoderme représenté en rouge. — 3, endoderme représenté en jaune.

s'ouvre alors librement dans la cavité blastodermique, tandis
que sa paroi superficielle persistante se continue de chaque

côté avec l'endoderme (fig. 36, B). Cette paroi superficielle, à cellules plus élevées que celles de l'endoderme, se prolonge sur la ligne médiane vers l'extrémité céphalique, et figure en projection la traînée foncée connue sous le nom de *prolongement céphalique* de la ligne primitive. Au niveau de l'ouverture du canal, les lames mésodermiques abandonnent toute connexion avec ses parois; la tache embryonnaire, au fond de la gouttière médullaire, n'est formée que par la superposition de deux couches, l'ectoderme et le prolongement céphalique.

Ainsi que nous le verrons plus loin (p. 101), l'épaississement axile de l'endoderme, connu sous le nom de prolongement céphalique de la ligne primitive, donne naissance à la chorde dorsale. On peut par suite désigner le canal situé à son origine, au niveau du nœud de Hensen sous le nom de *canal chordal*. Les parois de ce canal dirigé obliquement de la profondeur vers la surface, et de l'extrémité céphalique vers l'extrémité caudale, contribuent latéralement à la formation des lames mésodermiques (fig. 36, C). Au niveau de l'orifice interne du canal, la paroi profonde ou plancher disparaît, la paroi superficielle ou plafond persiste, et, poussant progressivement du côté céphalique, constitue le prolongement céphalique enclavé en quelque sorte dans l'endoderme (*plaque notochordale*).

Le canal de la chorde traverse toute l'épaisseur du nœud de HENSEN, pour venir déboucher à l'extérieur. Certains auteurs ont nié l'existence d'une ouverture ectodermique,

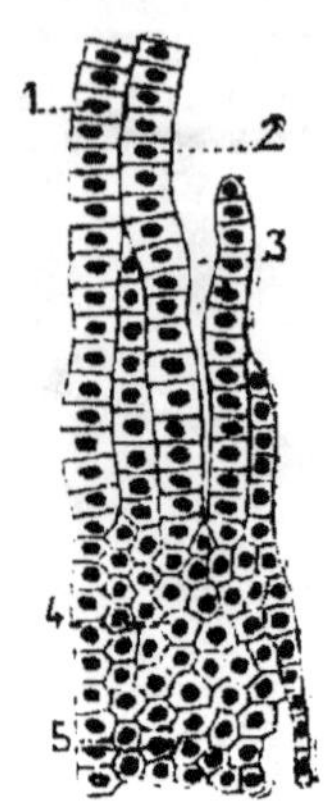

Fig. 37.

Figure demi-schématique montrant en coupe longitudinale le canal chordal sur un embryon de Lapin de 173 heures, d'après une reconstruction graphique (gr. 200/1). Le canal chordal ne s'ouvre pas à l'extérieur chez cet embryon.

1, ectoderme tapissant le fond de la gouttière médullaire. — 2, plaque chordale. — 3, canal chordal. — 4, nœud de Hensen, au-dessous duquel le feuillet moyen adhérent à l'ectoderme dont il dérive, se sépare de l'endoderme. — 5, ligne primitive.

mais cet orifice externe a pu être observé récemment chez la plupart des Mammifères, et a même été signalé par Graf v. Spee et par Eternod chez l'embryon humain. Il convient cependant d'ajouter que l'ouverture superficielle du canal chordal est en général étroite, peu apparente, tandis que l'orifice interne est large, et d'une constatation plus facile (fig. 37).

Un certain nombre d'auteurs (Van Beneden chez le Lapin et le Murin, 1888; Eternod chez l'Homme, 1899), admettent que le canal notochordal se prolonge à l'origine jusqu'à l'extrémité céphalique de la chorde, et qu'il représente une invagination gastruléenne, un véritable canal archentérique (fig. 38.) Le plancher de ce canal disparaîtrait, mettant ainsi en communication la cavité archentérique avec la cavité blastodermique, occupée chez les Mammifères par un vitellus liquide ; le plafond formerait la plaque notochordale, et les parois latérales l'endoderme intestinal tapissant le *mésentéron* (Eternod). Quant à l'endoderme primaire, il ne fournirait que l'épithélium de la vésicule ombilicale ou lécithophore.

Les recherches de Will (1892) semblent avoir démontré que les faits se passent bien ainsi chez certains Reptiles (Gecko), où le canal notochordal émané du blastopore s'insinue entre les deux feuillets primaires, l'ectoderme embryonnaire et le lécitophore (*paraderme* de Kupffer ou endoderme vitellin), s'accole ensuite au lécithophore sous-jacent, en même temps que latéralement il émet des expansions mésodermiques (*mésoderme gastral*, p. 92). Le plancher du canal chordal, y compris la portion accolée du lécithophore, se désagrège ensuite, et la cavité de la chorde s'ouvre ventralement dans l'espace compris entre le lécitophore et la masse vitelline. Aux dépens du plafond de l'invagination chordale, se développent la plaque chordale et l'endoderme intestinal.

Chez les Mammifères, le canal chordal, alors même qu'il est bien développé, comme chez le Cobaye, la Brebis et la Chauve-souris, présente des dimensions beaucoup plus restreintes que chez les Reptiles, et se trouve enclavé directement dans l'endoderme primaire, et non interposé entre cet endoderme et l'ectoderme embryonnaire. Le plancher se désagrège, et le plafond donne exclusivement naissance à la plaque chordale. L'endoderme primaire fournit ainsi l'endoderme intestinal, et, en plus, l'endoderme vitellin ou lécithophore qui, par suite, serait interrompu au niveau de la tache embryonnaire. D'ailleurs, l'endoderme de la zone pariétale qui contribue mani-

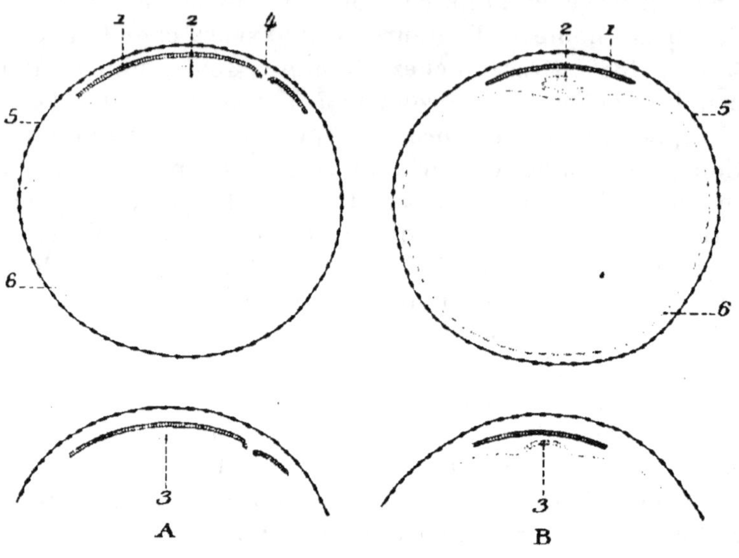


Fig. 38.

Figure schématique montrant, chez un Mammifère, les premiers développements du canal chordal, d'après la théorie de l'invagination gastruléenne : A, sur des coupes longitudinales ; B, sur des coupes transversales.

1, ectoderme embryonnaire. — 2, canal chordal. — 3, plaque chordale incurvée en gouttière (plafond du canal chordal dont le plancher fusionné avec l'endoderme s'est désagrégé). — 4, blastopore. — 5, trophoblaste. — 6, lécithrophore.

festement à la constitution du tube digestif, au moment du reploiement en avant du pourtour de la tache embryonnaire, ne saurait dériver de l'invagination chordale.

Les faits observés sur le Lapin, tendent à montrer que la tête de la ligne primitive bourgeonne en masse du côté cranial, de manière à donner naissance non seulement au prolongement céphalique (plaque notochordale), mais encore à la gouttière

médullaire, et à la portion attenante des lames mésodermiques.
La distance entre le nœud de Hensen et le bord cranial de la
tache embryonnaire, est sensiblement la même que celle qui,
sur des embryons plus âgés, pourvus d'une plaque notochordale, sépare de ce même bord l'extrémité céphalique de la

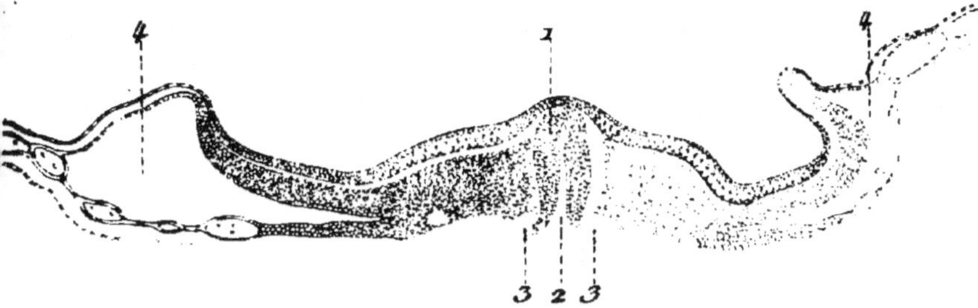


Fig. 39.

Coupe transversale d'un embryon de Perruche de 5 millimètres
(19 protovertèbres), intéressant le canal neurentérique (gr. 60/1).
Dessin du Dr Bonne.

1, tube médullaire. — 2, canal neurentique faisant communiquer le tube médullaire avec la cavité sous-germinale. — 3, 3, chordes dorsales. qui au-dessus du
canal neurentérique se fusionnent en un cordon médian. — 4. cavité du cœlome.


plaque. On doit en conclure que toute la portion interposée
(chordale) est de formation nouvelle, en rapport avec le développement du tronc et aussi de la tête (*notogenèse. céphaloge-
nèse*). Le canal de la chorde n'a d'ailleurs qu'une existence
éphémère chez le Lapin, et la plaque chordale ainsi que la
gouttière médullaire s'allongent dans le sens cranial. par
poussée d'éléments nouveaux qui lui sont fournis par le nœud
de Hensen.

**5° Canal neurentérique**. — Le segment caudal (initial) du
canal chordal des Mammifères, traversant le nœud de Hensen,
paraît devoir être assimilé au canal curviligne qui fait communiquer à un moment donné, chez certains Oiseaux, l'extrémité
postérieure du tube médullaire avec l'intestin. et qui est connu
sous le nom de *canal neurentérique* (BALFOUR) ou *myélentérique*
(STRAHL). Chez la Perruche ondulée, le canal neurentérique
creusé dans la partie tout à fait craniale du nœud de Hensen,

ne s'ouvre à l'intérieur de la cavité blastodermique qu'après la fermeture de la gouttière médullaire. C'est entre les stades 25 et 34 protovertèbres qu'il atteint son plus grand développement (ABRAHAM, 1901). A son niveau, la chorde dorsale se trouve divisée en deux moitiés (fig. 39) qui ne se rejoignent qu'au-dessus du canal; le tube médullaire se prolonge à une faible distance au-dessous de l'ouverture neurale. Chez les Mammifères, la canal chordal disparaît, avant la fermeture de la gouttière médullaire.

## § 8. — AIRE OPAQUE, AIRE TRANPARENTE, ECTO-PLACENTA, FIXATION DES ŒUFS CONTRE LA MUQUEUSE UTÉRINE.

La tache embryonnaire des Mammifères se comporte différemment de celle des Oiseaux. Aussi les expressions d'aire opaque et d'aire transparente n'ont-elles pas la même signification dans l'une et l'autre classe.

Chez les Oiseaux, la cicatricule de l'œuf pondu représentant le blastoderme est divisée en deux zones distinctes, l'une centrale transparente (*area pellucida*), l'autre marginale plus foncée (*area opaca*). Dans la seconde moitié du premier jour de l'incubation, au moment où l'aire transparente s'allonge et prend une forme ovalaire, sa partie centrale s'épaissit et constitue un soulèvement opaque en forme de bouclier allongé, à bords mal délimités : c'est la *zone* ou *aire embryonnaire* répondant aux premiers rudiments du corps de l'embryon. Les vaisseaux se forment dans la portion interne de l'aire opaque : aussi la zone qu'ils occupent a-t-elle reçu le nom d'*aire vasculaire*, tandis que tout le reste de l'aire opaque situé en dehors de l'aire vasculaire, forme l'*aire vitelline*.

Chez les Mammifères, au contraire, la tache embryonnaire tout entière prend part à la formation du corps de l'embryon, et l'aire opaque développée, ainsi que nous l'avons vu, au pourtour de la tache, se transforme en aire vasculaire dans toute sa largeur. C'est dans le courant du 8ᵉ jour (fig. 41) qu'apparaissent dans la partie postérieure de l'aire opaque, au voisinage de sa périphérie, les premières formations vasculaires qui s'étendent progressivement à toute sa surface. Ces formations vasculaires sont en rapport avec l'extension du mésoderne.

Quant à l'aire transparente du Lapin, c'est une zone claire assez étroite, qui vient s'interposer au 8ᵉ jour entre la tache embryonnaire et l'aire opaque jusque-là contiguës (fig. 35), sans qu'on ait pu déterminer sa provenance embryonnaire aux dépens de l'une ou l'autre de ces deux zones : elle répond au sillon séparant le soulèvement embryonnaire de l'aire opaque (fig. 36).

En même temps que se développent les premiers îlots sanguins, on voit se dessiner, à droite et à gauche de la partie postérieure de la tache, un croissant obscur (sur le blastoderme vu par transparence) qui ne tarde pas à se réunir en arrière avec celui du côté opposé, et à figurer ainsi une sorte de fer à cheval ouvert en avant, au niveau duquel se fera l'adhérence placentaire (fig. 41). Les coupes montrent que l'opacité des croissants résulte d'une plus grande épaisseur de l'ectoderme à leur niveau. M. Duval a, par suite, désigné ces croissants sous le nom de *croissants ectoplacentaires*, et la lame qui les constitue sous celui de *lame ectoplacentaire*. Leur ensemble forme le *fer à cheval placentaire* de Van Beneden et Julin (1884).

La surface même des croissants ectoplacentaires n'est pas unie, mais elle présente des parties élevées et des parties déprimées qui se traduisent par un aspect tacheté sur les blastodermes vus par transparence. Ce sont les élevures de la lame ectoplacentaire qui s'enfoncent dans la muqueuse de l'utérus, en détruisant progressivement l'épithélium utérin et les éléments du chorion à leur contact, et qui déterminent ainsi l'adhérence des œufs (fin du huitième jour). L'insertion placentaire répond toujours à la face mésométrique de la corne utérine, avec laquelle la tache embryonnaire se trouve également en rapport, mais sans présenter d'orientation fixe. Généralement, la muqueuse de la face mésométrique se soulève

5...

sous la forme de deux gros lobes ou *cotylédons maternels* séparés par un *sillon interlobaire* ou *intercotylédonaire*.

La figure 40 remprésente les rapports de la muqueuse de

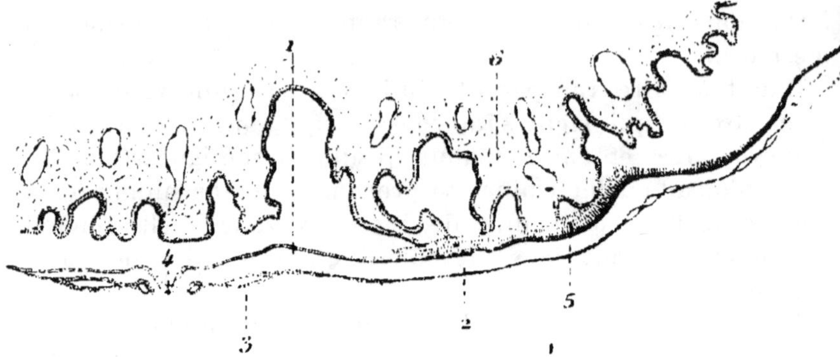

Fig. 40.

Figure montrant les rapports du blastoderme et de la muqueuse utérine sur un œuf de Lapine de 202 heures (gr. 30/1).

1. ectoderme. — 2, mésoderme. — 3, endoderme. — 4, gouttière médullaire. 5, ectoplacenta. — 6, muqueuse de l'utérus.

l'utérus et de l'œuf à la 202ᵉ heure, c'est-à-dire peu après la fixation.

ARTICLE III

## MODIFICATIONS DE L'ŒUF DEPUIS SA FIXATION

JUSQU'A L'ÉBAUCHE DE LA FORME EXTÉRIEURE DE L'EMBRYON

Nous donnerons, dès maintenant, à la tache embryonnaire nettement délimitée, tant sur les vues en surface que sur les coupes transversales et longitudinales, le nom d'*embryon*. Celui-ci, enclavé dans la paroi blastodermique, regarde par sa face ventrale la cavité blastodermique ; sa face dorsale est creusée, suivant son axe, de la gouttière médullaire et de la gouttière primitive. Pour nous permettre de comparer plus facilement entre eux et avec ceux de l'homme, les différents stades embryonnaires, nous supposerons l'embryon redressé, placé dans la station verticale, et la face dirigée en avant. Nous serons ainsi amené à considérer : 1° une extrémité supérieure (antérieure dans la station horizontale) ou céphalique ; 2° une extrémité inférieure (postérieure dans la station horizontale) ou caudale ; 3° une face antérieure (profonde) ou ventrale ; 4° une face postérieure (superficielle) ou dorsale ; 5° des bords droit et gauche.

## § 1. — FORMATION DES PROTOVERTÈBRES
### ET APPARITION DU COELOME

Sur l'œuf de 195 heures (commencement du 9° jour), la tache embryonnaire s'est sensiblement modifiée (fig. 41). D'une longueur de 2,5 millimètres, elle s'est légèrement renflée à ses deux extrémités, affectant la forme d'un biscuit ou d'une semelle. Elle se montre de plus formée, quand on l'examine par transparence, de deux zones distinctes : 1° une zone centrale ou *rachidienne*, d'aspect foncé, dont la forme générale reproduit à peu près celle de la tache tout entière ; 2° une zone marginale ou *pariétale* plus claire, entourant la première, et offrant une largeur à peu près égale dans tous les points. La gouttière médullaire et la ligne primitive occupent dans toute sa longueur l'axe de la zone rachidienne, sans empiéter par leurs extrémités sur la zone pariétale.

**1° Protovertèbres**. — Vers le milieu de sa longueur, la zone rachidienne est divisée par des lignes transparentes en trois paires de petits champs carrés ou rectangulaires disposés de chaque côté du fond de la gouttière médullaire. Ces figures annoncent la formation des *protovertèbres, prévertèbres, segments primordiaux* ou *somites*.

L'examen des coupes transversales nous rend compte de ces différents aspects (fig. 42 et 43). L'opacité plus considérable de la zone rachidienne, sur la tache embryonnaire vue par transparence, résulte de l'épaisseur plus grande à son niveau du feuillet externe et du feuillet moyen du blastoderme. Dans la région des protovertèbres, chaque lame mésodermique est divisée en deux segments : l'un, interne (*lame protovertébrale,*

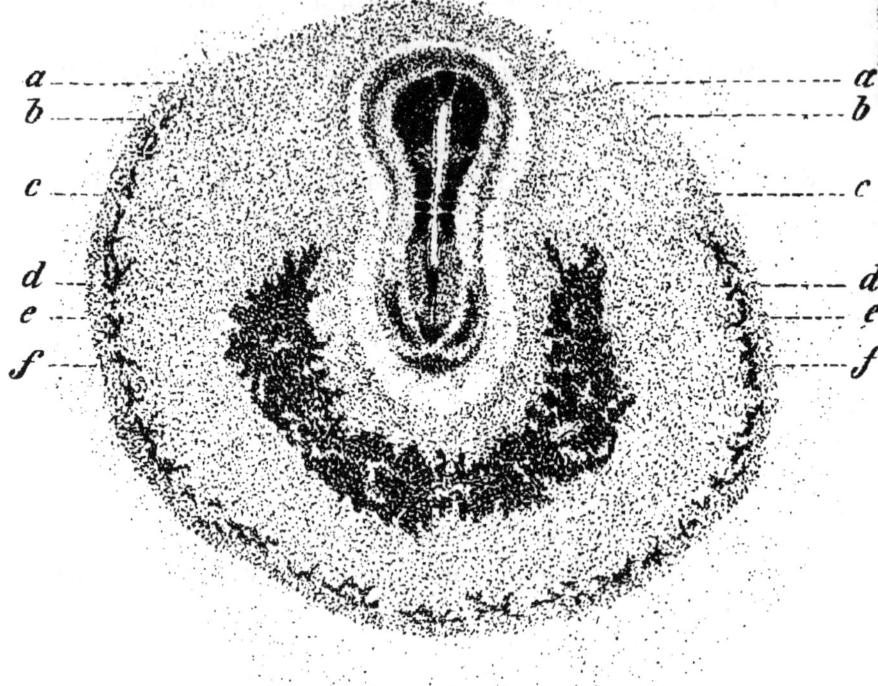

Fig. 41.

Vue par transparence de la tache embryonnaire sur un œuf de Lapine de 195 heures (gr. 15/1).

La tache embryonnaire est divisée en zone rachidienne et en zone pariétale, et l'on aperçoit les premières protovertèbres. L'aire opaque qui entoure complètement la tache dont elle est séparée par l'aire transparente, montre en arrière le fer à cheval placentaire, et, au voisinage de son bord marginal, les premiers vaisseaux sanguins.

Les lignes pointillées *a... a, b... b*, etc., indiquent les niveaux des coupes représentées dans la figure 43.

REMAK, *lame interne*), situé au-dessous des parois latérales de la gouttière médullaire encore largement ouverte (fig. 42 et 43, C), répond à la zone rachidienne ; l'autre externe (*lame latérale* de

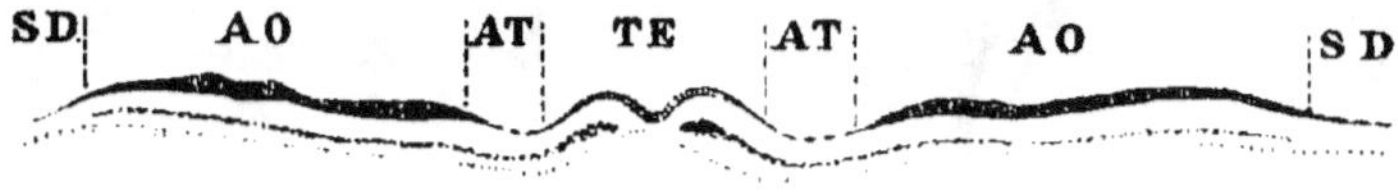


Fig. 42.

Coupe intéressant transversalement la région dorsale de la tache embryonnaire sur un embryon de Lapin de 173 heures (gr. 16/1).

TE, tache embryonnaire ; AT, aire transparente ; AO, aire opaque ; SD, segment didermique non embryonné de l'œuf. Comparer avec les figures 48 et 55.

REMAK, *lame externe*), diminuant graduellement d'épaisseur

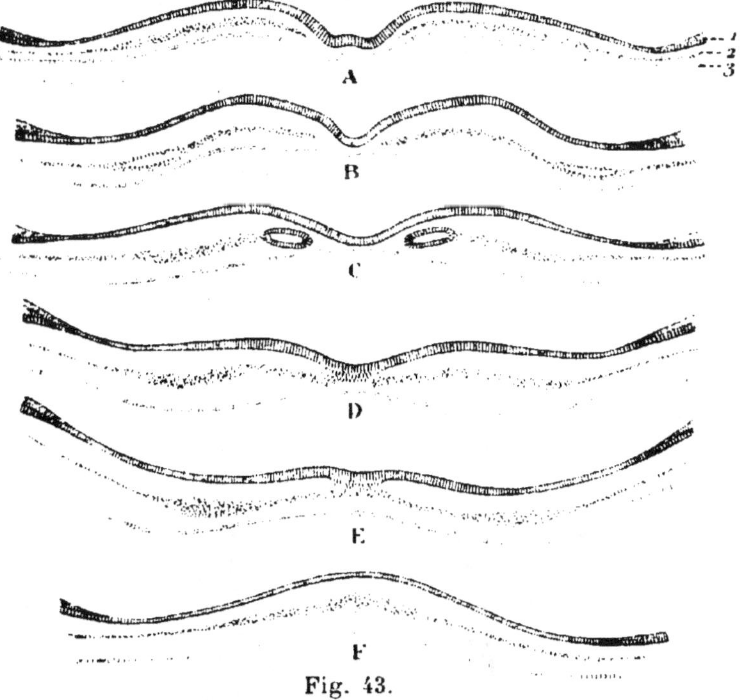


Fig. 43.

Six coupes successives intéressant transversalement la tache embryonnaire sur un œuf de Lapine de 195 heures (gr 60/1).

Ces coupes répondent respectivement aux lignes pointillées *a... a*, *b... b*, etc. des figures 41 et 44.

1, ectoderme. — 2, mésoderme. — 3, endoderme.

vers le pourtour de la tache embryonnaire, et se prolongeant

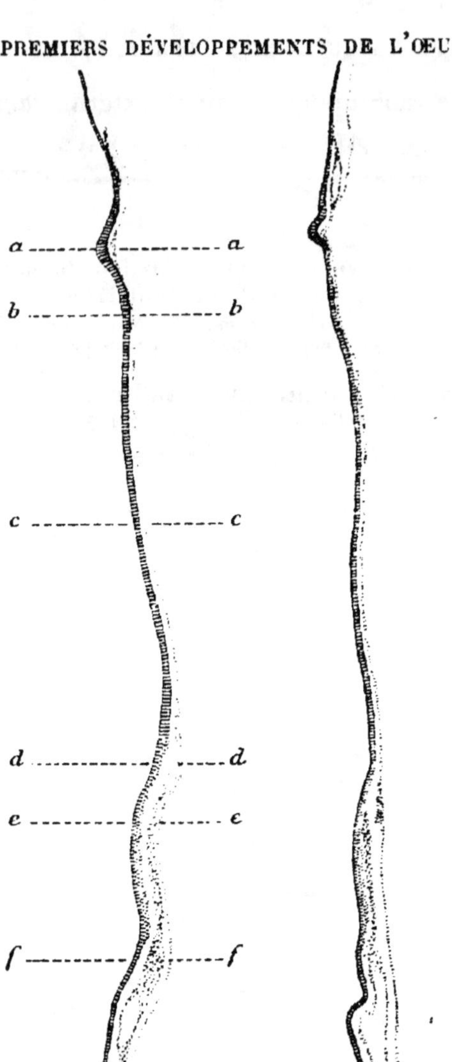



Fig. 44.

Coupe sagittale et axile de la tache embryonnaire, sur deux œufs
de Lapine de 195 heures (gr. 30/1).

La coupe B répond à un stade un peu plus avancé que la coupe A. Les lignes
pointillées *a... a, b... b,* etc., indiquent les niveaux des coupes réprésentées dans la
fig. 43.

en dehors jusqu'au bord marginal de l'aire opaque, répond à la zone pariétale. Les protovertèbres se creusent, dès leur origine, d'une cavité centrale.

**2° Cœlome, proamnios**. — On reconnaît de plus, sur ces coupes transversales, de même que sur les coupes longitudinales (fig. 44 et 45), que les lames mésodermiques sont surtout développées au niveau de l'extrémité postérieure de l'embryon. Les deux cornes antérieures de l'aire opaque se sont fusionnées au-dessus de l'embryon, et les vaisseaux apparaissent vers la limite de l'aire opaque.

Sur un embryon un peu plus âgé de 205 heures, et pourvu de sept protovertèbres (fig. 46, 47 et 49), les lames latérales, après s'être creusées de vacuoles, ont subi une sorte de clivage suivant un plan parallèle à la surface de la tache embryonnaire, et se sont ainsi divisées en deux feuillets par une fissure horizontale. Le feuillet superficiel (*feuillet cutané primitif, lame musculaire* de von Baer, *lame musculaire supérieure* de His. *feuillet musculo-cutané, feuillet pariétal; lame somatique, pariétale* du mésoderme) s'est accolé à la face profonde de l'ectoderme, et forme avec lui la *somatopleure* (Balfour). Le feuillet profond (*feuillet vasculaire, lame musculaire inférieure* de His, *feuillet fibro-intestinal, feuillet viscéral; lame splanchnique, viscérale* du mésoderme) repose

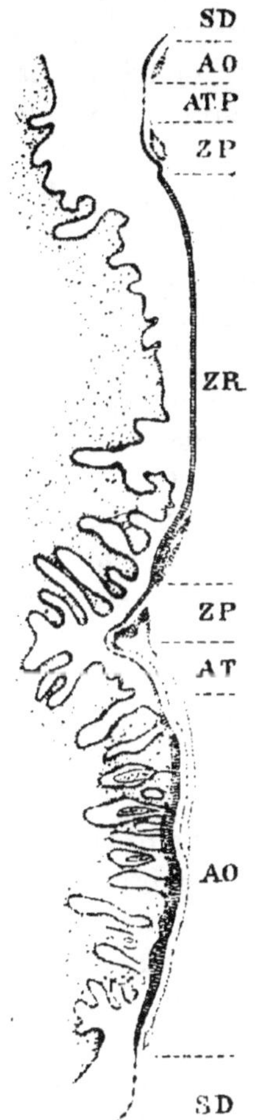


Fig. 45.

Coupe médiane d'un embryon de Lapin de 200 heures (4 protovertèbres), dans ses rapports avec la muqueuse utérine (gr. 15/1).

Les lignes pointillées horizontales indiquent les limites des différentes zones : ZR, zone rachidienne ; ZP, zone pariétale ; AT, aire transparente ; AT.P, région proamniotique de l'aire transparente ; AO, aire opaque ; SD, segment didermique non embryonné.

sur l'endoderme avec lequel il contracte des adhérences ; les deux réunis constituent la *splanchnopleure* (BALFOUR). Le feuillet musculo-cutané est plus épais que le feuillet fibro-intestinal, de sorte que la cavité interposée ou *cœlome* est plus rapprochée de l'endoderme que de l'ectoderme.

Cette fissuration du mésoderme ne s'étend pas à la totalité des lames latérales. Le bord interne de ces lames, longeant les protovertèbres, demeure indivis, ou du moins, s'il existe à l'origine des communications entre le cœlome et les cavités des protovertèbres, ainsi que semblent le démontrer certaines préparations, ces communications ne tardent pas à disparaître. Le bord interne représente la *lame mésentérique* de von Baer, la *lame médiane* ou *moyenne* de Remak, la *masse cellulaire intermédiaire* de Balfour (p. 265 et 267), aux dépens de laquelle se formeront les canalicules du rein primordial.

Les lames mésodermiques dans leur extension ont débordé l'extrémité céphalique de l'embryon. Toutefois, elles ont respecté, au-dessus de la zone pariétale, un espace en forme de croissant embrassant dans sa concavité l'extrémité supérieure de l'embryon. Cette portion du blastoderme restée à l'état didermique, et occupant l'aire transparente, est connue, depuis les recherches de Van Beneden et Julin, sous le nom de *proamnios* (fig. 46). D'autre part, immédiatement au-dessus de la gouttière médullaire, à l'origine de la zone pariétale, une autre portion du blastoderme, de dimensions beaucoup plus restreintes, après avoir été envahie par le feuillet moyen, redevient didermique, par suite de la résorption du mésoderme : cette dernière portion, reportée dans la suite au-dessous du cerveau intermédiaire, deviendra la *membrane pharyngienne* (p. 111).

Sur les côtés et au-dessous de l'embryon, la cavité du cœlome qui avait apparu tout d'abord dans la zone pariétale, s'est rapidement propagée dans la partie extra-embryonnaire du blastoderme. Mais, au niveau de l'extrémité céphalique, elle n'intéresse encore que le mésoderme de la zone pariétale interposée entre la zone rachidienne et le proamnios. Le mésoderme situé au-dessus du proamnios persistera pendant un certain temps à l'état de feuillet indivis.

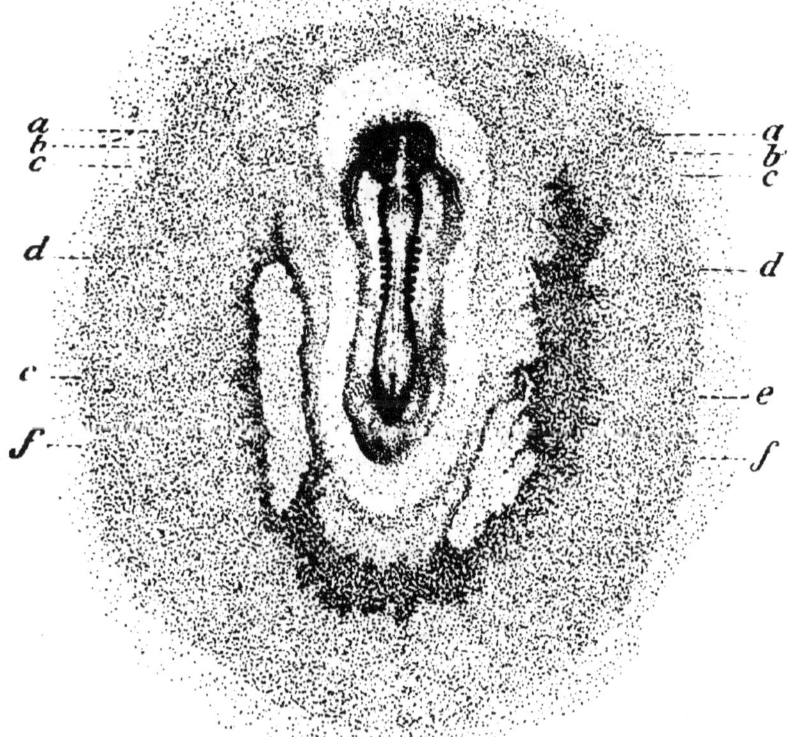

Fig. 46.

Vue par transparence de la tache embryonnaire sur un œuf de Lapine de 205 heures (gr. 15/1).

La tache embyonnaire, pourvue de 7 protovertèbres, est limitée en haut par un croissant clair situé dans le prolongement de l'aire transparente, et répondant au proamnios. Sur les parties latérales de l'extrémité céphalique, on remarque les deux rudiments cardiaques. Au-dessous de la tache, se dessine dans l'aire opaque le fer à cheval placentaire foncé, avec deux parties claires représentant les surfaces adhérentes à la muqueuse utérine.

Les lignes pointillées *a... a*, *b... b*, etc., indiquent les niveaux des coupes représentées dans la figure 49.

La cavité du cœlome entoure ainsi complètement la zone

rachidienne. Très développée sur les côtés et au-dessous de
l'embryon, elle se trouve réduite dans la région céphalique à

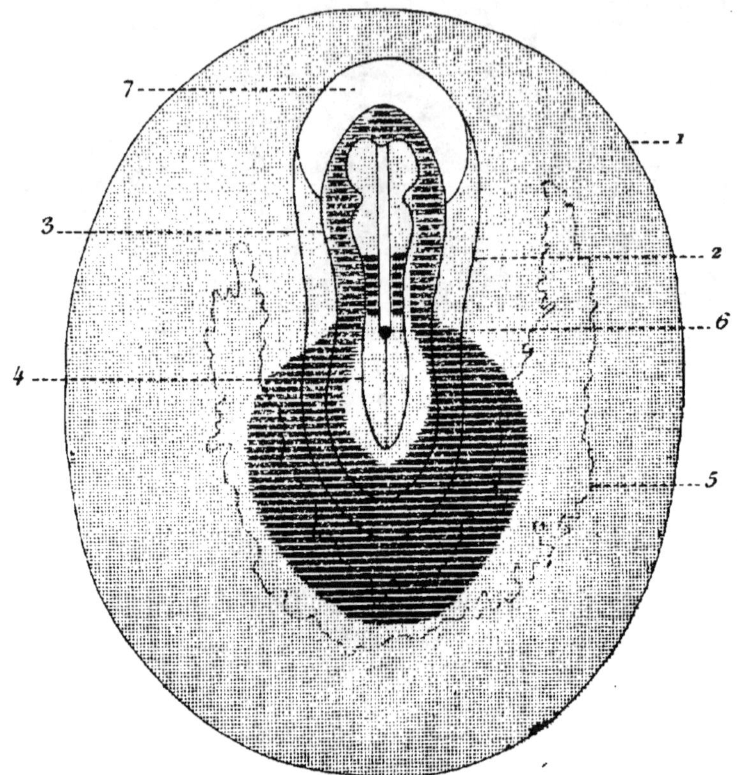

Fig. 47.

Vue en projection du mésoderme (rose) et de la cavité du cœlome
(rouge) sur un œuf de Lapin de 205 heures. Les inflexions du pourtour de la tache embryonnaire sont supposées redressées (gr. 12/1).

Les lignes noires concentriques indiquent les limites périphériques : 1, de l'aire
opaque. — 2, de l'aire transparente. — 3, de la zone pariétale. — 4, de la zone
rachidienne. — 5, ligne sinueuse indiquant les contours du croissant ectoplacentaire.
— 6, tête de la ligne primitive. — 7, proamnios occupant l'extrémité céphalique de
la zone transparente.

une fente curviligne étroite, faisant communiquer, dans l'épaisseur de la zone pariétale, la portion droite avec la portion
gauche du cœlome (fig. 47).

**3° Ébauches cardiaques**. — Le corps de l'embryon renferme maintenant des vaisseaux en continuité avec ceux de l'aire vasculaire, dans l'épaisseur de la lame fibro-intestinale. Les aortes primitives sont visibles de chaque côté de la plaque chordale, et l'on aperçoit les rudiments cardiaques sous forme

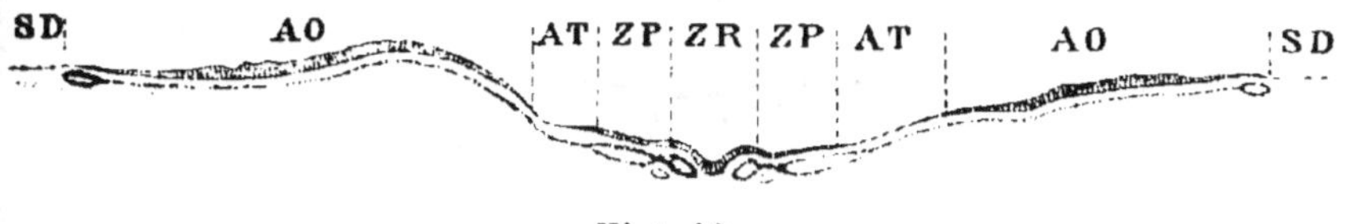


Fig. 48.

Coupe intéressant transversalement la région dorsale de la tache embryonnaire sur un embryon de Lapin de 200 heures (gr. 16,1).

Les lignes pointillées verticales indiquent les limites des différentes zones : ZR, zone rachidienne. — ZP, zone pariétale. — AT, aire transparente. — AO, aire opaque. — SD, segment didermique non embryonné.

de deux bourgeons de la lame fibro-intestinale qui proéminent de chaque côté dans le cœlome (fig. 49).

**4° Replis médullaires**. — Pendant que se produisent les modifications précédentes dans l'épaisseur du feuillet moyen, la gouttière médullaire a augmenté de longueur et de profondeur. Ses deux bords figurent maintenant deux plis ou crêtes longitudinales saillantes (*plis primitifs*, PANDER ; *lames dorsales*, VON BAER ; *bourrelets* ou *replis médullaires*) qui s'atténuent graduellement de haut en bas, et finissent par se perdre de chaque côté de la tête de la ligne primitive qu'ils embrassent. Les parois de la gouttière médullaire sont constituées par un épaississement notable du feuillet externe comprenant plusieurs couches de cellules superposées (*bandelette médullaire*, REMAK ; *lame*, *plaque* ou *feuillet médullaire*).

**5° Repli amniotique**. — Les coupes longitudinales (fig. 50) montrent que la portion de la zone pariétale située au-dessus de la zone rachidienne s'est infléchie en avant, du côté de la cavité blastodermique. Au niveau de l'extrémité inférieure, la splanchnopleure seule a subi ce mouvement ; quant à la somatopleure, elle s'est soulevée à la face dorsale de l'embryon

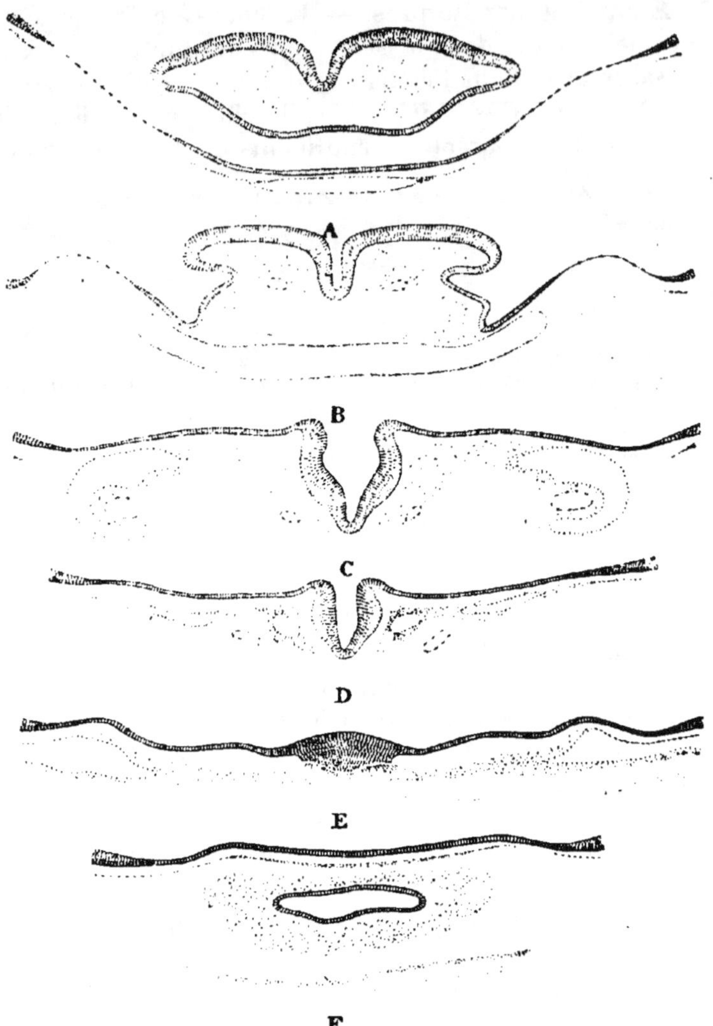



Fig. 49.

Six coupes successives intéressant transversalement la tache
embryonnaire sur un œuf de Lapine de 205 heures (gr. 60/1).

Les coupes A, B, C, D, E, F, correspondent aux lignes *a...a*, *b...b* etc,, des
figures 46 et 50. La coupe C montre de chaque côté le rudiment cardiaque faisant
saillie dans la cavité pariétale.

(*repli amniotique*). Nous étudierons en détail ces inflexions et ces soulèvements, à propos du développement des extrémités céphalique et caudale.

**6° Théorie du cœlome**. — Si l'on compare le développement du feuillet moyen, tel que nous l'avons décrit chez le Lapin, avec le développement de ce même feuillet chez les Invertébrés et chez l'Amphioxus. on constate au premier abord des différences assez sensibles. Le mésoderme apparaît, en effet, chez l'Amphioxus, sous forme de deux évaginations longitudinales du cœlentéron se produisant de chaque côté de la chorde dorsale, et s'insinuant latéralement entre l'ectoderme et l'endoderme.

Les frères HERTWIG. dans leur *théorie du cœlome* (1881), ont signalé une série de formes de passage entre l'Amphioxus et les Mammifères, et se croient autorisés à conclure que le mésoderme chez les Vertébrés supérieurs doit également être envisagé comme une production de l'endoderme.

Chez les Anamniotes (Reptiles), ainsi que l'a montré RABL, (1889), le mésoderme reconnaît une double ébauche se détachant des bords

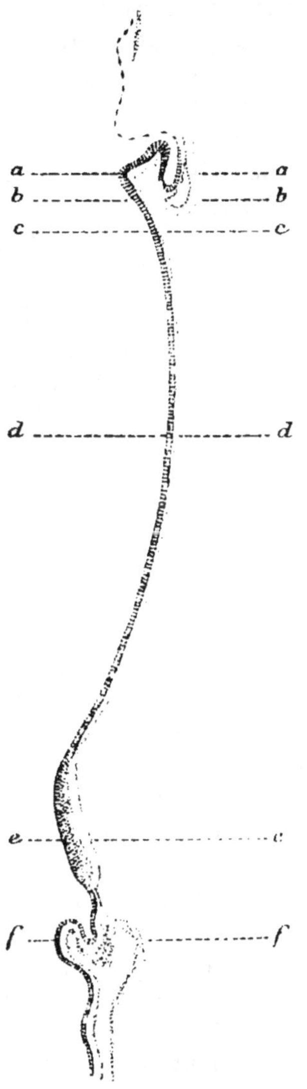

Fig. 50.

Coupe sagittale et axile de la tache embryonnaire sur un œuf de Lapine de 205 heures (gr. 30/1).

Les lignes pointillées *a...a, b...b,* etc., indiquent les niveaux des coupes représentées dans la figure 49.

latéraux du canal chordal (*mésoderme gastral* ou *parachordal*), et du pourtour du blastopore (*mésoderme péristomal*). Chez les Vertébrés supérieurs, le canal chordal est, en général rudimentaire, et seul son segment initial, attenant au nœud de Hensen, émet latéralement des expansions mésodermiques fusionnées dès l'origine avec celles qui proviennent de la ligne primitive (p. 69). On peut donc dire que chez les Mammifères le mésoderme émane en presque totalité et di-

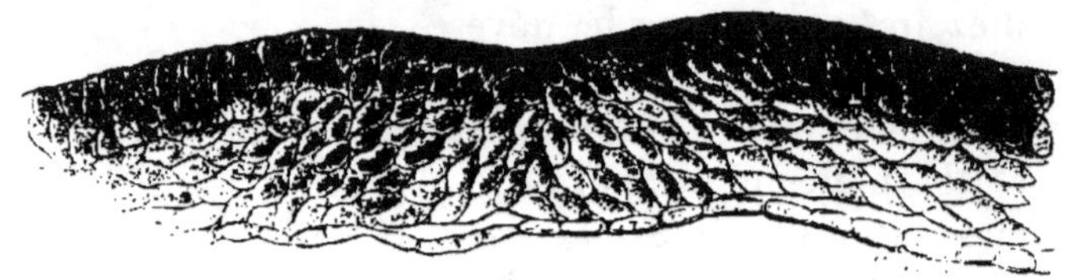

Fig. 51.

Coupe transversale de la ligne primitive sur l'aire germinative du poulet, montrant l'origine ectodermique des cellules du mésoderme, d'après POUCHET et TOURNEUX (gr. 350/1).

rectement de la ligne primitive. Or, si au niveau de la tête de la ligne primitive, au point où l'ectoderme et l'endoderme sont fusionnés, la provenance endodermique du mésoderme peut aussi bien être invoquée que sa provenance ectodermique, il n'en est plus de même en arrière du nœud de Hensen. Dans toute la longueur de la ligne primitive, en effet, l'endoderme et l'ectoderme sont nettement distincts l'un de l'autre, et le mésoderme provient manifestement de la voûte ectodermique, ainsi que le démontrent les coupes transversales de la ligne primitive sur l'aire germinative du Poulet (fig. 51), et sur la tache embryonnaire du Lapin (fig. 34 C, et 36 E).

On peut homologuer les expansions latérales de la ligne primitive qui constituent le mésoderme chez tous les Vertébrés, aux diverticules cœlomiques de l'Amphioxus et des Invertébrés. Ces expansions sont à la vérité massives, sans cavité intérieure, du moins à leur origine, mais, ainsi que le remarquent BALFOUR et HERTWIG, les ébauches d'un même organe peuvent être représentées chez des animaux différents par des invaginations creuses ou par des bourgeons pleins. Ajoutons que HERTWIG explique l'absence de cavité dans l'ébauche mésodermique de la plupart des Vertébrés par la pression qu'exercerait sur cette ébauche la masse vitelline qui remplit le cœlentéron. On a désigné sous le nom d'*entérocœle* (HUXLEY et HERTWIG) le cœlome se produisant par évagination de l'entéron, et sous celui de *schizocœle* (HUXLEY) ou de *pseudocœle* (HERTWIG), le cœlome qui résulte de la fissuration des lames mésodermiques.

Les faits que nous venons d'indiquer permettent également d'homologuer la ligne primitive des Amniotes au blastopore des Anamniotes. C'est, en somme, un blastopore dont les lèvres étirées longitudinalement se sont fusionnées en un raphé médian.

On sait d'ailleurs que, d'après la *théorie de la concrescence* émise par LEREBOULLET (1861), l'ébauche primitive du corps serait représentée par un anneau plat (*bourrelet embryogène* ou *germinatif*), entourant le blastopore de la gastrula, et « dont les deux moitiés latérales s'appliquent l'une contre l'autre, et s'unissent en moitiés du corps symétriques » (HIS).

Les considérations qui précèdent, celles tirées des recherches expérimentales sur la détermination des blastomères, et d'autres, enfin, relatives à des faits dont l'étude échappe au cadre de ce Précis, ont conduit L. SABATIER (1907) à avancer que tous les organes des Vertébrés, y compris les organes médians, étaient originellement doubles, et que par suite l'Homme lui-même devait être considéré comme un être double, dont les deux co-êtres sont soumis à une vie conjugée (*théorie du duplicisme*).

Nous venons d'indiquer que, suivant les Vertébrés, les éléments mésodermiques se détachent soit de l'endoderme (Amphioxus), soit de l'ectoderme (Mammifères). Il est permis de supposer que la différenciation de ces éléments est beaucoup plus précoce, et que les cellules mésodermiques originelles font déjà partie intégrante de la blastula. Ces cellules se trouveraient interposées entre les cellules animales (ectodermiques) et les cellules végétatives (endodermiques), et ainsi pourrait s'expliquer ce fait qu'une fois la gastrulation achevée, les éléments mésodermiques se trouvent relégués dans la région du

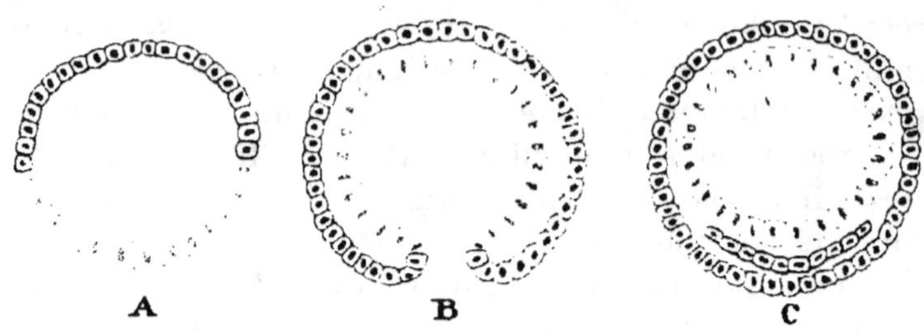

A          B          C

Fig. 52.

Figure schématique montrant sur trois stades successifs (A, B, C) le mode de formation du mésoderme, dans le développement gastruléen typique. Les trois feuillets sont représentés avec leurs couleurs conventionnelles.

blastopore, dont elles se détachent ensuite pour fournir les expansions du mésoderme (fig. 52).

7° **Théorie du mésenchyme.** — Tous les auteurs sont d'accord pour reconnaître que le mésoderme fournit l'épithélium des séreuses et celui des organes génito-urinaires, ainsi que les muscles striés. Est-il également le lieu de formation des tissus conjonctifs, des vaisseaux et du sang ? La question est controversée. Les frères HERTWIG (1881), s'appuyant sur le développement des animaux inférieurs, ont cru pouvoir distinguer : 1° le mésoderme proprement dit ou *mésoblaste* (*mésothélium* de S. MINOT) provenant de l'involution gastruléenne, et 2° le *mésenchyme* se formant aux dépens des autres feuillets. Seul, le mésoblaste composé de cellules serrées les unes contre les autres, aurait la valeur d'un feuillet épithélial (et musculaire). Quant au mésenchyme, constitué par des cellules étoilées, il formerait les tissus conjonctifs et le sang.

Cette distinction entre le mésoblaste et le mésenchyme, très nette chez les animaux inférieurs, se trouve effacée chez les Mammifères. Les lames mésodermiques, au moment où elles émanent de la ligne primitive, n'affectent pas l'aspect d'un feuillet épithélial. Les éléments qui les composent sont lâchement unis entre eux, et ce n'est que secondairement, au moment de la division du mésoderme en lames protovertébrale, médiane et latérale, et surtout au moment de sa fissuration cœlomique, qu'on constate nettement dans son épaisseur la présence de couches cellulaires semblables aux épithéliums provenant des feuillets externe et interne.

**8° Théorie segmentaire, métamérie**. — Chez un certain nombre d'Invertébrés, les Annélés en particulier, le corps est

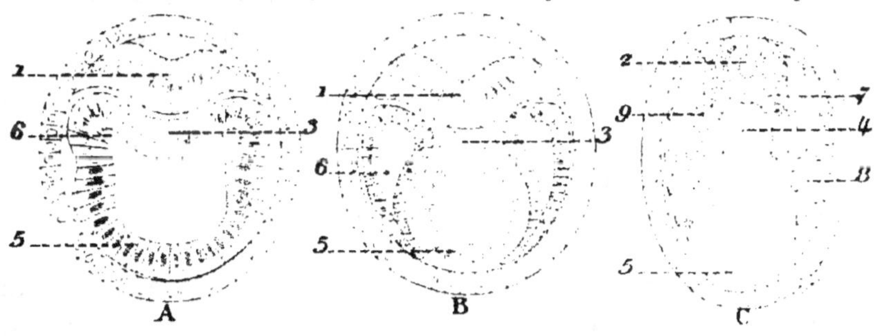

Fig. 53.

Coupes transversales intéressant une larve d'Amphioxus à trois stades successifs du développement (de 5 à 11 segments), d'après HATSCHEK (1881). Dessin du D<sup>r</sup> Bonne. En C, la cavité des poches endodermiques s'est divisée en cavité du segment primordial et en cœlome.

1, plaques médullaires. — 2, tube médullaire. — 3, plaque chordale. — 4, chorde dorsal. — 5, épithélium intestinal. — 6, poches endodermiques. — 7, cavité d'un segment primordial. — 3, cœlome. — 9, sclérotome.

divisé en segments distincts, mais semblables (homodynames), disposés bout à bout, qu'on désigne sous le nom de *zoonites* (A. MOQUIN-TANDON, 1827) ou de *métamères* (HÆCKEL, 1866). Chez les Vertébrés, cette segmentation qui, à l'origine, devait porter sur les trois feuillets blastodermiques, n'intéresse plus guère que les lames mésodermiques, et encore, chez les Vertébrés supérieurs, une partie seulement du mésoderme subit chez l'embryon la division en segments. En outre, la disparition rapide de cette métamérisation ne permet pas de retrouver chez eux les caractères typiques du métamère.

a. *Mésomérie.* — Pour avoir une idée exacte des segments primordiaux, il convient de les envisager chez l'Amphioxus et chez les Sélaciens.

Chez l'Amphioxus, les deux poches cœlomiques, issues par évagination du cœlentéron (fig. 53), se fragmentent transversalement, de haut en bas, en une série de petits sacs (segments primordiaux) qui se séparent secondairement du cœlentéron. Les portions ventrales de ces segments se mettent en communication les unes avec les autres, et ainsi se trouve constituée la cavité générale du corps ou cœlome. Quant aux portions dorsales, elles s'isolent par étranglement des portions ventrales fusionnées, et forment les protovertèbres proprement dites, aux dépens desquelles se développeront les muscles striés des segments correspondants et la colonne vertébrale. Comme on le voit, la métamérisation intéresse, chez l'Amphioxus, le mésoderme dans toute son épaisseur.

Chez les Sélaciens, d'après van Wijhe (1889), les lames mésodermiques, primitivement pleines et issues des lèvres du blastopore, se creusent d'une cavité centrale, et se divisent, suivant le plan frontal, en trois parties distinctes, superposées de la face dorsale vers la face ventrale de l'embryon ; ce sont d'arrière en avant : l'*épicœlome* ou *myocœlome*, le *mésocœlome* et le *métacœlome* ou *hypocœlome*.

Leurs parois mésodermiques ont reçu respectivement les noms d'*épimère*, de *mésomère* et d'*hypomère* qui répondent aux dénominations usitées depuis longtemps pour les Vertébrés supérieurs, de lame protovertébrale, de lame médiane et de lame latérale. Ces trois régions du cœlome, à un moment donné, s'isolent complètement les unes des autres, tandis que leurs parois, à la suite d'une segmentation transversale suivie d'un remaniement, se trouvent fragmentées en une série de petits sacs disposés bout à bout. Les segments de l'épimère s'appellent *myotomes* ou *myomères*, ceux du mésomère *néphrotomes*, et enfin ceux de l'hypomère *splanchnotomes* ; les cavités correspondantes portent les noms de *myocœle*, de *néphrocœle* et de *splanchnocœle*. Il est à remarquer, toutefois, que chez les Sélaciens la segmentation transversale n'intéresse que la partie dorsale du métacœlome, respectant la partie ventrale qui reste continue. La métamérisation est donc moins complète que chez l'Amphioxus.

Chez les Mammifères, la segmentation transversale ne porte

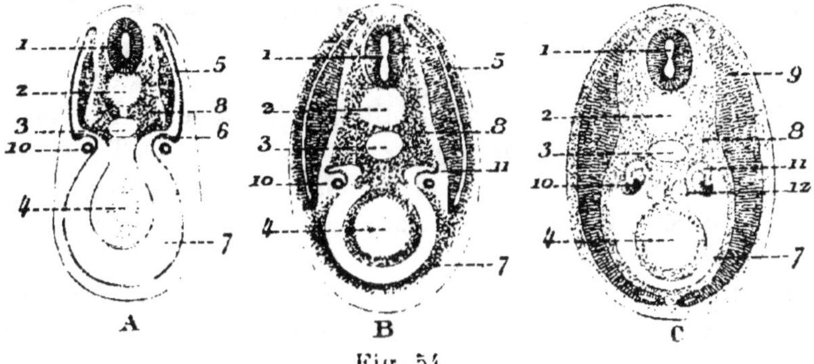


Fig. 54.

Coupes intéressant transversalement un embryon de Sélacien, à des stades successifs de développement, et montrent la différenciation du mésoderme, d'après Van Wijhe (1889). Dessin du D<sup>r</sup> Bonne. En B, l'épicœlome ou myocœlome s'est séparé du mésocœlome ; en C, le mésocœlome s'est détaché du métacœlome.

1, tube médullaire. — 2, chorde dorsale. — 3, aorte. — 4, intestin. — 5, myocœlome. — 6, mésocœlome devenant 11 cavité du néphrotome. — 7, métacœlome. — 8, sclérotome. — 9, myotome. — 10, canal du pronéphros. — 11, néphrotome. — 12, organe génital.

que sur les lames protovertébrales et sur les lames moyennes : les lames latérales restent indivises. Les segments de la lame protovertébrale portent le nom de segments primordiaux, de protovertèbres, de somites (p. 81). Quant aux segments de la lame moyenne (néphrotomes), serrés et tassés les uns contre les autres, ils forment la plaque ou masse cellulaire intermédiaire. Chacun de ces segments deviendra dans la suite, en se creusant d'une lumière centrale, un canalicule du rein primordial (p. 267).

b. *Neuromérie, endomérie.* — La fragmentation en segments distincts que nous venons de décrire sur le mésoderme, respecte-t-elle les autres feuillets ? La question est encore con-



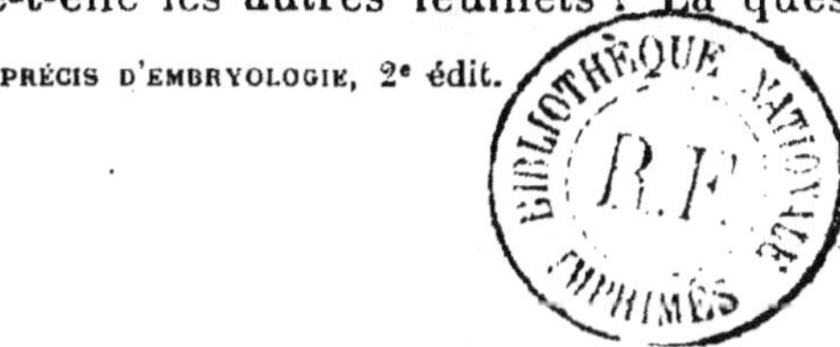

troversée, bien que les faits positifs s'accumulent de jour en jour. On a notamment admis une segmentation du tube médullaire ou *neuromérie*, en s'appuyant sur ce fait que, chez les Vertébrés, l'arrière-cerveau présente latéralement, de chaque côté, une série d'étranglements et de dilatations se répétant d'une façon régulière. On a conclu à l'existence de *neuromères* (*encéphalomères* et *myélomères*), correspondant chacun à un somite mésodermique. L'observation précédente perd assurément de sa valeur, ainsi que le remarque PRENANT, en ce qu'elle porte sur des stades tardifs du développement. Toutefois LOCY a montré (1894) que, chez les Sélaciens, l'axe nerveux est segmenté transversalement, alors qu'il se trouve encore à l'état de plaque épaissie, et avant la formation des replis médullaires.

Enfin, S. MINOT (1907) a décrit récemment des flexures segmentaires de la chorde dorsale chez l'embryon de plusieurs Mammifères.

Le feuillet interne présente également, d'après HOUSSAY (1890), chez l'embryon d'Axolotl, des indices de segmentation.

## § 2. — DÉVELOPPEMENT DE LA PARTIE MOYENNE DU CORPS DE L'EMBRYON, AMNIOS ET VÉSICULE OMBILICALE.

Sur l'embryon de 205 heures (milieu du 9e jour), une coupe transversale intéressant la région des protovertèbres (fig. 49, D), nous montre, sur la ligne médiane, en arrière la gouttière médullaire, et en avant l'épaississement chordal de l'endoderme. De chaque côté de la gouttière médullaire, on remarque la lame protovertébrale, et plus loin la somatopleure et la splanchnopleure séparées par la cavité du cœlome. Les extrémités internes des lames somatique et splanchnique sont réunies par la masse cellulaire intermédiaire. Enfin, en avant et un peu en dehors des protovertèbres, contre l'endoderme, on aperçoit les rudiments des deux aortes. Nous allons suivre l'évolution ultérieure de chacune de ces parties.

**1° Tube médullaire.** — Les deux bords de la gouttière médullaire, saillants à la face dorsale de l'embryon, sur l'œuf de 205 heures, se rapprochent de plus en plus, et finissent par se souder sur la ligne médiane, de manière à transformer la gouttière en un tube (*tube médullaire*, fig. 55 et 56). La ferme-

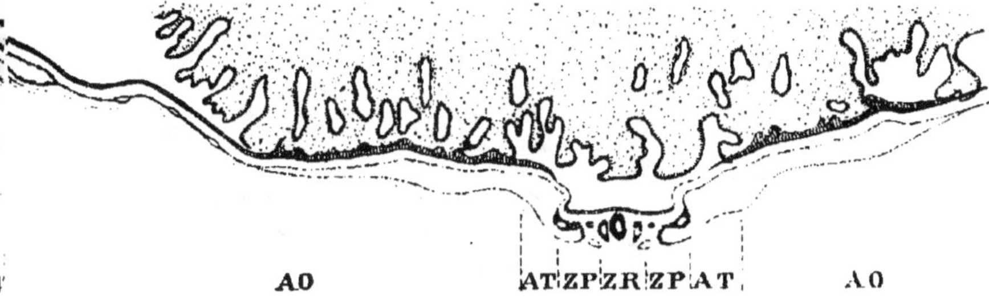


Fig. 55.

Coupe intéressant transversalement la tache embryonnaire d'un
  œuf de Lapine de 210 heures, dans ses rapports avec la muqueuse
  de l'utérus (gr. 16/1).

Les lignes pointillées verticales indiquent les limites des différentes zones : ZR, zone rachidienne ; ZP, zone pariétale ; AT, aire transparente ; AO, aire opaque ; SD, segment didermique non embryonné.

ture de la gouttière médullaire débute à une certaine distance de l'extrémité supérieure (dans la région qui répondra plus tard à l'arrière-cerveau), puis elle progresse à la fois en haut et en bas. Vers la fin du 9ᵉ jour (embryons de 215 heures), l'occlusion est complète, sauf au niveau des deux extrémités (*pore neural supérieur*, *pore neural inférieur*). Ces deux ouvertures ne tarderont pas elles-mêmes à s'obturer complètement.

. Le tube médullaire, une fois constitué, ne reste pas longtemps en continuité avec le feuillet externe dont dérivent ses éléments. Le raphé épithélial qui unissait ces deux formations sur la ligne médiane disparaît rapidement, et une couche de tissu mésodermique provenant des protovertèbres, vient s'insinuer au 10ᵉ jour entre l'ectoderme et le tube médullaire (*membrana reuniens superior*, RATHKE).

Le tube médullaire ne présente pas dans toute dans sa longueur un calibre uniforme. Déjà, avant que la gouttière soit

6.

entièrement fermée, on peut distinguer à son extrémité supérieure trois dilatations qui se transformeront en vésicules au moment de l'occlusion. Par une série de modifications que nous

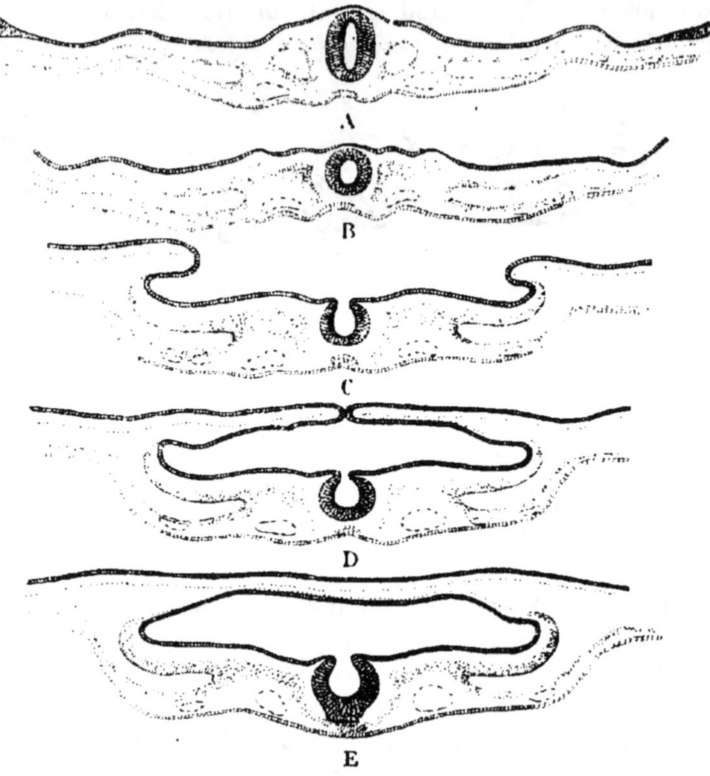


Fig. 56.

Cinq coupes étagées de haut en bas intéressant transversalement la portion moyenne du tronc sur un embryon de **Lapin** de 241 heures (gr. 60/1).

Les replis amniotiques distincts sur la coupe C, accolés sur la coupe D, sont complètement fusionnés sur la coupe E, au niveau de la tête de la ligne primitive. La gouttière médullaire ouverte en bas sur les coupes **C**, D, E est tranformée en tube sur les coupes **A** et B.

décrirons plus loin (p. 349), ces trois vésicules formeront l'encéphale, tandis que le restant du tube médullaire donnera naissance à la moelle épinière.

Pendant que la gouttière médullaire augmente de dimensions et se transforme en canal, la ligne primitive reste au contraire stationnaire, ou même diminue légèrement de longueur. Elle semble ainsi occuper une position de plus en plus reculée, et ne figure bientôt plus qu'une sorte d'appendice annexé à l'extrémité inférieure du tube médullaire. Nous étudierons sa destinée ultérieure à propos du développement de l'extrémité caudale.

Le sillon primitif et le sillon dorsal ne sont donc pas des formations anatomiques se succédant sur place, comme l'avaient cru les premiers embryologistes (von BAER, WAGNER, REICHERT, REMAK, etc.). Toutes les recherches contemporaines sont venues confirmer sur ce point les données de DURSY (1866), établissant nettement la distinction entre la gouttière médullaire et le sillon primitif, et constatant l'atrophie progressive de la ligne primitive, atrophie combinée avec un mouvement de recul de cette ligne, qui se trouve de plus en plus reportée vers l'extrémité inférieure de l'embryon.

**2° Chorde dorsale**. — L'épaississement axile de l'endoderme que nous avons désigné sous le nom de prolongement céphalique de la ligne primitive, incurvé en forme de gouttière longitudinale (fig. 56), se renfle et se détache peu à peu du feuillet interne qui se reconstitue en avant de lui (à partir de la 212e heure). Il figure alors un cordon cellulaire longitudinal interposé entre le fond du tube médullaire et la portion sous-jacente de l'endoderme : c'est la *chorde dorsale* (von BAER, 1828), la *notochorde* (R. OWEN, 1855), succédant à la *gouttière chordale*.

La chorde dorsale, une fois détachée de l'endoderme, prend une forme assez régulièrement cylindrique, et s'entoure bientôt d'une mince enveloppe hyaline que ROBIN assimile à une formation cuticulaire (*tunique* ou *gaine* de la notochorde). La notochorde représente l'axe de la future colonne vertébrale; c'est autour d'elle, en effet, que se développeront les corps des vertèbres.

Chez les Ichthyopsidés, il se forme secondairement une deuxième gouttière, qui par un mécanisme analogue donne naissance à une tigelle cellulaire interposée entre la chorde

6..

et l'endoderme intestinal (*hypochorde*). Chez les Sauropsidés (Reptiles, Prenant, 1898 ; Oiseaux, Nicolas, 1899), on observe également, mais seulement en regard de l'intestin céphalique, une gouttière hypochordale surmontée en arrière d'une crête longitudinale. La signification de ces formations, comme celle de l'hypochorde des Ichthyopsidés, est inconnue.

**3° Protovertèbres.** — Jusqu'à la fin du 9ᵉ jour, la paroi des protovertèbres possède un caractère épithélial. Au moment où la chorde dorsale s'isole du feuillet interne, les cellules occupant l'angle antérieur et interne des protovertèbres se multiplient activement, et donnent naissance à deux expansions mésodermiques, qui s'insinuent d'une part entre la chorde dorsale et le tube médullaire, et de l'autre entre la chorde et l'endoderme (*colonne vertébrale membraneuse*). Ainsi la notochorde se trouve enveloppée d'une gaine mésodermique complète, unissant sur la ligne médiane les formations mésodermiques droite et gauche, en même temps que d'autres éléments se répandent à l'intérieur de la cavité des protovertèbres, qu'ils ne tardent pas à combler. Enfin, de l'angle postérieur et interne, se détache un troisième prolongement cellulaire qui s'interpose entre le tube médullaire et l'ectoderme (*membrana reuniens superior*, Rathke).

Un peu plus tard, du 10ᵉ au 11ᵉ jour, la paroi dorsale et externe des segments primordiaux s'individualise, sous forme d'une plaque ( *plaque musculaire* ou *dorsale*, Remak) qui figure l'ébauche des muscles du tronc (fig. 58). Le restant des protovertèbres constitue le *noyau vertébral* de Remak ou *sclérotome* de Rabl qui contribuera à former la squelette vertébral.

Le nombre des protovertèbres augmente rapidement dans le sens cranio-caudal ; sur l'embryon de 224 heures (5 millimètres) représenté dans la figure 76, il s'élève à 28.

**4° Cœlome.** — La cavité du cœlome, confinée primitivement au pourtour de l'embryon (fig. 57), se propage en dehors, et fissure progressivement le mésoderme jusqu'à la limite de l'aire opaque. Sur l'embryon de 214 heures (fin du 9ᵉ jour), le cœlome a atteint latéralement le bord externe du fer à cheval placentaire ; en avant, il a poussé deux prolongements qui con-

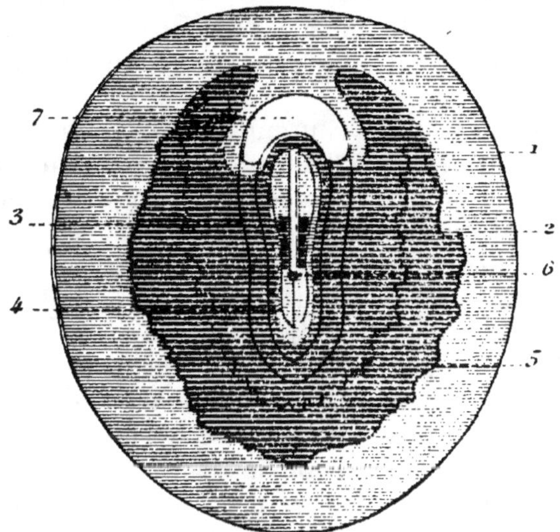

Fig. 57.

Vue en projection du mésoderme (rose), et de la cavité du cœlome (rouge) sur un œuf de Lapine de 211 heures. Les inflexions du pourtour de la tache embryonnaire sont supposées redressées (gr. 6/1).

Les lignes noires concentriques indiquent les limites périphériques : 1, de l'aire opaque. — 2, de l'aire transparente. — 3, de la zone pariétale. — 4, de la zone rachidienne. — 5, ligne sinueuse indiquant les contours du croissant ectoplacentaire. — 6, tête de la ligne primitive. — 7, proamnios occupant l'extrémité céphalique de l'aire transparente.

tournent de part et d'autre le proamnios, et tendent à se rejoindre sur la ligne médiane.

**5° Aorte.** — Les deux aortes primitives que nous avons vues, chez l'embryon de 205 heures, reléguées contre le bord externe des protovertèbres, augmentent rapidement de volume dans les stades ultérieurs, et se rapprochent de la ligne médiane, dans la région dorso-lombaire, en s'insinuant entre la chorde dorsale et l'endoderme. La cloison qui les sépare disparaît bientôt (embryon de 224 heures), et les aortes se fusionnent en un canal impair et médian qui représente l'aorte définitive (fig. 58).

**6° Soulèvement de la somatopleure**. — Le soulèvement de cette membrane entraine la formation de l'amnios et du chorion.

a. *Faux amnios*. — Pendant que se produisent les modifications précédentes, le corps de l'embryon a augmenté de dimensions, et, en raison de son poids de plus en plus considérable, s'enfonce progressivement dans la cavité blastodermique. Ainsi se forme à la limite de la tache embryonnaire un repli superficiel du blastoderme comprenant dans son épaisseur la somatopleure et la splanchnopleure ; ce repli constitue le *faux amnios* (WOLFF). Le faux amnios est surtout bien développé chez le Poulet où il entoure complètement la tache embryonnaire ; chez le Lapin, il se trouve réduit à deux saillies peu accusées limitant latéralement la portion moyenne du tronc, et précédant le soulèvement amniotique proprement dit (fig. 56, A).

b. *Amnios*. — Des deux membranes qui entrent dans la composition du faux amnios, la membrane profonde ou splanchnopleure s'abaisse, tandis que la membrane superficielle ou somatopleure se soulève de plus en plus à la face dorsale de l'embryon, constituant ainsi un repli (*repli amniotique*) qui comprend dans sa duplicature un prolongement du cœlome. Ce repli amniotique qu'on peut considérer comme constitué par deux lames distinctes unies à son sommet, l'une interne (*lame amniotique*) et l'autre externe (*lame choriale*), borde en dehors le *sillon amniotique* qui occupe le pourtour même de la tache embryonnaire. Si l'on examine des coupes transversales portant sur des embryons de plus en plus âgés, il semble que les deux *replis amniotiques latéraux*, dans leur mouvement de soulèvement en arrière, convergent l'un vers l'autre, et se soudent sur la ligne médiane, délimitant ainsi, à la face dorsale de l'embryon, une cavité close de toutes parts : la *cavité amniotique*. Les parois postérieure et latérales de cette cavité sont constituées par la lame amniotique (*amnios*); la paroi antérieure est représentée par le corps de l'embryon (fig. 56, D). En réalité, ainsi que nous le verrons plus loin (p. 127), les replis amniotiques latéraux ne représentent que les cornes ou prolongements céphaliques d'un repli curviligne unique, apparu au niveau de l'extrémité caudale, et se prolongeant progressivement en haut.

Chez le Poulet, il n'existe qu'un seul repli amniotique, de forme ovalaire, qui se soulève en même temps sur tout le pourtour de la tache embryonnaire. Suivant qu'on envisagera des coupes transversales ou longitudinales, on se trouvera en présence de deux repli latéraux, ou bien d'un repli céphalique et d'un repli caudal (*capuchons céphalique* et *caudal* de l'amnios).

c. *Chorion*. — La paroi postérieure de l'amnios, en continuité sur la ligne médiane, au moment de l'occlusion du sac amniotique, avec la lame choriale des replis amniotiques, s'en sépare bientôt, et la cavité droite du cœlome communique directement avec la cavité gauche, en arrière du corps de l'embryon. Les lames choriales des replis amniotiques détachées de la paroi de l'amnios, participent à la formation de la *vésicule séreuse, premier chorion* ou *chorion amniogène* (2ᵉ *chorion* de Coste, fig. 56, E). Rappelons que cette portion extra-embryonnaire de la somatopleure ne s'étend pas au delà des limites latérales de l'aire vasculaire, où cesse le feuillet musculo-cutané, et que, plus loin, le feuillet externe se trouve directement en contact avec le feuillet interne.

**7° Inflexion en avant de la somatopleure et de la splanchnopleure**. — Une fois le soulèvement amniotique achevé, la portion intra-embryonnaire de la somatopleure, comprise depuis la lame médiane jusqu'au sillon amniotique, s'infléchit en avant et en dedans, et constitue un repli (*repli ventral*) qui, au fur et à mesure de son allongement, augmente la profondeur du sillon amniotique. Dans ce mouvement de reploiement, la somatopleure rencontre à un moment donné la splanchnopleure, sur les limites latérales de la zone pariétale, en regard du sillon amniotique, et il en résulte une série de modifications portant à la fois sur les membranes et sur les cavités embryonnaires.

a. *Fente pleuro-péritonéale, cœlome externe.* — La cavité du cœlome, par suite de la rencontre de la somatopleure et de la splanchnopleure au sommet des replis ventraux, se trouve divisée en deux parties distinctes : l'une intra-embryonnaire, située en dedans du sommet du repli ventral, en dedans par

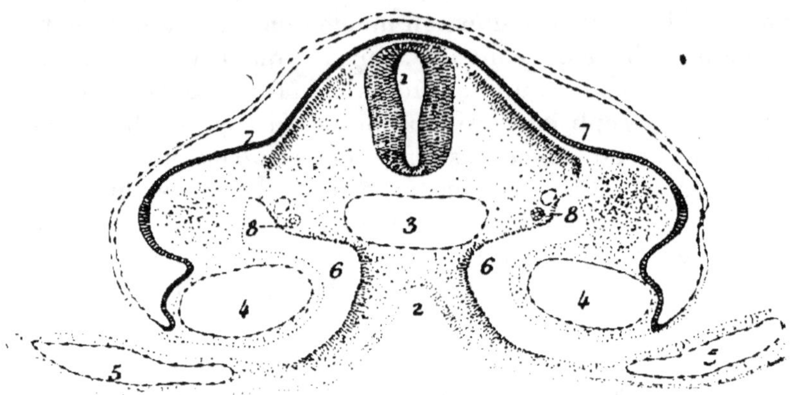


Fig. 58.

Section transversale de la portion moyenne du tronc sur un embryon de Lapin de 224 heures, montrant l'inflexion en avant des lames somatiques, et la formation de la gouttière intestinale (gr. 60/1).

1, tube médullaire. — 2, gouttière intestinale. — 3, aorte. — 4, 4, veines ombilicales. — 5, 5, veines omphalo-mésentériques. — 6, cavité du cœlome. — 7, cavité amniotique. — 8, canal de Wolf, en arrière duquel se trouve la veine cardinale inférieure.

conséquent du sillon amniotique, *cavité* ou *fente pleuro-péritonéale, cœlome interne, endocœlome,* l'autre extra-embryonnaire, *cavité innominée* (G. POUCHET, 1876), *cœlome externe, exocœlome.*

  b. *Gouttière intestinale, vésicule ombilicale, mésentère postérieur.* — La somatopleure, en s'incurvant de plus en plus, déprime la splanchnopleure au niveau de la ligne de contact des deux membranes, et détermine la formation d'une gouttière longitudinale à la face ventrale de l'embryon : c'est la *gouttière intestinale* (fig. 58) qu'un méso court et épais rattache en arrière à la paroi (*mésentère postérieur*). Cette gouttière est bordée latéralement par deux replis longitudinaux de la splanchnopleure (*replis latéraux de l'intestin*) présentant deux versants occupés, l'interne par la *lame intestinale*, et l'externe par la *lame vitelline*. Le sommet des replis latéraux de l'intestin, comme celui des replis ventraux de la somatopleure, regarde directement en avant et en dedans.

La cavité blastodermique, de son côté, se trouvera divisée, au moins dans la région moyenne du corps de l'embryon, en deux parties fort inégales : l'une intra-embryonnaire, petite, *cavité intestinale*, l'autre extra-embryonnaire, beaucoup plus vaste, *vésicule ombilicale* ou *sac vitellin*, à la surface de laquelle s'étend l'aire vasculaire dans l'épaisseur de la lame splanchnique.

La formation du mésentère postérieur résulte non seulement du reploiement en avant des splanchnopleures droite et gauche, mais encore de ce fait, que le cœlome se dilate de chaque côté, et se prolonge en dedans au-dessous de l'aorte (comparer les figures 56 et 58).

*c. Replis cardiaque et allantoïdien, canal vitellin.* — Examinée sur l'embryon étalé en surface, la gouttière intestinale, nettement accusée à la fin du 9ᵉ jour (216 heures), est limitée à chacune de ses extrémités par un repli curviligne de la splanchnopleure dont les prolongements ou cornes se continuent directement avec les replis latéraux de l'intestin. Ces deux replis curvilignes dont nous désignerons le supérieur sous le nom de *repli cardiaque*, et l'inférieur sous celui de *repli allantoïdien*, en raison de leurs connexions que nous étudierons plus loin (p. 112 et 127), s'avancent l'un vers l'autre, en diminuant progressivement la longueur de la gouttière intestinale, qu'ils transforment en tube à ses deux extrémités. Leur mode de cheminement ne paraît pas encore complètement élucidé, surtout en ce qui concerne le repli allantoïdien. Comme ils affectent la forme de croissants dont les concavités se regardent, les auteurs les considèrent volontiers comme formés chacun par deux replis latéraux qui, en se rapprochant l'un de l'autre et en se fusionnant sur la ligne médiane, déterminent naturellement la progression des deux replis cardiaque et allantoïdien, en même temps que le raccourcissement de la gouttière intestinale. C'est ce qu'on exprime en disant que les deux bords de la gouttière intestinale (replis latéraux de l'intestin) convergent l'un vers l'autre, et tendent à se souder sur la ligne médiane.

Toutefois, si l'on tient compte de ce fait que la courbe décrite par leur sommet est régulière, sans angle aigu sur la ligne médiane (fig. 62 et 63), et, que d'autre part, ces replis progressent sans laisser derrière eux de raphé médian, comme ce serait le cas si leur allongement était dû au rapprochement progressif sur la ligne médiane de leurs cornes ou replis latéraux, à la manière de deux rideaux qu'on fermerait, on sera amené à penser que le repli cardiaque et le repli allantoïdien s'accroissent en totalité, en poussant sur tout leur pourtour, perpendiculairement au bord libre. C'est là d'ailleurs un mode d'allongement qui semble propre à tous les replis embryonnaires constitués soit par la somatopleure, soit par la splanchnopleure.

Le repli cardiaque s'abaisse tout d'abord, transformant la gouttière intestinale en tube, jusqu'au niveau des veines omphalo-mésentériques ; puis le repli allantoïdien s'élève, et les deux replis se dirigent alors l'un vers l'autre. A un moment donné, la gouttière intestinale se trouve convertie en tube dans presque toute son étendue, et ne communique plus avec la vésicule ombilicale que par un conduit rétréci, le *canal vitellin* ou *omphalo-mésentérique*. Dans les parois de ce canal formées par la splanchnopleure, rampent les vaisseaux destinés aux parois de la vésicule ombilicale (*vaisseaux vitellins* ou *omphalo-mésentériques*) : l'ensemble constitue le *pédicule vitellin* ou *omphalo-mésentérique*.

d. *Paroi du corps*. — Pendant cette transformation de la gouttière intestinale en tube, les replis ventraux de la somatopleure ont poursuivi leur mouvement d'inflexion, entraînant avec eux, en avant, le fond du sillon amniotique. Ces replis ventraux se comportent de la même manière que les replis intestinaux, c'est-à-dire qu'ils s'allongent sur tout leur pourtour, sans présenter aucune trace de soudure ou de raphé suivant la ligne médiane. L'orifice ventral qu'ils circonscrivent, et par lequel passent le pédicule vitellin et le pédicule allantoïdien (p. 131), se rétrécit ainsi de plus en plus, et forme l'*ombilic cutané*.

Les portions extra-embryonnaires des replis ventraux (*lames amniotiques*), situées en dehors de leur bord libre, contribuent à la constitution de la paroi amniotique ; leurs portions embryonnaires (*lames ventrales*) représentent la *paroi primitive du corps* (*membrana reuniens inferior*, RATHKE), dans l'épaisseur de laquelle s'insinuent ultérieurement des prolongements musculaires des protovertèbres.

e. *Mésentère antérieur.* — D'après ce que nous avons dit plus haut du mode d'occlusion de la gouttière intestinale, et de sa transformation en tube, le *mésentère antérieur* qui rattacherait temporairement l'intestin aux parois de la vésicule ombilicale, et qui, d'après les auteurs, serait formé par l'adossement de la splanchnopleure à elle-même, au sommet des replis intestinaux, ne saurait exister, pas plus que le mésocarde antérieur (p. 119). On admet, d'ailleurs, que ce mésentère antérieur disparaît de très bonne heure dans toute l'étendue du tube intestinal, sauf au niveau de l'estomac et de la portion initiale du duodénum. Nous verrons plus loin (p. 503) par quel mécanisme spécial se constitue le méso qui unit ces organes à la paroi ventrale.

## § 3. — DÉVELOPPEMENT DE L'EXTRÉMITÉ CÉPHALIQUE

L'étude du développement de l'extrémité céphalique est particulièrement compliquée chez l'embryon de Lapin, en raison de l'existence d'une région didermique (proamnios) occupant sous la forme d'un croissant l'extrémité céphalique de l'aire transparente.

**1° Capuchon amniotique, proamnios.** — Comme sur les parties latérales du corps de l'embryon, on voit tout d'abord se creuser le sillon amniotique à la limite de la tache embryonnaire, entre la zone pariétale et le proamnios. Ce sillon est naturellement curviligne, comme le pourtour de la tache embryonnaire qu'il embrasse, et résulte de l'enfoncement progressif de l'embryon dans la cavité blastodermique. Dans ce mouvement, le proamnios se trouve entraîné en entier, si bien que le sommet du repli amniotique qui s'accuse en dehors, ne répond pas à l'aire transparente, comme dans la région du tronc, mais bien au bord interne ou embryonnaire de l'aire opaque.

Ce repli amniotique répond au *capuchon céphalique*, à la *gaine céphalique* de l'amnios, à l'*amnios céphalique* des embryons de Mammifères non pourvus d'un proamnios, mais sa composition est essentiellement différente. Des deux lames qui le constituent par leur réunion à son sommet, l'interne est formée par le proamnios et l'externe par l'aire opaque.

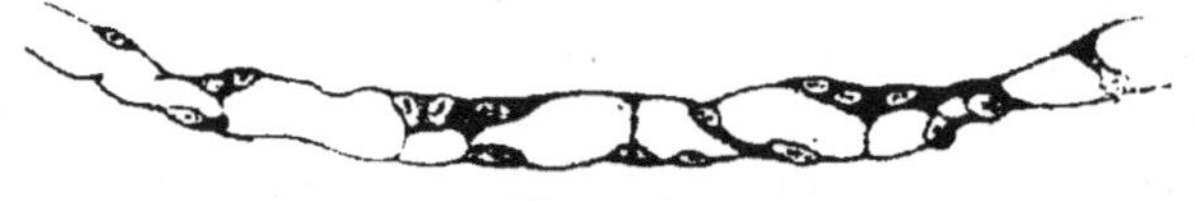

Fig. 59.

Coupe intéressant normalement le proamnios sur un embryon de Lapin de 211 heures, d'après J.-P. Tourneux (gr. 170/1).

La ligne concave répond à l'ectoderme et la ligne convexe à l'endoderme.

Le proamnios se présente sous l'aspect d'une mince membrane, transparente, résultant de l'adossement de l'ectoderme (en dehors) à l'endoderme (en dedans), sans interposition d'éléments mésodermiques. Les cellules ectodermiques et endodermiques sont reliées entre elles par des filaments (ponts anastomotiques) qui en assurent la solidarité (J.-P. Tourneux, 1902, fig. 59). On observe surtout bien ces filaments entre la 205ᵉ et la 212ᵉ heure. Dans la suite, les cellules ectodermiques et endodermiques, au fur et à mesure de l'extension de la gaine proamniotique, s'aplatissent de plus en plus (20 à 40 µ de diamètre), et s'accolent intimement entre elles.

**2° Cul-de-sac céphalique de l'intestin, membrane pharyngienne.** — Une fois le capuchon céphalique dessiné (commencement du 9ᵉ jour), la partie de l'embryon située au-dessus de la gouttière médullaire, c'est-à-dire répondant à la zone pariétale, s'infléchit en avant et en dedans, et tend à se couder parallèlement à la gouttière médullaire (fig. 60). Cette inflexion de haut en bas, autour d'un axe horizontal passant par l'extrémité céphalique de la chorde dorsale, se combine avec les inflexions latérales, et il en résulte la production d'un cul-de-sac tapissé par le feuillet interne, et se continuant en bas avec la gouttière intestinale : c'est le *cul-de-sac céphalique* de l'intestin dont l'entrée porte le nom de *fovea cardiaca* (WOLFF), ou d'*aditus anterior ad intestinum* (VON BAER). La paroi antérieure (ventrale) de ce cul-de-sac est représentée de haut en bas par la membrane didermique située primitivement au-dessus de l'extrémité supérieure de la gouttière médullaire et de la chorde dorsale, puis par la splanchnopleure de la zone pariétale abaissée (fig. 61). L'extrémité supérieure du cul-de-sac céphalique donnera naissance au pharynx; par suite, la membrane didermique qui

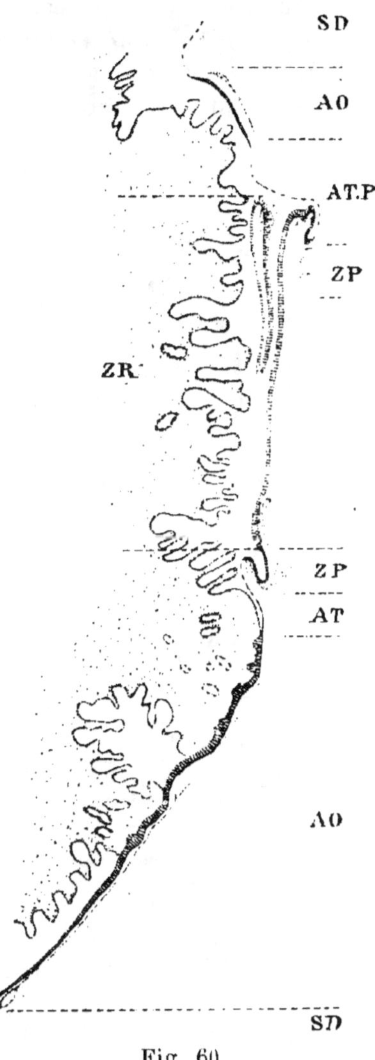


Fig. 60.

Coupe médiane d'un embryon de Lapin de 208 heures (9 protovertèbres) dans ses rapports avec la muqueuse de l'utérus (gr. 15/1).

ZR, zone rachidienne. — ZP, zone pariétale abaissée au niveau du cœur. — AT, aire transparente. — ATP, région proamniotique de l'aire transparente. — AO, aire opaque. — SD, segment didermique non embryonné.

l'obture en avant, a reçu de Remak le nom de *membrane pré-pharyngienne* ou *pharyngienne*.

### 3° Repli cardiaque. cavité pleuro-péricardique. — A

l'origine (embryons de 205 heures), la cavité cœlomique interposée à la somatopleure et à la splanchnopleure, dans la zone pariétale maintenant infléchie au-dessous de la membrane pharyngienne, est de dimensions assez réduites. Mais bientôt la splanchnopleure s'allonge, et, comme ses extrémités adhérentes ne s'écartent pas dans la même proportion, elle se coude inférieurement en un repli dont le bord libre, qui limite supérieurement la gouttière intestinale regarde directement en bas : c'est le *repli cardiaque* (fig. 62). Vu de face, le bord libre de ce repli décrit une courbe à concavité inférieure, et ses deux prolongements ou cornes latérales se continuent directement avec les bords correspondants de la gouttière intestinale. Si l'on désigne les bords de cette gouttière sous le nom de replis latéraux de l'intestin, il conviendra d'appeler le repli cardiaque *repli supérieur de l'intestin*, le *repli inférieur* étant également représenté par une duplicature de la splanchnopleure en rapport avec l'allantoïde,

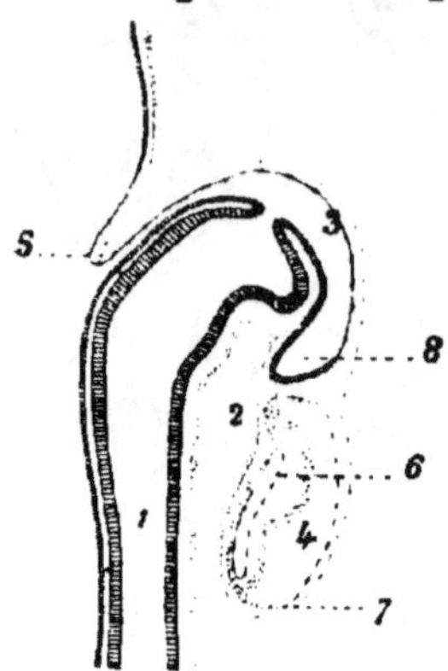

Fig. 61.

Section sagittale et axile de l'extrémité céphalique sur un embryon de Lapin de 209 heures (gr. 30/1).

1, tube médullaire encore ouvert au niveau de son extrémité supérieure (pore neural supérieur). — 2, intestin céphalique dont le cul-de-sac est limité en avant par la membrane pharyngienne. — 3, cavité du proamnios. — 4, cavité pariétale. — 5, repli proamniotique. — 6, tube cardiaque. — 7, repli constitué par la splanchnopleure. — 8, membrane pharyngienne.

le *repli allantoïdien* (fig. 63). Ces différents replis, supérieur, latéraux et inférieur de l'intestin, délimitent le canal vitellin ou omphalo-mésentérique.

La cavité comprise à l'intérieur du repli cardiaque dans la zone pariétale abaissée, est désignée indifféremment sous les noms de *cavité cervicale* (Remak et Koelliker) en raison de sa

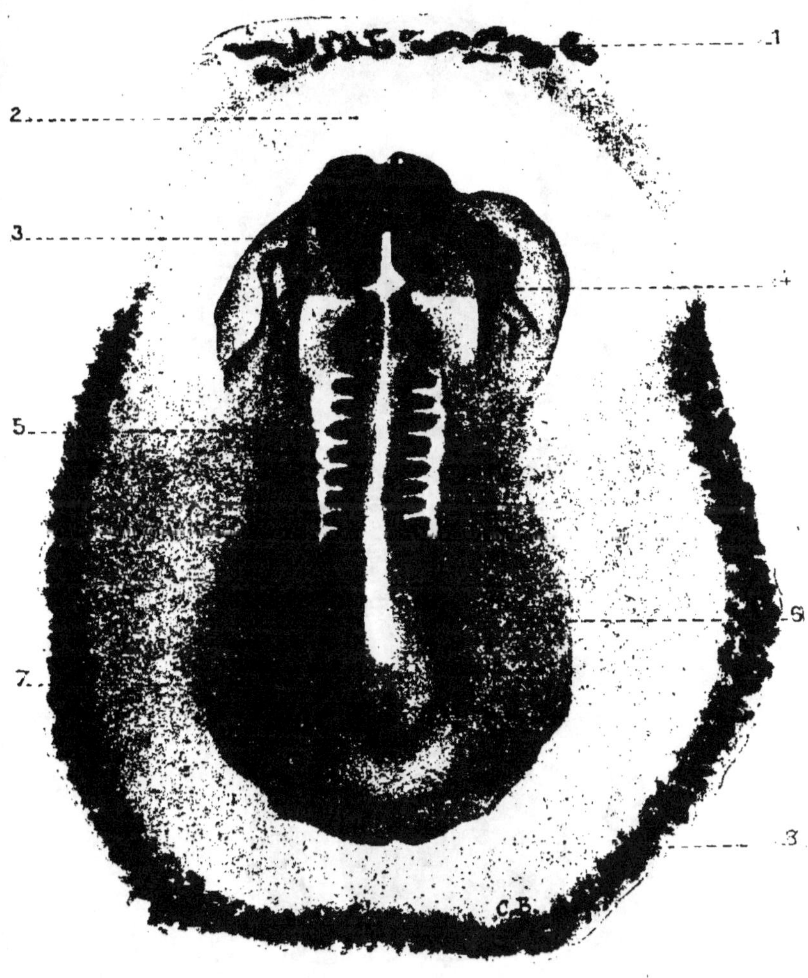

Fig. 62.

Vue en surface et par transparence de la tache embryonnaire sur un
œuf de Lapine de 200 heures ; cette tache, dont la face ventrale
regarde en avant, mesure une longueur de 3 millimètres. et possède
8 protovertèbres (gr. 25/1). Dessin du Dʳ BONNE.

1, vaisseaux de l'aire vasculaire, occupant le pourtour de l'aire opaque, dont le
bord interne a seul été représenté au-dessus du proamnios. — 2, proamnios. —
3, bord inférieur du repli cardiaque. — 4, ébauche cardiaque.— 5, protovertèbres. —
6, zone rachidienne. — 7, zone pariétale. — 8, bord interne de l'aire opaque avec
ses épaississements ectoplacentaires.

7..

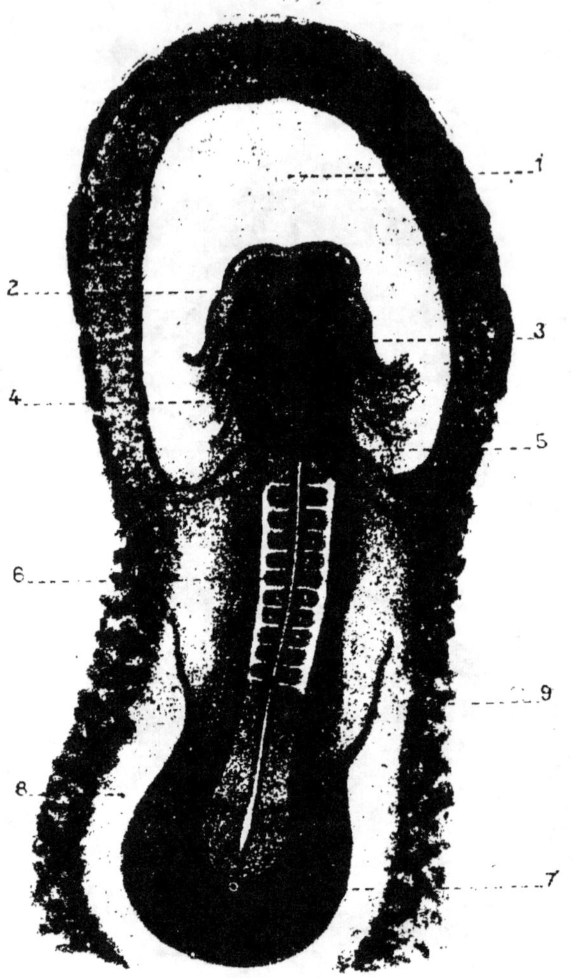

Fig. 63.

Vue en surface et par transparence d'un embryon de Lapin long de
3,2 mill. et pourvu de 12 protovertèbres (gr. 30/1). La face ventrale
regarde en avant. L'extrémité céphalique, qui commence à se dessiner, est coiffée jusqu'à la poche cardiaque par le proamnios dont
on aperçoit latéralement les plissements. Dessin du Dʳ Bonne.

1, proamnios. — 2, bourgeon frontal. — 3, premier arc branchial. — 4, poche
cardiaque. — 5, bord inférieur du repli cardiaque. — 6, protovertèbres. — 7, bord
supérieur du repli allantoïdien. En arrière de l'extrémité caudale, on aperçoit le
bord supérieur libre du repli caudal de l'amnios. — 8, aire transparente. — 9,
bord interne de l'aire opaque avec ses épaississements ectoplacentaires.

situation, de *cavité pariétale* (His) en raison de son origine, ou encore de *cavité pleuro-péricardique* (O. Hertwig), en raison de sa destinée. Ainsi que le montre la figure 64, sa paroi supérieure est constituée par la somatopleure qui s'étend depuis le

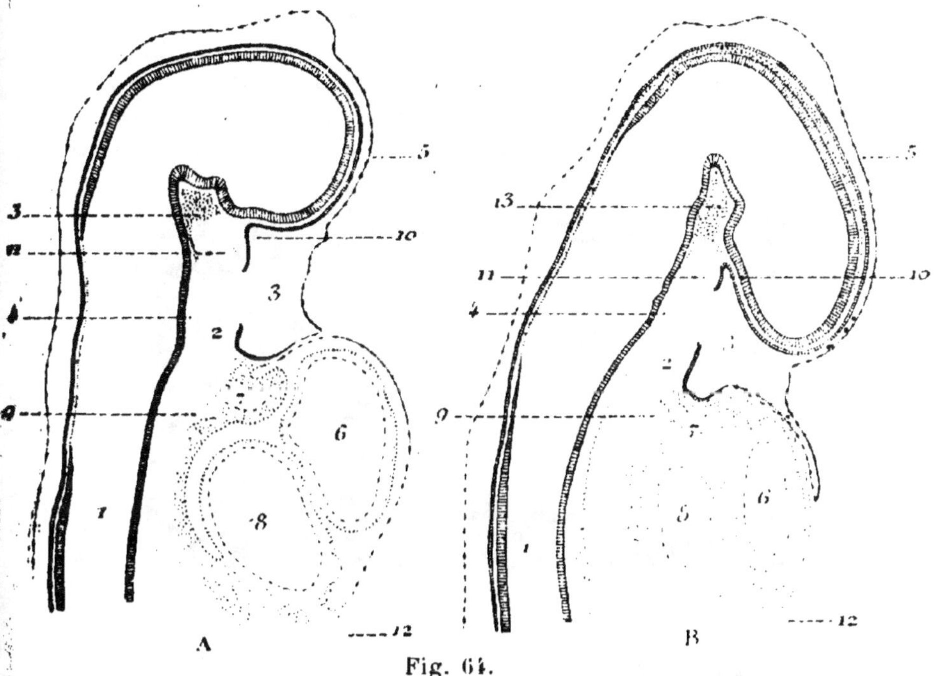


Fig. 64.

Section sagittale et axile de l'extrémité céphalique (A) sur un embryon de Lapin de 216 heures, et (B) sur un embryon de Lapin de 224 heures (gr. 30/1).

1, tube médullaire dont l'extrémité supérieure est dilatée en vésicules cérébrales. — 2, intestin céphalique communiquant en avant avec l'excavation naso-buccale par la déchirure centrale de la membrane pharyngienne. — 3, excavation naso-buccale que surplombe la vésicule cérébrale antérieure. — 5, chorde dorsale dont l'extrémité supérieure paraît bifurquée. — 5, proamnios. — 6, ventricule primitif du cœur. — 7, bulbe aortique. — 8, oreillette primitive. — 9, thyroïde médiane. — 10, poche de Rathke. — 11, poche de Seessel. — 12, villosités du conduit vitellin. — 13, pilier moyen du crâne.

membrane pharyngienne jusqu'au proamnios : les autres parois sont représentées par la splanchnopleure du repli cardiaque. Dans la suite, la cavité pariétale se cloisonnera et donnera

7...

naissance aux cavités péricardique et pleurales ; celles-ci se sépareront plus tard de la cavité péritonéale par un mécanisme assez compliqué que nous étudierons plus loin, à propos de la formation du diaphragme.

**4° Cœur**. — C'est immédiatement en avant de l'intestin supérieur que se développe le cœur par rapprochement et soudure sur la ligne médiane de deux ébauches distinctes (DA-RESTE, 1863 ; HENSEN, 1867 ; HIS ; KOELLIKER). Nous avons vu, en effet, que, chez l'embryon de 205 heures (fig. 49, C), il existe

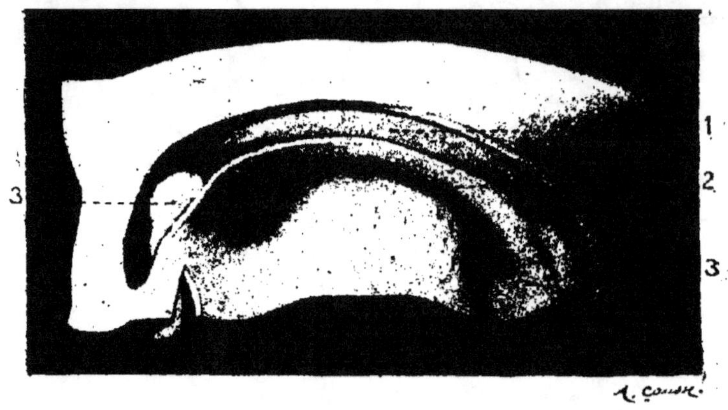


Fig. 65.

Extrémité céphalique de la tache embryonnaire d'un embryon de Lapin de 207 heures, vue par sa face antérieure, d'après une reconstruction de Rouvière (1904). La paroi antérieure de la cavité cervicale a été détachée, pour mettre en évidence les deux ébauches cardiaques (gr. 50/1).

1, cavité cervicale. — 2, repli cardiaque. — 3, ébauches cardiaques.

de chaque côté, sur les parties latérales de l'extrémité céphalique, au niveau de la zone pariétale, un rudiment cardiaque, sous forme d'un tube longitudinal à paroi endothéliale, contenu dans un épaississement de la lame fibro-intestinale, qui fait saillie dans la cavité du cœlome (fig. 65). Inférieurement et en dehors, ces tubes cardiaques se continuent avec les veines omphalo-mésentériques qui, également situées dans l'épaisseur de la lame fibro-intestinale, ramènent à l'embryon le sang de l'aire vasculaire. Lorsque, dans les heures qui suivent, le mouvement de reploiement en avant et en dedans de la portion de la zone pariétale qui entoure l'extrémité supérieure de la gouttière médullaire et de la corde dorsale, aura délimité le cul-de-sac céphalique de l'intestin, et que le repli cardiaque de la splanchnopleure sera ébauché, les rudiments du cœur se trouveront situés à l'intérieur des cornes de ce repli, et lorsque ce repli se sera abaissé, les deux ébauches cardiaques, rapprochées de la ligne médiane, se fusionneront en un seul tube recevant, par son extrémité inférieure, les deux grosses veines omphalo-mésentériques. L'allongement du repli cardiaque jusqu'aux veines omphalo-mésentériques, la soudure des deux rudiments cardiaques s'opèrent dans l'espace de quelques heures (de la 205ᵉ à la 210ᵉ heure).

Pour expliquer le rapprochement et la soudure des deux ébauches cardiaques sur la ligne médiane, la théorie classique admet que l'allongement du repli cardiaque est dû à la convergence progressive, de haut en bas sur la ligne médiane, des deux cornes de ce repli, entraînant avec elles les deux tubes cardiaques. Pour bien faire comprendre le mécanisme de la soudure des deux rudiments cardiaques, nous avons représenté, dans la figure 66, trois coupes transversales de l'extrémité céphalique d'un embryon de lapin de 210 heures, intéressant : la première A, la portion moyenne des deux tubes cardiaques presque complètement fusionnés ; la deuxième B, la partie la plus élevée du repli cardiaque, avec les deux tubes cardiaques au contact ; et la troisième C, les cornes latérales du repli cardiaque avec l'origine des veines omphalo-mésentériques. Si l'on vient à examiner ces coupes de bas en haut, il semble que les cornes du repli cardiaque, isolées en C, se soient rejointes sur la ligne médiane en B, et que l'endoderme ait disparu suivant la ligne de soudure. Plus haut, en A, le feuillet fibro-intestinal interposé aux deux tubes cardiaques s'est lui-même résorbé, ainsi que les revêtements endothéliaux en contact, et les cavités de ces tubes communiquent entre elles : le cœur est constitué.

7....

C'est à Rouvière (1904) que revient le mérite d'avoir montré

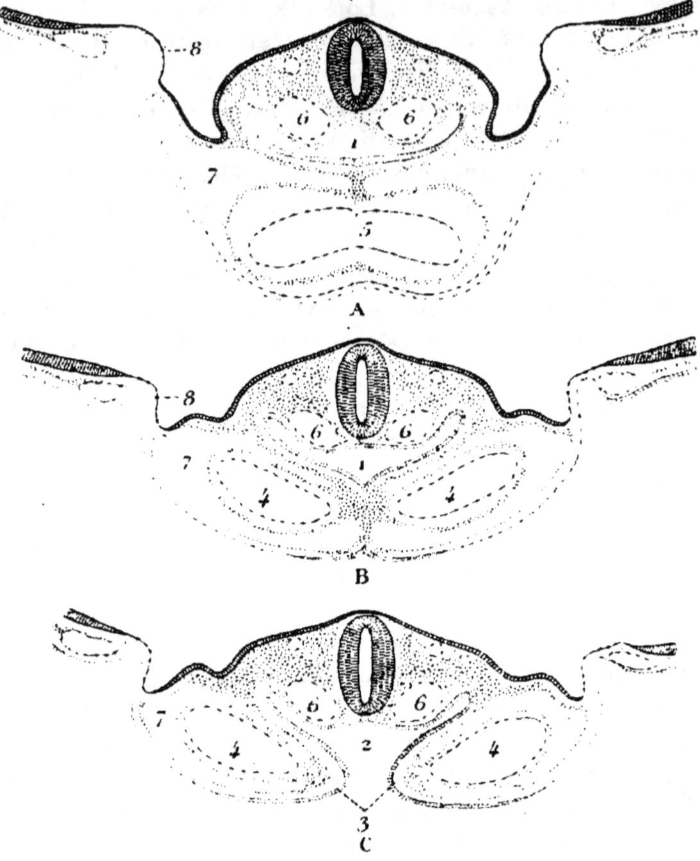

Fig. 66.

Trois coupes étagées de haut en bas, intéressant transversalement le bord inférieur du repli cardiaque sur un embryon de Lapin de 210 heures, et montrant, d'après la théorie classique, le mode de formation du cœur par soudure de haut en bas, sur la ligne médiane, de deux ébauches latérales (gr. 60/1).

1, intestin céphalique. — 2, gouttière intestinale. — 3, cornes du repli cardiaque. — 4, ébauches latérales du cœur. — 5, tube cardiaque. — 6, aortes descendantes. — 7, cavité pariétale. — 8, corne inférieure droite du croissant proamniotique.

que le repli cardiaque s'abaisse en totalité, s'accroissant dans les deux sens, de haut en bas, et de dedans en dehors. « Ce qu'il y a de particulièrement intéressant dans cet allongement, c'est que le sillon de la cavité pariétale qui répond au bord libre de ce repli, et qui est compris dans une duplicature de la splanchnopleure, glisse en avant des deux ébauches cardiaques. Celles-ci se sont rapprochées pendant l'abaissement du repli cardiaque, et, comme elles augmentent en même temps de volume, elles arrivent au contact l'une de l'autre. s'accolent et se fusionnent sur la ligne médiane, mais le sillon de la cavité pariétale qui déborde en bas leur soudure. s'oppose à la formation de tout mésocarde antérieur » (ROUVIÈRE, 1904).

**5° Mésocarde postérieur, bourgeon pulmonaire.** — Le cœur se trouve rattaché à la paroi antérieure de l'intestin céphalique par un méso résultant de la fusion sur la ligne médiane des deux pédicules qui unissaient les ébauches cardiaques à la splanchnopleure : c'est le *mésocarde postérieur* dans le bord intestinal duquel poussera dans la suite le *bourgeon pulmonaire* (p. 252) émané de l'intestin. Quant au *mésocarde antérieur*, il n'existe, comme on vient de le voir, à aucun stade du développement, en raison même du mode d'allongement du repli cardiaque. D'ailleurs les auteurs qui admettent l'existence de ce méso, ont soin d'ajouter qu'il disparaît presque immédiatement après la soudure des deux bourgeons cardiaques. Le mésocarde postérieur figurera dans la suite le pédicule supportant le cœur et les gros vaisseaux.

**6° Coiffe cardiaque.** — La cavité pleuro-péricardique augmente rapidement de dimensions, à mesure que le cœur se développe à son intérieur. Les parois de cette *poche cardiaque* affectent bientôt, sur la coupe longitudinale, la forme d'un quadrilatère irrégulier dont le côté supérieur est représenté par la somatopleure, et les trois autres côtés par la splanchnopleure.

Le sillon amniotique répond exactement à l'angle antéro-supérieur. La paroi antérieure ou *paroi précordiale* de la fosse cardiaque (côté antérieur du quadrilatère cardiaque) est

7.....

formée par une membrane extrèmement mince dont les deux couches endodermique et mésodermique (splanchnopleure) sont composées de cellules aplaties, disposées sur une seule assise. Cette paroi antérieure constitue une sorte de voile transparent (*coiffe cardiaque*, Remak) au travers duquel on aperçoit de très bonne heure (dès la 211ᵉ heure) les battements du cœur (στιγμὴ κινουμένη, d'Aristote, *punctum saliens* de Harvey).

A l'union de la paroi précordiale avec le plancher de la fosse cardiaque, c'est-à-dire au niveau de l'angle antéro-inférieur du quadrilatère cardiaque, on voit se produire de bonne heure des franges villeuses qui intéressent à la fois l'endoderme et le feuillet fibro-intestinal. Les villosités endodermiques font saillie dans le canal vitellin, au point où ce canal s'ouvre dans la vésicule ombilicale : les franges mésodermiques plongent dans la cavité pleuro-péricardique.

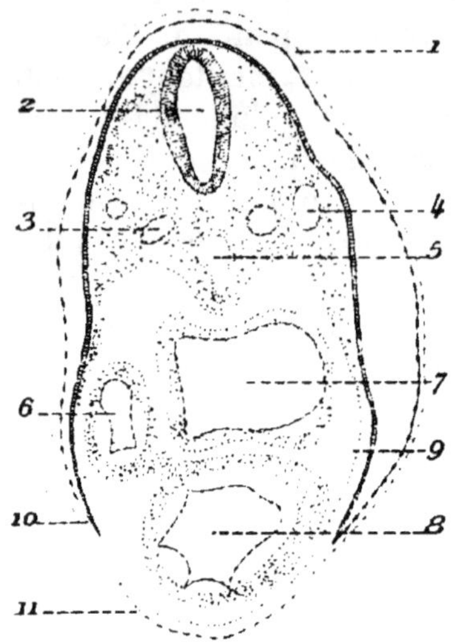

Fig. 67.

Coupe transversale de la région thoracique sur un embryon de Lapin de 245 heures, montrant l'enfoncement du coin amniotique dans la paroi précordiale (gr. 32/1).

1, proamnios. — 2, tube médullaire. — 3, aortes descendantes. — 4, veines cardinales supérieures. — 5, tube digestif supportant en avant la gouttière pulmonaire. — 6, bulbe aortique. — 7, oreillette primitive. — 8, ventricule primitif. — 9, paroi primitive du thorax. — 10, sillon amniotique. — 11, paroi précordiale.

**7° Paroi thoracique primitive**. — A partir de la 215ᵉ heure, on constate que le sillon amniotique situé à l'origine du proamnios, s'abaisse progressivement dans la paroi précordiale, et se rapproche ainsi de la région ombilicale (fig. 64 et 67). Ce fait figuré pour la première fois par Van Beneden et Julin (1884) reconnaît le mécanisme suivant. La duplicature ectodermique revêtant le fond du sillon amniotique qui limite en haut et sur les côtés la coiffe cardiaque, s'enfonce comme une sorte de coin dans l'épaisseur de cette coiffe, entre le feuillet interne et la lame splanchnique du mésoderme (STRAHL et CARIUS, 1889 ; BRACHET, 1895; TOURNEUX, 1902). Des deux lames constituant cette duplicature ectodermique, au fond du sillon amniotique, la lame superficielle s'accole à l'endoderme, et la membrane didermique qui en résulte prolonge inférieurement le proamnios. La lame profonde s'adosse au feuillet fibro-intestinal, et les deux couches réunies forment la paroi primitive du thorax, dans laquelle s'insinuéront ultérieurement des prolongements musculaires des protovertèbres, qui caractérisent la paroi thoracique définitive. La paroi thoracique primitive, à la constitution de laquelle participent l'ectoderme et la lame splanchnique du mésoderme, représente ainsi une *membrane ecto-splanchnique*.

**8° Fosse naso-buccale, membrane pharyngienne, poches de Rathke et de Seessel**. — Pendant que ces modifications se produisent au niveau du repli cardiaque, la gouttière médullaire s'est transformée en tube, et les vésicules cérébrales se sont développées, augmentant le volume de l'extrémité céphalique. La vésicule antérieure s'est allongée, et surplombe la membrane pharyngienne, délimitant avec cette membrane une excavation qui donnera naissance à la bouche et aux fosses nasales (*sinus naso-buccal, fosse naso-buccale*).

Sur l'embryon de 216 heures, la membrane pharyngienne s'est résorbée dans sa partie centrale, mettant ainsi le cul-de-sac céphalique de l'intestin en communication avec le sinus naso-buccal. Le pourtour de la membrane pharyngienne persiste pendant un certain temps comme *voile du palais primitif* dont le segment supérieur limite en avant et en arrière un cul-de-sac (fig. 64). Le cul-de-sac antérieur, tapissé par l'ectoderme, représente l'origine du diverticule hypophysaire (*poche de Rathke, poche hypophysaire*). Le cul-de-sac postérieur revêtu par l'endoderme, constitue la *poche* de *Seessel*.

La membrane pharyngienne, complètement développée, est

didermique, (p. 111) ; mais le voile du palais qui lui fait suite devient rapidement tridermique, par pénétration du mésoderme ambiant entre l'ectoderme et l'endoderme (embryons de 216 et de 224 heures). Ce voile persiste pendant quelque temps au plafond du pharynx sous la forme d'une cloison transversale séparant le diverticule hypophysaire de la poche de Seessel, puis il s'atrophie et disparaît complètement. Dès lors, aucune limite anatomique ne marque la séparation entre la fosse naso-buccale et le pharynx, et ces deux cavités peuvent être confondues sous la même dénomination de *conduit naso-bucco-pharyngien*. A la dilatation pharyngienne, fait suite inférieurement une portion rétrécie, l'œsophage.

**9⁰ Chorde dorsale.** — De même que dans la région du tronc (p. 101) la chorde dorsale s'isole de l'endoderme (à partir de 212 heures), mais son extrémité supérieure reste adhérente à l'ectoderme de la poche de Rathke (Mihalkovics, chez le Lapin, 1875). Aussi, lorsque cette membrane s'est abaissée et s'est transformée en voile du palais primitif, et que les poches de Seessel et de Rathke se sont constituées, la chorde s'infléchit en avant, et contourne le fond de la poche de Seessel, ainsi que le bord supérieur du voile du palais primitif, pour venir se fixer contre l'ectoderme de la poche hypophysaire. La chorde décrit ainsi un coude parfois très accusé, et saillant en haut, au point de simuler une branche ascendante. L'extrémité supérieure de la chorde disparaîtrait dans la suite par voie de désagrégation, et les cellules ainsi mises en liberté se transformeraient en éléments mésodermiques (Saint-Rémy, 1895).

## § 4. — Développement de l'extrémité caudale

Les coupes longitudinales et transversales intéressant l'extrémité caudale d'un embryon de Lapin de 195 heures environ, c'est-à-dire avant tout mouvement de soulèvement ou d'inflexion, montrent de haut en bas la disposition suivante du mésoderme, sur la ligne médiane. Dans toute la hauteur de la ligne primitive, au-dessous du nœud de Hensen, le mésoderme adhère intimement en arrière au feuillet externe dont il émane; il est distinct en avant de l'endoderme. A l'origine de la zone pariétale, immédiatement au-dessous de l'extrémité caudale de la ligne primitive, le mésoderme se sépare de l'ectoderme légèrement épaissi à ce niveau, et ne tarde pas à se diviser en ses deux lames somatique et splanchnique. La lame somatique est notablement plus épaisse que la lame splanchnique; elle présente un renflement médian dans lequel s'invaginera dans la suite le cul-de-sac allantoïdien : c'est le *bourrelet allantoïdien*. A l'origine de l'aire transparente, la lame somatique diminue d'épaisseur.

**1° Membrane cloacale**. — Sur des embryons pourvus de quelques protovertèbres (190 à 195 heures), l'épaississement ectodermique de la ligne primitive empiète légèrement en bas sur la zone pariétale, mais sans donner naissance à des

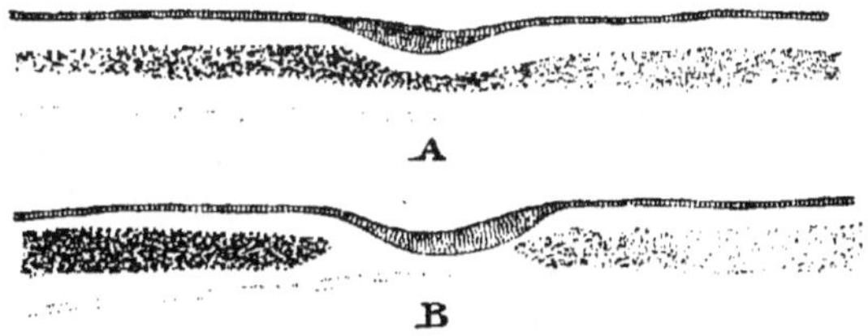

Fig. 68.

Deux stades successifs du développement de la membrane cloacale ; A, chez un embryon de Lapin de 3 protovertèbres ; et B, chez un embryon de Lapin de 4 protovertèbres (190 heures environ). Au centre, la membrane cloacale, encore tridermique en A, est devenue didermique en B, par résorption du mésoderme (gr. 100/1).

éléments mésodermiques. C'est une sorte de mur épithélial plongeant, occupant le fond d'une dépression plus accusée que le sillon primitif, et séparé de l'endoderme par la lame mésodermique, issue de la ligne primitive. Ce mur plongeant augmente progressivement d'épaisseur, tandis que la lame mésodermique s'excave et s'amincit à son niveau. A un moment donné, le

mésoderme a complètement disparu sur la ligne médiane
(fig. 68 et 69), et l'épaississement ectodermique se trouve en contact avec l'endoderme auquel il s'accole et se soude intimement. La membrane didermique qui en résulte, formera

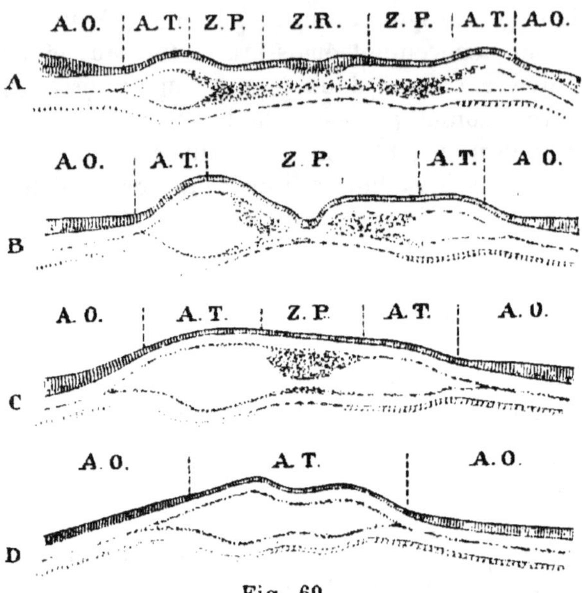


Fig. 69.

Quatre coupes transversales intéressant de haut en bas l'extrémité
inférieure d'un embryon de Lapin de 187 heures exceptionnellement
développé (gr. 32/1) : A, au niveau de la ligne primitive ; B, au
niveau de la membrane cloacale ; C, au niveau du bourrelet allantoïdien ; D, au-dessous du bourrelet allantoïdien.

Les lignes pointillées verticales indiquent les limites des différentes zones :
ZR, zone rachidienne ; ZP, zone pariétale ; AT, aire transparente ; AO, aire opaque.

dans la suite la paroi superficielle de la cavité cloacale ; on
peut par suite lui donner dès sa première apparition le nom
de *membrane cloacale* (TOURNEUX, 1888).

A l'origine, cette membrane est relativement mince, et
manifestement constituée par deux couches distinctes, l'une
ectodermique, l'autre endodermique. Plus tard, elle s'épaissit
considérablement, en même temps que s'efface toute trace

de délimitation entre ses deux feuillets. C'est à la membrane cloacale ainsi épaissie qu'ont été appliquées les dénominations d'*éminence cloacale*, chez les Oiseaux (GASSER 1880),

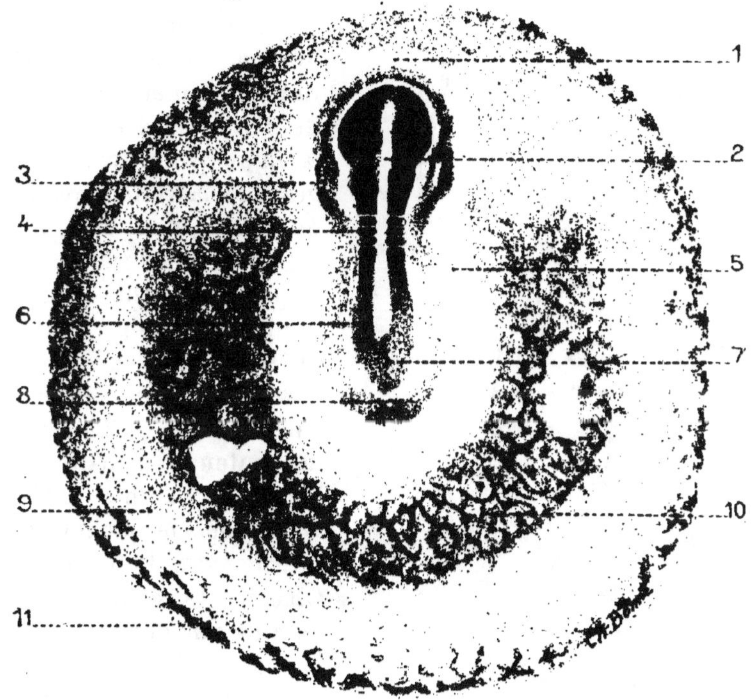

Fig. 70.

Vue en surface de la tache embryonnaire sur un œuf de Lapine de 187 heures, exceptionnellement développé (gr. 25/1). Dessin du Dr Bonne.

1. proamnios. — 2, fond de la gouttière médullaire. — 3, rudiments cardiaques. — 4, protovertèbres. — 5, zone pariétale. — 6, zone rachidienne. — 7, ligne primitive. — 8, membrane cloacale. — 9, aire opaque. — 10, croissants ectoplacentaires. — 11, réseau de l'aire vasculaire.

et de *bouchon cloacal*, chez les Mammifères (TOURNEUX, 1888). FLEISCHMANN (1903), dont les recherches ont porté sur les Sauropsidés et sur les Mammifères, pense que la plus large part dans cet épaississement, revient à l'endoderme.

La membrane cloacale apparaît ainsi chez l'embryon de Lapin de 3 à 5 protovertèbres, où elle a été signalée pour la première fois par KOELLIKER (1883), immédiatement au-dessous de l'extrémité caudale de la ligne primitive, à l'origine de la zone pariétale, ou mieux, peut-être, entre les deux zones rachidienne et pariétale ; elle occupe le fond d'une dépression limitée latéralement par deux bourrelets (vue en surface, fig. 70). La plupart des auteurs (STRAHL, 1886 chez le Lapin ; KEIBEL, 1888, chez le Cochon d'Inde ; BONNET, 1901, chez le Chien) la considèrent comme une dépendance de la ligne primitive dont un court segment la déborderait même en bas. Nous pensons quelle se développe au niveau de l'épaississement ectodermique prolongeant inférieurement la ligne primitive, en rela-

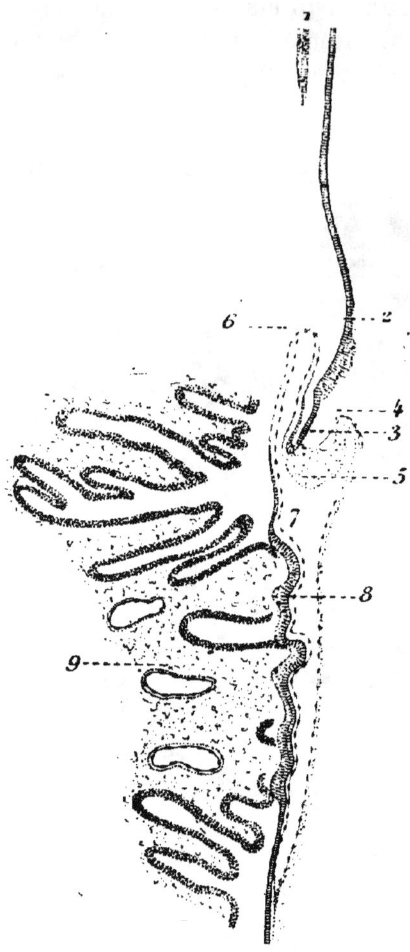



Fig. 71.

Section sagittale et axile de l'extrémité inférieure sur un embryon de Lapin de 211 heures, montrant en avant le repli allantoïdien, et en arrière le repli caudal de l'amnios (gr. 30/1).

1, tube médullaire se continuant en bas avec la gouttière médullaire dont le fond seul qui adhère à l'épaississement chordal de l'endoderme, a été intéressé sur la coupe sagittale. — 2, tête de la ligne primitive. — 3, membrane cloacale. — 4, repli allantoïdien délimitant le cul-de-sac allantoïdien. — 5, bourrelet allantoïdien. — 6, repli caudal de l'amnios. — 7, cavité du cœlome. — 8, ectoplacenta. — 9, muqueuse de l'utérus.

lation par conséquent avec cette ligne, mais non à ses dépens.

**2º Capuchon caudal de l'amnios**. — Au moment où s'accuse le repli proamniotique vers la 200ᵉ heure (embryons de 10 protovertèbres), on voit de même, au niveau de l'extrémité postérieure, la somatopleure se soulever à la face dorsale de l'embryon. Ce soulèvement qui va donner naissance à la *gaine caudale de l'amnios*, à l'*amnios caudal*, se produit au niveau de la zone pariétale, de telle sorte que le sillon amniotique ne répond pas à la limite distale de cette zone, comme sur les parties latérales du corps ou au niveau de l'extrémité céphalique, mais se trouve placé presque immédiatement au-dessous de la membrane cloacale, en regard de la partie inférieure du bourrelet allantoïdien.

Sur l'embryon de 214 heures, le sommet du repli amniotique s'est élevé à la hauteur de la tête de la ligne primitive (fig. 71). Si, à ce moment, on regarde la gaine caudale de l'amnios par la face dorsale de l'embryon, elle se présente sous la forme d'un capuchon recouvrant l'extrémité caudale de l'embryon (*capuchon caudal de l'amnios*). Le bord supérieur libre de ce capuchon, concave, se prolonge de chaque côté en haut par un pli longitudinal qui s'atténue graduellement, et finit par disparaître à la surface du blastoderme. Ce sont ces deux cornes du repli caudal de l'amnios que nous avons désignées, sur les coupes transversales, sous le nom de replis amniotiques latéraux. En réalité, il n'existe qu'un repli unique de l'amnios qui s'allonge en totalité de bas en haut, sans qu'on puisse observer de raphé médian indiquant la convergence et la soudure de replis latéraux. Des deux lames qui composent ce repli caudal de l'amnios, l'interne (lame amniotique) formera l'amnios, l'externe (lame choriale) contribuera à la constitution du chorion.

**3º Cul-de-sac inférieur de l'intestin, repli et bourgeon allantoïdiens**. — L'inflexion en avant de l'extrémité caudale de la tache embryonnaire, qui suit le soulèvement amniotique, se trouve quelque peu modifiée par suite de l'existence du bourrelet allantoïdien qui proémine dans la cœlome, et dont

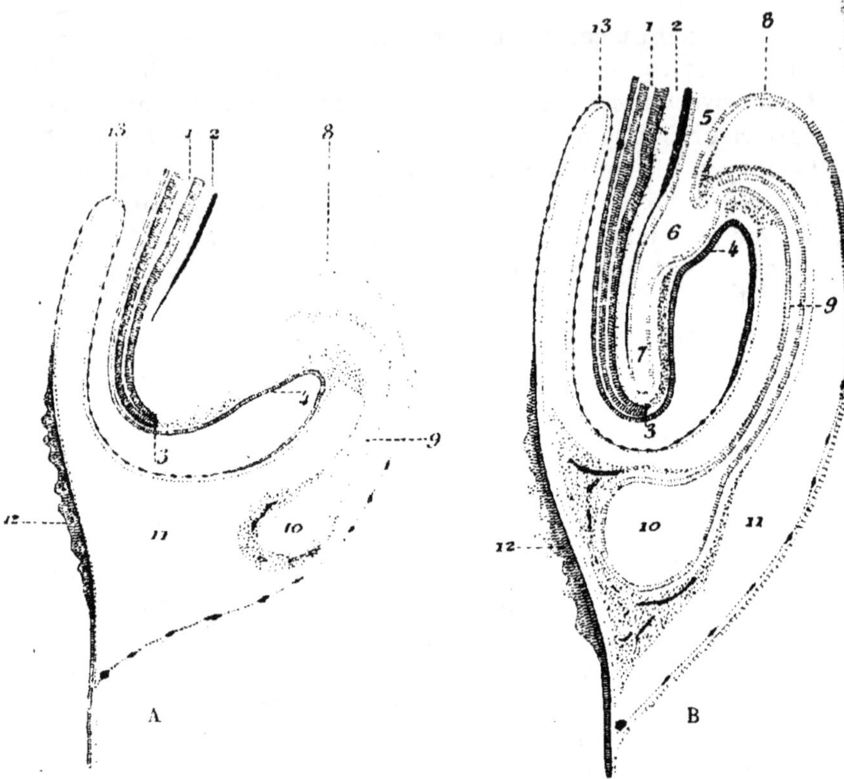

Fig. 72.

Section sagittale et axile de l'extrémité inférieure sur deux embryons de Lapine, à des stades successifs du développement. Représentation schématique destinée à montrer comment se constitue l'appendice caudal, et comment l'allantoïde vient s'étaler contre l'ectoplacenta.

1, tube médullaire. — 2, chorde dorsale. — 3, tête de la ligne primitive. — 4, membrane cloacale. — 5, intestin. — 6, cloaque. — 7, intestin caudal. — 8, repli allantoïdien. — 9, pédicule allantoïdien. — 10, vésicule allantoïdienne. — 11, cœlome externe. — 12, ectoplacenta. — 13, repli caudal de l'amnios.

la saillié de plus en plus considérable refoule en avant et en haut la splanchnopleure. Ce mouvement de refoulement ne se produit pas seulement de bas en haut, mais il s'exerce aussi latéralement, si bien que la splanchnopleure soulevée forme un repli curviligne qui délimite en avant un cul-de-sac tapissé par l'endoderme (*cul-de-sac inférieur de l'intestin*). La paroi postérieure de ce cul-de-sac est représentée à l'origine par la membrane cloacale, et son sommet inférieur répond au bourrelet allantoïdien dans l'épaisseur duquel il poussera bientôt un bourgeon creux : le *bourgeon allantoïdien*. La continuité entre les deux lames somatique et splanchnique s'opère au niveau de l'extrémité antérieure et supérieure de ce bourrelet (fig. 71).

**4° Intestin caudal**. — Une fois le cul-de-sac inférieur de l'intestin nettement délimité (vers la 212e heure), l'extrémité caudale de l'embryon tout entière s'infléchit en avant, autour de la tête de la ligne primitive, ou mieux de l'extrémité caudale de la chorde dorsale comme centre. Cette inflexion n'a pas lieu par un simple mouvement de bascule, comme semble l'indiquer la figure schématique 72, mais par une sorte de reploiement progressif des téguments, qui, après avoir tapissé le fond du cul-de-sac, sont ainsi reportés successivement en avant, en même temps que ce fond s'élève progressivement jusqu'à la hauteur du nœud de Hensen. Ainsi se trouve constitué, dans le prolongement de l'axe du corps, l'*appendice caudal* dont le sommet répond exactement à la tête de la ligne primitive. Cet appendice, en raison de son mode de formation, englobe donc l'extrémité caudale de l'intestin ; il renferme ainsi d'arrière

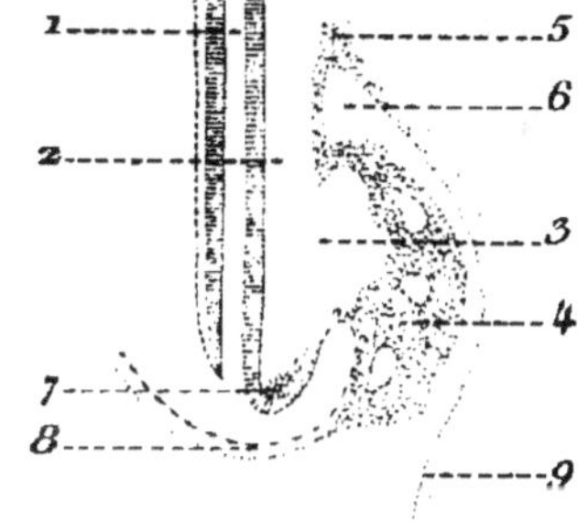

Fig. 73.

Coupe médiane de l'extrémité caudale sur un embryon de Lapin de 216 heures, montrant le mode de formation de l'appendice caudal et du bourgeon allantoïdien (gr. 30/1).

1, tube médullaire avec son neuropore inférieur. — 2, chorde dorsale. — 3, cloaque se continuant largement en avant avec la cavité allantoïdienne, à surface mamelonnée. — 4, bourrelet allantoïdien. — 5, repli allantoïdien. — 6, cœlome. — 7, appendice caudal. — 8, paroi de l'amnios.

en avant : le tube médullaire entièrement clos, sauf au niveau de son extrémité (pore neural inférieur), la chorde dorsale, l'artère caudale et l'extrémité inférieure de l'intestin. Sa paroi antérieure, au-dessous de la membrane cloacale, est constituée par la ligne primitive reportée sur la face ventrale de l'appendice caudal. Vers le sommet de l'appendice, les éléments du tube médullaire, de la chorde dorsale et du cul-de-sac caudal de l'intestin se perdent dans une masse cellulaire indivise répondant à la tête de la ligne primitive (fig. 72). La figure 73, qui représente une coupe longitudinale de l'extrémité caudale sur un embryon de lapin de 216 heures, montre le mode de formation de l'appendice caudal.

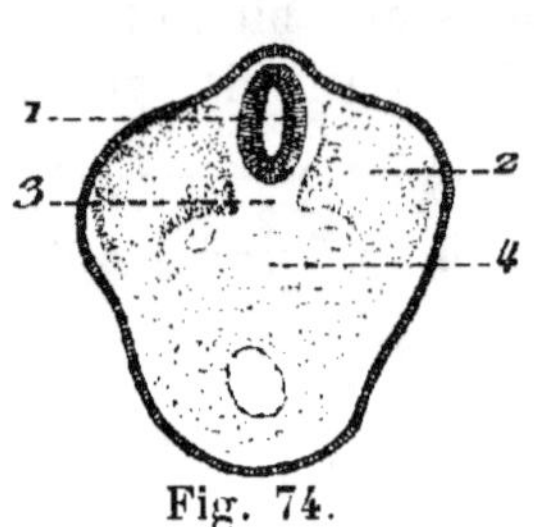

Fig. 74.

Section transversale de l'appendice caudal sur un embryon de Lapin de 6,5 millimètres (gr. 50/1).

6, tube médullaire. — 2, chorde dorsale. — 3, protovertèbres. — 4, intestin caudal.

On donne à la portion de l'intestin débordant en arrière la membrane cloacale, le nom d'*intestin caudal* (KOELLIKER) ou d'*intestin post-anal* (BALFOUR). Cet intestin caudal dont la figure 74 montre les rapports, participe pendant un certain temps à l'allongement de la queue, puis il se fragmente en plusieurs tronçons qui s'atrophient et disparaissent entièrement (p. 217).

**5° Allantoïde**. — Le bourgeon allantoïdien se trouve reporté de son côté au-dessus de la membrane cloacale, et ne figure plus qu'un appendice creux de l'intestin, qui s'enfonce directement en avant dans le bourrelet allantoïdien. Son ouverture est, au début, large transversalement et verticalement, et son fond est sillonné d'incisures qui s'effaceront dans la suite. Ces incisures rappellent sans doute ce qu'on observe chez certains Reptiles (STRAHL, 1882 ; BROUHA, 1903) où l'allantoïde, primitivement pleine, se creuse d'excavations qui se régularisent, pour s'ouvrir secondairement dans l'intestin.

Le bourgeon allantoïdien ne tarde pas à s'allonger (216e heure), et, refoulant devant lui la lame somatique dont il est coiffé, pousse dans la cavité du cœlome. Son segment proximal se rétrécit en un canal (*canal allantoïdien*), tandis que son extrémité distale se renfle en une vésicule (*allantoïde*) dont les parois vasculaires viennent s'appliquer contre le chorion amniogène dans la région de l'ectoplacenta (fig. 75). Les deux couches mésodermiques du premier chorion et de l'allantoïde en contact, se soudent intimement l'une à l'autre, et ainsi se constitue le deuxième chorion, *chorion allantoïdien* ou *allanto-chorion*, par l'intermédiaire duquel s'opère la fixation de l'embryon contre la paroi de l'utérus. Dans les parois mésodermiques du canal allantoïdien, rampent les artères et les veines allantoïdiennes : l'ensemble constitue le *pédicule allantoïdien*.

Les parois de l'allantoïde sont formés par une *membrane endosomatique*, résultant de l'accolement de l'endoderme à la couche somatique du mésoderme.

### 6° Intestin inférieur. — L'ouverture de l'intestin inférieur (*fovea inferior*, Wolff ; *aditus posterior ad intestinum*, von Baer) est délimitée en avant et sur les côtés par le bord libre du repli allantoïdien qui s'élève pro-

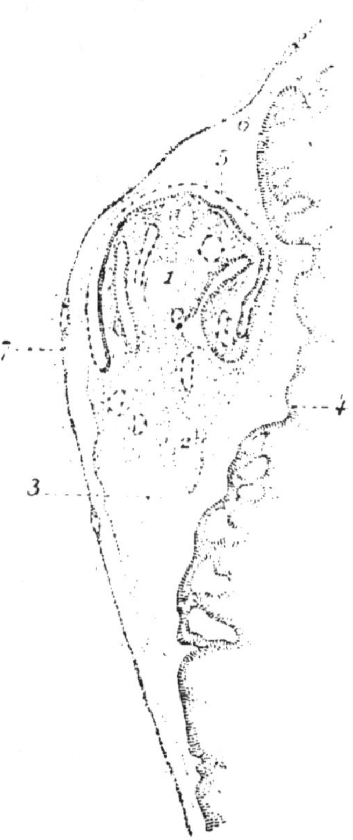

Fig. 75.

Section transversale de l'extrémité caudale sur un embryon de Lapin de 224 heures, intéressant le pédicule allantoïdien (gr. 30/1).

Cette section (vue de bas en haut) est légèrement oblique, en raison de la torsion normale de l'extrémité caudale à droite.

1, intestin. — 2, vésicule allantoïdienne. — 3, tissu du bourrelet allantoïdien s'étalant contre l'ectoplacenta. — 4, ectoplacenta. — 5, membrane amniotique. — 6, cavité du cœlome. — 7, paroi de la vésicule ombilicale (portion extra-embryonnaire de la splanchnopleure).

gressivement de bas en haut, au-dessus du bourgeon allantoïdien, pour se porter à la rencontre du repli cardiaque.
Ce bord libre décrit une courbe à concavité supérieure, et
ses deux cornes latérales, qui figurent sur les coupes transversales deux replis distincts, se continuent en haut avec
les bords de la gouttière intestinale. De même que le repli
cardiaque et le repli caudal de l'amnios, le repli allantoïdien
s'allonge par poussée totale, sans soudure sur la ligne médiane des replis latéraux de l'intestin, transformant ainsi
progressivement en tube, de bas en haut, l'extrémité inférieure de la gouttière intestinale. Des deux lames qui le constituent, la lame interne ou intestinale forme les parois latérales
et antérieure de l'intestin inférieur ; la lame externe ou vitelline
prolonge, à la face ventrale de l'embryon, les parois de la
vésicule ombilicale.

Le mésentère postérieur ou dorsal se forme, comme nous
l'avons indiqué à propos du développement du tronc de l'embryon (p. 106) ; il n'existe pas de mésentère antérieur ou ventral, rattachant à l'origine l'intestin aux parois de la vésicule
ombilicale.

**7° Cloaque, sinus urogénital.** — En regard de la membrane cloacale, l'intestin inférieur légèrement dilaté présente
une sorte de carrefour qui communique largement en avant
avec le bourgeon allantoïdien, et dans lequel viendront déboucher de très bonne heure latéralement les canaux excréteurs
des reins primordiaux (*canaux des corps de Wolff*). Ce carrefour
qui a reçu le nom de *cloaque*, ne tardera pas à être cloisonné
verticalement par l'abaissement du repli formant en haut
l'angle de séparation entre les cavités intestinale et allantoïdienne (*repli* ou *éperon périnéal*, Koelliker). Sur la coupe
longitudinale, ce repli affecte la forme d'un V ouvert en haut
et en avant, dont la branche postérieure (intestinale) est constituée par la splanchnopleure, et la branche antérieure (allantoïdienne) par la membrane endo-somatique. Au-dessus du
repli périnéal, s'élève le repli allantoïdien, dont la lame intestinale se continue directement avec celle du repli péritonéal.

Nous insisterons plus loin sur le mécanisme de ce cloisonnement (p. 295 et suiv.), nous bornant à faire remarquer ici que
le repli périnéal, dont le mésoderme provient partie de la lame
splanchnique et partie de la lame somatique par l'intermédiaire
du bourrelet allantoïdien, s'abaisse dans la cavité du cloaque, en
décrivant une courbe ouverte en avant, si bien que son bord
libre vient buter contre la membrane cloacale, à laquelle il se
soude. Le cloaque sera ainsi cloisonné en deux segments distincts : l'un postérieur qui reste en continuité avec le canal
intestinal, et dont l'extrémité inférieure formera le rectum, et
l'autre antérieur (*sinus urogénital*), aux dépens duquel se développeront la vessie et la portion prostatique du canal de l'urèthre. Quant à la membrane cloacale, elle se trouve, elle aussi,
divisée en deux parties : l'une supérieure ou *lame urogénitale*,
en rapport avec le sinus urogénital, l'autre inférieure ou *membrane anale*, en rapport avec le rectum (p. 297).

**8° Paroi ventrale sous-ombilicale.** — Nous avons vu plus
haut que l'épaississement somatique formant le bourrelet allantoïdien, empiétait sur l'extrémité embryonnaire de la lame
amniotique. Aussi, lorsque l'inflexion en avant se sera produite, et que l'appendice caudal se sera constitué, le sillon
amniotique, situé immédiatement au-dessus de la membrane
cloacale, s'enfoncera dans l'épaisseur de ce bourrelet. Dans la
suite, le sillon amniotique s'élèvera progressivement au-dessus
de la membrane cloacale, c'est-à-dire que la somatopleure se
reploiera et s'allongera progressivement en haut et en avant,
entraînant avec elle le bourrelet allantoïdien. Le repli ainsi
constitué par la somatopleure, et qu'on pourrait désigner sous
le nom de *repli ventral inférieur*, présente, comme le repli
allantoïdien, un bord supérieur concave, dont les cornes latérales se continuent en haut avec les replis ventraux latéraux.
Le fond de la concavité est occupé pour le pédicule allantoïdien
dont la couche mésodermique se confond entièrement avec
celle du repli ventral. Des deux lames qui composent ce repli,
la lame interne (lame ventrale) forme la paroi ventrale sous-
ombilicale ; la lame externe (lame amniotique) prolongera l'om-

nios jusqu'à l'ombilic. C'est ce qui explique que la vessie et l'ouraque se trouvent logés dans l'épaisseur même de la paroi ventrale (p. 327).

## § 5. — INFLEXIONS DU CORPS DE L'EMBRYON, FENTES BRANCHIALES, APPARITION DES MEMBRES.

**1° Inflexions du corps de l'embryon**. — Le reploiement en avant de la somatopleure, sur le pourtour de la tache embryonnaire, a déterminé l'ébauche de la forme extérieure du corps. Sur l'embryon de 211 heures, les extrémités céphalique et caudale sont encore situées dans le prolongement de l'axe du corps, mais bientôt (à partir de la 216e heure), les deux extrémités basculent en avant, et provoquent la formation, sur la face dorsale, de deux saillies dans les régions dorsale et lombo-sacrée. L'*inflexion dorsale* se produit à angle droit entre les régions cervicale et dorsale. Quant à l'*inflexion lombo-sacrée*, elle se fait suivant une ligne plus arrondie ; l'extrémité caudale, poursuivant ensuite son mouvement d'incurvation, s'enroule sur elle-même, suivant un tour et demi de spire environ (13e jour). En même temps, cette extrémité subit un mouvement de torsion autour de l'axe longitudinal, et s'incline à droite (fig. 76).

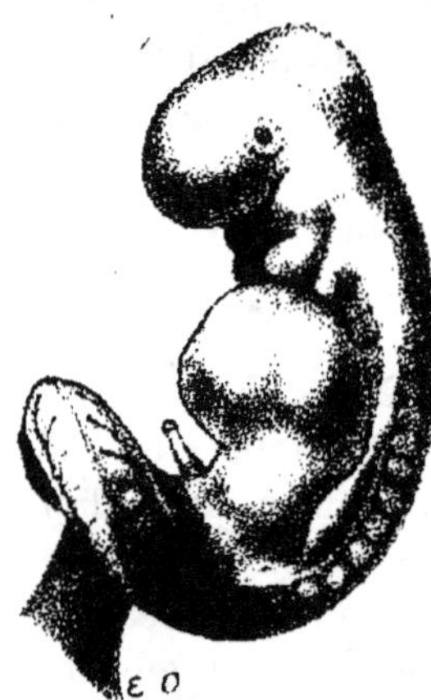


Fig. 76.

Embryon de Lapin de 224 heures (5 mill.) dépouillé de sa coiffe amniotique (gr. 8/1).

La protubérance de la nuque est peu accusée, mais on distingue nettement la protubérance du vertex, ainsi que les inflexions dorsale et sacro-lombaire. L'extrémité caudale décrit un tour de spire à droite.

L'extrémité céphalique, de son côté, a augmenté de volume. Les vésicules cérébrales se sont accrues, et, comme leur développement qui intéresse surtout la face dorsale est fort inégal, l'extrémité céphalique, en avant de l'inflexion dorsale, ne décrit pas une courbe régulière, mais présente deux angles saillants (comp. fig. 76 et 89) : l'un, *protubérance du vertex, éminence apicale*, résulte de l'inflexion céphalique antérieure, et répond à la partie antérieure de la vésicule cérébrale moyenne ; l'autre, *protubérance de la nuque, éminence nuchale*, est due à l'inflexion céphalique postérieure, et se trouve au niveau de la jonction du bulbe rachidien et de la moelle (région inférieure du quatrième ventricule). Dans la suite du développement, les inflexions tendent à se redresser, et le tronc de l'embryon redevient sensiblement rectiligne.

Les différentes inflexions, torsions et enroulements des embryons d'Amniotes, paraissent être des effets de l'accommodation à l'habitat intra-amniotique, permettant « à un embryon très allongé, comme celui des Reptiles ou probablement ceux des ancêtres des Oiseaux et des Mammifères, d'occuper un minimum de place dans la cavité du sac amniotique » (S. Weber, 1903).

**2° Fentes branchiales, arcs branchiaux**. — Pendant que se forment les différentes inflexions que nous venons de signaler, on voit se produire successivement, de chaque côté dans la région cervicale, quatre sillons superficiels transversaux auxquels correspondent à la face interne du pharynx quatre sillons profonds. Les sillons superficiels sont séparés des sillons profonds par une mince membrane d'occlusion, au niveau de laquelle le mésoderme se résorbe complètement à un moment donné ; ces formations représentent les *fentes branchiales* (p. 171).

Les bandes de tégument interposées à ces fentes branchiales, ne tardent pas à s'épaissir et à figurer des bourrelets saillants en dedans et en dehors, dont le premier, de haut en bas, est situé au-dessus de la première fente, le deuxième au-dessus de la deuxième fente, et ainsi de suite (*arcs branchiaux, pharyngiens* ou *viscéraux*). Nous reviendrons ultérieurement avec plus de détails sur le développement de ces formations anatomiques (p. 173 et suiv.).

8.

**3° Membres**. — En même temps, les rudiments des membres se soulèvent, aux deux extrémités d'un bourrelet peu accusé qui s'étend suivant le bord ventral des plaques musculaires, dans presque toute la longueur du tronc (fig. 76). Ce bourrelet connu sous le nom de *bande* ou de *crête de Wolff*, paraît formé par un épaississement de la somatopleure, à son union avec les protovertèbres ; il disparaît ensuite, sans laisser de trace, dans la région moyenne interposée aux membres.

## § 6. — Rapports de l'embryon avec ses enveloppes

Pour se rendre un compte exact des rapports de l'embryon avec ses enveloppes, il convient d'examiner successivement des coupes totales de l'œuf, intéressant l'embryon en travers et en long. Nous supposerons que l'embryon, dans les coupes transversales, occupe le segment supérieur de l'œuf, et que. dans les coupes longitudinales, il se trouve placé verticalement, la face dirigée vers la gauche.

**1° Coupes transversales**. — Les deux replis amniotiques latéraux (fig. 77), encore distincts en A, se sont soudés en B, ce qui revient à dire que le repli caudal de l'amnios a progressé vers le haut, et que la paroi de l'amnios (lame amniotique) s'est détachée du chorion au-dessous duquel la portion droite du cœlome communique avec la portion gauche. Les parois du cœlome sont constituées : en dehors, par la portion extra-embryonnaire de la stomatopleure (chorion amniogène), et, en dedans, par la splanchnopleure qui représente en même temps le plafond du sac vitellin. L'embryon enveloppé de son amnios fait saillie sur la ligne médiane dans la cavité du cœlome. De chaque côté, le chorion montre des épaississements ectoplacentaires (fer à cheval placentaire) que réunit la *lame inter-ectoplacentaire*. Dans le plafond du sac vitellin, se sont développés, à l'intérieur de la lame fibro-intestinale, les vaisseaux de l'aire vasculaire constituant la première circulation ou circulation de la lame splanchnique. Cette aire est limitée en dehors, sur les bords latéraux du cœlome, au point de rencontre des deux lames musculo-cutanée et fibro-intestinale, par un canal circulaire (*sinus terminal*), artériel chez le Lapin (p. 464). Le réseau de l'aire vasculaire, alimenté par une seule artère, donne naissance à deux veines omphalo-mésentériques.

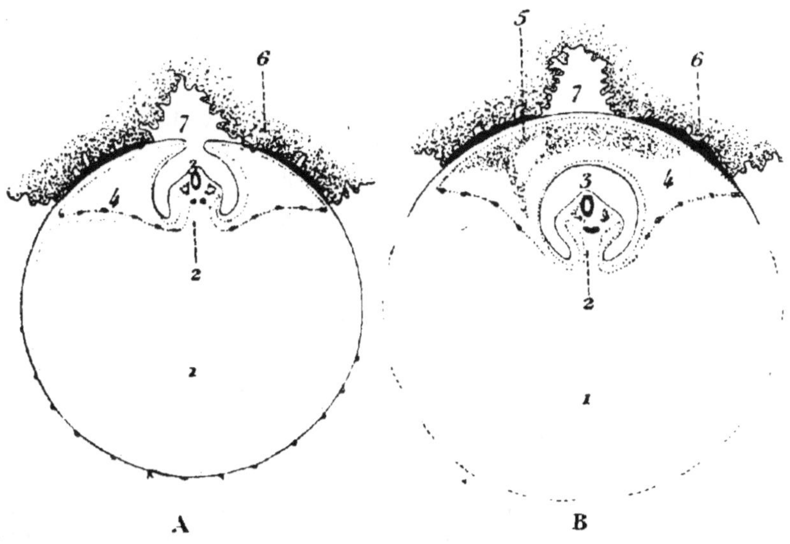

Fig. 77.

Section de l'œuf de la Lapine à deux stades successifs du développement, intéressant l'embryon en travers, et montrant ses rapports avec les annexes (représentation schématique).

Au stade B, l'amnios est entièrement clos, l'allantoïde s'étale contre le chorion amniogène, dans la région de l'ectoplacenta, et la paroi du segment non embryonné de l'œuf est en voie de disparition.

1, vésicule ombilicale. — 2, gouttière intestinale. — 3, cavité amniotique. — 4, cœlome. — 5, allantoïde. — 6, muqueuse de l'utérus. — 7, espace intercotylédonaire.

C'est dans le cœlome que pousse le bourgeon allantoïdien, qui vient s'étaler contre les surfaces ectoplacentaires (commencement du 10e jour), transformant ainsi le chorion primaire (amniogène) en chorion vasculaire ou définitif (allantoïdien). Plus tard, pendant le 13e jour, le tissu allantoïdien vasculaire (lame somatique) déborde inférieurement l'ectoplacenta, et rejoint l'aire vasculaire vers le sinus terminal (*zone inter-ombi-*

*lico-placentaire*). Des anastomoses s'établissent alors en ce point entre la circulation de l'aire vasculaire, et celle de la vésicule allantoïdienne qui représente la deuxième circulation ou circulation de la lame somatique.

La paroi inférieure de la vésicule ombilicale (segment non

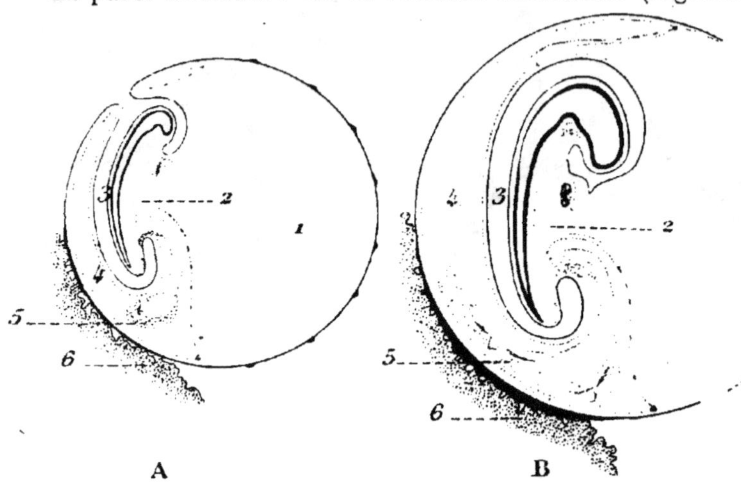

A          B

**Fig. 78.**

Section de l'œuf de la Lapine, à deux stades successifs du développement, intéressant l'embryon en long, et montrant ses rapports avec les annexes (représentation schématique).

Le repli proamniotique et le repli caudal de l'amnios, encore séparés au stade A, sont complètement fusionnés au stade B.

1, vésicule ombilicale. — 2, gouttière intestinale communiquant avec la vésicule ombilicale par le conduit vitellin. — 3, cavité amniotique encore ouverte au stade A (ombilic amniotique). — 4, cœlome externe. — 5, allantoïde. — 6, muqueuse de l'utérus.

embryonné de l'œuf), est formée vers le 10e jour par le feuillet externe doublé en dedans par l'endoderme, Le feuillet externe a développé des villosités rudimentaires qui ne tardent pas à s'atrophier et à disparaître complètement. Du 12e au 14e jour, la paroi inférieure tout entière se résorbe, et il n'en persiste qu'un court tronçon vers les limites de l'aire opaque (*zone résiduelle* de Duval). Ce fait d'une importance considérable nous permettra de comprendre plus facilement le développement des Mammifères à feuillets invertis.

**2° Coupes longitudinales**. — Les coupes longitudinales (fig. 78) sont intéressantes en ce qu'elle nous montrent le développement de l'amnios. Le capuchon caudal s'élève à la face dorsale de l'embryon, et se dirige vers le repli proamniotique qu'il rencontre vers la 216e heure environ. La soudure

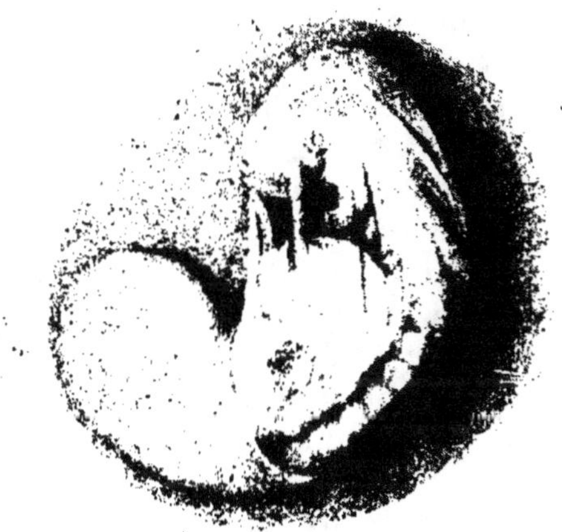

Fig. 79.

Embryon de Lapin de 224 heures (5 mill.) vu de la cavité
de la vésicule ombilicale (gr. 8/1).

L'extrémité céphalique, enveloppée par la coiffe proamniotique, fait saillie
dans cette cavité.

des deux replis s'opère, et la cloison interposée venant à disparaître, la cavité du cœlome incluse dans le repli caudal se continue avec la cavité située au niveau de l'aire opaque, au-dessus de l'embryon. Quant à la cavité amniotique désormais close, elle se compose de deux parties distinctes, la cavité amniotique proprement dite ou cavité de la gaine caudale, et la cavité proamniotique (*poche proamniotique*, FLEISCHMANN) qui communiquent entre elles par le *trou interamniotique* répondant à la ligne de soudure des deux amnios.

L'extrémité céphalique de l'embryon, continuant à s'allonger et à s'infléchir en avant, refoule de plus en plus le proamnios dont elle se coiffe, et semble ainsi faire saillie dans la cavité ombilicale par le trou interamniotique (fig. 79) dans les bords duquel rampent les deux veines omphalo-mésentériques. C'est au 11ᵉ jour que le proamnios présente son plus grand développement, puis il se rapetisse progressivement, tandis que l'extrémité céphalique, primitivement engagée dans le proamnios, se retire en arrière dans le capuchon caudal. Le trou interamniotique se rétrécit de son côté, et bientôt (15ᵉ jour) il ne persiste du proamnios qu'une cicatrice étroite, interposée entre les deux troncs des veines omphalo-mésentériques (Van Beneden et Julin).

Les coupes longitudinales montrent également le développement de l'allantoïde qui vient s'appliquer contre le chorion amniogène, dans la région de l'ectoplacenta. La fusion du bourrelet allantoïdien vasculaire et de la lame somatique du chorion amniogène ne tarde pas à s'opérer (fig. 78, B), et ainsi se constitue le chorion allantoïdien (chorion définitif), dont les saillies ectoplacentaires s'enfoncent dans l'épaisseur de la muqueuse de l'utérus, et seront pénétrées ultérieurement par des vaisseaux sanguins provenant de l'allantoïde.

Enfin, la paroi de la vésicule ombilicale attenante à l'embryon (toit de la vésicule) se montre formée de haut en bas : 1° par une portion de la splanchnopleure répondant à l'aire opaque ; 2° par le proamnios ; 3° par la paroi précordiale (p. 119), et 4° au-dessous du canal vitellin, par la splanchnopleure des aires transparente et opaque. Dans la suite, la gaine caudale de l'amnios se substituera au proamnios, et le toit de la vésicule ombilicale sera exclusivement représenté par la splanchnopleure. Quant à la paroi opposée de la vésicule ombilicale (plancher), répondant au segment didermique de l'œuf, elle s'atrophiera et disparaîtra complètement (fig. 54, B).


## § 7. — L'inversion des feuillets chez les rongeurs

Un certain nombre de Rongeurs (Rat, Souris, Cochon d'Inde, etc.) présentent un singulier phénomène signalé par Bischoff

en 1852, et connu depuis cet auteur sous le nom d'*inversion* ou
de *renversement des feuillets*. Voici en quoi il consiste : des
deux feuillets primaires, l'externe, au lieu de donner naissance
au système nerveux, formerait l'épithélium du tube digestif

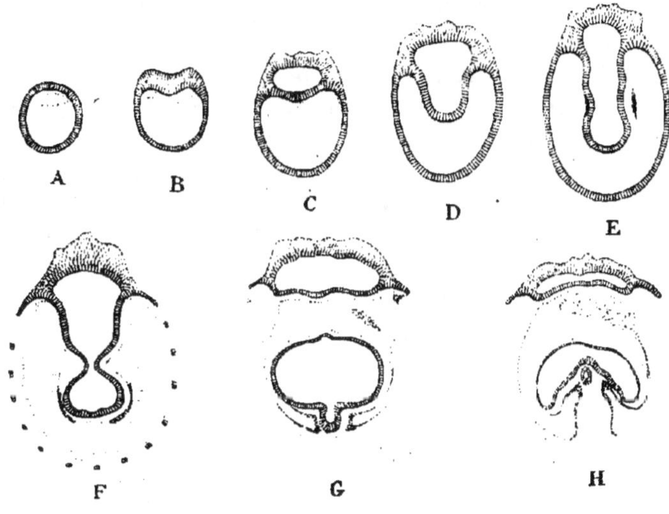

Fig. 80.

Huit stades successifs du développement de l'œuf chez le Campagnol,
montrant l'inversion des feuillets, d'après M. DUVAL.

et de ses annexes, et l'interne, au lieu de fournir l'épithélium
du tube digestif, serait l'origine du névraxe. Cette disposition
inverse des feuillets n'est qu'apparente, ainsi que l'ont montré
les recherches de REICHERT (1860), de HENSEN (1876), de KUPFFER
(1882), de SELENKA (1882-83), de VAN BENEDEN et JULIN (1884) et
de M. DUVAL (1889-92). Les feuillets primaires du blastoderme
donnent naissance aux mêmes produits que chez les autres
Vertébrés.

Les schémas que nous reproduisons dans la figure 80, et qui
sont empruntés au remarquable mémoire de M. DUVAL sur le
placenta des Rongeurs, nous permettront, mieux que toute
description, de montrer en quoi consiste le phénomène de
l'inversion des feuillets. Ces schémas représentent des coupes

intéressant en travers l'œuf de plus en plus développé du Campagnol.

Dans un premier stade (A), le blastoderme est didermique, mais l'ectoderme fait le tour complet de l'œuf, tandis que l'endoderme se trouve encore limité au pôle supérieur (stade didermique secondaire).

Un deuxième stade (B) nous montre que le feuillet externe s'est épaissi en regard du feuillet interne, et forme une sorte de bourgeon repoussant l'endoderme dans la cavité blastodermique. Cet épaisissement ectodermique désigné par KUPFFER (1882) sous le nom de *bouchon*, et par SELENKA (1882) sous celui de *suspenseur*, serait dû, pour la majorité des auteurs, à une hypertrophie de la couche de Rauber persistante chez les Mammifères à feuillets invertis, qui refoulerait l'ectoderme définitif formé aux dépens du bouton embryonnaire (p. 64 et suiv.) ; pour M. DUVAL, au contraire, il serait une formation identique à l'ectoplacenta. C'est par l'intermédiaire de cet épaississement ectoplacentaire que l'œuf se fixe contre la paroi utérine.

Dans un troisième stade (C), le suspenseur s'est allongé, et l'endoderme déborde latéralement sa face inférieure convexe, mais, en même temps, une cavité s'est creusée dans la masse du suspenseur (*cavité ectodermique,* DUVAL). Pour les auteurs qui considèrent le suspenseur comme un épaississement de la couche de Rauber, la cavité ectodermique se produirait entre cette couche et l'ectoderme définitif.

Dans un quatrième stade (D), la cavité ectodermique s'est allongée, et le feuillet interne s'avance de plus en plus dans la cavité blastodermique sensiblement réduite.

Dans un cinquième stade (E), le feuillet interne tapisse complètement le segment inférieur de l'œuf. En même temps, sur les parois latérales de la cavité ectodermique, on constate de chaque côté une saillie de l'ectoderme (*repli amniotique*). Cette saillie paraît due à l'interposition d'un troisième feuillet entre l'ectoderme et l'endoderme, le feuillet moyen du blastoderme, provenant de la ligne primitive.

Un sixième stade (F) nous montre les deux replis amniotiques au contact l'un de l'autre sur la ligne médiane. La cavité ectodermique primitive se trouve ainsi subdivisée en deux cavités secondaires, l'une inférieure ou *cavité amniotique*, l'autre supérieure, *faux amnios* (SELENKA) ou *cavité ectoplacentaire* (M. DUVAL). Le feuillet moyen s'est étendu inférieurement jusqu'au voisinage de la ligne médiane, tandis qu'au niveau des saillies cloisonnant la cavité ectodermique, il s'est fissuré pour donner naissance au cœlome. Au fond de la cavité amniotique, l'ectoderme s'est creusé en gouttière médullaire, et l'endoderme sous-jacent présente sur la ligne médiane l'épaississement qui donnera naissance à la chorde dorsale. Enfin, dans le segment inférieur de l'œuf, l'ectoderme qui forme le revêtement superficiel de la cavité blastodermique est en voie de disparition.

Dans un septième stade (G), les cavités amniotique et ectoplacentaire sont séparées l'une de l'autre, et les portions droite et gauche du cœlome communiquent entre elles au-dessus de l'amnios. La gouttière médullaire est plus prononcée, et la corde dorsale tend à se détacher de l'endoderme. Un bourgeon mésodermique plein figure la première ébauche de l'allantoïde. Le feuillet externe du blastoderme a complètement disparu dans le segment inférieur de la vésicule blastodermique, et le feuillet interne est en voie de régression. Il est à remarquer que l'embryon s'est de plus en plus abaissé dans la cavité blastodermique.

Enfin, dans un huitième et dernier stade (H), nous assistons à la disparition du feuillet interne dans la paroi inférieure de la vésicule blastodermique. La portion de ce feuillet qui tapisse la face inférieure de l'embryon forme alors le revêtement externe de l'œuf, tandis que l'ectoderme en occupe le centre, et c'est cette disposition secondaire qui a donné lieu à la théorie des feuillets invertis. La paroi inférieure de la cavité ectoplacentaire, soulevée en quelque sorte par le bourgeon allantoïdien, se rapproche de plus en plus de la paroi supérieure, et finit par se souder avec elle.

Trois modifications principales peuvent se produire dans le développement des Rongeurs à feuillets invertis. Tantôt, comme

nous venons de l'indiquer chez le Campagnol, la cavité ectodermique se produit entre le suspenseur et l'ectoderme du
bouton embryonnaire, qui restent unis latéralement; tantôt,
comme chez le Rat et la Souris, elle se creuse au sein de l'ectoderme embryonnaire; tantôt enfin, comme chez le Cochon
d'Inde, le bouton embryonnaire se détache et s'éloigne du
suspenseur, et il se forme alors deux cavités distinctes, l'une
dans l'ectoderme embryonnaire (vrai amnios), et l'autre dans
le suspenseur, le bouton embryonnaire et le suspenseur étant
d'autre part séparés par la cavité interamniotique. Mais, quel
que soit l'animal envisagé, deux faits paraissent dominer tout
le phénomène de l'inversion : la formation précoce de l'amnios, et la disparition du segment non embryonné de la vésicule blastodermique. Le Lapin chez lequel l'hémisphère inférieur de l'œuf s'atrophie vers le quinzième jour, mais dont
l'amnios se développe secondairement, après le rudiment
embryonnaire, représente, ainsi que l'a indiqué M. Duval, un
stade intermédiaire entre les Mammifères à inversion et sans
inversion des feuillets.

La cause de ce renversement apparent des feuillets chez les
Rongeurs est encore inconnue.

# CHAPITRE III

# PREMIERS DÉVELOPPEMENTS DE L'ŒUF

## HUMAIN

Les modifications que subit l'œuf humain pendant les premiers jours qui suivent la fécondation, nous sont totalement inconnues. La science ne possède pas la moindre donnée à cet égard, et nous pouvons simplement supposer, par la comparaison des stades ultérieurs du développement, que ces modifications ne s'écartent pas notablement de celles que l'on constate sur les Mammifères domestiques, et particulièrement sur le Lapin. On admet d'ailleurs, toujours par comparaison avec ce qui se passe chez les Mammifères, que pendant le premier septenaire l'ovule humain parcourt toute la longueur de la trompe, et s'engage dans la cavité de l'utérus. Cette absence de renseignements concernant les premiers stades embryonnaires de l'Homme, reconnaît des causes multiples dont la principale assurément est la difficulté de se procurer et d'étudier des œufs humains dans les premiers jours après la fécondation. Il faut ajouter, d'autre part, étant donnée la presque impossibilité d'observer le développement sur place, que la plupart des œufs expulsés du premier mois sont anormaux ou altérés, et permettent tout au plus de se rendre compte de la conformation extérieure des parties, mais ne sauraient être utilisés pour des recherches histologiques.

## § 1. — ŒUFS HUMAINS DU PREMIER MOIS

Ne pouvant consacrer une description spéciale à chacun des plus jeunes embryons humains connus, nous grouperons

EMBRYONS HUMAINS DU PREMIER MOIS LUNAIRE

DÉCRITS PAR LES AUTEURS

| OBSERVATEURS | LONGUEUR de l'embryon en millimètres. | DIMENSIONS de l'œuf en millimètres. | DIMENSIONS de la vésicule ombilicale en millimètres. | AGE probable en jours. |
|---|---|---|---|---|
| Peters (1899) | 0,19 | $1,6 \times 0,9 \times 0,8$ | 0,19 | 5 à 6 ? |
| Léopold | » | $1,4 \times 0,9 \times 0,8$ | » | » |
| Breus (1877) | » | 5 | » | 10 ? |
| Reichert (1873) | » | $5,5 \times 3,3$ | » | 12 |
| Siegenbeck van Heukelom (1898) | 0,32 | $5,5 \times 4,5$ | » | » |
| Kollmann (1879) | » | $5,5 \times 4,5$ | » | » |
| Graf von Spee (1896) | 0,37 | $6 \times 4,5$ | $1,08 \times 1$ | 12 |
| Giacomini (1898) | 0,5 ? | 8,5 | $1 \times 0,66$ | 11 ? |
| Mall, P. (no 11) | 0,8 | $10 \times 7 \times 7$ | $1,5 \times 1$ | 13 |
| Keibel (1890) | 1 | $8,5 \times 7,75 \times 6$ | » | » |
| Eternod (1894) | 1,3 | $16,8 \times 8,2 \times 6$ | » | » |
| Graf von Spee (1889) | 1,54 | $10 \times 8,5 \times 6,5$ | $1,8 \times 1,5$ | 12 |
| Mall, P. (no 12) | 2,1 | $18 \times 18 \times 8$ | $1,5 \times 1 \times 1$ | 13 |
| Thomson (1839) | 2,1 | 5,7 | 2,6 | 14 |
| His (E) | 2,1 | $8,5 \times 5,5$ | $2,3 \times 1,6$ | » |
| Eternod (1896) | 2,11 | 16,3 | $3 \times 2,5 \times 1,75$ | » |
| His (Lg) | 2,15 | $15 \times 12,5$ | $1,6 \times 1,2$ | 12 |
| His (SR) | 2,22 | $9 \times 8$ | $1,9 \times 1,5$ | » |
| His (Sch) | 2,2 | » | $2,1 \times 1,7$ | » |
| His (L) | 2,4 | $9 \times 8$ | » | » |
| Thomson (1839) | 2,5 | $15 \times 10$ | 2,1 | 14 |
| Chiarugi (1889) | 2,6 | $15 \times 12 \times 8$ | $1,9 \times 1,8 \times 1,6$ | » |
| His (M) | 2,6 | $8 \times 7,5$ | $2,6 \times 1,7$ | » |
| Graf von Spee (1887) | 2,69 | $15 \times 14$ | $2,5 \times 1,5$ | » |

| | | | | |
|---|---|---|---|---|
| Janosik (1887) | 3 | 8 | | |
| His (B.B) | 3,2 | 14 × 11 | 3 × 2 | 20 |
| Tourneux et Herrmann (1886) | 3,5 | 9 | 2 | » |
| Bertacchini (P.) | 3,93 | » | » | » |
| Mall, P. (n° 87) | 4 | 24 × 16 × 19 | » | 14 |
| Coste | 4 | 20 | 3 | 20 à 25 ? |
| Ecker (1880) | 4 | » | » | 17 |
| His (III) | 4 | 30 × 25 | 3 × 2,7 | 23 |
| Bremer | 4 | » | » | » |
| His (Lr) | 4,2 | 15 | 2.8 × 2,3 | » |
| Stubenrauch (1889) | 4,3 | » | » | 24 |
| Mall, P. (n° 148) | 4,3 | 17 × 14 × 10 | » | » |
| Wagner (1835) | 4,5 | » | » | 21 |
| Hensen (1877) | 4,5 | » | » | 25 à 26 ? |
| Mall, P. (n° 11) | 4,5 | 30 × 30 | » | » |
| Mall, P. (n° 76) | 4,5 | 22 × 20 | 3 | » |
| Mall, P. (n° 80) | 5 | 24 × 18 × 8 | 4 | » |
| His (D 2) | 5 | 20 × 15 | 4 | » |
| His (W) | 5 | 25 × 20 | » | 21 |
| His (R) | 5 | 22 | » | » |
| Meyer (1890) | 5,25 | 22 | 4 | 18 |
| Mall, P. (n° 19) | 5,5 | 18 × 24 | 2.5 × 2 × 2 | » |
| Fol (II) | 5,6 | » | » | » |
| Mall, P. (n° 46) | 6 | 24 × 18 | » | » |
| Stubenrauch | 6 | » | » | 17 |
| Mall, P. (n° 116) | 6,5 | 28 × 20 × 10 | » | 27 |
| Piper | 6,8 | 35 × 29 | » | » |
| Mall, P. (n° 2) | 7 | 25 × 25 | 7 × 4,5 × 4,5 | 24 |
| Stubenrauch (1889) | 7 | » | » | 23 |
| Mall, P. (n° 18) | 7 | 18 × 18 | » | » |
| His (B) | 7 | 25 × 22 | 4 | » |
| His (Stt) | 7,75 | 21 × 17 | » | 27 |
| His (XVII) | 8,5 | 20 × 12 | » | » |
| Meyer | 8 | 45 | 5 | 28 |

ensemble ceux qui répondent à peu près au même stade de développement, et nous les confondrons dans une même relation. Le tableau précédent que nous empruntons presque en entier à P. MALL (1900) contient l'énumération des embryons

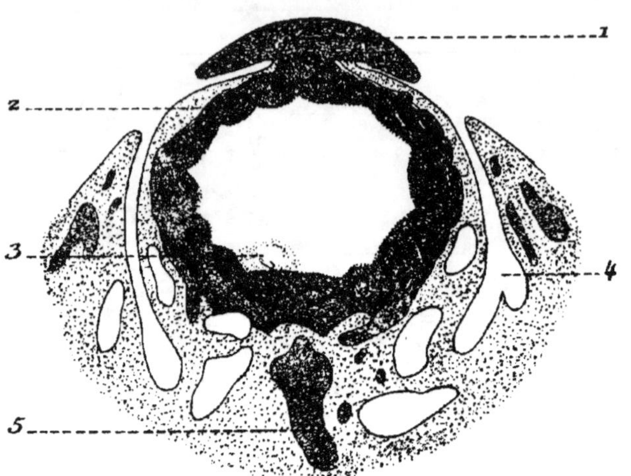

Fig. 81.

Figure demi-schématique montrant les rapports qu'affecte l'œuf humain avec les vaisseaux maternels, d'après PETERS (1899). Cette figure répond en grande partie à l'œuf de 1,6/0,8 mill. décrit par PETERS.

1, champignon fibrineux d'obturation. — 2, paroi de l'œuf constituée par le chorion dont le trophoblaste épaissi (bleu) est doublé en dedans d'une mince couche mésodermique rouge. — 3, rudiment embryonnaire, avec son amnios (bleu) et sa vésicule ombilicale (jaune), logé dans un épaississement mésodermique du chorion. — 4, glandes utérines. — 5, vaisseaux maternels.

du premier mois qui ont été décrits par les auteurs. Les descriptions de COSTE remontent à 1849, et celles de HIS à 1880.

**1° Œufs de là première semaine.** — L'œuf décrit par PETERS, à part peut-être celui de LÉOPOLD, représente le plus jeune stade actuellement connu (5 ou 6 jours). Il était complètement enfoui dans l'épaisseur de la muqueuse de l'utérus, où l'examen des coupes sériées démontra qu'il avait pénétré par effraction. L'orifice de pénétration, manifeste, était comblé et surmonté par une sorte de *champignon fibrineux* offrant le structure d'un caillot en voie d'organisation.

L'œuf ovoïde mesure suivant ses trois principaux diamètres : 1,6 × 0,9 × 0,8 millimètres. Il affecte la forme d'une vésicule dont les parois sont constituées par l'épithélium chorial (trophoblaste) avec ses deux assises distinctes (cellulaire et plasmodiale), doublé en dedans par une mince couche mésodermique (choriale). L'assise plasmodiale forme à la surface une couche presque continue, épaisse par places de 0,5 millimètres, et creusée d'excavations vasculaires en continuité à la périphérie avec les vaisseaux naturels (fig. 81). L'ébauche embryonnaire logée dans un épaississement mésodermique du chorion occupe la partie profonde de l'œuf : on y remarque une cavité amniotique entièrement close, ainsi qu'une petite vésicule ombilicale (190 μ). La plaque embryonnaire est représentée par une simple couche de cellules épithéliales cylindriques formant le plancher de la cavité amniotique, et séparée de la vésicule ombilicale, sauf peut-être au niveau de l'extrémité craniale, par une couche mésodermique en continuité avec le chorion. L'ébauche de l'allantoïde, figurée par un court diverticule de la vésicule ombilicale, est douteuse.

**2° Œufs du 12ᵉ jour.** — Les circonstances dans lesquelles l'œuf décrit par REICHERT fut trouvé sur le cadavre d'une suicidée, rendent à peu près certain l'âge de 12 à 13 jours qu'on lui attribue. Il avait la forme d'une épaisse lentille à bords arrondis, dont le diamètre transversal mesurait 5,5 millimètres, et l'épaisseur 3,5 millimètres. Les deux faces polaires étaient lisses, mais toute la région équatoriale était couverte de courtes saillies villeuses non encore ramifiées (0,2 millimètre). Ce corps lenticulaire constituait une vésicule blastodermique dont la paroi très mince était formée d'une seule couche de cellules épithéliales, et dont la cavité était remplie par une substance albuminoïde se coagulant sous l'influence de l'alcool en une masse fibrillaire. On ne distinguait à la surface de cette vésicule aucune tache embryonnaire, mais la zone polaire en contact avec la muqueuse de l'utérus était doublée à sa face interne d'une seconde couche de cellules granuleuses lâchement unies entre elles, répondant évidemment à la région du futur embryon.

**3° Œufs du 13° jour**. — On peut ranger les œufs de ce stade en deux groupes distincts :

a. *Premier groupe* (*longueur de l'embryon : moins de 1 millimètre*). — La vésicule blastodermique ou choriale, complètement enfouie dans la muqueuse de l'utérus (caduque), mesure un diamètre de 5 à 9 millimètres. Les villosités choriales encore simples dans l'œuf de Reichert, se sont allongées (1 millimètre) et ramifiées, et ont envahi progressivement les deux zones polaires. La vésicule épithéliale représentant le blastocyste primitif, se montre doublée intérieurement, dans toute son étendue, d'une couche mésodermique qui envoie de fins prolongements dans les villosités.

Aucun auteur, sauf Graf von Spee, ne signale de véritable rudiment embryonnaire pourvu d'une ligne primitive ou d'un sillon dorsal, ce qu'il faut vraisemblablement attribuer à l'altération des œufs, ou encore à l'imperfection des procédés de fixation employés. L'extension considérable du mésoderme témoigne, en effet, en faveur de l'existence d'une tache embryonnaire, et, d'autre part, il nous serait difficile de comprendre la présence de villosités choriales sur la face polaire de l'œuf qui regarde l'utérus, avant la formation de l'amnios.

L'œuf (v. H) étudié avec soin par Graf von Spee (fig. 82), d'un diamètre de 4,5 sur 6 millimètres, renfermait une tache embryonnaire de forme ovale (0,37 sur 0,23 millimètre), dans l'étendue de laquelle le feuillet externe se montrait notablement épaissi, avec un sillon primitif sur la ligne médiane. La face externe de cette tache était en rapport avec une cavité amniotique arrondie (0,34 millimètre), close de toutes parts ; sa face ventrale supportait une vésicule ombilicale (1 millimètre), déjà tapissée en dehors par une couche mésodermique. La tache embryonnaire se trouvait rattachée à la face profonde du chorion par l'intermédiaire d'un large pédicule mésodermique (*pédoncule* ou *pédicule ventral*, His ; *pédicule allan-*

*toïdien*), logeant, en avant, l'amnios dans une saillie arrondie. et, en arrière, un prolongement de la cavité ombilicale que l'on pouvait suivre sur une longueur de 0,35 millimètre (canal allantoïdien).

Dans toute l'étendue de la tache embryonnaire, sauf peut-être

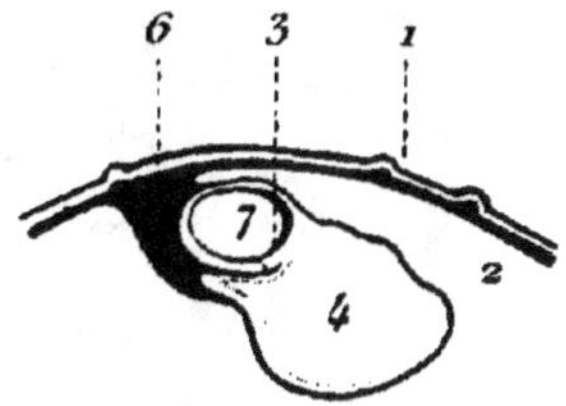


Fig. 82.

Section sagittale et axile d'un embryon humain de 0,37 mill., avec ses annexes (d'après GRAF VON SPEE, 1896).

Représentation demi-schématique à un grossissement d'environ 10 diamètres.
1, chorion. — 2, cavité choriale. — 3, rudiment embryonnaire. — 4, vésicule ombilicale. — 6, pédicule ventral. — 7, cavité amniotique.

au niveau de l'extrémité céphalique, l'ectoderme était séparé de l'endoderme par une troisième couche mésodermique. ce qui fait supposer à GRAF VON SPEE que chez l'embryon humain, à un stade donné, la ligne primitive se prolonge jusqu'au voisinage de l'extrémité supérieure de la tache embryonnaire.

L'épithélium chorial était doublé en dehors par une mince membrane réfringente que les observations de PETERS et de LEOPOLD ne permettent pas d'assimiler au prochorion des œufs de Lapine. Enfin, entre le chorion, la vésicule ombilicale et le pédicule allantoïdien, régnait une cavité relativement considérable, le cœlome extra-embryonnaire.

b. *Deuxième groupe (longueur de l'embryon : 1 à 1,5 millimètre)*. — La vésicule choriale d'un diamètre de 7 à 12 millimètres, renferme un embryon de 1 à 1,5 millimètre, dont l'extrémité postérieure est fixée à la face interne du chorion par l'intermédiaire d'un pédicule mésodermique.

L'embryon possède un amnios complet, se réfléchissant en arrière sur le pédicule allantoïdien où il se termine par un

9...

prolongement conique (GRAF VON SPEE, ETERNOD) ; sa face ventrale supporte une vésicule ombilicale arrondie de 1 à 1,8 millimètre. Sur la face dorsale, on remarque de bas en haut, la ligne
primitive pourvue d'un canal neurentérique (fig. 83 et 84),
au niveau de son extrémité supérieure, puis les deux plaques

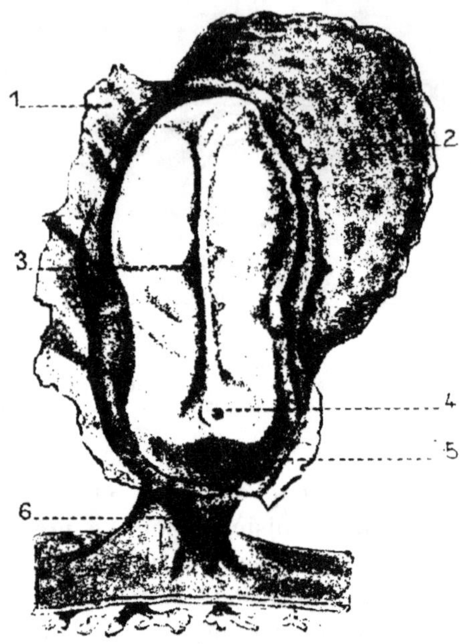


Fig. 83.

Plaque embryonnaire d'une longueur de 1,54 mill. sur un œuf
humain de 10/6,5 mill., vue par sa face dorsale, d'après une reconstruction de GRAF VON SPEE, 1889 (gr. 28/1).

1, paroi de l'amnios ouverte. — 2, vésicule ombilicale. — 3, gouttière médullaire.
— 4, canal neurentérique. — 5, sillon primitif. — 6, pédicule abdominal.

médullaires séparées par un sillon médian. Enfin, il existe un
rudiment de l'intestin antérieur, et l'intestin postérieur se
prolonge sous forme de canal allantoïdien (sans renflement
terminal), à l'intérieur du pédicule ventral. Le cœlome intra-
embryonnaire et le cœur font encore défaut.

Le chorion, l'amnios et la vésicule ombilicale sont doublés

d'une couche mésodermique dans toute leur étendue (fig. 85) ;
l'épithélium chorial (trophoblaste) est formé de deux assises

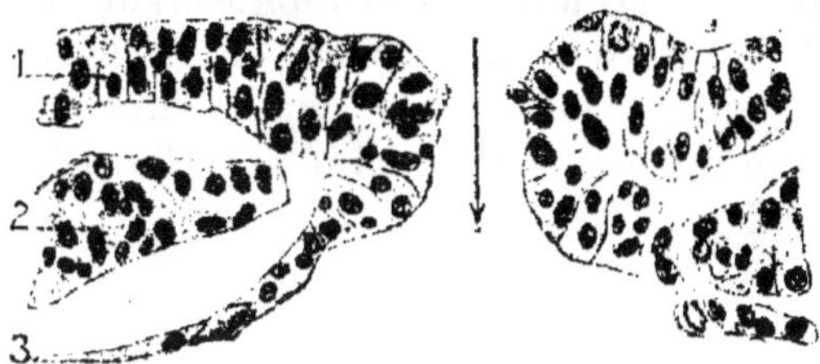

Fig. 84.

Coupe transversale intéressant le canal neurentérique sur la plaque
   embryonnaire de 1,54 mill. représentée dans la figure 83; dessin
   du Dr BONNE.

   1, feuillet externe. — 2, feuillet moyen. — 3, feuillet interne.

(couche cellulaire profonde et couche plasmodiale superficielle).
L'endoderme présente l'épaississement médian qui figure le pro-

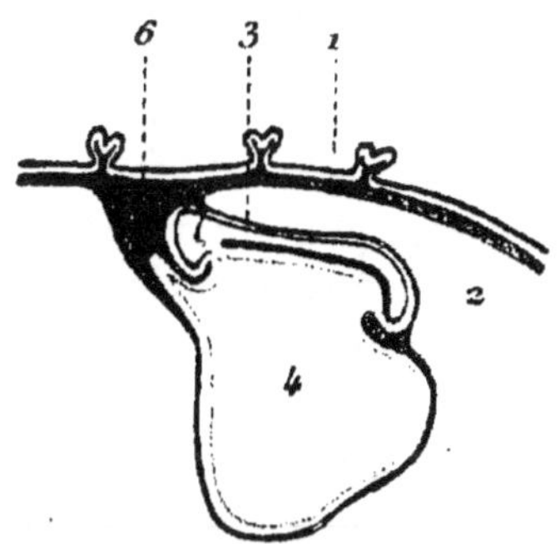

Fig. 85.

Section sagittale et axile d'un embryon humain de 1,54 mill., avec
   ses annexes (d'après GRAF VON SPEE, 1889).

   Représentation demi-schématique à un grossissement d'environ 10 diamètres.

   1, chorion. — 2, cavité choriale. — 3, rudiment embryonnaire. — 4, vésicule
ombilicale. — 6, pédicule ventral. — 7, cavité amniotique.

longement céphalique de la ligne primitive. Les parois de la
vésicule ombilicale renferment des vaisseaux, et les villosités
choriales commencent à se vasculariser. L'espace compris
entre le chorion d'une part, l'amnios et la vésicule ombilicale

9....

de l'autre, est occupé par un liquide colloïde et transparent.

D'après GRAF VON SPEE, le passage du stade précédent à celui qui nous occupe, se ferait par l'allongement et par l'abaissement de l'extrémité antérieure de la tache embryonnaire, entraînant l'amnios qui tend de plus en plus à se dégager du pédicule allantoïdien, avec lequel il ne reste en contact que par son extrémité postérieure.

**4° Œufs de 14 à 16 jours** (*longueur de l'embryon* : 1,5 à 2,5 millimètres). — L'examen comparatif des œufs décrits par les auteurs montre que, du quatorzième au seizième jour, les crêtes médullaires se sont soulevées à la face dorsale de l'embryon, délimitant une gouttière profonde (*gouttière médullaire*), et que, d'autre part, le cœur est apparu entre la tête et l'insertion de la vésicule ombilicale. Un certain nombre de protovertèbres sont visibles.

L'œuf (8 à 12 millimètres) est entièrement couvert de villosités rameuses ; la vésicule ombilicale, d'un diamètre de 2 millimètres environ, se continue largement avec la gouttière intestinale, et un pédicule ventral court et épais rattache l'embryon au chorion.

Sur les embryons les plus âgés de ce stade, la gouttière médullaire s'est déjà transformée en tube sur une partie de sa longueur, et le cœur commence à s'incurver.

**5° Œufs de 17 à 18 jours** (*longueur de l'embryon* : 2,5 à 3 *millimètres*), — L'œuf, couvert de villosités, mesure un diamètre de 9 à 15 millimètres. L'embryon fortement infléchi en avant dans la région dorsale (fig. 86) est fixé par un pédicule encore court et épais à la face interne du chorion. Cette inflexion considérée par les auteurs comme normale, nous paraîtrait plutôt artificielle, ainsi que nous avons pu le constater sur des embryons de chien extraits vivants de la corne utérine, et qui, après s'être sous nos yeux brusquement coudés, se sont progressivement redressés et incurvés en sens contraire dans le liquide de Kleinenberg. La vésicule ombilicale est large de 2 à 3 millimètres. L'amnios enveloppe l'embryon en arrière, depuis le bord inférieur du premier arc jusqu'au pédicule ventral.

L'extrémité céphalique légèrement renflée montre sur ses parties latérales trois arcs branchiaux avec deux fentes interposées. Le cœur déjà incurvé en forme de V, et composé de trois segments distincts, fait saillie entre l'extrémité céphalique et le sac vitellin. Le système des veines cardinales est constitué. Les vaisseaux omphalo-mésenté- riques sont au nombre de quatre, dont deux veines et deux artères. Les segments protovertébraux apparaissent nettement, mais on ne distingue encore, à la surface du corps de l'embryon, aucun rudiment des membres.

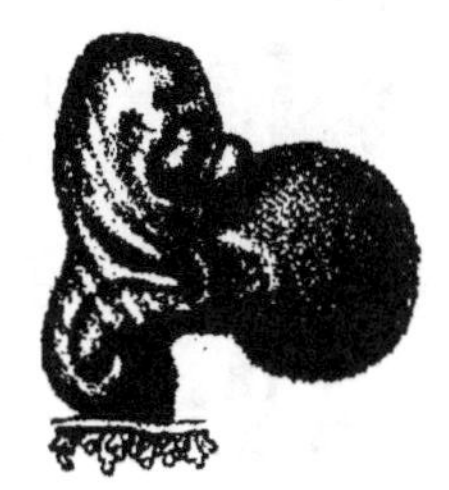

Fig. 86.
Embryon humain de 2.15 mill., d'après His (gr. 8,5/1).

Le tube médullaire est entièrement clos: on remarque, en avant, les deux vésicules oculaires primitives déjà séparées par un étranglement de la vésicule cérébrale antérieure ; plus en arrière, on aperçoit les renflements des cerveaux moyen et postérieur. Les fossettes auditives sont nettement accusées sur les parties latérales de l'embryon, en regard du deuxième arc. La chorde dorsale se prolonge en avant jusqu'au voisinage de la base du cerveau antérieur. L'intestin paraît déjà en libre communication avec la dépression buccale.

**6° Œufs de 19 à 21 jours** (*longueur de l'embryon : 3 à 4 mil- limètres*). — L'œuf atteint à ce stade un diamètre de 11 à 16 millimètres, qui peut s'élever jusqu'à 20 millimètres. Les villosités ramifiées et vasculaires mesurent une longueur de 3 millimètres.

L'embryon repose, en général, par son côté gauche sur le chorion auquel le rattache un cordon assez court. L'inflexion antérieure de la région dorsale, si accusée chez les embryons de 16 à 18 jours, et que l'on constate encore au commencement de ce stade (fig. 87), tend à s'effacer, tandis que d'autre part les deux extrémités céphalique et caudale convergent l'une vers

9.....

l'autre. La courbe ainsi décrite par l'embryon de 4 millimètres, forme un cercle presque complet, et présente les diverses inflexions que nous avons signalées chez l'embryon de Lapin (inflexions céphaliques antérieure et postérieure, dorsale et caudale). De plus, l'embryon se tord légèrement sur son axe longitudinal, si bien que la tête s'incline généralement à droite, et l'extrémité caudale à gauche. Le pédicule ventral et la vésicule ombilicale se trouvent déjetés à droite du corps de l'embryon. La vésicule ombilicale, d'un diamètre de 3 millimètres, se continue avec les parois de l'intestin par un canal rétréci, encore très court.

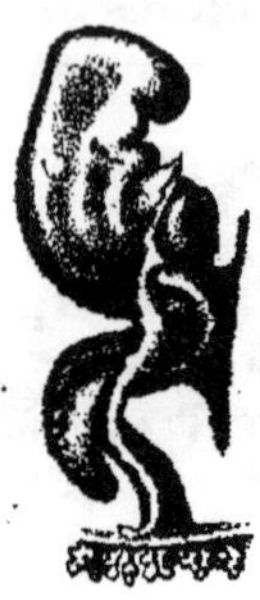

Fig. 87.
Embryon
humain de
3,2 mill.,
d'après His
(gr. 8,5/1).

Les arcs branchiaux dont le dernier est à peine visible, sont au nombre de quatre, avec trois fentes interposées. La fossette auditive, de forme ovalaire, existe en regard du deuxième arc branchial. Sur les parties latérales du corps, on observe la série des protovertèbres au nombre de 25 à 30, étendues depuis le dernier arc branchial jusqu'à une faible distance de l'extrémité caudale. Les rudiments des membres sont visibles.

A l'extrémité céphalique, on distingue le cerveau antérieur encore unique, le cerveau intermédiaire, la vésicule moyenne, le cerveau postérieur et l'arrière-cerveau ; les vésicules oculaires sont représentées par deux saillies du cerveau intermédiaire, mais l'involution cristallinienne ne s'est pas encore creusée. La chorde dorsale s'étend depuis la paroi postérieure du saccule hypophysaire jusqu'à la pointe du coccyx.

Les différents segments du tube digestif sont déjà reconnaissables, bien que leurs limites respectives ne soient pas encore très nettement indiquées. La paroi antérieure de la cavité bucco-pharyngienne présente le rudiment de la langue, et plus bas le bourgeon pulmonaire déjà bifide à son extrémité. Le renflement stomacal est encore sensiblement vertical, et le duodénum donne naissance au conduit hépatique. Quant à l'intestin grêle, il forme déjà une anse dont le sommet répond au point d'implantation du pédicule vitellin.

L'éminence urogénitale existe dans toute la longueur de la paroi postérieure de l'abdomen ; sa portion supérieure présente les canalicules du corps de Wolff, contournées en S, ainsi que les ébauches des glomérules ; sa portion inférieure ne renferme que le canal de Wolff qui débouche sur la paroi latérale du cloaque.

Le cœur, contourné en S comme dans les stades antérieurs, montre nettement ses trois segments constitutifs. Les aortes descendantes se réunissent au-dessus de l'estomac, en un seul tronc qui se divise, au niveau de la partie supérieure du cloaque, en deux artères ombilicales. Les veines vitellines et allantoïdiennes se fusionnent entre elles de chaque côté, puis les deux troncs communs se réunissent pour former le sinus veineux, dans lequel viennent s'ouvrir presque immédiatement les deux canaux de Cuvier.

Il convient de faire remarquer qu'on rencontre des différences assez sensibles dans le développement de deux embryons mesurant exactement la même longueur, et que d'autre part, chez un même embryon, les divers appareils ne se trouvent pas au même degré de développement. C'est ainsi qu'un embryon humain de 3 millimètres (après action de l'alcool) provenant de la collection de Coste, et que nous avons décomposé en coupes transversales sériées, bien qu'incurvé en forme de C et possédant trois fentes branchiales, ne présente pas encore de bourgeon pulmonaire, ni de canal de Wolff. Nous relevons sur cet embryon les détails suivants : l'épiderme est formé d'une seule couche de cellules épithéliales cubiques, les membranes d'occlusion des deux premières fentes branchiales sont didermiques, la chorde dorsale est appliquée intimement contre la moelle, et la *membrana reuniens posterior* n'est pas encore développée. Les protovertèbres sont encore pourvues d'une cavité, et leur paroi offre un caractère nettement épithélial, surtout en dehors.

   7° **Œufs de 22 à 25 jours** (*longueur de l'embryon : 4,5 à 6 milli-*

*mètres*). — Le chorion garni de villosités sur toute sa surface possède un diamètre de 15 à 25 millimètres. L'embryon est recourbé en forme de C (fig. 88). Le cordon ombilical nettement constitué, mais encore très court, se dirige vers la droite, et renferme un conduit vitellin qui aboutit à une vésicule ombilicale libre (3,5 millimètres).

L'arc facial est pourvu d'un bourgeon maxillaire supérieur encore rudimentaire. Il existe trois fentes branchiales, et quatre sur les embryons les plus âgés de ce stade. La fossette auditive s'est transformée en une vésicule formant une petite saillie en regard du deuxième arc. Le nombre des protovertèbres est d'une trentaine.

Les cinq vésicules de l'encéphale sont différenciées; la cupule rétinienne loge l'involution cristallinienne. L'appareil de la circulation et l'appareil digestif sont à peine plus développés que dans le groupe précédent.

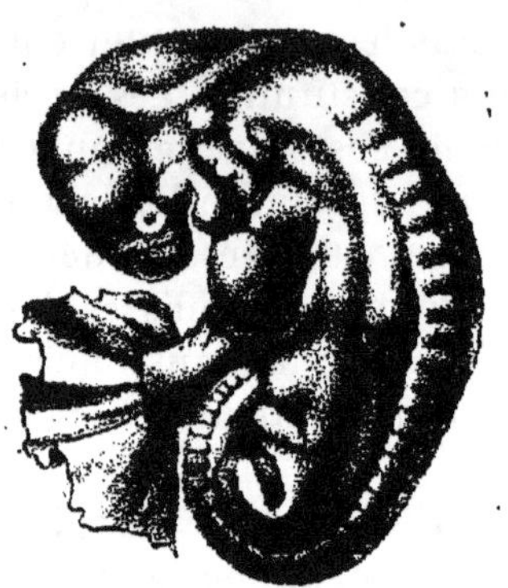

Fig. 88.
Embryon humain de 5 mill., d'après His (gr. 7/1).

Les bronches ne sont pas encore ramifiées ; le corps de Wolff est constitué.

**8° Œufs de 26 à 28 jours** (*longueur de l'embryon : 7 à 8 millimètres*). — Nous résumerons la remarquable étude de His sur deux embryons de 7 et de 7,5 millimètres (fig. 89).

Ces embryons présentent une incurvation très prononcée du corps : les inflexions cérébrale, cervicale, dorsale et caudale sont nettement accusées. La tête, fortement infléchie en avant, repose sur la saillie du cœur. La région correspondant au quatrième arc et à la quatrième fente, s'est enfoncée dans l'épaisseur des téguments (*sinus præcervicalis*, His). Les extrémités se montrent comme de petites palettes, sans trace de segments distincts. Les protovertèbres, au nombre de 35, s'étendent depuis la protubérance cervicale jusqu'à l'extrémité du coccyx.

Les cinq divisions du cerveau sont parfaitement visibles à travers sa mince enveloppe. A la base des vésicules hémisphériques, on aperçoit la fossette olfactive, et, à peu de distance de cette dernière, l'œil avec le cristallin encore à l'état de vésicule. Au delà du cerveau postérieur, à la hauteur du deuxième arc, on remarque une petite saillie indiquant l'emplacement de la vésicule auditive et du ganglion acoustique.

L'examen des coupes sériées nous montre l'existence de la poche hypophysaire et des deux lobes olfactifs interposés entre le cerveau intermédiaire et l'extrémité supérieure du tube digestif. Les centres

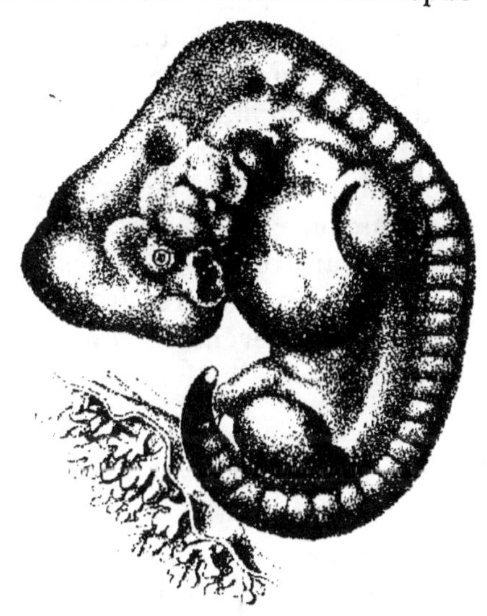

Fig. 89.

Embryon humain de 7,5 mill., d'après His (gr. 7/1).

nerveux présentent déjà la différenciation des substances grise et blanche. Les ganglions rachidiens et craniens sont nettement visibles, ainsi que les racines antérieures. Les racines postérieures font encore défaut, de même que le grand sympathique.

L'organe de l'olfaction est figuré par deux dépressions réniformes à bords saillants présentant dans leur angle postéro-supérieur une excavation plus profonde, la fossette olfactive, tapissée par une membrane épithéliale très épaisse.

Les principales parties du tube digestif sont nettement différenciées. Sur la paroi inférieure de la bouche, on aperçoit le rudiment lingual situé au-dessus du bulbe aortique, dont il est séparé par la formation épithéliale répondant à l'origine de la thyroïde médiane.

Le double mouvement de l'estomac (rotation de gauche à droite, et inflexion de l'extrémité inférieure à droite) est accusé, ainsi que la torsion de l'anse intestinale. Le foie constitue un organe assez volumineux pour refouler devant lui la paroi abdominale, et être apparent à l'extérieur: il est divisé en deux lobes principaux, et reçoit du duodénum un court conduit hépatique. Le canal de Wolff émet, un peu avant son embouchure, un canal qui représente l'origine de l'uretère.

Le cœur avec ses trois segments est incurvé en V. Les cloisons interauriculaire et interventriculaire apparaissent sous la forme d'éperons dessinant la future séparation des cavités cardiaques. Le bulbe artériel est encore indivis.

### § 2. — ŒUFS HUMAINS DU DEUXIÈME MOIS

Nous nous bornerons, pour les œufs âgés de plus de quatre semaines, à esquisser le développement de la forme extérieure de l'embryon et de ses annexes, jusqu'au moment où l'embryon par sa configuration se rapproche de l'adulte, c'est-à-dire jusqu'au moment où il se transforme en fœtus (38 jours). Nous ferons précéder cette description du tableau synoptique de P. MALL (1900) concernant les embryons humains du deuxième mois.

**1° Œufs de 29 à 30 jours** (*embryons de 8 à 10 millimètres*). — La courbure longitudinale du corps commence à se redresser, et la tête ne forme plus qu'un angle droit avec l'axe du dos. Le sinus précervical est devenu plus profond, mais il est toujours ouvert. Les bourgeons des membres se sont allongés, et, sur les embryons de 10 millimètres, on peut reconnaître les palettes terminales qui représentent les rudiments des mains et des pieds. Le pédicule ventral a enveloppé le conduit vitellin sur les trois quarts de sa longueur, pour constituer le cordon ombilical.

| OBSERVATEURS | LONGUEUR de l'embryon en millimètres. | DIMENSIONS de l'œuf en millimètres. | DIMENSIONS de la vésicule ombilicale en mill. | AGE probable en jours. |
|---|---|---|---|---|
| Ecker | 10 | » | » | 32 |
| Mall, P. (n° 88) | 10 | 30 × 28 × 15 | 4 | » |
| His (XCVIII) | 10,3 | 35 × 25 | » | » |
| Mall, P. (n° 109) | 11 | 30 × 30 | » | » |
| His (Br) | 11 | 30 × 27 | 5 × 5 × 4,5 | 33 |
| His (XCVII) | 11 | 30 × 25 | » | » |
| His (Rg) | 11,5 | 30 × 27 | 5,5 × 4,5 | » |
| His (S1) | 12,5 | 30 × 27 | 6 × 5 | » |
| His (XIX) | 12,8 | 40 × 32 | 5 × 4,5 | » |
| Mall, n° 35) | 13 | » | » | 37 |
| His (M 2) | 13 | » | » | 36 |
| His (Br 2) | 13,6 | 35 × 28 | 6 × 4,5 | 35 |
| His (Dr 1) | 15 | 45 × 40 | 6 × 5,5 | » |
| His (S 2) | 15 | 35 × 28 | 5,5 × 4,5 | » |
| Mall, P. (n° 17) | 18 | 40 × 30 × 20 | » | » |
| Mall, P. (n° 42) | 18 | 35 | » | » |
| Mall, P. (n° 44) | 18 | 40 × 30 × 30 | » | » |
| Mall, P. (n° 5 ) | 18,5 | 40 × 30 | » | » |
| Mall, P. (n° 28) | 19 | 50 × 30 × 20 | » | » |
| Mall, P. (n° 81) | 20 | 65 × 55 × 35 | » | » |
| Mall, P. (n° 94) | 20 | 50 × 40 × 30 | » | » |
| Mall, P. (n° 22) | 20 | 35 × 30 × 30 | 5 × 2 × 2 | » |
| Minot | 22 | » | » | » |
| Mall, P. (n° 47) | 23 | 30 | » | » |
| His (Wt.) | 23 | 55 × 50 | » | » |
| Mall, P. (n° 72) | 23 | 40 × 30 | » | » |
| Mall, P. (n° 27) | 23 | 30 | » | » |
| Mall, P. (n° 31) | 24 | 50 × 30 × 30 | » | » |
| Mall, P. (n° 127) | 24 | 60 × 45 × 40 | » | » |
| Mall, P. (n° 128) | 24 | 50 × 40 | » | » |
| His (Dr 2) | 25 | 45 × 40 | » | » |

**2° Œufs de 31 à 33 jours** (*embryons de 10 à 12 millimètres*). — Le dos a continué à se redresser, mais l'extrémité caudale est toujours arquée en avant, et la tête forme encore un angle droit avec l'axe du corps (fig. 90). Le sinus précervical s'est tellement invaginé qu'il englobe les trois dernières fentes branchiales.

On peut encore reconnaître extérieurement les protovertèbres. Les membres présentent trois segments, et la palette du membre supérieur montre les incisures délimitant les doigts. Le cordon ombilical s'est allongé et légèrement tordu

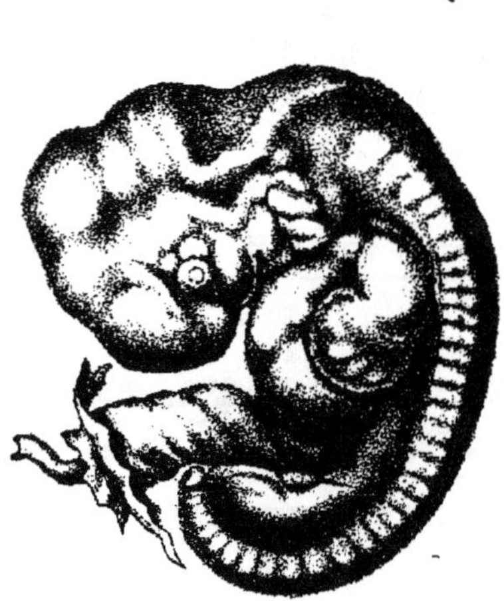

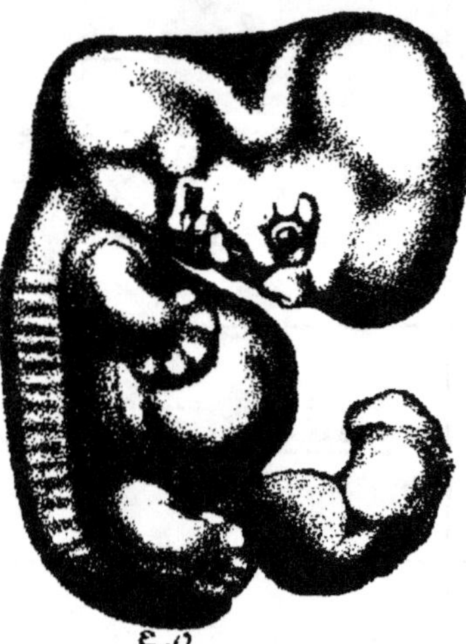

Fig. 90.
Embryon humain de 11 mill.,
d'après His (gr. 4/1).

Fig. 91.
Embryon humain de 14,5 mill.,
d'après His (gr. 3,8/1).

L'appendice caudal atteint son maximum de développement sur les embryons de 13 millimètres.

**3° Œufs de 35 jours** (*embryons de 14 millimètres*). — L'œuf mesure un diamètre de 30 millimètres ; les villosités choriales sont longues de 8 à 9 millimètres. Le dos de l'embryon est presque rectiligne, mais la tête est toujours fléchie (fig. 91). Dans la région de la nuque, entre le cerveau postérieur et les

membres supérieurs, s'est creusée une dépression que His
désigne sous le nom de fossette nuchale. Le cordon ombilical,
d'une longueur de 6 millimètres sur une épaisseur de 2 milli-

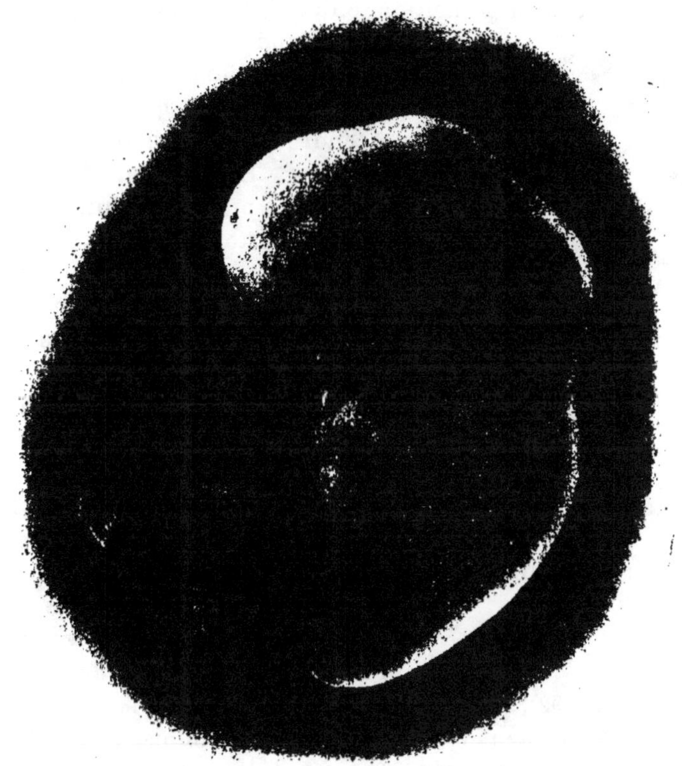

Fig. 92.
Fœtus humain de 26 mill. (gr. 2,5/1).

mètres, renferme quelques circonvolutions intestinales, et
décrit un ou deux tours de spire. La vésicule ombilicale, d'un
diamètre de 5,5 millimètres, est rattachée à l'extrémité distale
du cordon ombilical par un pédicule long de 4 millimètres.
Le liquide occupant la cavité choriale s'est transformé en un

tissu muqueux qui se rapproche de plus en plus par ses caractères du *corps réticulé* de VELPEAU (p. 529).

**4° Œufs de 38 jours** (*embryons de 16 à 18 millimètres*). — Ce stade répond à la transition entre la période embryonnaire et la période fœtale. La tête s'est redressée ; allongée et irrégulièrement bosselée jusqu'ici, elle tend à prendre sa forme arrondie caractéristique. L'embryon, dans son ensemble, a pris forme humaine, ce qui tient surtout à l'achèvement de la face. Entre la tête et le pédicule ombilical, l'abdomen forme une proéminence arrondie due à l'accroissement rapide du foie. Les divisions des doigts sont indiquées pour le membre inférieur.

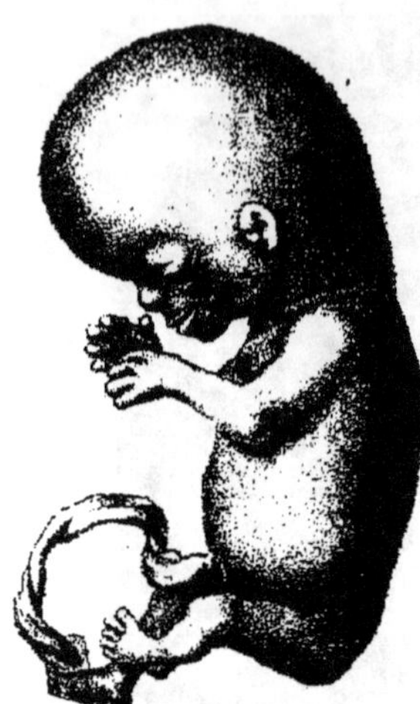

Fig. 93.
Fœtus humain
de 5/6,5 cent.,
(grandeur naturelle.

**5° Fœtus plus âgés**. — Pour les fœtus plus âgés, nous nous contenterons de signaler que les paupières commencent à se développer au stade de 19 millimètres ; nettement accusées au stade de 26 millimètres (fig. 92), elles convergent l'une vers l'autre, et se soudent entièrement vers le milieu du 3° mois. Sur le fœtus de 24 millimètres (fin du 2e mois), le tubercule génital ainsi que les bourrelets génitaux se sont soulevés ; les villosités, dans la région placentaire maintenant dessinée, atteignent une longueur de 1 centimètre.

Vers le milieu du 3° mois de la vie intra-utérine, le resserrement progressif de l'ombilic cutané provoque la rentrée dans l'abdomen de toutes les circonvolutions de l'intestin grêle engagées dans le cordon ombilical. La figure 93 montre la forme extérieure du fœtus humain (grandeur naturelle), au moment où cette rentrée vient de s'accomplir. Les excroissances cutanées connues sous le nom de *boules tactiles* (Tast-ballen), phalangiennes, métacarpiennes et métatarsiennes s'accusent au commencement du 3ᶜ mois ; elles s'atténuent au cours du 4ᵉ (RETZIUS, 1904).

## § 3. — CONSIDÉRATIONS SUR LES PREMIERS DÉVELOPPEMENTS DE L'ŒUF HUMAIN

Les faits principaux qui ressortent de la description des plus jeunes œufs humains, telle qu'elle a été donnée précédemment, sont :

1º Le peu d'extension de l'endoderme et de la vésicule ombilicale à ses premiers stades, eu égard au volume total de l'œuf ;

2º L'existence très précoce d'une couche du tissu lamineux embryonnaire doublant la face interne de la vésicule ectodermique dans toute son étendue, et tapissant la surface de la vésicule ombilicale ;

3º La formation également très précoce d'un pédicule mésodermique (*pédicule* ou *pédoncule ventral* ou *abdominal*), rattachant étroitement l'extrémité postérieure du rudiment embryonnaire à la face interne du chorion ;

4º La grandeur de la cavité de l'œuf (*cavité choriale*). Le contenu même de cette cavité a quelque chose de problématique, puisqu'il est représenté primitivement par un liquide albumineux coagulable, auquel se substitue bientôt un tissu conjonctif muqueux (*corps réticulé*, VELPEAU) ;

5º La fermeture très précoce du sac amniotique.

Les faits qui précèdent ne concordent pas avec ce que nous connaissons du développement de la plupart des Mammifères, et il nous faut évidemment chercher une interprétation nouvelle. Les schémas représentés dans la figure 94 que nous empruntons à HIS, en les modifiant légèrement d'après les données de GRAF VON SPEE, permettent de saisir du premier coup d'œil l'explication ingénieuse proposée par cet auteur. Ils représentent à un grossissement de 5 diamètres : A, le stade de

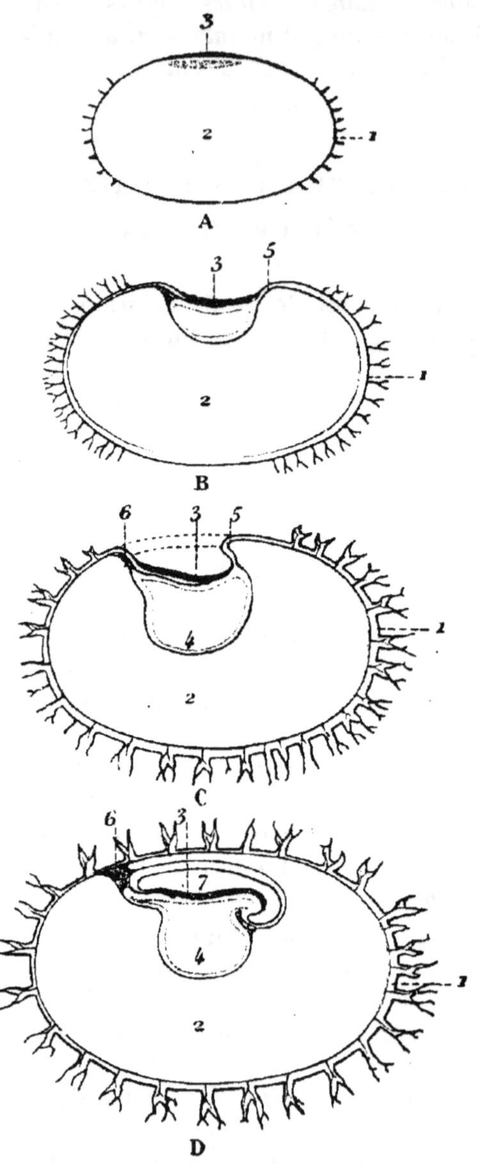



Fig. 94.

Section de l'œuf humain à quatre stades successifs de développement, intéressant l'embryon en long (représentation schématique d'après His, modifiée d'après les figures de Graf von Spee).

1, chorion villeux. — 2, cavité choriale. — 3, disque ou rudiment embryonnaire. — 4, vésicule ombilicale. — 5, repli céphalique de l'amnios. — 6, pédicule ventral. — 7, cavité amniotique.

l'embryon de Reichert ; D, le stade de l'embryon E de His (2 à 3 millimètres) ; B et C sont des stades intermédiaires hypothétiques.

On voit que l'amas vitellin se différencie sur place en une vésicule endodermique de petit volume fournissant ultérieurement l'épithélium de l'intestin primitif et de la vésicule ombilicale. La vésicule blastodermique primitive ne répond pas ainsi au sac vitellin, comme on l'observe chez tous les Mammifères, mais plutôt au cœlome externe, bien que dans l'œuf décrit par Peters, une lame mésodermique traversant superficiellement la cavité choriale, au niveau de l'extrémité caudale de l'embryon, se montre creusée d'une large excavation que PETERS incline à considérer comme représentant l'exocœlome. D'autre part, les lames mésodermiques, dans leur extension en dehors de l'embryon, se cliveraient dès le début en deux feuillets dont l'externe se porterait contre l'ectoderme, pour former le chorion, et dont l'interne se réfléchirait en dedans à la surface de la vésicule ombilicale. Ajoutons que GRAF VON SPEE a émis récemment une opinion différente : la vésicule ombilicale se constituerait de très bonne heure, sur des œufs ne mesurant pas plus de 1 millimètre de diamètre, et la fissuration de la portion extra-embryonnaire du mésoderme suivrait immédiatement. L'hypothèse de GRAF VON SPEE ne concorde pas avec la composition de l'œuf de REICHERT, mais la plupart des auteurs admettent que cet œuf, eu égard à ses dimensions, devait avoir une structure beaucoup plus complexe que celle indiquée par REICHERT.

En même temps que se forme la vésicule ombilicale, le rudiment embryonnaire s'enfonce vers le centre de l'œuf, déterminant au-devant de lui un repli de la portion extra-embryonnaire du blastoderme, qui n'est autre que le repli céphalique de l'amnios. L'amnios tout entier se développe en quelque sorte aux dépens de ce capuchon, qui coiffe progressivement l'embryon d'avant en arrière, et va se fixer contre la face supérieure du pédicule ventral. Le repli amniotique est constitué par l'ectoderme déjà doublé d'une couche mésodermique, ce qui indique une formation très précoce du mésoderme ; la partie externe de ce repli forme, après la fermeture de l'amnios, la portion du chorion qui se trouve au-dessus du dos de l'embryon, au pôle supérieur ou utérin de l'œuf.

L'embryon ne s'isole à aucun moment du chorion, et le pont de tissu mésodermique qui l'y rattache n'est autre que le pédicule ventral. Quant à l'allantoïde, elle n'intervient en rien dans la constitution de ce pédicule, à l'intérieur duquel elle se prolonge plus tard sous la forme d'un petit tube épithélial endodermique.

On peut concilier l'opinion précédente de HIS avec celle de KŒLLIKER qui assimile le pédicule ventral au pédicule allantoïdien, en admettant qu'au moment où l'embryon s'enfonce dans la cavité blastodermique, il se forme en réalité deux replis amniotiques (céphalique et caudal), mais que le repli caudal reste stationnaire, et que le bourrelet allantoïdien, en se portant vers le chorion, s'applique intimement contre ce repli, et constitue avec lui le pédicule ventral. Peut-être aussi le bourrelet allantoïdien, en venant se souder intimement au repli caudal, empêche-t-il le soulèvement ultérieur de ce repli. Lorsque le repli céphalique, dans son extension de haut en bas, aura rencontré le repli caudal et se sera fusionné avec lui, les couches ectodermiques interposées entre les sommets des deux replis amniotiques disparaîtront, et c'est ce qui explique pourquoi le segment externe du pédicule ventral, compris entre le chorion et l'amnios, se trouve dépourvu de tout revêtement ectodermique.

On observe des dispositions analogues dans le développement des Rongeurs, et c'est pourquoi certains auteurs inclinent à penser que l'œuf humain offre de grands points de rapprochement avec celui des Mammifères à feuillets invertis.

# DEUXIÈME PARTIE

## DÉVELOPPEMENT DES ORGANES

### (ORGANOGÉNIE)

Nous nous occuperons, dans cette deuxième partie, du développement des organes seconds et des appareils, en l'envisageant au double point de vue morphologique et structural. Nous avions d'abord songé à utiliser la classification embryologique, mais, outre que la plupart des organes sont formés par la réunion de tuniques dérivant de feuillets différents, cette classification a le grave inconvénient de séparer l'un de l'autre deux organes contigus dans un même appareil, comme par exemple la bouche et le pharynx. Aussi, croyons-nous devoir étudier le développement des appareils dans l'ordre suivant :

1° *Appareil de la digestion ;*

2° *Appareil de la respiration ;*

3° *Appareil génito-urinaire ;*

4° *Appareil surrénal ;*

5° *Appareil nerveux ;*

6° *Appareil de l'olfaction ;*

7° *Appareil de la vision ;*

8° *Appareil de l'audition ;*

9° *Appareil cutané ;*

10° *Appareil de la locomotion ;*

11° *Appareil de la circulation ;*

12° Un dernier chapitre sera consacré aux *enveloppes et aux annexes du fœtus.*

Dans cette étude, nous nous occuperons presque exclusivement du fœtus humain ; nous n'aurons recours aux données de l'embryologie comparée que pour éclaircir certains points

du développement, ou encore, lorsque les renseignements
sur l'Homme nous feront complètement défaut.


## CHAPITRE PREMIER

# APPAREIL DE LA DIGESTION

Les divisions du tube intestinal primitif ne répondent pas à
celles qu'on observe chez l'adulte, soit qu'on envisage la provenance ectodermique ou endodermique du revêtement épithélial, soit au contraire qu'on s'appuie sur l'existence ou non
d'un mésentère.

On admettait autrefois qu'en regard de chaque cul-de-sac de
l'intestin primitif, il se produisait une involution du feuillet
externe, l'involution supérieure donnant naissance à l'*intestin
buccal* ou *stomodæum*, et l'involution inférieure à l'*intestin
anal, cloaque externe* ou *proctodæum*. Les recherches contemporaines n'ont pas confirmé cette manière de voir. Nous avons
vu, en effet (p. 86 et 121), que la membrane pharyngienne qui
obture en haut et en avant le cul-de-sac céphalique, était
didermique avant tout mouvement d'inflexion, et que l'excavation buccale résultait d'un bourgeonnement des tissus am-
biants amenant la production de l'arc maxillaire et du bourgeon
frontal. D'ailleurs, l'emplacement de la membrane pharyngienne qui disparaît de très bonne heure, ne correspond à
aucune division du tube digestif de l'adulte.

Au niveau du cul-de-sac inférieur, la membrane cloacale
qui ferme superficiellement le cloaque est primitivement constituée par les trois feuillets du blastoderme, mais la couche
mésodermique interposée à l'ectoderme et à l'endoderme est
très mince, et sa disparition précoce ne détermine la formation d'aucune excavation. Peut-être pourrait-on voir dans la
*dépression sous-caudale* qui s'accuse secondairement, le rudiment d'un proctodæum.

La division de l'intestin primitif en trois segments dont le moyen serait doté d'un mésentère, ne cadre pas mieux avec la structure du tube digestif complètement développé. Il nous suffira de rappeler ici que l'œsophage et le rectum ne sont en rapport avec la cavité pleuro-péritonéale que dans une portion de leur étendue. Aussi, nous appuyant sur la disposition qu'on rencontre chez l'adulte, nous admettrons avec BALFOUR et avec PRENANT, que l'intestin primitif comprend deux segments distincts : un *segment supérieur* ou *respiratoire* situé au-dessus du renflement stomacal, et un *segment inférieur* ou *digestif* placé au-dessous du cardia. Aux dépens du segment respiratoire, se formeront la bouche (avec les fosses nasales), le pharynx, l'œsophage, et, par un bourgeon émané de la paroi antérieure du pharynx, le larynx, la trachée et les poumons ; le segment digestif donnera naissance à l'estomac, à l'intestin grêle et au gros intestin.

Nous rechercherons successivement comment se développent et évoluent toutes ces parties. Toutefois, en raison de leur importance, nous consacrerons aux dérivés branchiaux un article spécial qui servira en quelque sorte d'introduction à l'étude du tube digestif. Quant à l'appareil de la respiration, il formera l'objet d'un chapitre distinct qui trouvera naturellement place après celui consacré à l'appareil de la digestion.

### ARTICLE PREMIER

## FENTES ET ARCS BRANCHIAUX, LEURS DÉRIVÉS

Nous étudierons successivement dans cet article : 1º les fentes branchiales ; 2º les arcs branchiaux interposés ; 3º la destinée des fentes branchiales ; 4º la destinée des arcs branchiaux.

## § 1. — FENTES BRANCHIALES

Nous avons vu plus haut (p. 135) que sur les parois antérolatérales du pharynx, chez l'embryon de Lapin, il se produisait.

à un moment donné, une série de fissures transversales disposées symétriquement par paires : ce sont les *fentes branchiales* (*pharyngiennes* ou *viscérales*), signalées pour la première fois chez les Mammifères par Rathke en 1825. Le nombre de ces fentes qui s'élève à 8 chez les Cyclostomes, à 6, 7 ou 8 chez les Sélaciens, descend à 5 chez les Batraciens et chez les Reptiles, et se réduit généralement à 4 chez les Oiseaux et chez les Mammifères (p. 135) ; on les désigne de haut en bas par les numéros 1 à 4. Quel que soit l'animal envisagé, elles se développent toujours dans le même ordre : la première précède la seconde, celle-ci précède à son tour la troisième, et ainsi de suite. Nous avons signalé plus haut les stades correspondant à leur apparition chez l'embryon humain : on observe deux fentes sur l'embryon de 2 à 3 millimètres, trois fentes sur celui de 3 à 4,5 millimètres, et enfin quatre fentes sur l'embryon de 5 millimètres.

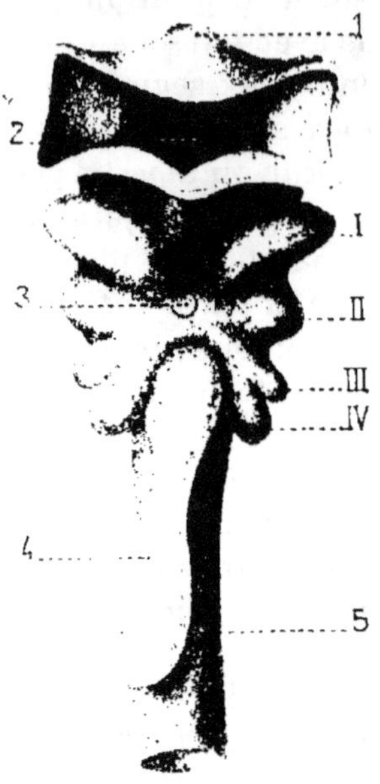

Fig. 95.

Vue en surface de l'intestin céphalique sur un embryon humain de 3 mill., d'après Kollmann (1907).

I, II, III, IV, 1re, 2e, 3e et 4e poches endodermiques. — 1, poche hypophysaire. — 2, paroi postérieure de l'intestin céphalique. — 3, thyroïde médiane. — 4, trachée primitive. — 5, œsophage.

Les premiers observateurs pensaient que les fentes étaient perforées. Aussi la surprise fut-elle grande lorsqu'en 1881 His annonça que chez les Mammifères les dépressions comprises entre les arcs ne traversaient pas de part en part la paroi du pharynx, mais qu'une mince cloison tendue d'un arc à l'autre séparait les sillons superficiels des rainures profondes qu'on aperçoit à la face interne du pharynx. Chaque fente branchiale comprendrait ainsi (Born, 1883) deux gouttières adossées par leur partie profonde, l'une externe tapissée par l'ectoderme (*sillon ectodermique*), et l'autre interne revêtue par l'endoderme (*poche endodermique*, fig. 95). Entre ces deux gouttières, se trouve interposée une *lame obturante* (His), pouvant être réduite en certains points aux deux épithéliums accolés. Les fentes branchiales se dirigeant obliquement, sur les parois latérales du pharynx, de bas en haut et d'avant en arrière, on peut considérer à chaque gouttière, notamment sur les coupes transversales, deux parois : l'une ventrale (antéro-supérieure), l'autre dorsale (postéro-inférieure).

L'opinion de His semble avoir été définitivement admise par Born (1883), par Kœlliker (1884) et par Piersol (1888), mais elle est combattue par Fol (1886) et par de Meuron (1886) qui admettent que les extrémités postérieures des 1res et 2es fentes sont ouvertes. Sur des embryons humains de 3, 4, 6 et 8 millimètres, nous trouvons les quatre fentes obturées dans toute leur longueur. Chez les Oiseaux, les 1res et 2es fentes sont ouvertes dès les premiers stades.

Le développement des fentes branchiales a pu être suivi dans tous ses détails sur les différents Mammifères. Les poches endodermiques se creusent tout d'abord, puis on voit apparaître les sillons ectodermiques qui se portent à la rencontre des premières. La membrane de séparation (*lame obturante*) s'amincit graduellement par résorption du mésoderme, et n'est plus représentée à un moment donné que par l'ectoderme et l'endoderme accolés. Enfin, la disparition de cette membrane, qui se produit au niveau de toutes les fentes pour les Vertébrés inférieurs (Poissons), et seulement en quelques points limités des premières fentes chez les Vertébrés supérieurs (Oiseaux), établit une communication directe entre le pharynx et l'extérieur.


## § 2. — Arcs branchiaux


Les bandes de tégument ou bourrelets mésodermiques interposés aux fentes branchiales portent indifféremment, chez les Reptiles, les Oiseaux et les Mammifères, le nom d'*arcs bran-*

*chiaux* (RATHKE), d'*arcs pharyngiens* (RATHKE) ou d'*arcs viscé-raux* (REICHERT). Chez les Poissons, la désignation d'arcs bran-chiaux est exclusivement réservée aux arcs portant les branchies (c'est-à-dire à tous les arcs, moins les deux premiers). On les

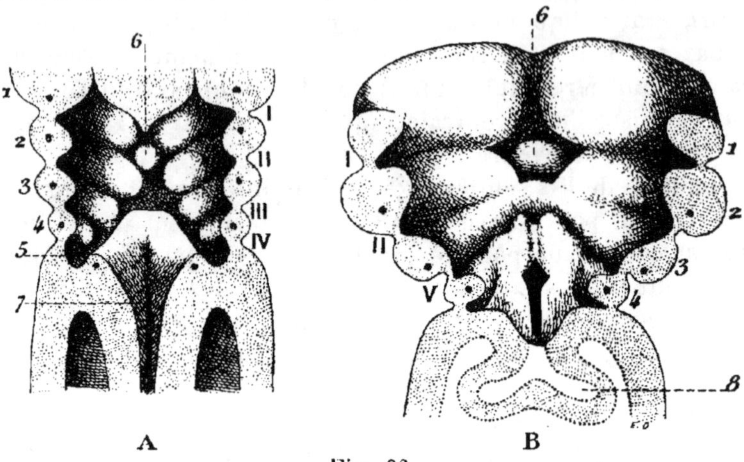

A        B

Fig. 96.

Paroi antérieure de l'excavation bucco-pharyngienne sur des em-bryons humains de 3,2 mill. (A, gr. 38/1) et de 4,25 mill. (B, gr. 30/1), vue par sa face postérieure (d'après His).

I, II, III, IV, fentes branchiales. — V, sinus précervical comprenant les 3e et 4e sil-lons ectodermiques. — 1, 2, 3, 4, arcs pharyngiens avec les arcs aortiques corres-pondants. — 5, fundus branchialis. — 6, tubercule impair de la langue. — 7, orifice du larynx. — 8, ébauche pulmonaire.

numérote, comme les fentes, de haut en bas, chaque arc étant situé au-dessus de la fente correspondante.

**1° Champ mésobranchial.** — Au nombre de quatre paires chez l'embryon humain de **3** millimètres, où ils atteignent leur plus grand développement, ces arcs sont disposés symé-triquement de part et d'autre de la ligne médiane, et se diri-gent obliquement d'avant en arrière, et de bas en haut : on pourra ainsi leur considérer une extrémité antérieure ou infé-rieure, et une extrémité postérieure ou supérieure.

Sur l'embryon de **3** millimètres (fig. 96), les extrémités anté-rieures des arcs pharyngiens, non encore fusionnées avec celles du côté opposé, délimitent sur la face postérieure de la paroi antérieure du pharynx, un espace triangulaire à base inférieure (*champ mésobranchial*, His) dont le sommet est occupé par une éminence arrondie, le *tubercule lingual* (*tuberculum impar*, His). Ce tubercule se trouve comme enclavé entre les extrémités des 1ers et 2es arcs ; inférieurement, au niveau des 4es arcs, on remarque sur la ligne médiane une saillie en fer à cheval (*furcula*, His), sorte de bourrelet limitant une dépression qui indique l'emplacement qu'occupera plus tard l'orifice supérieur du larynx

Au champ mésobranchial, correspond en avant, dans toute son étendue, la cavité pariétale. Le point d'origine des arcs artériels sur le bulbe aortique, se trouve placé un peu plus bas que le tubercule lingual, entre ce dernier et la saillie laryngienne. Les arcs artériels parcourent les arcs branchiaux correspondants, le cinquième arc artériel se trouvant placé au-dessous de la quatrième fente.

A mesure que les arcs viscéraux se développent, leurs extrémités antérieures se rapprochent progressivement de la ligne médiane ; le champ mésobranchial tend à se rétrécir, et se réduit bientôt à une sorte de rainure en forme d'Y renversé, à laquelle aboutissent de part et d'autre les fentes branchiales. Le tubercule lingual est situé sur le trajet de la branche médiane ; la saillie laryngienne se trouve comprise dans l'angle formé par les deux branches inférieures divergentes (*sillon arciforme, sulcus arcuatus*, His), et chacune de ces branches vient se terminer avec la ive poche dans une sorte de sinus assez profond, *sinus branchial* (*fundus branchialis*, His).

Les auteurs contemporains à la suite des recherches de VAN BEMMELEN (en 1886), de KASTSCHENKO (1887), de LIESSNER, (1889), de KALLIUS (1906) et de RABL (1907) chez les Oiseaux, et de celles de ZIMMERMANN (1889) chez le Lapin, tendent à considérer le sinus branchial non pas comme une dépendance, un diverticule de la ive poche, mais bien comme une poche branchiale autonome (ve) aux dépens de laquelle se formera la thyroïde latérale (p. 190). SOULIÉ et BONNE (1907) ont d'ailleurs signalé, chez l'embryon de Taupe de 5 à 6 millimètres, un 5e arc

rudimentaire renfermant un arc aortique grêle (fig. 97) ; inférieurement, le 5ᵉ arc est délimité par une cinquième fente branchiale avec poche endodermique et sillon ectodermique, la
membrane d'occlusion restant cependant tridermique. Chez

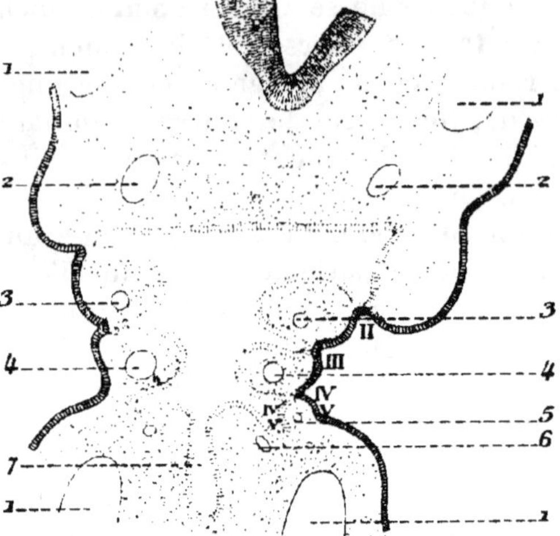

Fig. 97.

Coupe transversale de la région pharyngienne sur un embryon de
Taupe de 6 mill., intéressant les derniers arcs branchiaux, d'après
Soulié et Bonne, 1907 (gr. 30/1).

II. III, IV, V, 2ᵉ, 3ᵉ, 4ᵉ et 5ᵉ fentes branchiales. — 1, jugulaire. — 2, carotide
interne. — 3, 4, 5, 6, 3ᵉ, 4ᵉ, 5ᵉ et 6ᵉ arcs aortiques ; le 5ᵉ arc aortique, rudimentaire,
est logé à l'intérieur d'un 5ᵉ arc branchial, bien indiqué seulement du côté gauche.
— 7, fente laryngée.

l'Homme (embryon de 6 millimètres), au-dessous de la ivᵉ poche
endodermique, on observe deux autres dépressions ou gouttières pharyngiennes, qui représentent manifestement les vᵉ
et viᵉ poches endodermiques (Tourneux et Soulié, 1907). Mais,
à ces poches internes ne répondent pas à l'extérieur des sillons ectodermiques, si bien que ces dernières formations branchiales ne sont figurées que par leur partie interne, et que les
arcs interposés aux poches, font uniquement saillie dans la
cavité du pharynx. Le 6ᵉ arc branchial, compris entre les vᵉ
et viᵉ poches, renferme le 6ᵉ arc aortique, qui donnera nais-

sance à l'artère pulmonaire ; il est séparé du bourrelet aryté-
noïdien correspondant par la vi^e poche (fig. 98).

**2° Nomenclature des arcs.** — En raison de leur destinée,

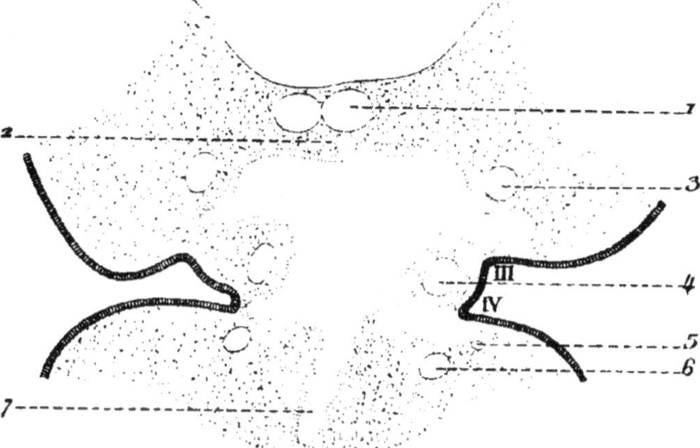


Fig. 98.

Coupe transversale de la région pharyngienne sur un embryon humain de 6 mill., intéressant les dernières formations branchiales.

III, IV, 3^e et 4^e sillons ectodermiques. — 1, artères vertébrales. — 2, chorde dorsale. — 3, 4, 5, 6, 3^e, 4^e, 5^e et 6 arcs aortiques. — 7, fente laryngée.

ou de l'importance des organes qui en dérivent, on a pu
donner aux différents arcs les dénominations suivantes :

1^er arc = *arc maxillaire, mandibulaire* ou *facial* (MILNE-
EDWARDS);

2° arc = *arc hyoïdien* ou *stylo-stapédien ;*

3° arc = *arc hyo-thyroïdien ;*

4° arc = *arc aortique* (*Systemic* des auteurs américains) ;

5° arc = *arc rudimentaire ;*

6° arc = *arc pulmonaire ;*

A chaque arc, répond un nerf cranien : au premier, le trijumeau dont les deuxième et troisième branches longent les
bourgeons maxillaires supérieur et inférieur ; au 2°, le nerf
facial ; au 3°, le glosso-pharyngien ; enfin au 4°, le pneumogastrique (HIS). Chez les Vertébrés possédant plus de quatre arcs

branchiaux (Poissons, Batraciens, Reptiles), les arcs inférieurs
au 4e sont également innervés par le vague. Chaque arc est,
d'autre part, parcouru par une branche artérielle issue du
bulbe (*arcs aortiques*, p. 470).

**3° Sinus précervical.** — Vers la fin du 1er mois de la vie
intra-utérine, les arcs branchiaux primitivement parallèles

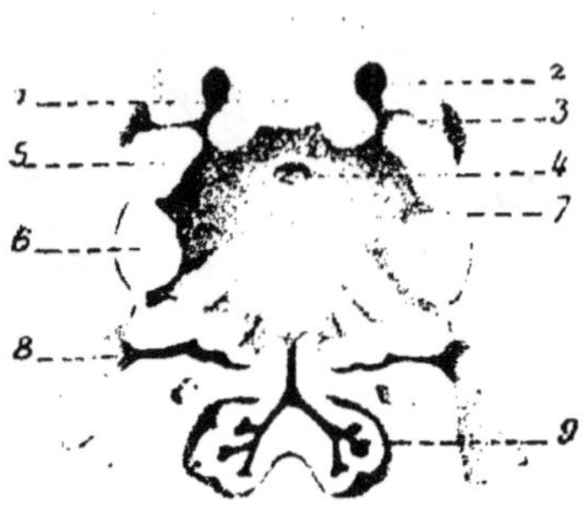

Fig. 99.

Reconstruction de la tête et de la région branchiale d'un embryon
humain de 11,5 mill., d'après His (gr. 7/1). La partie de l'embryon
située au-dessus de la fente intermaxillaire est vue en relief, la
partie inférieure suivant une coupe frontale intéressant le tube
laryngo-trachéal.

1, bourgeon frontal. — 2, fossette olfactive limitée en dedans par le bourgeon
nasal interne, et en dehors par le bourgeon nasal externe. — 3, gouttière naso-lacrymale. — 4, orifice de la poche hypophysaire. — 5, 6, bourgeons maxillaire supérieur
et inférieur du premier arc, — 7, fente intermaxillaire. — 8, sinus précervical
limité en haut, et de dehors en dedans par les 2e, 3e et 4e arcs branchiaux. —
9, ébauche pulmonaire.

se déplacent et se tassent les uns contre les autres, de telle
façon que vus du dehors le 3e recouvre peu à peu le 4e, puis
le 2e recouvre le 3e. En comparant successivement entre elles
les figures 96 et 99, on se rend parfaitement compte de ce
mouvement que His compare à celui des différents segments
d'une lorgnette, lorsqu'on les fait rentrer les uns dans les
autres. Il en résulte finalement la formation d'un enfoncement
anfractueux situé de chaque côté entre la tête et le thorax
de l'embryon, et tapissé par l'ectoderme. C'est le *sinus précer-*

*vical* (*sinus præcervicalis*, His) qui présente, chez les embryons de 11 à 12 millimètres, l'aspect d'une fissure étroite avec trois divisions ou culs-de-sac terminaux qui répondent aux trois derniers sillons branchiaux externes (fig. 99). Ce sinus limité en haut par le 2° arc qui supporte l'opercule, a pu être assimilé à la chambre branchiale des Sélaciens (SOULIÉ et BONNE, 1907).

Chez les embryons de 12 à 13 millimètres, l'entrée du sinus se rétrécit progressivement, et bientôt la couche ectodermique qui tapisse la partie profonde de l'excavation (*fundus præcervicalis*) n'est plus rattachée à la surface que par un cordon épithélial, qui lui-même ne tarde pas à se rompre. Le fundus præcervicalis se transforme ainsi en une vésicule close dont la paroi épithéliale est en contact intime avec le ganglion du pneumogastrique. Cette vésicule que certains auteurs (FROHIEP, 1885), en raison de ses connexions nerveuses, considèrent comme un organe des sens rudimentaires, disparaît à son tour, sans laisser aucun vestige chez les Mammifères.

## § 3. — DESTINÉE DES FENTES BRANCHIALES

D'une façon générale, les fentes branchiales disparaissent chez l'embryon humain pendant le deuxième mois. Les membranes obturantes s'épaississent graduellement, par envahissement mésodermique, et entraînent ainsi le nivellement des surfaces cutanée et pharyngienne. Toutefois, certains segments des poches ectodermiques ou endodermiques persistent normalement, et constituent des cavités en communication avec l'extérieur ou avec le pharynx, comme l'oreille externe ou l'oreille moyenne. D'autres segments s'oblitèrent, il est vrai, mais leur revêtement épithélial bourgeonne, et forme de véritables organes, comme le thymus ou les glandules branchiales. Nous joindrons à l'étude de ces différents organes, celle de la thyroïde médiane qui prend naissance sur le plancher de la bouche, dans le champ mésobranchial. La thyroïde médiane contracte des rapports intimes avec les formations dérivées des dernières poches endodermiques, et en particulier avec les thyroïdes latérales issues des v<sup>es</sup> poches. La persistance anormale d'une fente branchiale donne lieu à une fistule congénitale.

**1° Branchiomérie.** — La comparaison de l'évolution des fentes branchiales dans la série des Vertébrés, montre qu'à l'origine chaque fente branchiale donne naissance à deux formations thymiques développées aux dépens des parois ventrale et dorsale des poches endodermiques. On compte ainsi vingt-huit nodules thymiques chez les Cyclostomes, dont 14 à droite et 14 à gauche, que l'on désigne par le numéro d'ordre de la fente à laquelle ils appartiennent. Chez les Sélaciens et les Téléostéens, les thymus ventraux avortent, mais les thymus dorsaux prennent un développement plus considérable que chez les Cyclostomes ; ces organes sont au nombre de 14 chez Heptanchus (Sélacien), pourvu de 8 fentes branchiales, la première fente se transformant en évent. Chez les Batraciens, les Reptiles et les Oiseaux, les nodules ventraux réapparaissent, mais, en même temps, ils se sont modifiés, et présentent les caractères d'un organe nouveau : la *glandule branchiale* ou *parathyroïdienne*. Chez les Batraciens, les quatre dernières fentes (sur un total de cinq), participent encore à la formation de thymus ou de glandules; chez les Oiseaux et chez les Mammifères, les deux dernières seules (sur quatre) sont utilisées. Chez les Oiseaux, comme chez les Ruminants et les Carnassiers, les poches endodermiques III et IV donnent naissance à deux paires de thymus et à deux paires de glandules; seulement, tandis que chez tous les Vertébrés autres que les Mammifères (sauf peut-être les Reptiles), les thymus se forment sur les parois dorsales, et les glandules sur les parois ventrales des poches endodermiques, c'est le contraire qu'on observe chez les Mammifères : les thymus proviennent des parois ventrales, et les glandules des parois dorsales. Chez le Lapin, la Taupe et l'Homme, la III° poche seule fournit un thymus (n° III) par sa paroi ventrale; les parois dorsales des III° et IV° poches supportent des glandules.

L'ensemble des formations ainsi développées aux dépens

d'une même poche (thymus + glandule), constitue un méta-
tamère branchial ou *branchiomère*.

**2° Glandules branchiales (glandules parathyroïdiennes
ou parathymiques).** — Contre la face postérieure des lobes
latéraux de la thyroïde, se trouvent appliqués, chez l'adulte,
deux groupes d'organes rudimentaires dérivant des deux dernières poches endodermiques. Chacun de ces groupes com-

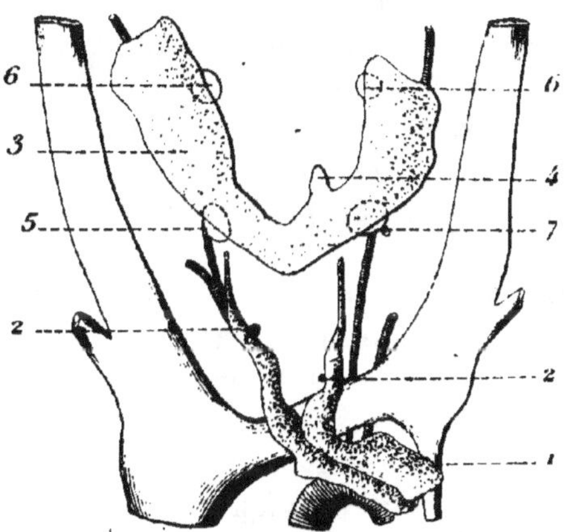

Fig. 100.

Reconstruction frontale des dérivés branchiaux avec les vaisseaux
sanguins sur un fœtus humain de 29 mill., d'après Tourneux et
Verdun (gr. 15/1).

1, thymus. — 2, 2, vésicules thymiques. — 3, thyroïde. — 4, pyramide de Lalouette.
— 5, glandule thymique. — 6, glandule thyroïdienne. — 7, grain thymique.

prend : 1° une glandule branchiale ; 2° des vestiges de la poche
envisagée, sous forme de vésicules épithéliales ; 3° fréquemment un grain thymique. Le groupe le plus élevé, développé
aux dépens de la IVᵉ poche, porte le nom de *groupe thyroïdien*
ou de *groupe interne*. Il comprend, en plus des parties que
nous venons d'énumérer, un organe rudimentaire, la *thyroïde
latérale*, développée aux dépens de la Vᵉ poche endodermique,
et persistant chez l'adulte sous forme de vésicules closes dont
l'épithélium peut se couvrir de cils vibratiles (Chat, Chien). Ce

groupe supérieur est souvent enfoui (mais seulement chez les Mammifères) dans l'épaisseur même de la thyroïde, au voisinage de sa face postérieure.

Le *groupe thymique* ou *groupe externe* reste toujours superficiel, et siège de préférence au voisinage du point de pénétration de l'artère thyroïdienne inférieure (fig. 100). Il répond à la iii<sup>e</sup> poche endodermique, et a été entraîné secondairement au-dessous du groupe thyroïdien par suite de l'abaissement du thymus (Tourneux et Verdun, 1897).

Les glandules branchiales ont été signalées pour la première fois chez l'adulte (Homme, Chien, Chat, Bœuf, Cheval) par Sandström (1880). Elles ont été retrouvées chez les Rongeurs par Gley qui les appelle *glandules thyroïdiennes* (1891) ; Nicolas (1893) leur donne le nom de *glandules thyroïdes*. Prenant (1894) divise les glandules, d'après leur provenance embryologique, en *glandule thymique* et en *glandule thyroïdienne*, tandis que Kohn, s'appuyant sur leurs rapports réciproques, envisage des *corpuscules épithéliaux internes* (glandules thyroïdiennes), et des *corpuscules épithéliaux externes* (glandules thymiques). K. Groschuff (1896) observant que la iv<sup>e</sup> poche, chez un certain nombre de Mammifères, fournit, en plus de la thyroïde latérale et de la glandule thyroïdienne, un corps rappelant par sa structure le thymus dérivé de la iii<sup>e</sup> poche, et faisant remarquer que les glandules sont en rapport avec les thymus correspondants, a proposé de substituer à l'expression de glandules parathyroïdes celle de *système parathymique*. Ce système comprendrait deux parathymus (III et IV), en relation avec les thymus corespondants. Toutefois, pour maintenir les droits de Sandström, Groschuff continue à appeler la glandule IV *parathyroïdea*. Verdun qui a publié une étude très documentée sur les dérivés branchiaux chez les Vertébrés supérieurs (1898), donne aux formations précédentes le nom de *glandules branchiales*.

**3° Thyroïde**. — Les recherches de Born (1883) sur l'embryon de Porc, celles de His (1885) sur l'embryon humain, semblaient montrer que trois ébauches distinctes concouraient à la formation de la glande thyroïde : une ébauche impaire et médiane (*thyroïde médiane*), et deux latérales (*thyroïdes latérales*). Les observations plus récentes, en particulier celles de SOULIÉ et VERDUN (1897), n'ont pas confirmé cette manière de voir ; les thyroïdes latérales ne prennent aucune part à la constitution de la thyroïde de l'adulte.

*A*. THYROÏDE MÉDIANE. — La thyroïde médiane se développe aux dépens d'un bourgeon médian de l'épithélium bucco-pharyngien qui pousse d'arrière en avant et de haut en bas, pour se mettre en rapport par son extrémité antérieure avec le bulbe aortique. Ce bourgeon, dont on peut constater la première apparition sur l'embryon de 3 millimètres, est situé en regard de la deuxième fente ; il répondra dans la suite au point d'union des trois rudiments de la langue, ainsi que l'a indiqué HIS. Sur l'embryon de 4 millimètres, l'ébauche thyroïdienne est manifestement creuse, ainsi qu'on l'observe chez la plupart des Mammifères (le Lapin excepté), et son extrémité profonde présente des traces de lobulation (SOULIÉ et VERDUN, 1897). Au stade de 6 millimètres, l'extrémité profonde renflée et bilobée n'est plus rattachée à la paroi du pharynx que par un mince pédicule épithélial ; toute trace de cavité centrale a disparu. Peu après, la thyroïde médiane se détache de l'épithélium bucco-pharyngien, et vient se loger dans l'angle de bifurcation du bulbe aortique qu'elle déborde légèrement en avant. Sur l'embryon de 14 millimètres, la thyroïde médiane massive jusqu'à ce stade, se transforme en un réseau de cordons pleins anastomosés, par immigration de bourgeons conjonctivo-vasculaires. Ce réseau est déjà disposé, sur l'embryon de 16 millimètres, en forme de croissant dont la convexité regarde en bas.

Dans certains cas, le pédicule qui unissait à l'origine la thyroïde médiane à l'épithélium lingual, persiste anormalement chez l'adulte, et figure alors un cordon cellulaire (*cordon thyréo-glosse*), qui peut se creuser d'une lumière centrale dont l'ouverture répond au foramen cæcum (*canal lingual*, BOCHDALECK, 1866 ; *canal thyréo-glosse*, HIS, 1885). Parfois, le cordon thyréo-glosse, qui descend habituellement en avant de l'os hyoïde, est fragmenté en plusieurs segments échelonnés sur la ligne médiane entre la thyroïde et le foramen cæcum.

Au stade de 26 millimètres, le croissant thyroïdien émet dans sa concavité un petit bourgeon, à l'union de l'isthme avec le lobe latéral gauche (fig. 100). Ce bourgeon est le rudiment de la la pyramide de Lalouëtte qui, dans certains cas d'hypertrophie, s'insinue en arrière de l'os hyoïde (TOURNEUX et VERDUN, 1897).

Nous venons de voir que, sur l'embryon de 14 millimètres, l'amas cellulaire compact figurant la thyroïde médiane, se transformait en un réseau de cordons pleins. Pendant la seconde moitié du 2e et pendant le 3º mois, ces cordons émettent de nombreux bourgeons qui se ramifient et s'anastomosent entre eux. Au commencement du 4º mois, on voit apparaître à leur intérieur de petites excavations ou vésicules, plus abondantes dans les couches périphériques que dans les parties centrales. Au 6e mois, la glande déjà volumineuse est décomposable en lobules séparés par des cloisons conjonctives, et, au 9e mois, elle rappelle par sa configuration générale celle de l'adulte.

*B*. THYROÏDES ACCESSOIRES. — Nous désignerons sous ce nom des lobules erratiques détachés au cours du développement de la masse principale, ainsi que les glandules provenant des vestiges du canal thyréo-glosse, réservant le nom de glandes parathyroïdiennes aux glandules thymique et thyroïdienne (p. 181). Suivant leur position, on a distingué : 1º des *glandes hyoïdiennes* (ZUCKERKANDL, 1879 ; *glandulæ præhyoïdes* et *suprahyoïdes*, KADYI, 1878) en rapport avec l'os hyoïde ; 2º des *glandes aortiques* (WÖLFLER), situées au-dessus de la crosse de l'aorte ; enfin 3º des *glandes thyroïdiennes accessoires*, répondant à la face antérieure du cartilage thyroïde, ou de la membrane crico-thyroïdienne.

**4º Destinée de la première fente (hyo-mandibulaire).** — La première fente interposée entre les 1er et 2e arcs disparaît dans ses deux tiers antérieurs. Dans sa partie postérieure persistante, elle donne naissance par le sillon ectodermique au conduit auditif externe, et par la poche endodermique à la trompe d'Eustache et à l'oreille moyenne. Pour ceux qui admettent avec His la fermeture complète des fentes par la membrane obturante, le tympan se formerait aux dépens de cette membrane ; pour les autres, son développement ne se produirait que secondairement. Nous reviendrons avec plus de détails sur ces faits, à propos de l'organe de l'audition (p. 406).

Chez les Sélaciens, les deux lèvres de la première fente ne supportent pas de branchies, et la fente se transforme en *évent* ou *spiraculum*, par l'intermédiaire duquel les ondes sonores parviennent à l'oreille interne.

**5° Destinée de la deuxième fente**. — La deuxième fente disparaît complètement, chez les Mammifères, sans laisser de vestiges.

**6° Destinée de la troisième fente : formation du thymus et de la glandule thymique.** — Ainsi que l'ont montré les recherches de STIEDA (1881), de BORN (1883), de P. DE MEURON (1886), confirmées par un certain nombre d'observateurs, et notamment par PRENANT (1894), la IIIe poche endodermique donne naissance au thymus et à la glandule thymique. On peut rencontrer des vestiges de cette poche sur le thymus et sur la glandule thymique, sous forme de petits kystes (depuis quelques μ jusqu'à plusieurs millimètres) tapissés par un épithélium cubique ou cylindrique parfois cilié.

*A.* THYMUS. — Les lobes du thymus sont primitivement représentés par deux tubes formés aux dépens des IIIes poches endodermiques qu'ils prolongent directement en bas et en avant (fig. 101). Sur l'embryon de 14 millimètres, les deux tubes ou canaux thymiques se sont détachés du pharynx auquel les unissait le *canal pharyngo-thymique* (partie proximale de la IIIe poche endodermique), en même temps que leur extrémité inférieure a bourgeonné, et s'est allongée en bas et en dedans, en avant des IVes poches, et en arrière de la thyroïde médiane (fig. 100). Les canaux thymiques ne subissent pas seulement un allongement dans le sens vertical, mais de plus ils se déplacent en totalité, s'abaissant ainsi progressivement au-dessous des thyroïdes latérales et du croissant thyroïdien, et entraînant avec eux les glandules thymiques qui occupent leur extrémité supérieure (embryon de 16 millimètres).

Pendant cet abaissement, la cavité centrale s'est réduite de

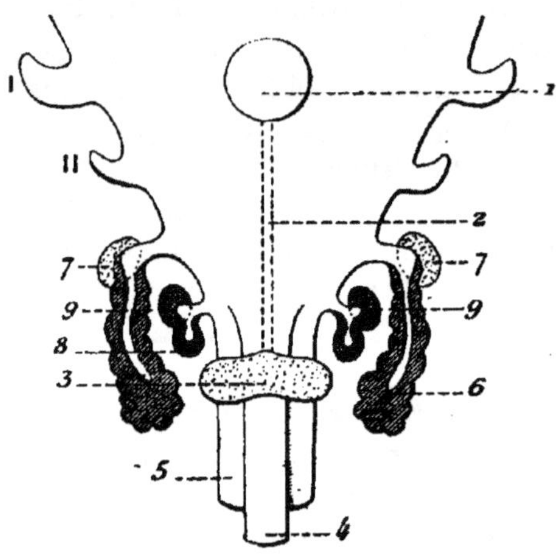

Fig. 101.

Figure schématique montrant l'origine des dérivés branchiaux, chez l'embryon humain ; la paroi du pharynx est vue par sa face antérieure.

I, II, première et deuxième poches endodermiques. — 1, tubercule impair de la langue. — 2, trajet du cordon thyréo-glosse. — 3, thyroïde médiane. — 4, tube laryngo-trachéal. — 5, œsophage. — 6, thymus. — 7, glandule thymique. — 8, thyroïde latérale. — 9, glandule thyroïdienne.

plus en plus, par épaississement de la paroi épithéliale, mais on en retrouve encore des vestiges sur l'embryon de 24 millimètres. Cette cavité, sur la coupe transversale, affecte la forme d'un croissant dont la concavité regarde normalement en avant et en dehors, et exceptionnellement en arrière. Les canaux thymiques se transforment ainsi progressivement en cordons pleins, exclusivement formés de petites cellules épithéliales serrées les unes contre les autres.

Ces cordons thymiques restent pendant un certain temps en rapport par leur sommet effilé avec le bord inférieur du croissant thyroïdien, tandis que leurs extrémités inférieures renflées continuent à s'allonger entre les deux veines cardinales supérieures, et se portent à la rencontre l'une de l'autre. Une fois l'anastomose transversale établie entre les veines cardinales (tronc veineux brachio-céphalique gauche), on constate que, dans la majorité des cas, les deux cordons thymiques passent en avant de cette anastomose, pour se mettre en rapport avec la face antérieure du pericarde. Exceptionnellement, ils descendent en arrière de l'anastomose.

C'est dans le cours du 3e mois que les extrémités inférieures des cordons thymiques se fusionnent entre elles, mais il existe, à cet égard, des différences individuelles assez sensibles. C'est ainsi que sur deux embryons de 19 et 24 millimètres, ces extrémités sont déjà soudées, tandis que sur des fœtus plus âgés de 26 et de 29 millimètres, elles sont encore distinctes.

On peut rencontrer au cours du développement, à la surface des cordons thymiques, de petites vésicules sphériques tapissées par une couche de cellules prismatiques, qui disparaissent dans la suite.

A partir du stade de 29 millimètres, les cordons thymiques sont pénétrés par des prolongements conjonctivo-vasculaires du tissu ambiant, et leur masse se fragmente progressivement en lobes distincts.

Les petites cellules sphériques qui composent en majeure partie les lobules du thymus définitivement constitué, dérivent de l'épithélium des cordons, ainsi que l'ont montré les recherches de KŒLLIKER, d'ANNA DAHMS (1877), de HERRMANN et TOURNEUX (1887) et de PRENANT (1895). Dans les derniers mois de la grossesse, ces cellules peuvent s'aplatir et se disposer par places en couches concentriques, donnant ainsi naissance aux corpuscules de Hassall, dont la structure semble un témoignage en faveur de leur origine épithéliale. Quant aux éléments de la trame réticulée, ils proviennent, suivant les uns, par immigration du tissu conjonctif ambiant, et suivant les autres (Hammar, 1905), de l'ébauche épithéliale du thymus.

On rencontre dans la substance médullaire du thymus des Poissons, des Batraciens, des Reptiles et des Oiseaux, des cellules spéciales (*cellules myoïdes*), dont le corps cellulaire renferme des filaments striés transversalement, et orientés

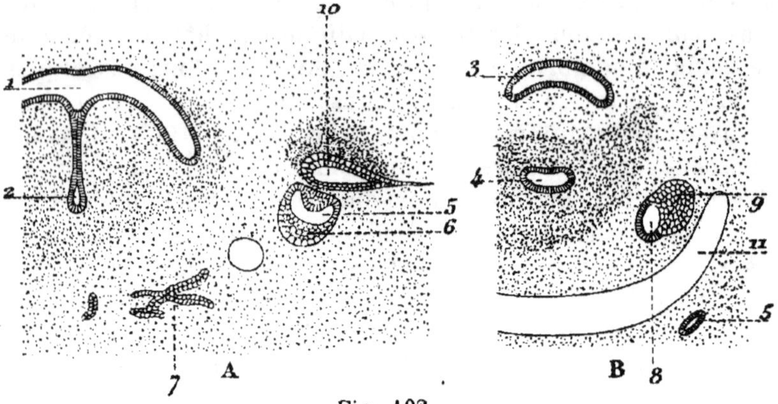


Fig. 102.

Deux coupes transversales de la région cervicale sur un embryon humain de 14 mill., passant : la première (A) au niveau de la glandule thymique, et la seconde (B) au niveau de la glandule thyroïdienne (gr. 35/1). Exceptionnellement, la glandule thymique prend naissance, sur cet embryon, aux dépens de la paroi antérieure de la IIIᵉ poche endodermique.

1, pharynx. — 2, fente laryngienne. — 3, œsophage. — 4, conduit laryngo-trachéal. — 5, origine du thymus (IIIᵉ poche endodermique). — 6, glandule thymique. — 7, cordons de la thyroïde médiane. — 8, origine de la thyroïde latérale (Vᵉ poche endodermique). — 9, glandule thyroïdienne. — 10, fundus præcervicalis, — 11, bifurcation du bulbe aortique.

soit longitudinalement, soit circulairement ; chez les Oiseaux, la striation comporte même des disques minces. L'origine de ces éléments myoïdes, découverts par Sigmund Mayer (1880) chez la Grenouille, et bien étudiés par Hammar (1905) chez les Oiseaux, est encore indéterminée.

*B.* Thymus accessoires. — La majeure partie des thymus accessoires représentent des lobules erratiques détachés de la masse principale du thymus ; les autres paraissent se développer d'une façon indépendante, au moyen d'ébauches distinctes et anormales, provenant de l'épithélium des fentes branchiales.

*C.* Glandule thymique. — En même temps que le thymus se développe, on voit se former sur la paroi dorsale de la III° poche (embryon de 8 millimètres), par une sorte d'excroissance épithéliale, un petit organe sphérique qu'en raison de ses rapports originels avec le thymus, on désigne sous le nom de *glandule thymique* (Prenant).

Les glandules thymiques (fig. 102, A) restent adhérentes à l'extrémité supérieure des cordons thymiques, lorsque ceux-ci, sur l'embryon de 14 millimètres, se sont détachés du pharynx, et les accompagnent dans leur déplacement de haut en bas et de dehors en dedans. Elles passent ainsi en avant des IV°⁸ poches, et vont s'accoler à la face postérieure du croissant thyroïdien, au point d'union de l'isthme avec les lobes latéraux, et au voisinage d'une glandule semblable, détachée de la IV° poche, et connue sous le nom de *glandule thyroïdienne*.

La structure et l'évolution de ces différentes glandules sont absolument identiques; nous nous en occuperons à propos de la glandule thyroïdienne (p. 190).

*D.* Grains thymiques. — Aux glandules thymiques et thyroïdiennes, se trouvent annexés, chez un certain nombre de Mammifères (Ruminants, Chat pour la glandule thyroïdienne) de petits grains offrant la structure des lobules du thymus (Kohn, 1895). Ces grains, dont la provenance est encore discutée, ne se rencontrent qu'exceptionnellement chez l'homme.

**7° Destinée de la quatrième fente ; formation de la glandule thyroïdienne.** — Nous avons vu que la III° poche endodermique était le centre d'origine du thymus et de la glandule thymique ; à la IV° poche, appartient la *glandule thyroïdienne*.

La IV° poche s'ouvre dans la cavité du pharynx par l'intermédiaire d'un canal qui lui est commun avec la V° (*canal thyréopharyngien*, Simon 1896). La V° poche a d'ailleurs été longtemps

11.

considérée, comme un simple diverticule de la ıve, donnant naissance à la thyroïde latérale. C'est au stade de 16 millimètres que le canal thyréo-glosse se détache du pharynx. L'ensemble des formations dérivées de la ıve et de la ve poche, constitue le groupe thyroïdien : vestiges de la ıve poche, sous forme de vésicules revêtues par un épithélium cubique ou cylindrique avec ou sans cils vibratiles, glandule thyroïdienne, parfois nodule thymique, enfin thyroïde latérale.

La *glandule thyroïdienne* apparaît vers la cinquième semaine (embryon de 8 à 12 millimètres) comme un épaississement de la paroi dorsale de la ıve poche (DE MEURON, 1886 ; PRENANT, 1894), et se montre formée dès son apparition par un amas de cellules épithéliales d'apparence étoilée. Ces éléments résultent de la transformation sur place des cellules qui constituent à l'origine le revêtement dorsal des parois de la ıve poche, ainsi que nous avons pu nous rendre compte sur un embryon de 14 millimètres (fig. 102), dont la glandule thyroïdienne était creusée à son origine d'un canal étroit. La glandule thyroïdienne se sépare ensuite de la ıve poche, et forme un petit corps sphérique que les vaisseaux sanguins envahissent vers la fin du deuxième mois, en même temps que l'aspect étoilé de cellules épithéliales s'atténue et disparaît. Au sixième mois, l'organe est fragmenté en un certain nombre de cordons glandulaires, séparés par des cloisons conjonctives.

Les glandules thyroïdiennes sont primitivement situées au-dessous des glandules thymiques. Plus tard, par suite de l'abaissement des thymus entraînant les glandules thymiques annexes, les glandules thyroïdiennes deviennent supérieures (embryon de 16 millimètres). Situées contre la face postérieure des lobes latéraux de la thyroïde (au niveau des thyroïdes latérales), elles sont interposées entre la carotide primitive et l'œsophage.

### 8° Destinée de la cinquième fente : thyroïde latérale. —

La ve poche endodermique, représentant exclusivement la cinquième fente chez l'Homme, se sépare du pharynx en même temps que la ıve, dont elle a été longtemps considérée comme

un simple diverticule, et ses parois épithéliales subissent alors
une série de modifications rappelant celles de la thyroïde
médiane. Aussi, nombre d'observateurs ont-ils admis que les
organes dérivés des v° poches s'accolaient et se soudaient
intimement à la thyroïde médiane, et contribuaient à la constitution de la thyroïde de l'adulte, ce qui leur a valu la dénomination de *thyroïdes latérales* ou *postérieures*. Malgré leur
enclavement au sein du parenchyme thyroïdien, il est toujours
possible de délimiter ces deux formations l'une de l'autre, et
les auteurs en sont revenus à l'ancienne théorie de KOELLIKER
d'après laquelle la thyroïde dérive exclusivement de l'ébauche
médiane (NICOLAS, 1897 ; SOULIÉ et VERDUN, 1897).

Chez l'adulte, les thyroïdes latérales qui entrent dans la
constitution du groupe thyroïdien, plus ou moins développées suivant les Mammifères, se présentent « soit comme des
kystes arrondis ou anfractueux, soit comme des amas épithéliaux généralement disposés en boyaux ramifiés ou en lobules
d'aspect acineux, plus rarement massifs. Dans ces amas, on voit
un nombre variable de petites cavités arrondies, bordées de
cellules cylindriques ou cubiques » (VERDUN, 1898).

Les thyroïdes latérales paraissent devoir être homologuées
aux organes plus développés connus chez les Ichthyopsidés et
les Sauropsidés sous le nom de *corps suprapéricardiaux* ou de
*corps postbranchiaux*.

Si l'origine branchiale des thyroïdes latérales a été men-
tionnée par STIEDA dès 1881, leur mode de formation aux
dépens des iv° poches endodermiques, semble avoir été indiquée pour la première fois par BORN en 1883, sur l'embryon
de Porc. L'opinion de HIS concernant leur développement chez
l'Homme, se rapproche sensiblement de celle de BORN, avec
cette différence toutefois que ce ne sont plus les poches elles-
mêmes qui donnent naissance aux thyroïdes latérales, mais
bien le sillon arciforme, au point où il se réunit de chaque
côté avec la iv° poche, pour constituer le fundus branchialis.

DE MEURON (1886) confirma, sur le Mouton, les faits avancés
par BORN, et précisa, en plus, le lieu d'origine des thyroïdes
latérales, en montrant qu'elles proviennent, sous forme d'un

diverticule ventral, des iv<sup>e</sup> poches endodermiques. Nous avons montré plus haut (p. 175) que ce diverticule ventral représente en réalité une v<sup>e</sup> poche endodermique.

## § 4. — Destinée des arcs branchiaux

Le premier arc concourt avec le bourgeon frontal à la formation de la face ; les arcs sous-jacents contribuent au développement du cou. Nous rechercherons la destinée de ces différents arcs, en procédant de haut en bas ; cette étude sera précédée d'une courte introduction concernant le bourgeon frontal.

**1° Bourgeon frontal.** — On désigne sous le nom de *bourgeon frontal* la partie de l'extrémité céphalique qui surplombe en avant l'excavation buccale. Cette partie n'est pas régulièrement cylindrique, mais sa face inférieure, qui forme la paroi supérieure de l'excavation naso-buccale, est sensiblement plane, comme si elle avait été abrasée ; sa face antéro-supérieure, que l'on a sous les yeux lorsqu'on regarde l'embryon, est arrondie et se continue en arrière, sans ligne de démarcation appréciable, avec la partie postérieure de la tête. Latéralement, le bourgeon frontal est limité par un sillon qui le sépare du premier arc, et à l'extrémité duquel se trouve la vésicule oculaire.

Au cours de la 3<sup>e</sup> semaine, le bord antérieur libre du bourgeon frontal, répondant à l'intersection de sa face inférieure plane et de sa face antéro-supérieure convexe, n'est plus régulier, mais il présente une échancrure sur la ligne médiane, si bien que le bourgeon frontal se termine alors en avant et en bas par deux prolongements connus sous le nom de *bourgeons nasaux*. Vers la fin de la 3<sup>e</sup> semaine (embryon de 4 millimètres), chaque bourgeon nasal se creuse à son tour d'une petite fossette (*fossette olfactive*) communiquant avec la cavité buccale par une gouttière (*gouttière nasale*). Chaque bourgeon nasal s'est ainsi subdivisé en deux bourgeons secondaires, les *bourgeons nasaux interne* et *externe* (fig. 99 et 103). C'est aux dépens du bourgeon frontal et de ses prolongements nasaux, que se forme le nez.

**2° Premier arc (arc facial, mandibulaire ou maxillaire).** — Les premiers arcs limitent inférieurement l'orifice

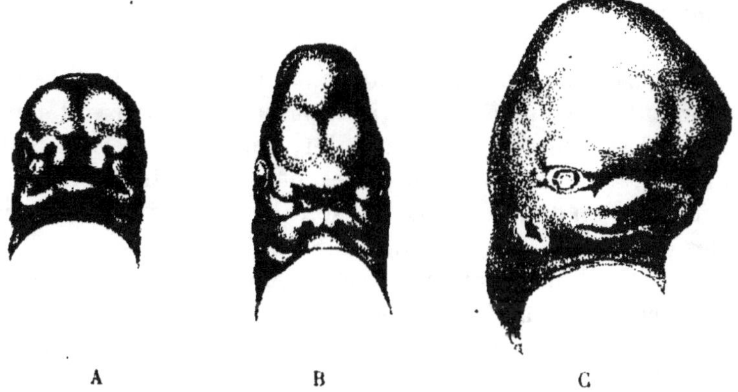



**Fig. 103.**

Trois stades successifs du développement de la face chez l'embryon humain, d'après His.

A, embryon de 8 mill. (gr. 3/1). — B, embryon de 13,7 mill. (gr. 3,4/1). — C, embryon de 17 mill. (gr. 3,4/1).

naso-buccal, dont le bourgeon frontal constitue la paroi supérieure. De très bonne heure, alors que l'embryon humain ne possède encore que deux fentes branchiales, et mesure de 2 à 3 millimètres, on voit se soulever sur les parties latérales de chaque arc facial, un bourgeon qui se porte en haut et en avant contre le bourgeon frontal. L'extrémité antérieure du premier arc semble ainsi bifurquée, et ses deux divisions ont reçu les noms de *branches* ou de *bourgeons maxillaires supérieur* et *inférieur* (fig. 103, A et B). Il résulte de cette disposition qu'à un moment donné l'ouverture buccale affecte la forme d'un pentagone allongé transversalement, dont les trois côtés supérieurs sont représentés au milieu par le bourgeon frontal non encore divisé, et latéralement par les bourgeons maxillaires supérieurs, et dont les deux côtés inférieurs sont constitués par les bourgeons maxillaires inférieurs. Un sillon sépare le bourgeon maxillaire supérieur du bourgeon frontal : c'est le *sillon naso-lacrymal*, qui s'étend en arrière jusqu'au globe oculaire. Quant à la fente interposée latéralement entre les bourgeons maxillaires supérieur et inférieur, elle porte le nom de *fente intermaxillaire*.

A. Bourgeon maxillaire supérieur. — Ce bourgeon, dans son mouvement d'extension en avant, passe au-dessous du bourgeon nasal externe, et vient s'accoler, puis se souder au bourgeon nasal interne. Les gouttières nasales se trouvent ainsi transformées en deux canaux qui sont les rudiments des fosses nasales de l'adulte (fig. 103, C).

Deux bourgeons secondaires se développent aux dépens de chaque branche maxillaire supérieure : le *bourgeon palatin* ou *lame palatine* (Koelliker) et le *bourgeon ptérygo-palatin*. Les lames palatines émanées de la face buccale des deux branches maxillaires supérieures (7° semaine), se portent horizontalement à la rencontre l'une de l'autre sur la ligne médiane, et se fusionnent entre elles, tandis que par leur extrémité antérieure elles s'unissent aux bourgeons nasaux internes (commencement du 3e mois). Ainsi se trouve constituée la partie antérieure de la voûte palatine que compléteront en arrière les lames horizontales des bourgeons ptérygo-palatins (fig. 104). La cavité naso-buccale primitive est dès lors subdivisée en deux compartiments distincts et superposés, l'un inférieur buccal, l'autre supérieur nasal. Ce dernier segment ne tarde pas à son tour à être cloisonné en deux fosses nasales droite et gauche par l'abaissement d'une lame médiane provenant du bourgeon frontal, et se soudant par son bord inférieur à la voûte du palais (fœtus de 35 millimètres). C'est dans l'épaisseur de cette *cloison nasale* que se développeront ultérieurement la lame perpendiculaire de l'ethmoïde, succédant à un cartilage (p. 380), dont le vestige antérieur constitue chez l'adulte le cartilage de la cloison, et, par une ébauche conjonctive, le vomer. Pendant toute la vie embryonnaire et même pendant les premiers mois qui suivent la naissance, on rencontre dans l'épaisseur de la muqueuse palatine, le long du raphé médian, des globes épidermiques, sortes d'enclaves épithéliales respectées par la résorption, lors de la réunion des deux lames palatines (EPSTEIN, 1880 ; LEBOUCQ, 1881).

Les branches maxillaires supérieures et les bourgeons

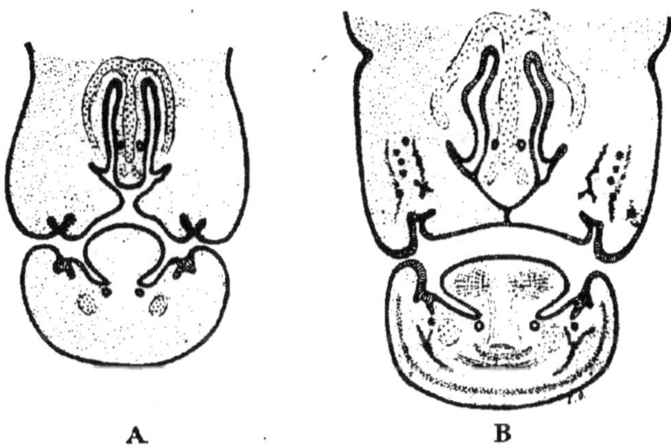


Fig. 104.

Section frontale de la face passant par l'organe de Jacobson, (A) sur un fœtus humain de 29 mill., et (B) sur un fœtus humain de 37 mill. (gr. 5/1).

Les lames palatines encore séparées sur le fœtus de 29 millimètres, sont soudées sur celui de 37 millimètres.

nasaux internes donnent naissance à la lèvre supérieure et aux mâchoires supérieures, ainsi qu'à la portion des téguments en rapport avec ces os. Les organes osseux développés aux dépens de chaque branche maxillaire supérieure sont : le maxillaire supérieur, l'os malaire, et, par l'intermédiaire des bourgeons ptérygo-palatins, l'os palatin et l'aile interne de l'apophyse ptérygoïde.

La trace de la soudure des lames palatines avec les bourgeons nasaux internes et avec la cloison, est indiquée par le *canal naso-palatin (canal incisif* ou *canal de Stenson)* qui, chez certains Mammifères, reste perméable pendant toute la vie. Ce canal affecte, comme on sait, la forme d'un Y, dont la branche médiane très courte débouche inférieurement dans la cavité buccale et dont les branches latérales s'ouvrent supérieurement dans les fosses nasales (fig. 104, B).

*B*. Os incisif, bec-de-lièvre. — L'histoire des os incisifs ou intermaxillaires est intimement liée à celle du *bec-de-lièvre*.

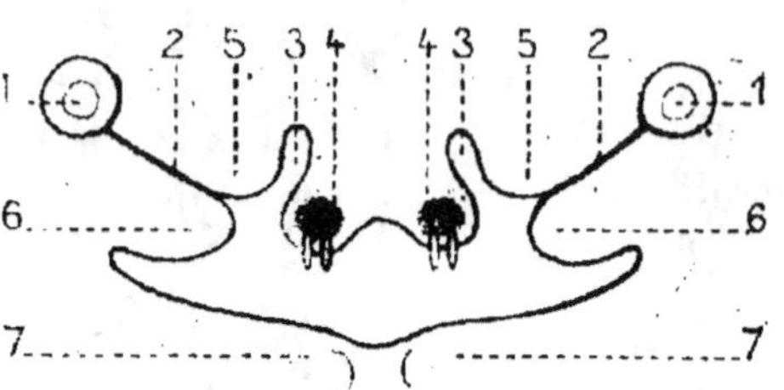


Fig. 105.

Schéma montrant le mode de formation du bec-de-lièvre latéral,
d'après la théorie de Goethe.

1. globe oculaire, — 2, sillon naso-lacrymal. — 3, fente nasale. — 4, bourgeon nasal interne. — 5, bourgeon nasal externe. — 6, bourgeon maxillaire supérieur. — 7, bourgeon maxillaire inférieur.

On désigne ainsi une malformation caractérisée par l'absence de soudure entre deux des bourgeons qui contribuent à former la mâchoire supérieure. Cette absence de soudure se traduit chez l'adulte par une incisure intéressant plus ou moins profondément les téguments, et se prolongeant dans certains cas sur la voûte palatine et sur le voile du palais (*gueule-de-loup*). Le bec-de-lièvre peut être médian, et rappeler la dépression qui sépare les deux bourgeons nasaux internes, mais habituellement il se trouve situé latéralement, et l'on s'est demandé, dans ce cas de bec-de-lièvre latéral, à quelle fissure embryonnaire répondait l'incisure de l'adulte.

D'après la théorie de Goethe (1816), chaque bourgeon nasal interne donne naissance à un os intermaxillaire supportant deux insicives. Le bec-de-lièvre latéral résulte de la non soudure de l'os intermaxillaire au bourgeon maxillaire supérieur. (fig. 105). La fissure est donc comprise entre l'incisive latérale et la canine ; elle se dirige vers le trou palatin antérieur.

Cette théorie longtemps acceptée a été battue en brèche par
ALBRECHT qui, dans une série de mémoires publiés depuis 1879,
s'est efforcé de démontrer que dans la majorité des cas la fente
du bec-de-lièvre passait entre l'incisive médiane et l'incisive
latérale. ALBRECHT reconnaît l'existence de quatre os incisifs,
dont deux médians développés aux dépens des bourgeons

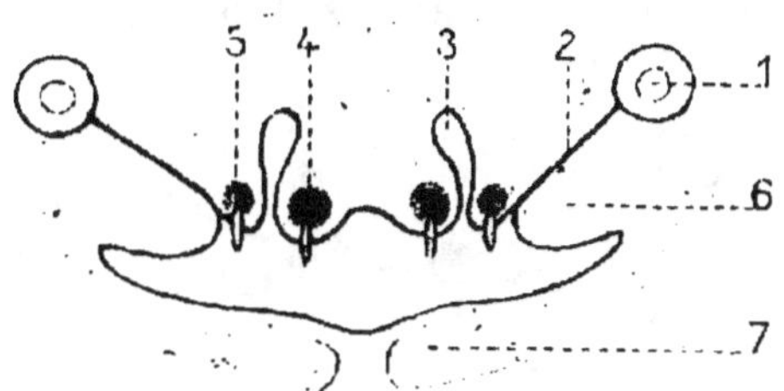

Fig. 106.

Shéma montrant le mode de formation du bec-de-lièvre latéral,<br>
d'après la théorie d'ALBRECHT.

1, globe oculaire. — 2, sillon naso-lacrymal. — 3, fente nasale. — 4, bourgeon
nasal interne. — 5, bourgeon nasal externe. — 6, bourgeon maxillaire supérieur.
— 7, bourgeon maxillaire inférieur.

nasaux internes, et deux latéraux formés par les bourgeons
nasaux externes qui s'insinuent entre les bourgeons maxillaires supérieurs et les bourgeons nasaux internes, et contribuent ainsi à la formation de la mâchoire supérieure (fig. 106).
Les quatre os intermaxillaires sont facilement reconnaissables
sur des fœtus humains du cinquième au sixième mois; la suture
interincisive ou intermédiaire (*suture d'Albrecht*) disparaît
ensuite rapidement, et c'est ce qui explique l'erreur des observateurs qui ne décrivent que deux os intermaxillaires.

Si la théorie d'ALBRECHT était conforme à la réalité, elle nous
rendrait compte des différentes variétés de bec-de-lièvre latéral : le bourgeon nasal externe, porteur de l'incision latérale,
ne s'est pas soudé en dedans au bourgeon nasal interne, ou au
contraire ne s'est pas réuni en dehors au bourgeon maxillaire
supérieur. Mais les recherches de KŒLLIKER et de HIS, confirmant celles de COSTE, semblent avoir définitivement établi ce
fait qu'au cours du développement normal, le bourgeon nasal

externe ne s'abaisse pas autant que le suppose ALBRECHT, et qu'il participe seulement à la formation de l'aile du nez et des parois latérales des fosses nasales (masses latérales de l'ethmoïde, os unguis, os propres du nez). Le bourgeon maxillaire supérieur se met directement en rapport avec le bourgeon nasal interne.

Aussi deux auteurs plus récents, BIONDI (1888) et WARYNSKI

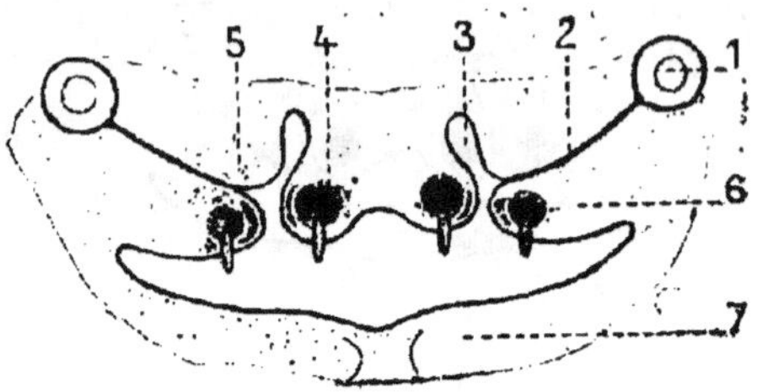


Fig. 107.

Schéma montrant le mode de formation du bec-de-lièvre latéral, d'après la théorie de BIONDI.

1, globe oculaire. — 2, sillon naso-lacrymal. — 3, fente nasale. — 4, bourgeon nasal interne. — 5, bourgeon nasal externe. — 6, bourgeon maxillaire supérieur. — 7, bourgeon maxillaire inférieur.

(1888) se sont-ils efforcés d'expliquer l'existence à un moment donné de quatre os intermaxillaires, sans faire intervenir le bourgeon nasal externe, ou du moins en ne le faisant intervenir qu'accessoirement.

Pour BIONDI, le bourgeon nasal interne fournit l'os intermaxillaire central, tandis que l'os intermaxillaire latéral se forme aux dépens du bourgeon maxillaire supérieur (fig. 107). Quant à WARYNSKI, il n'admet en réalité que deux os intermaxillaires, mais dont chacun se développe par deux points d'ossification, ce qui donne l'apparence, à un moment donné, de quatre os distincts. Pour ce dernier auteur, dans toutes les formes de bec-de-lièvre simple, on observerait une dent incisive latérale surnuméraire. Normalement, la suture incisive, passant entre le maxillaire et l'intermaxillaire, divise l'alvéole de la dent incisive latérale en deux parties inégales, dont chacune peut donner naissance à une dent. L'incisive latérale surnuméraire, dans le cas de bec-de-lièvre, appartient ainsi au maxillaire.

Ces deux dernières théories, il faut bien l'avouer, ne nous fournissent pas une explication suffisante. L'incisure du bec-de-lièvre latéral, intéressant la mâchoire supérieure, correspond évidemment à la fente qui séparait à l'origine le bourgeon maxillaire supérieur du bourgeon nasal interne. Or, si l'os intermaxillaire latéral ne se fusionne pas avec le corps du maxillaire supérieur, dans la théorie de Biondi, ou si les deux noyaux osseux de l'intermaxillaire ne se réunissent pas, dans la théorie de Warynski, il doit en résulter une suture fibreuse, et non une véritable fissure. La question du bec-de-lièvre et des os intermaxillaires est donc loin d'être résolue, et elle nous paraît devoir susciter de nouvelles recherches. Une des principales difficultés résulte de ce fait, déjà signalé par His, que les os intermaxillaires n'apparaissent qu'après la soudure complète des bourgeons qui vont constituer la mâchoire supérieure.

Quant à la fente interposée aux bourgeons nasaux internes, elle disparaît progressivement au cours du 2ᵉ mois, par accolement et soudure de ces bourgeons que refouleraient sur la ligne médiane les bourgeons maxillaires supérieurs (His). Nous n'avons pu nous convaincre de ce mécanisme, et nous inclinons plutôt à penser que la fente médiane se comble de la profondeur vers la surface, sans affrontement des surfaces épithéliales.

*C.* Bourgeon maxillaire inférieur. — Les branches maxillaires inférieures, séparées l'une de l'autre par un léger sillon sur la ligne médiane, limitent en bas l'orifice buccal. Cet orifice, assez étendu à l'origine, en raison de la largeur des fentes intermaxillaires, se rétrécit graduellement par rapprochement et soudure partielle de dehors en dedans des bourgeons maxillaires supérieur et inférieur de chaque côté : ainsi se constituent latéralement les joues et les commissures des lèvres. Aux dépens des bourgeons maxillaires inférieurs, se développent la lèvre inférieure et la mâchoire inférieure, ainsi que les parties molles en rapport avec cet os. Le sillon médian interposé aux deux branches maxillaires inférieures, s'efface progressivement à la fin du 1er ou au commencement du 2º mois.

L'os maxillaire inférieur est précédé dans sa formation par deux tigelles cartilagineuses symétriques portant le nom de *cartilages de Meckel* (1816), qui s'étendent dans toute la longueur des arcs maxillaires (commencement du 2º mois). Les extrémités renflées de ces cartilages répondent, l'antérieure à la symphyse du menton, la postérieure à la future caisse du tympan. Du 40º au 45º jour (embryons de 17 à 19 millimètres), on voit se déposer, le long de la face externe des cartilages de Meckel, les premières lamelles osseuses qui représentent le maxillaire inférieur. Ces lamelles ne s'étendent pas toutefois sur toute la longueur des cartilages, dont elles respectent les deux extrémités.

Pendant les 4º et 5º mois, les segments moyens des cartilages de Meckel s'atrophient, tandis que les segments antérieurs se vascularisent, et se soudent latéralement aux deux branches du maxillaire inférieur. A la fin du 6º mois, les segments moyens ont complètement disparu, mais l'ossification des segments antérieurs ne s'achève qu'au cours de la 1re année.

Les segments postérieurs donnent naissance au marteau. Quant à l'enclume, elle se développe par une ébauche cartilagineuse propre. Le marteau et l'enclume commencent à s'ossifier du 4º au 5º mois (fœtus de 19 à 20 centimètres, BROMAN, 1899). Ces deux os sont homologues de l'*os carré* des Téléostéens, des Ganoïdes, des Amphibiens et des Sauropsidés.

**3º Deuxième arc (arc hyoïdien ou stylo-stapédien). —** Le 2e arc concourt, avec le 3º et le 4e, à la formation du cou (*arcs cervicaux*). C'est à ses dépens que se développent, d'autre part, l'étrier (stapes) et l'appareil suspenseur de l'os hyoïde. L'étrier se forme par une ébauche spéciale, au pourtour de l'artère stapédienne. Quant à l'appareil suspenseur de l'os hyoïde, il est primitivement représenté, de chaque côté, par une tigelle cartilagineuse signalée pour la première fois par REICHERT (1837), qui lui a laissé son nom (*cartilage de Reichert*, d'après KOELLIKER). Ce cartilage se compose à l'origine de deux segments séparés, l'antérieur plus considérable (cartilage de Reichert proprement dit), et l'autre postérieur plus réduit (*cartilage latéro-hyal*). Ce dernier cartilage s'unit d'abord à la capsule auditive, puis se soude au segment antérieur : l'ensemble constitue le cartilage de Reichert.

La destinée du cartilage de Reichert se rapproche beaucoup de celle du cartilage de Meckel. Le segment moyen disparaît, en effet, et se trouve remplacé par un cordon fibreux, le *ligament stylo-hyoïdien*. Le segment antérieur devient la petite corne de l'os hyoïde (*hypohyal*). Le segment postérieur se fragmente en différents tronçons qui fournissent d'arrière en avant : l'*apophyse styloïde* (*stylhyal*) et le *cératohyal* qui se soude tardivement à l'apophyse styloïde vers l'âge de cinquante à soixante ans (SAPPEY). L'ossification de l'étrier débute au 5ᵉ mois ; à la naissance, tous les osselets de l'ouïe ont atteint leur complet développement (BROMAN).

De grandes divergences règnent encore parmi les auteurs sur l'origine de l'étrier que KOELLIKER et HUXLEY font dériver du 1ᵉʳ arc, tandis que REICHERT et GEGENBAUR le font provenir du deuxième. M. DUVAL (1882) et RABL (1887), confirmant les données de REICHERT et de GEGENBAUR, font remarquer judicieusement à ce sujet que le muscle de l'étrier est innervé par le nerf facial, c'est-à-dire par le nerf du 2ᵉ arc, et que le muscle du marteau reçoit, au contraire, une branche du trijumeau, c'est-à-dire du nerf du 1ᵉʳ arc.

Par le bord interne ou pharyngien de son extrémité postérieure, le deuxième arc constitue les piliers antérieurs du voile du palais (*arc palato-glosse*).

Du côté du 3ᵉ arc, l'arc hyoïdien émet, en bas, un prolongement que RATHKE a assimilé à l'*opercule* des Poissons, et qu'on désigne sous le nom de *prolongement operculaire*. Chez l'embryon humain, ce prolongement est peu accusé.

**4° Troisième et quatrième arcs**. — Les 3ᵉ et 4ᵉ arcs donnent naissance aux parties molles du cou. Le 3ᵉ arc fournit, en plus, les grandes cornes de l'os hyoïde qui se fusionnent avec un nodule médian représentant le corps de cet os (*basihyal*), ainsi que les piliers postérieurs du voile du palais (*arc palato-pha-*

*ryngien*). L'os hyoïde, primitivement cartilagineux, s'ossifie au moment de la naissance . Le cartilage thyroïde dériverait des 3° et 4° arcs.

ARTICLE II

## DÉVELOPPEMENT DE L'INTESTIN

L'intestin primitif, ainsi que nous l'avons vu plus haut (p. 171), se compose de deux segments distincts séparés par le cardia : un segment supérieur ou respiratoire, et un segment inférieur ou digestif. Nous étudierons successivement le développement secondaire de chacun de ces segments.

### § 1. — INTESTIN SUPÉRIEUR OU RESPIRATOIRE

Nous avons suffisamment insisté, à propos du développement de la face (p. 192 et suiv.), sur les modifications morphologiques qu'on observe dans le segment buccal de l'intestin supérieur, pour ne devoir pas y revenir ici. La disparition précoce de la membrane pharyngienne ne permet guère de reconnaître son emplacement chez l'adulte, c'est-à-dire d'indiquer exactement quelles sont les parties qui dérivent du cul-de-sac céphalique de l'intestin ou de la fosse naso-buccale, entre lesquels elle se trouve primitivement interposée. Toutefois, comme elle est tendue entre le premier arc et la paroi postérieure de la poche de Rathke, on peut dire d'une façon générale que le plancher de la bouche, avec la langue, la région des amygdales et la portion buccale du pharynx, se développent aux dépens du cul-de-sac céphalique de l'intestin. En arrière, la limite entre le cul-de-sac et la fosse naso-buccale paraît correspondre à peu près à la bourse pharyngienne, où s'opère la transition épithéliale entre les portions nasale et buccale du pharynx, au niveau du bord supérieur du constricteur supérieur.

Nous étudierons d'abord le développement de l'épithélium bucco-pharyngo-œsophagien, puis nous passerons successivement en revue les principaux organes de la région. Nous rattacherons le développement de l'hypophyse à celui des centres nerveux (p. 358).

### 1° Epithélium bucco-pharyngo-œsophagien.

— Au moment où s'opère la résorption de la membrane pharyngienne, le cul-de-sac céphalique de l'intestin et la fosse naso-buccale sont tapissés par une seule couche de cellules épithéliales appartenant, suivant les régions, à l'endoderme ou à l'ectoderme. Chez l'adulte, les fosses nasales et la partie nasale du pharynx sont revêtues par un épithélium prismatique cilié, tandis que la bouche, la portion buccale du pharynx et l'œsophage possèdent au contraire un épithélium pavimenteux stratifié. Nous verrons plus loin (p. 381) comment sur le plafond de l'excavation naso-buccale séparé de la bouche par l'établissement de la voûte palatine, l'ectoderme évolue en épithélium prismatique cilié. Dans la portion de la bouche qui dérive de la fosse naso-buccale, l'ectoderme se transforme progressivement en épithélium pavimenteux stratifié. Quant aux parties developpées aux dépens du cul-de-sac céphalique de l'intestin, à savoir le plancher de la bouche, l'isthme du gosier, la portion buccale du pharynx et l'œsophage, elles sont recouvertes, pendant toute la période fœtale, par un épithélium mixte formé de cellules pavimenteuses et de cellules prismatiques ciliées (NEUMANN, 1876). A la vérité, les cellules ciliées sont plus abondantes dans le segment inférieur œsophagien, que dans le segment supérieur ou pharyngien, mais on en trouve également sur la base de la langue, dans la région amygdalienne, et même contre la face buccale du voile du palais. Nous rappelons que chez l'adulte, le canal excréteur des glandes salivaires annexées aux papilles caliciformes, possède encore un revêtement cilié, ainsi que l'ont montré BOCHDALEK jun. (1866) et VON EBNER (1876).

Pour expliquer la présence d'un épithélium pavimenteux stratifié dans le pharynx et dans l'œsophage, un certain nombre d'auteurs ont admis la substitution de l'ectoderme à l'endoderme, soit au fond du cul-de-sac buccal, soit au niveau

des fentes branchiales supposées perforées (CADIAT, 1881).
Les faits n'ont pas confirmé cette manière de voir. Voici en
effet ce qu'on observe sur l'œsophage..

Les cellules endodermiques primitivement disposées sur un
seul plan, ne tardent pas à se multiplier et à s'agencer sur
plusieurs couches. Dès la fin du 1er mois, l'épithélium appartient à la catégorie des épithéliums polyédriques stratifiés
embryonnaires, avec une épaisseur de 40 μ. Pendant le 2e mois.

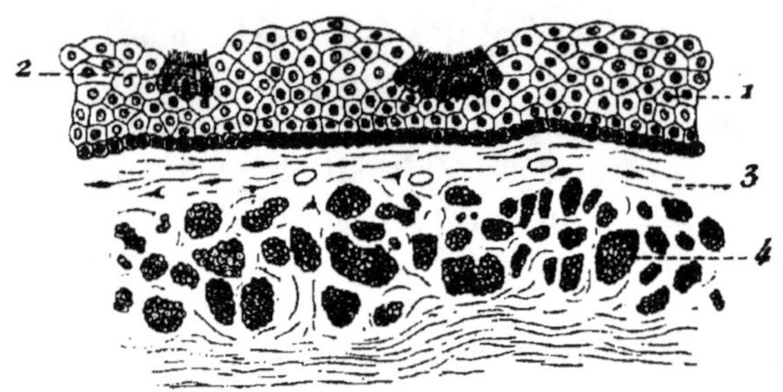

Fig. 108.

Section normale de la muqueuse œsophagienne sur un fœtus humain
de 32/43 cent. (gr. 120/1).

1, épithélium pavimenteux stratifié — 2, îlots de cellules ciliées. — 3, chorion.
— 4, musculaire muqueuse.

il présente des épaississements locaux, creusés d'excavations,
qui rétrécissent la lumière centrale, mais celle-ci ne disparaît pas complètement, comme on l'observe chez les Ovipares.
Au commencement du 3e mois, la plupart des cellules superficielles sont devenues prismatiques, et, dès le milieu du même
mois, elles se couvrent de cils vibratiles. A cette époque, le
revêtement épithélial, d'une épaisseur de 60 μ, est cilié dans
presque toute son étendue. Cependant, de distance en distance,
au milieu des cellules prismatiques, on observe des éléments
pavimenteux formant de petits îlots. A partir de ce stade, les
cellules pavimenteuses se multiplient plus rapidement que les
cellules prismatiques, et font saillie à la surface libre de la
muqueuse, tandis que latéralement elles empiètent sur les
traînées ciliées. D'autre part, la couche basilaire, visible dès la

fin du 3º mois, donne naissance à des cellules pavimenteuses qui s'insinuent au-dessous des éléments ciliés, et finissent par les éloigner du chorion (fig. 108). Les derniers éléments ciliés ne disparaissent qu'après la naissance.

Il semble intéressant de rappeler, au point de vue phylogénique, que chez les Batraciens l'œsophage reste tapissé pendant toute la vie par un épithélium cilié, dont le courant vibratile se dirige de la surface vers la profondeur.

**2º Lèvres**. — La limite entre les lèvres et les gencives est indiquée à l'origine par le mur plongeant qui s'enfonce comme un coin dans l'épaisseur des arcs maxillaires (p. 231). Le bord libre des lèvres se renfle progressivement, et vient faire saillie au-dessus du mur plongeant, tandis que les éléments centraux de ce dernier se désagrègent dans le cours du 4º mois, pour donner naissance au sillon labio-gingival.

Dans les derniers mois de la gestation et chez le nouveau-né (fig. 109), la transition entre la peau et la muqueuse gingivale s'opère par l'intermédiaire d'une zone cutanée lisse (*pars glabra*), que prolonge en dedans une zone villeuse, remarquable par l'épaisseur de l'épithélium et par la hauteur des papilles (*pars villosa*, Luschka) dont un certain nombre viennent faire saillie à la surface de la muqueuse (Malka Ramm, 1905). Le bord interne du muscle orbiculaire, recourbé en dehors vers la peau, est traversé par des fibres musculaires striées qui se dirigent de la peau vers la zone villeuse, et dont la contraction détermine la saillie de la zone lisse interposée (*muscle de la succion*, Luschka ; *compressor labii*, Klein). Chez l'adulte, la zone villeuse se confond avec la zone cutanée lisse, mais l'épithélium demeure plus épais, et les papilles plus longues. Les glandes sébacées libres du bord des lèvres ne se développent qu'après la naissance (Wertheimer, 1883).

**3º Langue**. — Trois ébauches distinctes concourent à la formation de la langue, dans l'étendue du champ mésobranchial, l'une supérieure et médiane, le *tuberculum impar* dont nous avons déjà parlé (page 175 et fig. 96), et deux inférieures

et latérales constituées par les extrémités antérieures des 2e
et 3º arcs branchiaux, fusionnées entre elles de chaque côté
(His, 1885). Les ébauches inférieures (et postérieures) se réunissent et se soudent d'abord sur la ligne médiane, vers la fin

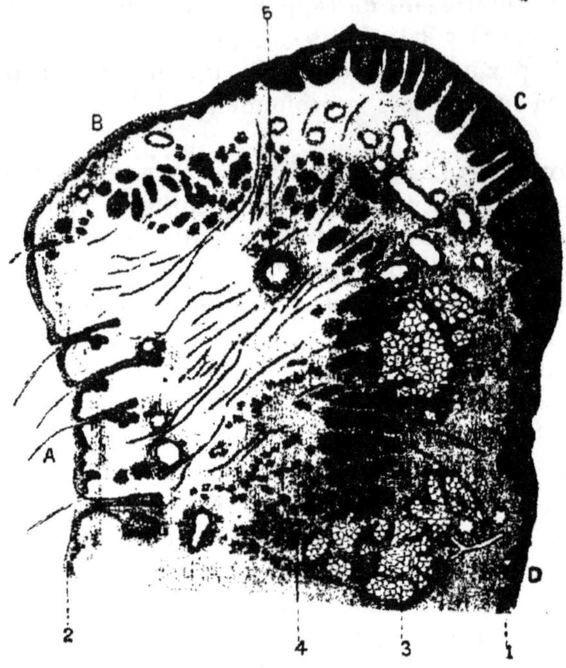

**Fig. 109.**

Coupe sagittale de la lèvre inférieure, chez un nouveau-né (gr. 10/1).

A, peau. — B, zone cutanée lisse. — C, zone villeuse. — D, muqueuse labiale.
1, épithélium de la muqueuse labiale. — 2, épiderme. — 3, glandes labiales. —
4, orbiculaire des lèvres dont le segment recourbé en avant est traversé par les
fibres du muscle de la succion. — 5, artère coronaire exceptionnellement située dans
la concavité du muscle orbiculaire.

du 1er mois, puis elles s'unissent en avant au tuberculum impar.
Celui-ci répond au corps de la langue dont la pointe, antérieure, vient faire saillie au-dessus du maxillaire inférieur,
tandis que la masse commune des ébauches postérieures en
représente la racine. Pendant toute la période fœtale, le corps
et la racine sont séparés par un sillon curviligne ouvert en

avant, marquant le plan de soudure de l'ébauche antérieure et des ébauches postérieures.

Le trou borgne, vestige de l'involution de la thyroïde médiane (page 183), répond au point de jonction des trois ébauches de la langue ; fréquemment, il coïncide avec la papille caliciforme qui occupe le sommet du V lingual. Le foramen cæcum n'existe que chez l'Homme.

Pendant le 3° mois, l'épithélium qui recouvre la base de la langue se soulève en prolongements cylindriques, mais les papilles choriales n'apparaissent qu'au commencement du 4° mois.

Le cartilage précédant l'os hyoïde, qui représente le squelette de la langue, apparaît pendant la 5° semaine.

**4° Glandes salivaires.** — Les glandes salivaires dérivent, sous forme de bourgeons pleins, de l'épithélium buccal, dans le sillon limitant de chaque côté la langue pour la sous-maxillaire (6° semaine) et pour la sublinguale, et au fond du sillon latéral de la bouche, entre les deux mâchoires, pour la parotide (8° semaine). Ces bourgeons se ramifient peu à peu, en même temps que les canaux excréteurs se creusent d'une lumière centrale qui, au cours du 5° mois, se propage à l'intérieur des acini. Les glandes alvéolo-linguales se développent vers la fin du 3° mois (CHIÉVITZ. 1885), ainsi que les glandes palatines. L'embouchure du canal de Wharton, primitivement située en arrière du frein de la langue, se trouve progressivement reportée en avant, par fermeture du sillon latéral de la langue. L'épithélium du canal de Wharton, d'abord disposé sur deux couches, devient prismatique simple, vers la fin du 4° mois.

**5° Amygdales.** — Les amygdales ou tonsilles palatines se développent sur les parois latérales du pharynx, entre l'arc palatin antérieur ou palato-glosse que prolonge en arrière le *pli triangulaire* de His, et l'arc palatin postérieur ou palato-pharyngien ; ces arcs palatins représentent les extrémités profondes des deuxième et troisième arcs pharyngiens, et formeront chez l'adulte les piliers du voile du palais. Dans cette région, on voit se creuser, pendant le 3° mois, une fossette (*fossette amygdalienne*) tapissée dans toute son étendue par un épithélium pavimenteux stratifié, et s'ouvrant dans la cavité du pharynx par une fente plus ou moins étroite dirigée obliquement de bas en haut, et d'arrière en avant. Les parois de cette fossette ne tardent pas à pousser dans le tissu mésodermique sous-jacent des diverticules creux qui, au commencement du 4° mois, émettent latéralement des bourgeons pleins essentiellement constitués par des cellules épithéliales analogues à celles de la couche basilaire (fig. 110). En même temps, les cellules mésodermiques ambiantes

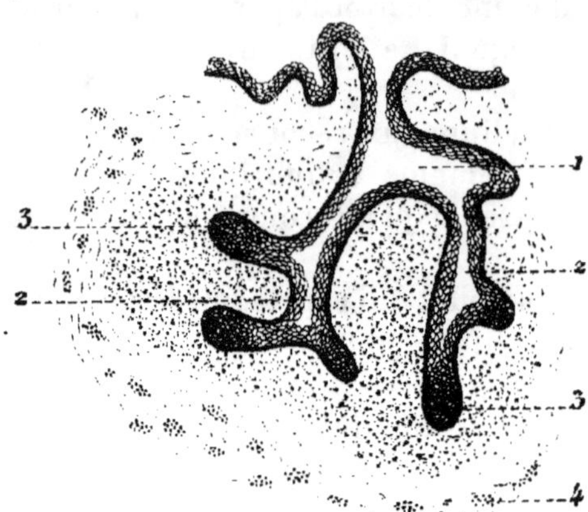

Fig. 110

Section normale de la fosette amygdalienne sur un fœtus humain de 15,5/21,5 cent. (gr. 20/1).

1, fossette amygdalienne. — 2, diverticules. — 3, bourgeons épithéliaux pleins. — 4, fibres musculaires striées.

se sont considérablement multipliées, et ont donné naissance à une sorte de tissu lymphoïde englobant dans son épaisseur les diverticules avec leurs bourgeons. Pendant le 5° mois, les contours des bourgeons épithéliaux tendent à s'effacer, par suite de la pénétration à leur intérieur d'un certain nombre d'éléments mésodermiques entraînant avec eux des vaisseaux sanguins. Il en résulte la production d'un tissu de nouvelle formation, constitué par le mélange d'éléments épithéliaux et mésodermiques, et auquel RETTERER (1888) a assigné le nom de *tissu angiothélial (tissu folliculaire)*. Après la naissance, un certain nombre de bourgeons se détachent des diverticules, et figurent au sein du tissu lymphoïde de petits corps sphériques connus sous le nom de *follicules*, tandis que la masse du tissu lym-

phoïde se trouve elle-même fragmentée en plusieurs lobules
par des cloisons conjonctives. D'après Stöhr (1891), les bourgeons épithéliaux resteraient en continuité avec l'épithélium

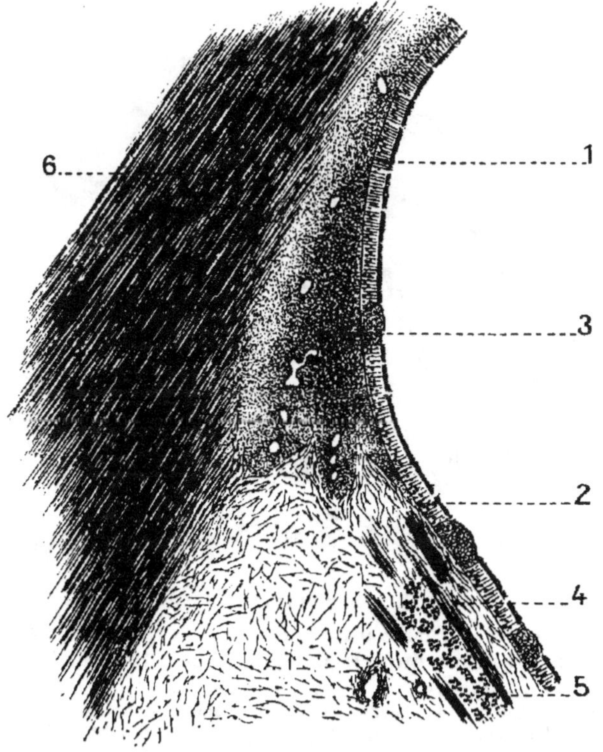


Fig. 111.

Coupe verticale de l'amygdale pharyngienne sur un fœtus humain
de 17,5/26 cent. (gr. 18/1).

1, épithélium prismatique cilié de la portion nasale du pharynx. — 2, épithélium
mixte (prismalique cilié et pavimenteux stratifié) du pharynx buccal. — 3, amygdale pharyngienne pénétrée par des bourgeons glandulaires. — 4, aponévrose
pharyngienne. — 5, constricteur supérieur du pharynx. — 6, aponévrose préver-
tébrale.


superficiel, et les éléments lymphoïdes proviendraient par
émigration des vaisseaux sanguins.

Au fur et à mesure que s'accroissent les follicules et le tissu

12.

lymphoïde, la fossette amygdalienne diminue peu à peu de profondeur, et finit par s'effacer, mais seulement plusieurs années après la naissance. Les diverticules élargis repré-

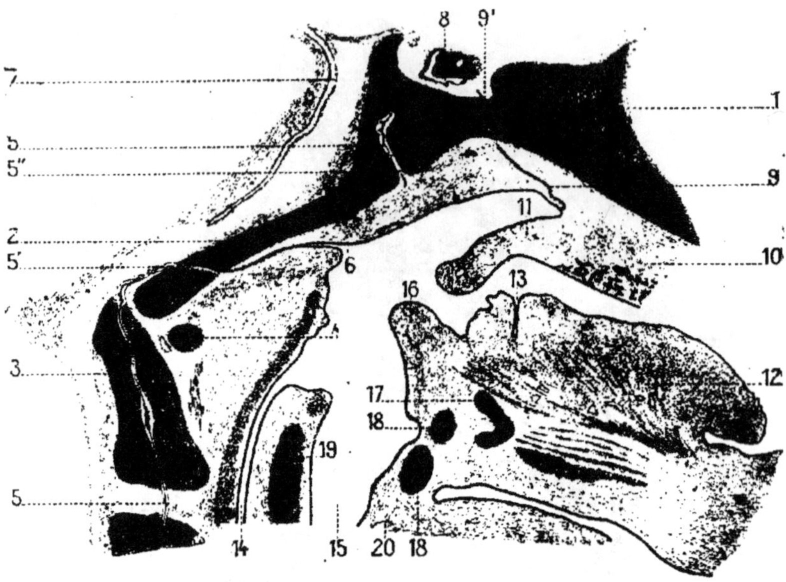



Fig. 112.

Coupe médiane de la base du crâne et de la région du pharynx
sur un fœtus humain de 4,4/5,7 cent. (gr. 10/1).

1, cartilage sphéno-ethmoïdal. — 2, cartilage sphéno-occipital. — 3, axis. — 4, arc antérieur de l'atlas. — 5, chorde dorsale interrompue dans son trajet au niveau de la voûte du pharynx. — 5', canal basilaire inférieur, — 5", canal basilaire supérieur. — 6, poche pharyngienne dont le fond adhère à la chorde. — 7, artère basilaire. — 8, lobe glandulaire de l'hypophyse. — 9, pédicule hypophysaire contournant le bord postérieur de la cloison des fosses nasales. — 10, cloison des fosses nasales montrant inférieurement les enclaves épithéliales qui résultent de la soudure sur la ligne médiane des deux lames palatines. — 11, voile du palais. — 12, langue. — 13, foramen cæcum. — 14, œsophage. — 15, larynx. — 16, épiglotte. — 17, hyoïde encore cartilagineux. — 18, bord antérieur du cartilage thyroïde présentant encore une lacune que comblera le cartilage vocal. — 19, chaton du cricoïde. — 20, arc antérieur du cricoïde.

sentent alors les cryptes de l'amygdale, au pourtour desquels se trouvent groupés les follicules. Chez le vieillard, le tissu lymphoïde interposé aux follicules subit la transformation fibreuse, tandis que ceux-ci diminuent de dimensions, et

présentent partiellement des signes de régression graisseuse
(Retterer).

Les follicules de l'amygdale sont plus ou moins accusés
suivant les Mammifères. Chez le Porc, ils se détachent nettement sur le tissu lymphoïde, tandis que chez l'Homme adulte,
en raison sans doute des nombreuses inflammations auxquelles
sont sujettes les amygdales, leurs limites deviennent moins
distinctes, et dans certains cas s'effacent complètement.

Les éléments mésodermiques immigrés à l'intérieur des
follicules se transforment dans la suite en corps étoilés anastomosés en réseau (tissu réticulé), dans les mailles duquel se
trouvent incluses les cellules épithéliales. D'après les recherches de Retterer (1896), les corps étoilés proviendraient
également des involutions épithéliales.

Les autres amygdales (linguale, tubaire et pharyngienne) se
développent de la même façon que l'amygdale palatine : elles
débutent de même par des invaginations de l'épithélium
superficiel.

L'amygdale pharyngienne se forme au pourtour de la bourse
pharyngienne ; elle répond à peu près à la transition graduelle
entre l'épithélium du pharynx nasal d'origine ectodermique,
et celui du pharynx buccal d'origine endodermique. Chez le
fœtus (fig. 111), et jusqu'au moment de la naissance, l'épithélium du pharynx buccal est un épithélium stratifié mixte
(pavimenteux et prismatique cilié) analogue à celui de l'œsophage ; l'épithélium du pharynx nasal appartient à la catégorie
des épithéliums prismatiques ciliés.

**6° Bourse pharyngienne.** — La bourse pharyngienne
(F.-J.-C. Mayer, 1842), bien étudiée par Luschka (1868), doit
être envisagée comme une conséquence mécanique des connexions que la chorde a conservées avec l'endoderme pharyngien (Froriep, 1882). Sur les fœtus humains du commencement
du 3e mois, la bourse affecte la forme d'un tube, dont l'extrémité profonde est intimement unie à la chorde dorsale en voie
de régression (fig. 112).

Il convient de distinguer, avec Killian (1888), la bourse pha-

ryngienne du recessus médian du pharynx (GANGHOFNER, 1878).
Le recessus est une dépression de la paroi postérieure du
pharynx, souvent étirée transversalement (Cheval), provoquée
par les adhérences du ligament occipito-pharyngien. Les deux
formations peuvent être surajoutées, c'est-à-dire qu'au fond
du recessus peut s'ouvrir la bourse ; mais elles peuvent être
également distinctes. Chez l'Homme, et aussi chez le Cheval,
la bourse pharyngienne est inconstante.

**7° Œsophage.** — L'œsophage représente au début un canal
assez court interposé entre la dilatation pharyngienne et le
renflement stomacal. Pendant le 2$^e$ mois, à mesure que se
forment le cou et le thorax, l'œsophage s'allonge rapidement.

Sur l'embryon de 19 millimètres, la tunique musculaire est
déjà nettement indiquée ; le tissu interposé entre l'épithélium
et cette tunique est particulièrement riche en matière amorphe.
La musculaire muqueuse se montre un peu plus tard, au
commencement du 3$^e$ mois. Les papilles du chorion de la muqueuse apparaissent tardivement dans le cours du 8$^e$ mois.
Les glandes œsophagiennes semblent encore faire défaut, au
moment de la naissance.

Le mésentère postérieur, annexé à l'œsophage, reste court
et épais.

## § 2. — INTESTIN INFÉRIEUR OU DIGESTIF

Nous étudierons successivement : A) le développement morphologique de l'intestin inférieur ; B) le développement structural de cet intestin ; C) la destinée des mésentères et, en
particulier, le développement des épiploons.

### A) — DÉVELOPPEMENT MORPHOLOGIQUE
### DE L'INTESTIN INFÉRIEUR

L'intestin inférieur se présente à l'origine comme un tube
vertical en communication avec la vésicule ombilicale par le

conduit vitellin, et rattaché à la paroi postérieure de l'abdomen par le mésentère dorsal. Déjà, avant l'occlusion complète de la gouttière intestinale amenant la formation du pédicule vitellin, l'extrémité supérieure de l'intestin digestif, en continuité avec l'œsophage, subit une dilatation fusiforme qui donnera naissance à l'estomac (*renflement stomacal*). D'autre part, la partie de l'intestin sur laquelle se fixe le conduit vitellin ne tarde pas à se soulever en une anse dont le sommet, répondant au conduit vitellin, s'engage temporairement à l'intérieur du cordon ombilical. Les deux branches de l'anse intestinale, sensiblement parallèles au début et situées dans le plan médian. décrivent avec les portions non soulevées de l'intestin, deux courbes dont la supérieure constitue la *courbure* ou *inflexion duodéno-jéjunale*, et l'inférieure la *courbure* ou *inflexion colicosplénique*. L'anse intestinale formera le jéjunum et l'iléon ainsi que les côlons ascendants et transverse. Le segment interposé entre le renflement stomacal et l'anse intestinale deviendra le duodénum. Enfin, aux dépens de l'intestin terminal qui fait suite inférieurement à l'anse intestinale, se développeront le côlon descendant, l'S iliaque et le rectum. L'intestin digestif se laisse donc de très bonne heure décomposer en quatre segments distincts : renflement stomacal, duodénum, anse intestinale et intestin terminal, dont nous allons rechercher successivement le mode d'évolution. Ajoutons que l'intestin terminal se prolonge, à l'origine, au delà de l'anus par l'intestin caudal ou post-anal.

**1° Estomac.** — L'estomac primitivement vertical ne tarde pas à subir un mouvement de rotation de gauche à droite autour de son axe, en même temps que son extrémité inférieure s'infléchit à droite. Le mouvement de rotation s'effectuant sous un angle de 90°, il en résulte que le bord primitivement postérieur, auquel se trouve attaché le mésentère postérieur, regarde maintenant à gauche. La courbure à droite de l'extrémité pylorique de l'estomac a pour effet, d'autre part, de modifier la direction de ce bord qui, de vertical et de rectiligne qu'il était au début, devient convexe et oblique de haut en bas et de gauche à droite (grande courbure de l'estomac). Pour les mêmes raisons, le bord dirigé primitivement en avant, et auquel s'insère le mésentère antérieur, se trouve reporté du côté droit, et décrit une courbure à concavité dirigée en haut et à droite (petite courbure).

Les différents changements que nous venons d'indiquer sont déjà sensiblement appréciables vers la fin du 1er mois. Le mouvement de rotation qui retentit sur l'extrémité inférieure de l'œsophage, nous explique la disposition asymétrique des deux pneumogastriques.

**2° Duodénum.** — L'extrémité pylorique de l'estomac, en s'infléchissant à droite, entraîne la portion attenante du duodénum, si bien que celui-ci décrit une courbe dont la convexité, primitivement dirigée en avant, regarde ensuite à droite. Le duodénum se continue avec l'anse intestinale au niveau de l'*inflexion duodéno-jéjunale* d'abord peu marquée, mais devenant de plus en plus accusée. Le segment duodénal donne naissance aux involutions épithéliales qui formeront le foie et le pancréas (page 244 et suiv.).

**3° Anse intestinale.** — Ainsi que nous l'avons indiqué, le segment moyen du tube digestif forme, dès la fermeture de la gouttière intestinale, une anse dont le sommet dirigé en avant s'engage vers la 9e semaine dans le cordon ombilical ; les embryons humains de 2,6 et de 4 millimètres figurés par His, montrent le premier soulèvement de cette anse intestinale primitive. Sur l'embryon de 25 à 28 jours représenté par Coste, la saillie de l'anse est plus accusée.

Vers la fin du 1er mois, les deux branches de l'anse ne se trouvent plus dans le même plan antéro-postérieur : la branche supérieure est placée à droite de la ligne médiane, la branche inférieure à gauche. Ce mouvement de torsion de l'anse intestinale de gauche à droite, est plus accentué sur l'embryon de Coste de 30 à 35 jours. En même temps, on voit apparaître sur la branche inférieure de l'anse, à une faible distance du sommet, un léger bourgeon qui s'allonge et figure une sorte d'appendice annexé au tube digestif (fig. 113) : ce bourgeon est le rudiment du cæcum et de l'appendice vermiculaire (embryon de 10 à 12 millimètres). L'apparition de cet appendice sur la branche inférieure, montre que le sommet

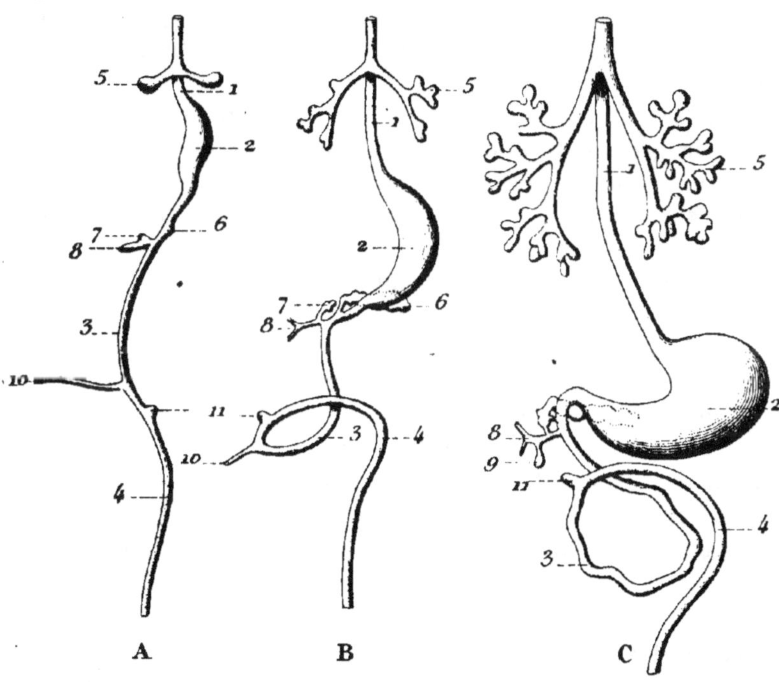

Fig. 113.

Trois stades successifs du développement du tube digestif, montrant la torsion progressive de l'anse intestinale (représentation schématique imitée de His).

1, œsophage. — 2, estomac. — 3, intestin grêle. — 4, gros intestin. — 5, poumons. — 6, ébauche supérieure du pancréas. — 7, ébauche inférieure ou hépatique du pancréas, fusionnée avec la supérieure au stade C. — 8, conduit hépatique. — 9, vésicule biliaire. — 10, conduit vitellin. — 11, bourgeon iléo-cæcal.

de l'anse ne correspond pas à la séparation de l'intestin grêle et du gros intestin, ainsi que l'avait prétendu OKEN, mais qu'un segment de cette branche inférieure contribuera, avec la branche supérieure, à la constitution de l'intestin grêle. Le canal vitellin se fixe sur la partie de l'intestin grêle qui deviendra plus tard l'iléon (KŒLLIKER) ; dans certains cas, le segment terminal de ce canal persiste sous forme d'un diverticule plus ou moins long (*diverticule de Meckel*).

Au 40° jour, le sommet de l'anse a développé quelques sinuosités, tandis que la branche inférieure s'est portée, par suite du mouvement de torsion, au-dessus des circonvolutions de l'intestin grêle (fig. 113, C).

Vers le milieu du 3° mois de la vie intra-utérine, le resserrement progressif de l'anneau ombilical provoque la **rentrée** dans l'abdomen de tout le paquet intestinal engagé dans le cordon. On peut alors constater que l'appendice iléo-cæcal qui marque la transition entre l'intestin grêle et le gros intestin, est situé au voisinage de l'extrémité pylorique de l'estomac, au-dessus et en arrière du paquet de l'intestin grêle. La portion du côlon développée aux dépens de l'anse intestinale, ne se compose donc primitivement que d'un segment transversal placé en avant du duodénum, avec lequel il ne tarde pas à contracter des adhérences. Le segment ascendant du côlon se forme ultérieurement par allongement du côlon transverse, et par abaissement de l'extrémité cæcale dans la fosse iliaque droite, en même temps que l'angle de séparation des côlons ascendant et transverse se trouve reporté de plus en plus à droite.

L'appendice vermiforme ne se distingue pas au début du cæcum. Ce n'est que vers le milieu du 5° mois qu'on commence à apercevoir, à l'origine de l'appendice, un léger renflement représentant la partie cæcale. La valvule iléo-cæcale sé montre vers le 3° mois de la grossesse ; elle est parfaitement développée à la naissance (MECKEL).

L'intestin grêle est plus volumineux que le gros intestin jusqu'au 6° mois de la vie fœtale (MECKEL), c'est-à-dire jusqu'au moment où le méconium franchit la valvule iléo-cæcale.

Les valvules conniventes n'apparaissent qu'au 7° mois, et sont encore peu développées à la naissance,

**4° Intestin terminal**. — De tous les segments de l'intestin digestif, l'intestin terminal est celui qui subit le moins de changements. Son extrémité supérieure qui se continue avec la branche inférieure de l'anse intestinale au niveau de l'inflexion colico-splénique, s'allonge progressivement de bas en haut, en même temps qu'elle se trouve déjetée à gauche par le

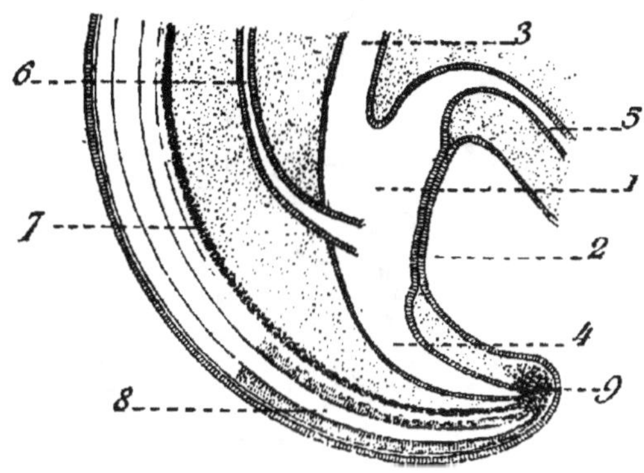

Fig. 114.

Reconstruction sagittale de l'extrémité caudale sur un embryon humain de 4 millimètres, d'après un modèle en cire de KEIBEL. (gr. 33/1). Cette reconstruction montre les connexions intimes qu'affectent le tube médullaire, la chorde dorsale et l'intestin caudal avec l'amas résidual.

1, cavité du cloaque. — 2, membrane cloacale. — 3, tube intestinal. — 4, intestin caudal. — 5, canal allantoïdien. — 6, canal de Wolff. — 7, chorde dorsale. — 8, tube médullaire. — 9, amas résidual.

développement croissant des anses intestinales. Vers la fin du 3ᵉ mois, la portion de l'intestin terminal située dans la fosse iliaque gauche, présente une courbure qui permet de lui reconnaître trois segments distincts : un segment supérieur répondant au côlon descendant, un segment moyen qui donne naissance à l'S iliaque (flexura sigmoïdea), et enfin un segment inférieur aux dépens duquel se formera le rectum. Ce dernier segment commence à s'incurver à partir du 7ᵉ mois.

**5° Intestin caudal.** — Au début, l'intestin caudal (p. 129) s'allonge en même temps que l'éminence coccygienne (embryons de 3 et de 4 millimètres (fig. 114), puis il se fragmente, et ses vestiges ne tardent pas à disparaître (fin du 1er mois).

Chez un certain nombre de Mammifères, l'intestin caudal présente un développement plus considérable, et persiste plus longtemps que chez l'Homme. Nous représentons, dans la figure 115, une coupe longitudinale et axile de l'extré-

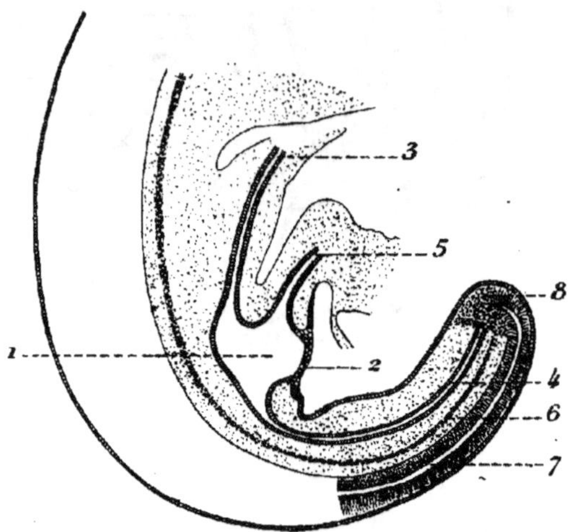

Fig. 115.

Coupe sagittale et axile de l'extrémité inférieure sur un embryon de Chat de 6 mill., montrant les rapports de l'intestin caudal (gr. 28/1).

1, cloaque. — 2, membrane cloacale. — 3, tube intestinal. — 4, intestin caudal. — 5, canal allantoïdien, — 6, chorde dorsale. — 7, tube médullaire. — 8, extrémité de l'appendice caudal répondant à la tête de la ligne primitive.

mité caudale, sur un embryon de Chat de 6 millimètres. Cette coupe montre que le canal intestinal se prolonge encore à ce stade dans toute la longueur de la queue, au sommet de laquelle il confond ses éléments avec ceux de la chorde dorsale et du tube médullaire dans un amas cellulaire répondant à la tête de la ligne primitive. Cet amas contribue, pendant un certain temps, à l'allongement de l'appendice caudal, et contient en puissance non seulement des segments mésodermiques, mais encore des segments (caudaux) du tube médullaire et de l'intestin caudal : on peut lui donner le nom d'*amas résidual* (HERRMANN et TOURNEUX, 1905).

## B) — DÉVELOPPEMENT STRUCTURAL DE L'INTESTIN INFÉRIEUR

Les parois de l'intestin inférieur ou digestif sont représentées par la splanchnopleure. L'épithélium qui revêt la surface de la muqueuse, ainsi que celui des glandes venant y déboucher, dérivent directement de l'endoderme ; le chorion de la muqueuse, les tuniques celluleuse, musculaire et séreuse, proviennent du feuillet fibro-intestinal.

**1° Estomac.** — L'épithélium de l'estomac acquiert dès le 3e mois sa forme définitive ; sa transition avec l'épithélium de l'œsophage, graduelle pendant les premiers mois, devient brusque vers la fin du 8° mois. Les glandes apparaissent au commencement du 4e mois, et sont à peu près entièrement développées au 8e.

Le chorion, primitivement lisse et uni, se couvre au 3e mois de villosités temporaires (KŒLLIKER) qui s'effacent vers l'époque de la naissance. La musculaire muqueuse se montre, au 5e mois, comme un prolongement de celle de l'œsophage qui se forme plus tôt.

La couche musculaire circulaire est visible dès le 2° mois ; elle augmente progressivement d'épaisseur, en même temps que se forment les faisceaux longitudinaux, dont le développement est plus tardif.

**2° Intestin**. — Le développement des parois du tube intestinal, envisagé d'une façon générale, progresse de haut en bas. On voit, en effet, les éléments constituant les différentes couches se différencier, au sein du feuillet fibro-intestinal, successivement dans l'estomac, dans l'intestin grêle et dans le gros intestin. D'autre part, l'ordre suivant lequel apparaissent les différentes tuniques, paraît être constamment le même, quel que soit le segment du canal intestinal que l'on considère.

On voit ainsi se montrer successivement : 1° les faisceaux circulaires de la tunique musculeuse (2ᵉ mois) ; 2° le chorion qui se distingue par sa grande richesse en éléments cellulaires ; 3° le plexus d'Auerbach ; 4° les premiers rudiments des glandes et les faisceaux longitudinaux de la musculeuse (4ᵉ mois) ; 5° la musculaire muqueuse (6ᵉ mois) et les follicules clos.

*A*. Villosités. — Les villosités apparaissent, dans l'intestin grêle, vers la fin du 2ᵉ mois, comme des excroissances verruqueuses qui s'effilent bientôt et atteignent une longueur notable dès la 10ᵉ semaine (250 µ).

La muqueuse du gros intestin, comme celle de l'estomac, supporte des villosités transitoires qui se montrent bien développées vers le milieu du 3ᵉ mois, et qui disparaissent au 8ᵉ, par un mécanisme variable suivant les auteurs. Pour les uns, il se formerait, entre les pieds des villosités, des cloisons transversales qui s'élèveraient progressivement de la base au sommet, et détermineraient ainsi le nivellement de la surface muqueuse. Pour les autres (Fusari, 1904), ce seraient les villosités elles-mêmes qui se détacheraient, à la suite de phénomènes de dégénérescence encore mal connus. Ce processus serait commun à tout le tube intestinal, seulement dans l'intestin grêle, des villosités nouvelles, de plus en plus nombreuses, se soulèveraient et viendraient remplacer les anciennes, tandis que, dans l'estomac et le gros intestin, « le détachement des villosités primitivement formées n'est pas suivi de la formation d'autres villosités » (Fusari, 1904).

*B*. Glandes. — Les glandes se constitueraient, d'après Kœlliker et la plupart des auteurs, au commencement du 4ᵉ mois, par un mécanisme tout différent de celui qu'on observe dans les autres parties de l'organisme. On admet généralement qu'il n'y a pas, pour les glandes de Lieberkühn, d'involutions épithéliales bourgeonnant dans le tissu sous-jacent. Ce serait le chorion qui émettrait des cloisons verticales unissant entre elles les bases des villosités, et qui arriverait de la sorte à constituer une série de dépressions en doigt de gant tapissées par l'épithélium. Le mécanisme que nous venons d'indiquer paraît surtout devoir s'appliquer à la formation du conduit excréteur ; quant aux éléments glandulaires sécrétants, ils se développent, comme partout ailleurs, aux dépens de bourgeons épithéliaux profonds, d'abord pleins et pourvus postérieurement d'une cavité centrale. Les glandes de Brünner se développent plus tardivement que les glandes de Lieberkühn, seulement au 5e mois.

Les follicules clos et les plaques de Peyer ne sont qu'ébauchés vers la fin de la vie fœtale, et n'acquièrent leur structure définitive qu'après la naissance. D'après RETTERER (1891), leur mode de formation serait identique à celui des amygdales.

**3º Muqueuse anale**. — C'est au cours du 3º mois que se forment successivement la couche circulaire, puis la couche longitudinale de la tunique musculeuse du rectum, et que se différencie l'épithélium de la muqueuse anale. A la fin du même mois, les deux sphincters sont nettement indiqués, et la muqueuse rectale a poussé des prolongements lamelleux qui dessinent la ligne ano-rectale. Les follicules pileux et les glandes cutanées délimitant la zone cutanée lisse apparaissent un peu plus tard (fin du 4º mois). La musculaire muqueuse du rectum, se prolongeant inférieurement dans l'épaisseur des colonnes de Morgagni, se montre vers la fin du 5º mois ; quant aux glandes anales, elles se développent seulement au commencement du 6º mois.

**4º Méconium**. — On désigne sous le nom de *méconium* le contenu du tube digestif pendant la période fœtale. C'est une substance molle, pâteuse, formée par le mélange d'une certaine quantité de mucus avec les produits de sécrétion des glandes intestinales.

Le méconium commence à se teinter en jaune du 4º au 5e mois (bile), et remplit du 5º au 6º mois tout l'intestin grêle, mais sans dépasser encore la valvule iléo-cæcale. Ce n'est que du 7º au 9º mois qu'il pénètre dans le gros intestin, où sa teinte devient brun verdâtre.

13.

A la naissance, le méconium, d'une densité de 1150, se compose d'un mucus finement strié, englobant des granulations graisseuses, des cellules épithéliales prismatiques, des cristaux de cholestérine, des globules ovoïdes ou polyédriques de biliverdine d'un diamètre de 10 à 12 $\mu$. On peut encore y rencontrer des cellules épithéliales pavimenteuses provenant de la partie supérieure du tube digestif, et entraînées par le mouvement des éléments ciliés du pharynx et de l'œsophage.

## § 3. — DESTINÉE DES MÉSENTÈRES

Le mésentère postérieur ou dorsal (p. 106) fournit de haut en bas : le grand épiploon, le mésoduodénum, le mésentère proprement dit, les mésocôlons, et enfin le mésorectum.

C'est dans l'épaisseur du mésentère antérieur ou ventral, limité à l'estomac et au segment initial du duodénum, et représentant la portion inférieure du septum transversum (p. 501), que bourgeonnent les cordons hépatiques. Ce mésentère se trouvera ainsi décomposé en deux parties distinctes : l'une antérieure qui deviendra le *ligament suspenseur du foie ;* l'autre postérieure qui formera le *petit épiploon*, et que l'on peut désigner sous le nom de *mésogastre antérieur*. Dans le bord inférieur libre de ce mésogastre, rampent le conduit hépatique primitif, l'artère hépatique et la veine porte, tandis que le bord similaire du ligament suspenseur du foie contient l'anastomose que la veine ombilicale persistante envoie, au-dessous du foie, au sinus annulaire (future veine porte, p. 481). Les schémas représentés dans la figure 116 montrent la destinée générale des mésentères.

Pour bien comprendre le mode de développement des différents segments des mésentères, il faut toujours avoir présents à l'esprit ces deux faits fondamentaux qui dominent toute leur histoire : les mésentères subissent des déplacements en rapport avec les modifications des segments correspondants de l'intestin, et les portions mésentériques déplacées peuvent contracter des adhérences secondaires entre elles, avec les organes voisins ou avec la paroi abdominale (DEMON, 1883). Le péritoine, en tant que membrane séreuse, ne se développe qu'ultérieurement, et c'est ce qui explique que, chez l'adulte,

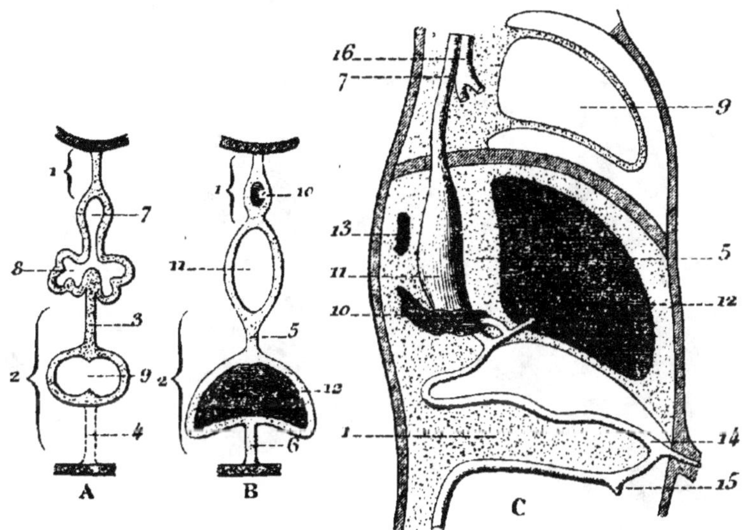

Fig. 116.

A, B, deux coupes transversales schématiques montrant d'après la théorie classique les rapports de l'intestin et des mésentères dans la région thoracique (A), et dans la région abdominale (B) : C. coupe sagittale et axile montrant les mêmes rapports.

1, mésentère postérieur. — 2. mésentère antérieur. — 3, mésocarde postérieur. — 4, mésocarde antérieur. — 5, petit épiploon. — 6, ligament suspenseur du foie. — 7, œsophage. — 8, poumons. — 9, cœur. — 10. pancréas. — 11, estomac. — 12. foie. — 13, rate. — 14, anse intestinale se continuant en avant avec le canal vitellin. — 15, bourgeon iléo-cæcal. — 16, trachée.

En réalité, il n'existe pas, au niveau du thorax, de mésentère antérieur. Le mésocarde antérieur (p. 119) fait complètement défaut, et le mésocarde postérieur est de formation secondaire.


il est impossible de retrouver aucune trace de la soudure des différents feuillets.


**1º Épiploons**. — Le développement des épiploons est aujourd'hui bien connu depuis les travaux de MECKEL (1830), de J. MÜLLER (1830), de C. TOLDT (1879 et 1889), de BRACHET (1895) et de SWAEN (1896-97).

13..

L'estomac et la partie initiale du duodénum se trouvent logés dans une large cloison mésentérique répondant au segment caudal du septum transversum (p. 501), et unissant la paroi dorsale du tronc à la paroi antérieure. De très bonne heure (embryon humain de 3 millimètres), on voit se creuser sur la face droite de cette cloison une dépression qui s'enfonce

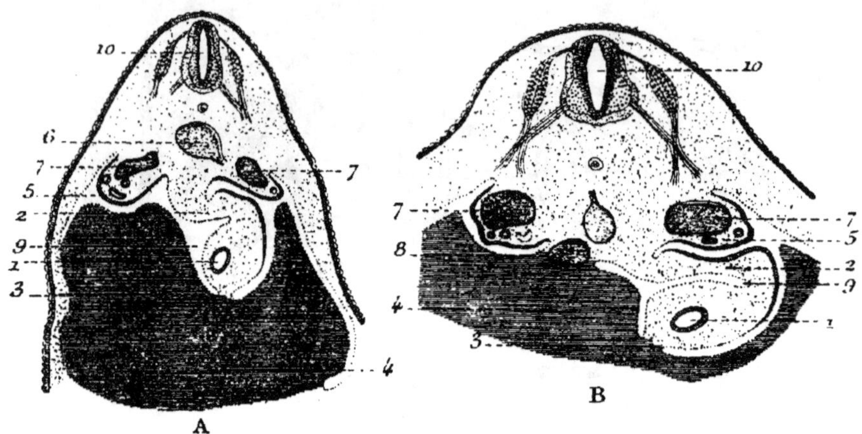

A       B

Fig. 117.

Section transversale de la région moyenne du tronc sur un embryon humain de 6 mill. (A), et sur un embryon humain de 8 mill. (B), montrant le développement des épiploons (gr. 20/1).

1, estomac. — 2, grand épiploon (gastro-colique). — 3, petit épiploon (gastro-hépatique). — 4, foie. — 5, éminence du corps de Wolff. — 6, aorte, — 7, veine cardinale inférieure. — 8, veine cave inférieure logée dans le méso latéral. — 9, cavité hépato-entérique (cavité des épiploons). — 10, tube médullaire avec les ganglions rachidiens et les racines antérieures et postérieures.

dans son épaisseur de bas en haut et d'avant en arrière, sans atteindre toutefois le diaphragme primaire, et la clive en deux lames distinctes : une lame située à gauche (*cloison mésentérique secondaire*), et une lame déjetée à droite qui s'attache en avant au foie, et qui contiendra la veine cave inférieure *(pli de la veine cave inférieure*, RAVN, 1887 ; *méso de la veine cave inférieure*, HOCHSTETTER, 1888 ; *méso latéral*, BRACHET, 1895). La cloison mésentérique secondaire comprend un mésentère postérieur qui se continue en bas avec le mésoduodénum, et qui formera le grand épiploon (*mésogastre postérieur*), et un mésentère antérieur qui sera envahi partiellement par les bourgeons hépatiques, et dont les deux bords postérieur et antérieur constitueront, chez l'adulte, le petit épiploon et le ligament suspenseur du foie. La cavité comprise entre la cloison mésentérique renfermant l'estomac, et le méso latéral (*bourse hépato-entérique*, KLAATSCH, 1892 ; *cavité hépato-entérique*, BRACHET, SWAEN, 1895-99), s'ouvre dans le cæcum au-dessous du bord inférieur du méso latéral ; dans la suite, elle se prolongera à gauche; au moment de l'inflexion du mésogastre postérieur.

A mesure que l'estomac exécute son mouvement de rotation de gauche à droite (90°), il entraîne avec lui le bord adhérent du mésogastre postérieur qui se déplace de plus en plus à gauche. En même temps, ce mésogastre s'allonge et vient former, à gauche de l'estomac, un repli dont le bord libre primitivement vertical s'incline de plus en plus, par suite de l'inflexion à droite de l'extrémité inférieure de l'estomac, et finit par devenir horizontal : c'est le *repli gastro-colique*, aux dépens duquel se formera le *grand épiploon* (fig. 117). La cavité comprise entre les deux feuillets du repli gastro-colique, prolongement de la cavité hépato-entérique, représente la *cavité des épiploons* (*bursa omentalis*) ; elle s'étend naturellement en arrière de l'estomac (*arrière-cavité des épiploons*), et communique à droite de cet organe avec le restant de la cavité péritonéale par la fente hépato-entérique.

En continuant à s'allonger, le repli gastro-colique descend au-devant du mésocôlon et du côlon transverse, sans contracter au début aucune adhérence avec ces parties, mais bientôt, le feuillet postérieur qui contient dans son épaisseur le pancréas, s'accole en arrière et se soude de haut en bas d'abord à la paroi postérieure de l'abdomen, puis au mésocôlon transverse et enfin au côlon, vers la fin du 3ᵉ et le commencement du 4° mois (fig. 118). A la naissance, les deux feuillets du repli gastro-colique (grand épiploon), qui recouvrent en avant toutes les circonvolutions de l'intestin grêle, sont encore facilement séparables dans leur plus grande étendue. Mais pendant les premières années, des adhérences s'établissent entre les deux

13...

lames du grand épiploon, et diminuent ainsi progressivement·
les dimensions de la cavité des épiploons qui, chez l'adulte,
ne descend pas au-dessous du côlon transverse.

L'épiploon gastro-splénique représente la portion supérieure

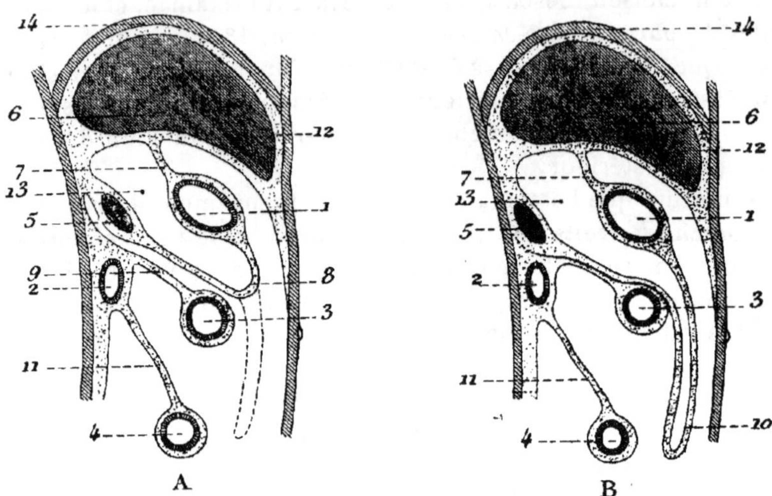

Fig. 118.

A, B, deux stades successifs du développement des épiploons (représentation schématique figurant une section sagittale et axile
du tronc, imitée de GEGENBAUR et de HERTWIG).

1, estomac. — 2, duodénum. — 3, côlon transverse. — 4, intestin grêle. — 5, pancréas. — 6, foie. — 7, petit épiploon. — 8, repli gastro-colique (grand épiploon) dont
le bord inférieur libre descend en avant du côlon transverse et de l'intestin grêle. —
9, méso-côlon transverse. — 10, portion du grand épiploon recouvrant en avant le
côlon transverse et l'intestin grêle ; en arrière, la portion du repli gastro-colique qui
contient le pancréas s'est soudée au mésocôlon transverse. — 11, mésentère. —
12, ligament suspenseur du foie. — 13, arrière-cavité des épiploons. — 14, diaphragme.

du repli gastro-colique à l'extrémité de laquelle s'est développée la rate.

Quant à l'épiploon gastro-hépatique ou petit épiploon, il se
forme aux dépens du mésogastre antérieur, déplacé à droite
par les mouvements de torsion et d'inflexion de l'estomac auquel il est rattaché par son bord postérieur : il constitue la
paroi antéro-supérieure de l'arrière-cavité des épiploons située
à droite de l'estomac. La fente hépato-entérique diminue de

dimensions par suite de la soudure à droite du mésoduodénum à la paroi, et du développement du lobe de Spigel.
L'ouverture persistante constitue l'*hiatus de Winslow*, limité
en arrière par l'extrémité inférieure du méso latéral englobant
la veine cave, en haut par le prolongement caudé du lobe de
Spigel, en avant par le bord libre du petit épiploon renfermant

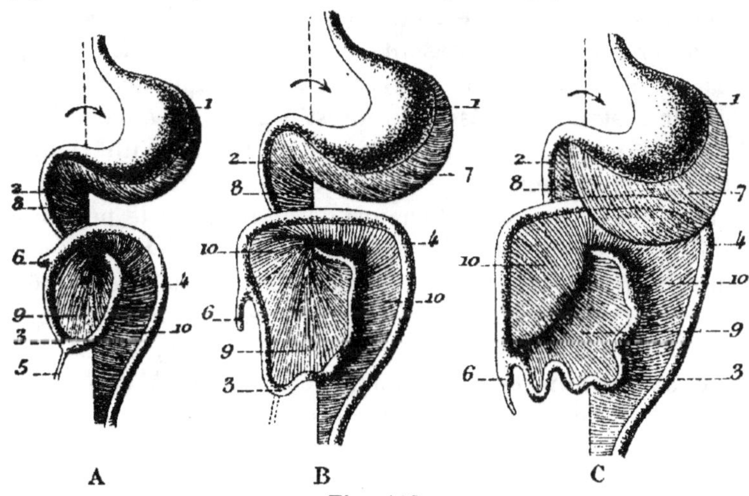

A        B        C

Fig. 119.

Trois stades successifs montrant le développement du tube digestif
et des mésentères chez le fœtus humain (figure imitée des
auteurs).

1, estomac. — 2, duodénum. — 3, intestin grêle. — 4, côlon. — 5, conduit vitellin. — 6, bourgeon iléo-cæcal. — 7, repli gastro-colique (grand épiploon). —
8, mésoduodénum. — 9, mésentère. — 10, mésocôlon.

la veine porte, l'artère hépatique et le cholédoque, et en bas
par le duodénum.

**2° Mésoduodénum**. — Le mésoduodénum n'a qu'une existence temporaire. Il s'accole, en effet, au cours du 4ᵉ mois, à
la paroi postérieure du tronc, et s'unit intimement au péritoine
pariétal.

**3° Mésentère**. — Au-dessous du duodénum, le segment du
mésentère dorsal répondant à l'anse intestinale se développe

rapidement, pour fournir à l'accroissement de cette anse ; puis, quand les circonvolutions du jéjunum et de l'iléon se multiplient, son bord intestinal s'allonge proportionnellement.

D'autre part, en raison du mouvement de torsion de l'anse, ce méso se trouve comme étranglé dans une boutonnière limitée en haut par le côlon transverse et en bas par le duodénum, et ne tarde pas à se souder, au niveau de ce *pédicule mésentérique* contenant l'artère mésentérique supérieure, à la paroi postérieure de l'abdomen (fig. 119, A). Au commencement du 3ᵉ mois, le restant du méso de l'intestin grêle est encore libre et flottant dans la cavité abdominale ; ce n'est qu'ultérieurement et progressivement qu'on voit se former une adhérence linéaire entre la paroi postérieure de ce méso et le péritoine pariétal, adhérence qui s'étend depuis le pédicule mésentérique jusqu'au cæcum (6ᵉ mois). La portion du **méso** située à gauche de cette adhérence, en rapport avec le jéjunum et l'iléon, deviendra le *mésentère définitif* ; quant à la portion droite annexée au côlon ascendant et à une partie du côlon transverse, elle formera les mésocôlons correspondants.

**4° Mésocôlons et mésorectum**. — D'après le mode de formation que nous venons d'indiquer, le mésocôlon ascendant présente au début une certaine largeur ; mais à mesure que le côlon ascendant s'allonge, et que le cæcum se rapproche de la fosse iliaque, on voit des adhérences se produire en arrière entre le mésocôlon et le péritoine pariétal, à partir de la ligne d'insertion mésentérique. Le mésocôlon ascendant diminue ainsi progressivement de largeur, et peut même disparaître complètement.

Les mésocôlons transverse et descendant subissent une destinée analogue. L'insertion du mésocôlon descendant se fait primitivement sur la ligne médiane, mais bientôt le côlon descendant se trouvant refoulé à gauche par les circonvolutions de l'intestin grêle, le mésocôlon s'allonge, et en même temps s'accole, puis se soude au péritoine sous-jacent. Son insertion se trouve ainsi reportée de plus en plus vers la gauche.

Le mésorectum ne subit pas de déplacement, et conserve son insertion primitive sur la ligne médiane.

ARTICLE III

## DÉVELOPPEMENT DES ANNEXES DE L'INTESTIN

Nous comprendrons, comme annexes de l'intestin, les dents, le foie, le pancréas et la rate.

§ 1. — DENTS

La dentition d'un enfant de trois à cinq ans se compose de 8 incisives, de 4 canines et de 8 prémolaires ; on peut la représenter, en n'envisageant qu'une des moitiés de la face, par la formule dentaire suivante : $I\ ^2/_2 + C\ ^1/_1 + P.M\ ^2/_2$. On désigne ces premières dents sous le nom de *dents de lait, dents transitoires* ou *temporaires*. Elles tombent, en effet, à des époques variables, de la 7e à la 12e année, et sont remplacées par autant de *dents permanentes*. A ces *dents de remplacement*, viennent enfin s'ajouter en arrière 12 grosses molaires qui portent le nombre total des dents de l'adulte à 32, suivant la formule dentaire : $I\ ^2/_2 + C\ ^1/_1 + P.M\ ^2/_2 + G.M\ ^3/_3$.

Nous aurons ainsi à rechercher successivement comment apparaissent et se développent : 1° les dents transitoires ; 2° les dents de remplacement, et 3° les grosses molaires.

A) — DENTS TRANSITOIRES

Les différents tissus qui entrent dans la composition de la dent, prennent naissance aux dépens de trois formations, dont l'une, d'origine épithéliale, a reçu le nom de *bourgeon dentaire*, et dont les deux autres, de provenance mésodermique, constituent le *bulbe dentaire* et la *paroi folliculaire*.

**1° Bourgeon dentaire, bulbe dentaire et paroi follicu-**

**laire**. — Après que les cartilages de Meckel se sont formés dans la mâchoire inférieure (milieu du 2ᵉ mois), on remarque que l'épithélium qui recouvre le bord libre des mâchoires, s'est notablement épaissi, et qu'il figure une sorte de bourrelet

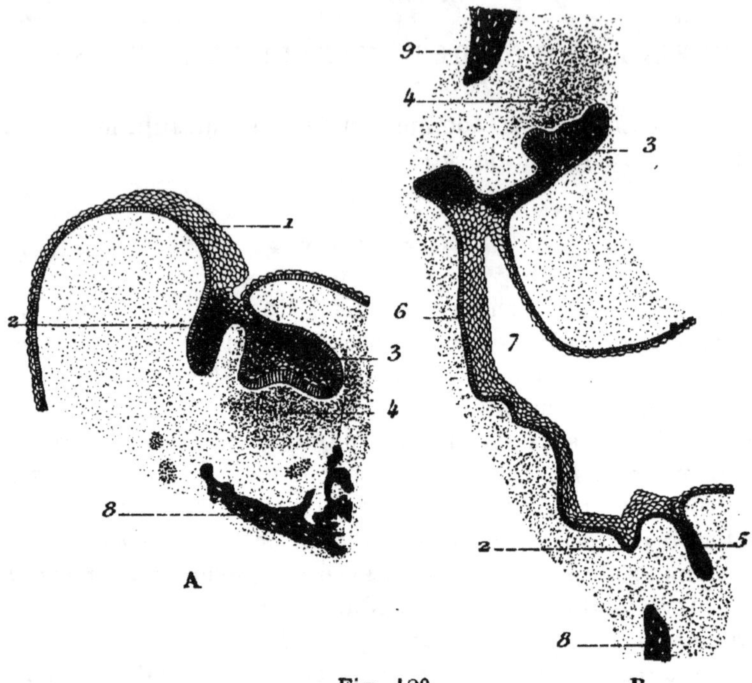

Fig. 120.

A, coupe d'une incisive temporaire inférieure ; B, coupe frontale d'une prémolaire supérieure, avec la paroi latérale du vestibule de la bouche (face interne de la joue), et la lame dentaire inférieure, sur un fœtus humain de 37 mill. (gr. 50/1).

1, mur saillant. — 2, mur plongeant. — 3, bourgeon dentaire. — 4, bulbe dentaire. — 5, lame dentaire. — 6, face interne de la joue. — 7, vestibule de la bouche ; les murs saillants supérieur et inférieur se sont fusionnés au niveau de la commissure des lèvres, et s'étalent en arrière de la commissure, contre la face interne de la joue. — 8, os maxillaire inférieur. — 9, os maxillaire supérieur.

ou de crête saillante régnant dans toute leur longueur (*rempart maxillaire*, Kœlliker). Le bord interne de ce bourrelet s'enfonce dans l'épaisseur des téguments sous la forme d'une lame à section triangulaire, que Pouchet et Chabry (1884) ont désignée sous le nom de *mur plongeant*, par opposition au *mur saillant* représenté par le bourrelet (fig. 120, A). Enfin, à l'union du mur plongeant et du bourrelet, on voit se détacher en dedans une autre lame épithéliale qui pénètre également dans le tissu des mâchoires (*lame dentaire; mur adamantogénique*, DEBIERRE et PRAVAZ, 1886). Le mur plongeant répond au sillon labio-gingival; la lame dentaire fournira les bourgeons des dents.

La disposition précédente est surtout accusée dans la région des incisives, ainsi que l'ont montré POUCHET et CHABRY. Latéralement, au niveau de la commissure des lèvres, les deux bourrelets épithéliaux se fusionnent entre eux, et tapissent d'avant en arrière la face interne des joues en rapport avec le vestibule de la bouche (fig. 120, B).

La lame dentaire présente d'abord la même épaisseur dans toute sa longueur (embryon de 18 millimètres), mais, vers la fin du 2º mois (embryon de 24 millimètres), on observe, le long de son bord inférieur, une série de renflements au nombre de 20 pour chaque mâchoire. Ces renflements, désignés sous le nom de *bourgeons dentaires*, n'occupent pas le sommet même de la lame dentaire, mais font saillie en dehors sur la face labiale ou *face adamantine*, la face linguale ou *face abadamantine* (POUCHET et CHABRY) restant lisse. Les bourgeons dentaires ainsi apparus le long du bord inférieur de la lame dentaire, représentent les premières ébauches des dents transitoires, et l'on peut alors constater qu'au niveau des bourgeons répondant aux incisives et aux canines, la lame dentaire affecte une direction horizontale, tandis qu'elle devient verticale dans la région des prémolaires.

Chaque bourgeon dentaire, de forme hémisphérique, repose à l'origine sur la lame dentaire par une base élargie; il est sessile. Sa constitution reproduit, à ce moment, celle de la lame dentaire, c'est-à-dire que sa surface est limitée par une couche de cellules cubiques, tandis que sa partie centrale est formée de cellules polyédriques étroitement serrées les unes contre les autres. Dans la suite, la portion qui rattache le bourgeon à la lame dentaire se rétrécit notablement, et figure une sorte de pédicule ou de *collet* plus ou moins grêle, mais restant toujours assez court (*cordon dentaire*). En même temps,

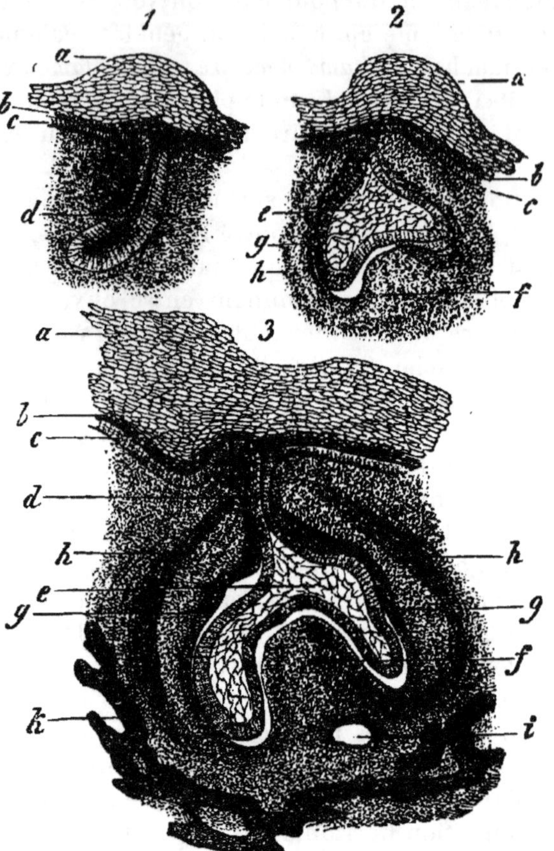


Fig. 121.

Trois stades successifs du développement d'un germe dentaire chez l'embryon de Porc, d'après FREY et THIERSCH.

*a, b, c*, couches de l'épithélium gingival épaissi (mur saillant). — *d*, lame dentaire. — *e*, organe de l'émail. — *f*, bulbe dentaire (organe de l'ivoire). — *g, h*, couches interne et externe de la paroi folliculaire. — *i*, vaisseau sanguin. — *k*, maxillaire.

le bourgeon s'est renflé et s'est allongé, à la rencontre d'un amas de cellules mésodermiques connu sous le nom de *bulbe dentaire* (fig. 121). Entravé dans son extension par le bulbe, le bourgeon dentaire s'étale à sa surface et se moule sur lui, c'est-à-dire que sa face profonde se déprime en forme de cupule, pour loger l'amas de cellules mésodermiques (fœtus de 37 millimètres). A un moment donné, l'enveloppement est presque complet, sauf au niveau de la base, où le bulbe communique encore par une portion rétrécie (*collet du bulbe dentaire*) avec le tissu ambiant, dont il reçoit ses vaisseaux et ses nerfs (commencement du 4ᵉ mois). Dès cette époque, le sommet du bulbe, coiffé par la cupule du bourgeon dentaire, présente une ou plusieurs éminences en rapport avec la forme de la dent future (*mamelons de la couronne*).

D'autre part, le tissu mésodermique qui entoure le bourgeon dentaire, ne tarde pas à devenir plus dense, plus serré, constituant ainsi une enveloppe spéciale connue sous le nom de *paroi folliculaire*. Cette modification du tissu ambiant débute au niveau de la base du bulbe dentaire (commencement du 3ᵉ mois), si bien que, sur les coupes longitudinales, la paroi folliculaire apparaît comme une émanation directe de ce bulbe. La paroi folliculaire s'élève ensuite progressivement à la surface du bourgeon dentaire, et finit par le recouvrir complètement (fin du 4ᵉ mois) : elle représente alors une sorte de *sac* ou de *follicule*, à l'intérieur duquel se trouvent logés le bulbe et le bourgeon dentaires constituant le germe dentaire. Ses vaisseaux émanent de l'artère destinée au bulbe.

Le bulbe dentaire, par une série de modifications, donnera naissance à l'ivoire et à la pulpe de la dent ; le bourgeon dentaire fournira l'émail ; enfin, aux dépens de la paroi folliculaire, se formeront le cément et le ligament alvéolo-dentaire.

**2º Formation de l'ivoire et de la pulpe dentaire.** — Au début, le bulbe est essentiellement constitué par des cellules mésodermiques tassées les unes contre les autres, avec un peu de matière amorphe interposée. Superficiellement, la matière amorphe déborde légèrement les éléments figurés, formant au-dessous du bourgeon dentaire une couche hyaline que certains auteurs ont désignée sous le nom de *membrana præ-*

*formativa* (RASCHKOW, 1835). Les cellules incluses dans cette matière amorphe ne tardent pas à subir des modifications importantes. Dans les parties centrales, elles prennent une forme étoilée, et s'anastomosent par leurs prolongements, tandis que dans la couche superficielle elles deviennent cylindriques, et se disposent en série régulière. C'est cette dernière couche cellulaire qui élabore, par une véritable sécrétion, la substance de l'*ivoire* ou de la *dentine* : aussi lui a-t-on donné le nom de *membrane de l'ivoire*, et aux éléments qui la composent celui de *cellules de la dentine* ou d'*odontoblastes* (WALDEYER, 1864).

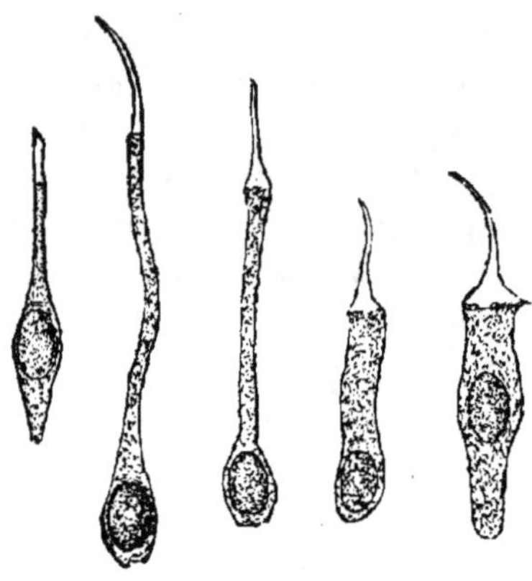

Fig. 122.

Cellules de la dentine d'un jeune chat, quelques jours après la naissance, d'après POUCHET et TOURNEUX. Le corps cellulaire granuleux est surmonté d'un prolongement hyalin qui s'enfonce dans la dentine.

Au moment de l'apparition de l'ivoire, les cellules de la dentine poussent vers la surface, dans l'épaisseur de la membrane préformative, un prolongement effilé, tandis que le noyau se retire dans l'extrémité opposée de l'élément (fig. 122). Le prolongement périphérique est formé par une substance homogène qui tranche sur l'aspect granuleux du corps de la cellule ; son origine est généralement renflée en forme de cône. Il supporte un certain nombre de branches sensiblement parallèles et se dirigeant toutes vers la surface.

C'est entre les prolongements des cellules de la dentine (*fibres dentaires,* CH. TOMES, 1853) que se dépose la première couche d'ivoire, sous la forme d'un petit chapeau coiffant le sommet du bulbe (commencement du 5ᵉ mois). A la face profonde de cette première couche, vient s'apposer une deuxième couche, puis une troisième, et ainsi de suite (*strates de l'ivoire; lignes de contour,* OWEN). Les corps des odontoblastes, placés au-dessous de la dentine qui naît autour de leurs prolonge-ments, se trouvent par suite incessamment refoulés plus loin de la surface, tandis que leurs prolongements s'allongent. Telle est l'origine des *canalicules de la dentine*.

Il est à remarquer qu'il se produit autant de chapeaux de dentine qu'il y a de saillies du bulbe, puis ces chapeaux aug-mentent d'épaisseur et de largeur par apposition de nouvelles couches au-dessous d'eux, et finissent par se souder pour n'en plus former qu'un seul.

Les dépôts successifs d'ivoire n'envahissent pas toutefois la partie centrale du bulbe qui persiste chez l'adulte, où elle constitue la *pulpe dentaire*.

**3° Formation de l'émail**. — Nous avons vu que le bourgeon dentaire, arrêté dans son extension par le développement en sens opposé du bulbe, se moulait à la surface de ce dernier, et prenait ainsi la forme d'une calotte coiffant le bulbe, et rattachée à la lame dentaire par un pédicule assez court (com-mencement du 4e mois). A partir de cette époque, la struc-ture du bourgeon dentaire se modifie profondément. Au centre, les cellules épithéliales se transforment progressivement en corps étoilés, anastomosés par leurs prolongements, et plon-gés dans une substance amorphe, translucide, coagulable par les acides et ayant la consistance et l'aspect du blanc d'œuf (*pulpe étoilée de l'organe de l'émail*, KOLLMANN, 1870). Cette mé-tamorphose des éléments d'abord nettement polyédriques du bourgeon dentaire, débute par le centre, et s'étend peu à peu vers la périphérie.

Quant aux cellules périphériques, elles présentent de bonne heure une disposition différente, suivant qu'elles tapissent la face concave de l'organe reposant sur le bulbe, ou la partie bombée en contact avec le tissu de la gencive. Les cel-lules de la région déprimée par le bulbe, s'allongent et se disposent en une couche régulière dont les éléments repré-sentent des prismes droits à cinq ou six pans, de dimen-sions égales; leur longueur est de 20 à 50 μ, leur largeur de 3 à 5 μ. Ce sont ces éléments qui vont sécréter, par leur face superficielle regardant le bulbe, la substance de l'émail. On leur a par suite donné le nom de *cellules adamantogènes, adamantoblastes* ou *améloblastes*, et à la membrane qu'ils constituent celui de *membrane de l'émail* (fig. 123). Le bourgeon dentaire ainsi modifié représente *l'organe de l'émail* ou *organe adamantin* (PURKINJE et RASCHKOW, 1835). Une couche de cellules polyédriques sépare la membrane de l'émail de la masse centrale des cellules étoilées : c'est le *stratum intermedium* (KOLLMANN, 1870).

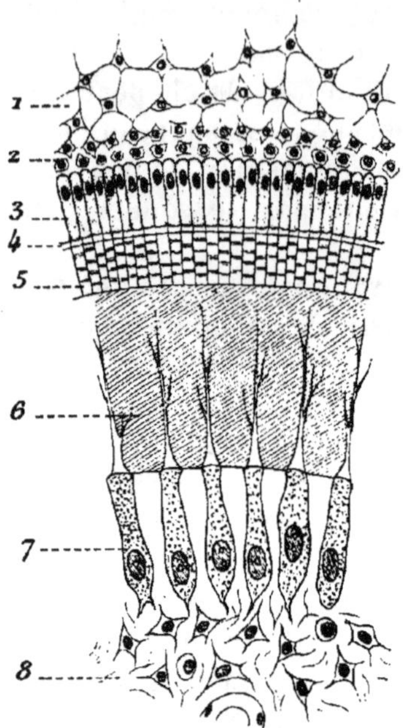

Fig. 123.

Figure demi-schématique montrant les rapports des membranes de l'émail et de l'ivoire, au début de la calcification du germe dentaire (gr. 80/1).

1, pulpe centrale de l'organe de l'émail. — 2, stratum intermedium. — 3, membrane de l'émail. — 4, cuticule de l'émail. — 5, prismes de l'émail. — 6, dentine traversée par les fibres dentaires. — 7, couche des odontoblastes. — 8, tissu central du bulbe dentaire.

Les cellules qui limitent la face convexe de l'organe adamantin s'agencent, au contraire, d'une façon irrégulière, et forment par places des éminences plus ou moins prononcées. Cette disposition est surtout accusée, quand l'organe a atteint tout son développement : sa surface, du côté de la cavité buccale, est mamelonnée, couverte de prolongements formés de cellules épithéliales, et plus ou moins couchés les uns sur les autres. Dans les dépressions séparant ces éminences, comme dans autant de papilles, rampent les vaisseaux sanguins de la paroi folliculaire.

L'émail apparaît, lorsque le chapeau de dentine mesure un millimètre de hauteur environ, et s'étend du sommet du chapeau vers les bords, en s'amincissant progressivement ; il cesse avant de les avoir atteints. Si l'on traite, dès cette époque, la dent par l'acide chlorhydrique dilué, on voit se soulever, à la surface de l'émail déjà formé, une mince pellicule transparente d'une épaisseur moyenne de 1 µ, que NASMYTH (1839) désigna sous le nom de *cuticule de l'émail*. C'est au-dessous de cette pellicule que se forment les prismes de l'émail. Chacun d'eux répond par son extrémité périphérique à l'extrémité correspondante d'une cellule adamantogène qui règle la disposition et le diamètre des prismes (fig. 123).

Les prismes de l'émail semblent n'être, en somme, qu'une production cuticulaire d'un ordre spécial, formée ou plutôt déposée par les cellules de l'organe adamantin. La cuticule représenterait, dans ce cas, simplement la couche la plus récente de ce dépôt, non encore infiltrée de sels calcaires, et s'enlevant d'une seule pièce, comme les plateaux de certaines cellules épithéliales cylindriques (KOELLIKER).

Le tissu de l'organe adamantin n'est pas vasculaire. L'organe tout entier, refoulé par les progrès du développement de la dent, finit par s'atrophier et par disparaître. Sa partie profonde persiste toutefois au pourtour des dents à développement continu des Rongeurs.

**4º Formation du cément et du ligament alvéolo-dentaire.** — L'apparition du cément n'a lieu qu'à l'époque où la couronne est entièrement développée, et où la racine prolonge la base de celle-ci. Ce moment correspond au début du phénomène de l'éruption. C'est dans la couche interne de la paroi folliculaire, immédiatement à la surface de l'ivoire, que se dépose la substance osseuse du cément, précédée comme partout ailleurs par l'apparition d'ostéoblastes. Elle apparaît par ossification directe sur la racine, au fur et à mesure de son allongement, et s'accroît en épaisseur, de bas en haut, c'est-à-dire du sommet de la racine vers le collet. La couche de cément, très mince à la surface des dents de lait, ne renferme pas d'ostéoblastes.

Quant à la paroi folliculaire, elle se transforme en un véritable tissu fibreux, le *ligament alvéolo-dentaire*.

Sur les molaires des Ongulés et des Rongeurs, le cément se prolonge à la surface de la couronne (*cément coronaire*).

**5° Modifications de la lame et du cordon dentaires**. — La lame et le cordon dentaires, séparés de l'organe adamantin par la fermeture de la paroi folliculaire (5° mois), deviennent dès lors le siège d'un remaniement profond. Ils envoient en effet, dans le tissu ambiant, des bourgeons irréguliers, au sein desquels on peut rencontrer des globes épidermiques, tandis que des perforations se produisent dans l'épaisseur de la lame qui prend ainsi l'aspect d'une membrane fenêtrée. Puis, la lame et le cordon se désagrègent, et les amas épithéliaux, épars dans le tissu conjonctif de la gencive, se résorbent, mais seulement vers l'époque de l'éruption (fig. 124, B).

L'organe de l'émail subit une atrophie progressive, au voisinage de l'éruption.

**6° Eruption des dents de lait**. — Pendant que le bulbe et le bourgeon dentaires subissent les modifications que nous venons d'esquisser, et que se constitue le sac dentaire, l'os maxillaire s'est développé, et son bord gingival s'est creusé d'une *gouttière alvéolaire* logeant toute la série des sacs dentaires. Ceux-ci, en augmentant progressivement de volume, soulèvent le rebord gingival, et déterminent ainsi, sur chaque mâchoire, la formation d'une saillie curviligne qui répondra plus tard au bord alvéolaire des maxillaires. Au moment de la naissance, chaque gouttière se trouve subdivisée par des cloisons transversales en un certain nombre de loges ou d'*alvéoles*, dont chacun renferme une dent. Celle-ci est d'abord exclusivement représentée par la couronne, puis la racine se développe dans la profondeur, et se rapproche progressivement du fond de l'alvéole. « Une conséquence directe de l'apparition de la racine, c'est de soulever la couronne de la dent qui dès lors commence à presser contre la paroi supérieure du sac dentaire, et contre la muqueuse gingivale qui adhère directement à ce dernier. Elle se fait donc jour peu à peu à travers ces

parties qui subissent elles-mêmes de leur côté une atrophie »
(KŒLLIKER). Il convient d'ajouter que pendant la formation de
la racine, la base du bulbe non encore envahie par l'ivoire
s'allonge de bas en haut : c'est vraisemblablement cet allongement entraînant une augmentation proportionnelle de la
racine, qu'il faut considérer comme la principale cause du
soulèvement de la couronne, et par suite de l'éruption des
dents.

Nous avons indiqué, dans un tableau général annexé à la
fin de ce paragraphe (p. 244), et emprunté à CH. LEGROS et
MAGITOT, l'époque à laquelle correspond l'éruption de chaque
dent transitoire.


## B) — DENTS DE REMPLACEMENT


La lame dentaire, après avoir donné naissance aux bourgeons des dents de lait, ne reste pas stationnaire, mais elle
continue à s'allonger, et descend en dedans de ces bourgeons
qui semblent alors comme appendus à sa face externe. Le bord
profond de la lame dentaire ne tarde pas à se festonner (fin
du 4e mois), et chaque feston (*lobe descendant*, POUCHET et
CHABRY) représente le bourgeon d'une dent de remplacement
(POUCHET et CHABRY, 1884 ; RŒSE, 1891). Ce bourgeon s'accuse
de plus en plus, et s'enfonce dans la profondeur de l'alvéole,
en décrivant une spirale, pour venir se placer définitivement
au-dessous et en dedans de la dent transitoire (fig. 124). Le
cordon qui l'unissait à la lame dentaire se rompt au cours du
7e mois, et on voit alors se succéder tous les phénomènes qui
ont marqué le développement de la dent temporaire, avec
cette différence qu'ils mettent, chez l'Homme, plusieurs années
à s'accomplir.

Ce mode général de développement des dents de remplacement a été signalé pour la première fois par WALDEYER (1864) ;
seulement cet auteur faisait provenir le bourgeon de remplacement du cordon de la dent temporaire, opinion qui est
demeurée longtemps classique.

Les sacs dentaires des dents de remplacement sont contenus à l'origine dans le même alvéole que ceux des dents provisoires. Plus tard, au moment du développement de la couronne, une cloison osseuse s'établit entre eux, et le sac de la

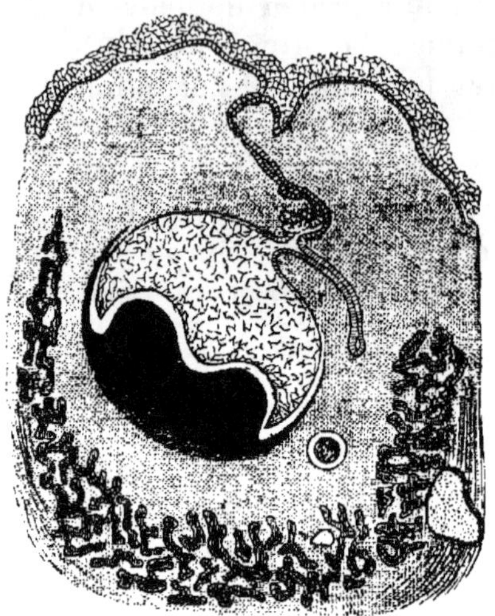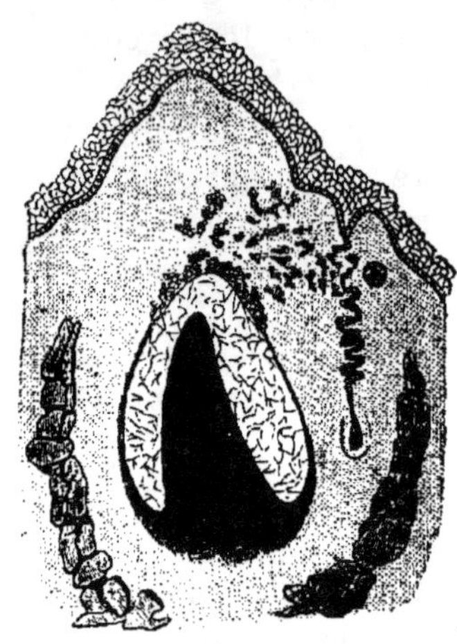

Fig. 124.

Coupe d'une molaire temporaire (A) sur un fœtus humain de 20 cent., et d'une incisive temporaire (B) sur un fœtus humain de 38 cent., d'après LEGROS et MAGITOT (gr. 60/1).

On voit, en A, le bourgeon de la dent de remplacement se détacher de la lame dentaire au niveau du collet de la dent transitoire. En B, ce bourgeon est complètement isolé ; la lame dentaire s'est désagrégée, et ses débris cellulaires sont dispersés dans le tissu embryonnaire de la gencive.

dent définitive se trouve enveloppé de tous côtés par le tissu osseux, sauf à sa partie supérieure, où la paroi alvéolaire est perforée d'un petit orifice (*iter dentis*, SERRES, 1817) donnant passage à un prolongement (*gubernaculum dentis*) que la paroi folliculaire envoie à la surface du cordon dentaire; ce prolongement se perd superficiellement dans le tissu fibreux du rebord gingival. Lorsque le cordon dentaire se sera rompu à l'intérieur du gubernaculum, et que la dent de remplacement aura fait éruption au travers du gubernaculum, les vestiges du cordon se trouveront épars au pourtour de la racine ; quelques-uns de ces vestiges persistent chez l'adulte, où ils forment les *débris épithéliaux paradentaires* (MALASSEZ. 1884).

La chute des dents de lait, et leur remplacement par les dents définitives s'effectueraient de la façon suivante : la racine des dents transitoires disparaît tout d'abord, par suite d'une ostéite raréfiante provoquée par le développement de la dent permanente (REDIER, 1883 ; ALBARRAN. 1887), qui entraîne également la résorption de la cloison intra-alvéolaire, ainsi que du rebord alvéolaire, jusqu'à la racine de la dent permanente. Puis, la dent de remplacement, en s'allongeant par accroissement de sa racine, soulève la couronne de la dent de lait, et vient elle-même faire éruption à la surface des gencives. Dans cet allongement en dehors, les extrémités des fibres du ligament alvéolo-dentaire fixées contre la racine se trouvent également entraînées vers la surface. Il en résulte que ces fibres, primitivement parallèles à la surface de la racine, prennent dans la suite une direction oblique qui peut même devenir transversale pour les fibres les plus élevées.

On trouvera, dans un tableau spécial (p. 244), l'époque de l'éruption pour chaque dent de remplacement.


## C) — GROSSES MOLAIRES

Les germes adamantins des premières molaires se développent directement aux dépens de la lame dentaire qui s'est étendue en arrière de la prémolaire postérieure ; les bourgeons des deuxièmes et troisièmes molaires représentent des prolongements postérieurs de cette lame, de véritables lobes descendants, comme ceux qui donnent naissance aux dents de remplacement (POUCHET et CHABRY, 1884, chez le Mouton ; et ROESE, 1891, chez l'Homme). L'évolution des follicules des vraies molaires se poursuit pendant plusieurs années, comme le montre le tableau ci-après (p. 243). C'est ainsi que la première grosse molaire, dont le bulbe apparaît au début du 5e mois de la vie fœtale, et élabore son chapeau de dentine au 4e mois après la naissance, ne fait éruption qu'à l'âge de 5 ou 6 ans.

1° TABLEAU CHRONOLOGIQUE MONTRANT L'ÉVOLUTION DES FOLLICUL[ES]
DES DENTS TRANSITOIRES CHEZ L'HOMME (d'après ROESE, 1891)

| LONGUEUR DES FOETUS | AGE | DENTS TRANSITOIRES | | | | |
| --- | --- | --- | --- | --- | --- | --- |
| | | INCISIVE MÉDIANE | INCISIVE LATÉRALE | CANINE | Ire PRÉ-MOLAIRE | IIe PRÉ-MOLAIRE |
| 2.5 centimètres. | 9 semaines. | Bourgeon. | Bourgeon. | Bourgeon. | Bourgeon. | Bourgeon. |
| 3.2 — | 10 — | Bulbe. | Bulbe. | Bulbe. | Bulbe. | » |
| 4 — | 11 ½ — | » | » | » | » | Bulbe. |
| 18 — | 17 — | » | » | » | » | » |
| 24 — | 20 — | Dentine. | Dentine. | » | » | » |
| 30 — | 24 — | » | » | Dentine. | Dentine. | Dentine. |
| | Nouveau-né. | » | » | » | » | » |
| | 4 mois. | » | » | » | » | » |
| | 6 — | » | » | » | » | » |
| | 10 — | » | » | » | » | » |
| | 1 an 6 mois. | » | » | » | » | » |
| | 2 ans. | » | » | » | » | » |
| | 5 — | » | » | » | » | » |

## D) — CONSIDÉRATIONS SUR LA DENTITION DES MAMMIFÈRES

Contrairement à ce qu'on observe pour les incisives, les canines et les prémolaires (*dents diphysaires*), les grosses molaires ne sont pas précédées par l'apparition de dents transitoires : elles sont *monophysaires*. La question s'est naturellement posée de savoir à quelle dentition elles appartiennent, et, suivant les auteurs, cette question a été résolue dans un sens différent. Remarquons tout d'abord qu'un certain nombre de Mammifères (Edentés, Cétacés, Cheiroptères, la plupart des Insectivores) ne possèdent qu'une seule dentition (*monophyodontes*), tandis que les autres nous montrent deux dentitions successives pour les dents antérieures, et une seule pour les molaires (Mammifères à la fois *diphyodontes* et *monophyodontes*). On sait d'autre part que chez les Sélaciens, le nombre des bourgeons dentaires de remplacement est en quelque sorte indéfini (animaux *polyphyodontes*). Il semble rationnel, avec BEAUREGARD, de

**TABLEAU CHRONOLOGIQUE MONTRANT L'ÉVOLUTION DES FOLLICULES DES DENTS PERMANENTES CHEZ L'HOMME** (d'après Rœse, 1891).

| DENTS PERMANENTES | | | | | | | |
|---|---|---|---|---|---|---|---|
| …IVE …IANE | INCISIVE LATÉRALE | CANINE | I<sup></sup>re PRÉMOLAIRE | IIe PRÉMOLAIRE | Ire MOLAIRE | IIe MOLAIRE | IIIe MOLAIRE |
| » | » | » | » | » | » | » | » |
| » | » | » | » | » | » | » | » |
| » | » | » | » | » | » | » | » |
| » | » | » | » | » | Bulbe. | » | » |
| » | » | » | » | » | » | » | » |
| …be. | Bulbe. | Bulbe. | » | » | » | » | » |
| …tine. | Dentine. | Dentine. | » | » | » | » | » |
| | | | » | » | Dentine. | » | » |
| » | » | » | » | » | » | Bulbe. | » |
| » | » | » | Bulbe. | » | » | » | » |
| » | » | » | » | Bulbe. | » | » | » |
| » | » | » | Dentine. | Dentine. | » | Dentine. | » |
| » | » | » | » | » | » | » | Bulbe. |

caractériser une dentition par le numéro d'ordre des germes dentaires, sans faire intervenir l'époque de l'éruption. La première dentition embrasserait ainsi toutes les dents développées aux dépens des premiers bourgeons issus de la lame dentaire, c'est-à-dire, chez l'Homme, les dents de lait et en plus les molaires. Quant à la seconde dentition, elle comprendrait exclusivement les dents de remplacement. Peut-être le mode de développement des dents, tel que nous le connaissons aujourd'hui, nous permettrait-il de préciser davantage, et de considérer comme faisant partie de la première dentition toutes les dents dont l'organe adamantin se forme directement sur la face externe de la lame dentaire, tandis que les dents de la seconde dentition se développeraient par des lobes descendants de cette lame. Dans cette nouvelle manière de voir, les premières molaires, ainsi que les dents de lait, appartiendraient à la première dentition, les deuxièmes et les troisièmes molaires avec les dents de remplacement, rentreraient, au contraire, dans la seconde dentition.

Une troisième dentition n'a été observée qu'exceptionnellement chez l'Homme.

TABLEAU INDIQUANT LES ÉPOQUES D'ÉRUPTION DES DENTS DE LAIT ET DES DENTS
PERMANENTES CHEZ L'HOMME (d'après CH. LEGROS et MAGITOT, 1873)

### A. *Dentition temporaire.*

Mois après la naissance.

|       |                                      |
|-------|--------------------------------------|
| 6     | Incisives médianes inférieures.      |
| 10    | Incisives médianes supérieures.      |
| 16    | Incisives latérales inférieures.     |
| 20    | Incisives latérales supérieures.     |
| 24    | Prémolaires antérieures inférieures. |
| 26    | Prémolaires antérieures supérieures. |
| 28    | Prémolaires postérieures inférieures.|
| 30    | Prémolaires postérieures supérieures.|
| 30-33 | Canines.                             |

### B. *Dentition permanente.*

Années.

|         |                                        |
|---------|----------------------------------------|
| 5 à 6   | Premières molaires.                    |
| 7       | Incisives médianes.                    |
| 8 1/2   | Incisives latérales.                   |
| 9 à 10  | Prémolaires antérieures.               |
| 11      | Prémolaires postérieures.              |
| 11 à 12 | Canines.                               |
| 12 à 13 | Deuxièmes molaires.                    |
| 18 à 25 | Troisièmes molaires (dents de sagesse).|

## § 2. — FOIE ET PANCRÉAS

Les premiers développements du foie sont intimement liés
à ceux du pancréas.

Sur l'embryon humain de 4 millimètres, on constate que
la paroi antérieure du tube intestinal, en regard du septum
transversum, et un peu au-dessus du canal vitellin, a poussé
en avant et en haut un bourgeon creux qui représente l'é-
bauche du foie et d'une partie du pancréas (*conduit hépatique
primitif*). Ce bourgeon creux émet latéralement des cordons
pleins qui s'enfoncent dans l'épaisseur du septum transver-

sum et du mésentère antérieur (*bourrelet hépatique*, KOELLI-
KER ; *avant-foie*, HIS). Sur l'embryon de 8 millimètres, le conduit hépatique primitif s'est bifurqué à son extrémité, et, de
plus, a donné naissance, à une faible distance de son origine,
à deux bourgeons également
creux, dont l'un se porte en haut
et à gauche, et l'autre en bas
et à droite (*pancréas ventraux
droit* et *gauche* ou *cranial* et *caudal*). Ces deux bourgeons représentent l'ébauche ventrale du
pancréas (fig. 125) ; suivant les
groupes, le bourgeon cranial
s'atrophie ou se fusionne de bonne
heure, avec le bourgeon caudal.
Chez le Lapin (BRACHET, 1896), le
bourgeon cranial disparaît, en se
confondant avec la paroi du cholédoque. D'autre part, le tube
intestinal, un peu au-dessus de
l'origine du conduit hépatique,
s'est évaginé en arrière, à l'intérieur du mésentère dorsal, sous
la forme d'un conduit qui se
dirige en haut (*pancréas postérieur*
ou *dorsal*). Les deux ébauches
pancréatiques ont été signalées
pour la première fois chez l'em-
bryon humain par PHISALIX (1887 ; elles ont ensuite été décrites
par un grand nombre d'observateurs (ZIMMERMANN, 1889 ; HAM-
BURGER, 1892 ; SWAEN, 1897 ; KOLLMANN, 1898 ; HELLY, 1901 ;
PIPER, 1902).

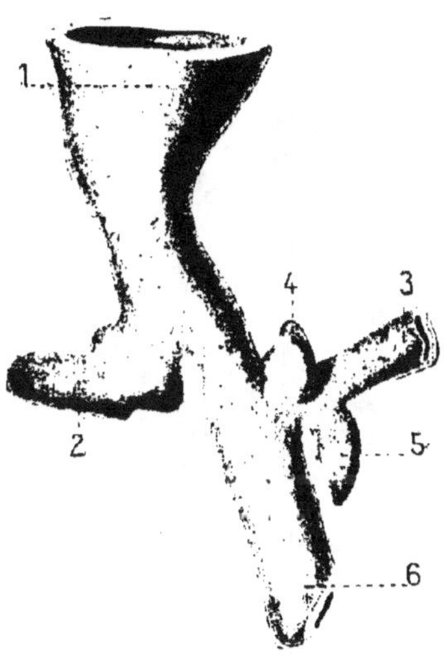

Fig. 125.

Ébauches du pancréas sur un
embryon humain de 7,5 millimètres, d'après KOLLMANN
(1907).

1, estomac. — 2, pancréas dorsal
— 3, canal cholédoque. — 4, pancréas ventral cranial. — 5, pancréas
ventral caudal. — 6, duodénum.

**1° Pancréas.** — Le mouvement de torsion et d'inflexion de
l'estomac, combiné avec le déplacement du foie, entraîne le
conduit hépatique dont l'ouverture se déplace successivement
à droite, puis en arrière. Les deux ébauches pancréatiques

arrivent ainsi au contact l'une de l'autre, à droite du tube intestinal, et se fusionnent entre elles (6e semaine, fig. 126). L'ébauche postérieure fournit le canal de Santorini ainsi que la portion du canal de Wirsung répondant à la queue et au

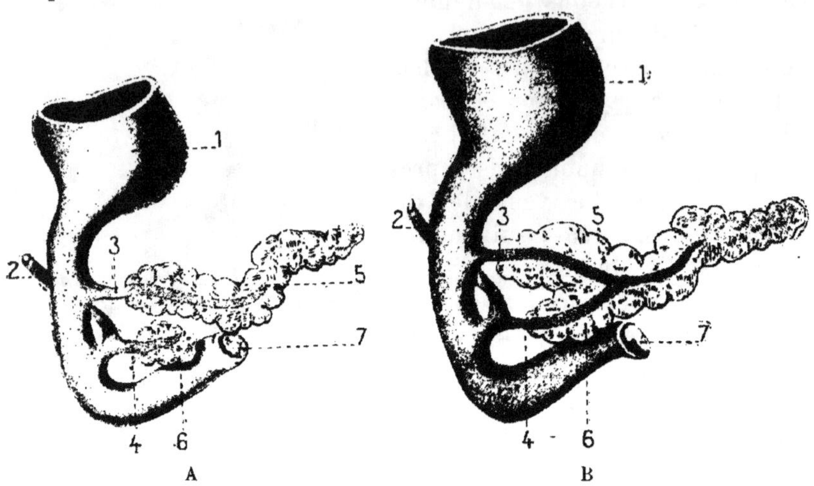



Fig. 126.

Ébauches du pancréas : A, sur un embryon humain de la 5e semaine ; B, sur un embryon humain de la 6e semaine, d'après KOLLMANN (1907).

1, estomac. — 2, canal cholédoque. — 3, canal de Santorini. — 4, canal de Wirsung. — 5, pancréas dorsal. — 6, pancréas ventral. — 7, duodénum.

corps du pancréas ; le segment terminal du canal de Wirsung dérive de l'ébauche antérieure. On rencontre d'ailleurs, suivant les espèces, des différences notables concernant la disposition et la persistance des canaux excréteurs des deux ébauches. Chez le Lapin, ainsi que l'a montré JOUBIN (1895), le canal de Santorini persiste, tandis que le canal de Wirsung s'atrophie et disparaît ; le contraire se produit chez le Mouton.

Les bourgeons issus des deux ébauches ventrale et dorsale, pleins à l'origine (*cordons variqueux primitifs*), se creusent secondairement d'une lumière centrale. pour donner naissance aux *tubes pancréatiques primitifs*. La paroi de ces tubes est constituée par une couche de cellules prismatiques peu élevées, au milieu desquelles on rencontre, de distance en distance, des éléments à protoplasma dense, foncé, souvent relégués en bordure, comme les cellules dites bordantes de l'estomac (fig. 127). Ce sont ces éléments foncés qui prolifèrent en dehors, et forment les amas cellulaires pleins connus sous le nom d'*ilots de Langerhans* (*ilots endocrines*, LAGUESSE). Les cavités sécrétantes se développent tardivement sous forme de bourgeons creux émanés de la paroi des tubes pancréatiques primitifs ; on y remarque dès, le début, des cellules principales et des cellules centro-acineuses.

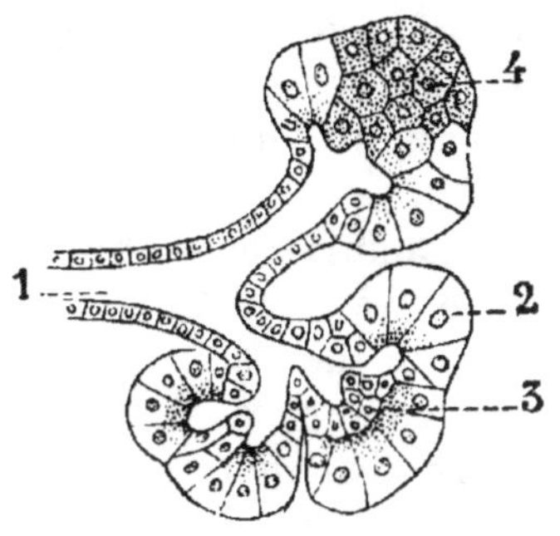

Fig. 127.

Acinus pancréatique en voie de développement. Figure schématique, d'après LAGUESSE (1897).

1, canal excréteur. — 2. cellules principales sécrétantes. — 3, cellules centro-acineuses. — 4, amas de cellules se transformant en ilot plein.

On a signalé le long du canal cholédoque et même de l'intestin grêle la présence fréquente de pancréas accessoires. Chez le Rat, DEBEYRE (1904) a pu suivre l'évolution de ces pancréas qui au nombre d'une cinquantaine viennent s'ouvrir dans le cholédoque. Il existe ainsi, au point de vue embryologique, des connexions intimes entre les ébauches pancréatiques et les conduits biliaires, si bien que certains auteurs, comme KUPFFER (1892), ont été amenés à se demander si tous ces organes ne dérivaient pas d'une même formation épithéliale originelle, s'étendant le long de l'intestin moyen. C'est à cette formation que LAGUESSE (1894) a donné le nom d'*hépato-pancréas*, et plus récemment WEBER (1903) celui d'*anneau hépato-pancréatique*.

**2° Foie.** — Le foie se développe chez le Lapin, d'après BRACHET (1896), aux dépens d'une gouttière longitudinale résultant d'une excroissance de la paroi ventrale du tube digestif, et comprise entre le sinus veineux et le conduit vitellin (*gouttière hépatique primitive*). Dans ses deux tiers supérieurs, cette gouttière donne naissance à de nombreux cordons hépatiques, tandis que son tiers inférieur ne prolifère pas, et devient la vésicule biliaire et le canal cystique. Les deux extrémités se séparent, en effet, du tube digestif, à la suite d'un double étranglement, et l'ensemble des formations hépatique et cystique ne communique plus avec l'intestin que par un pédicule qui n'est autre que le conduit hépatique primitif.

Le conduit hépatique primitif, par sa partie initiale, comprise entre l'intestin et l'ébauche ventrale du pancréas, forme l'ampoule de Vater ; son segment terminal devient le canal cholédoque et le canal hépatique dont les deux ou trois branches représentent les gros conduits biliaires. La délimitation entre le canal cholédoque et le canal hépatique est indiquée par le canal cystique et la vésicule biliaire, qui se développent, vers la fin du 2ᵉ mois chez l'homme, par un bourgeon émané de la paroi du cholédoque.

Les cordons hépatiques pleins (*cylindres primitifs*, REMAK) s'anastomosent entre eux, et constituent un réseau continu dans toute l'épaisseur de l'organe (*glande tubuleuse anastomosée ou réticulée*). Un certain nombre de cordons se creusent d'une lumière centrale, en même temps que leur épithélium devient prismatique ou cubique (*canaux excréteurs biliaires*). A l'intérieur des autres cordons formés de cellules polyédriques (*cordons sécréteurs*), on voit apparaître, au 3ᵉ mois, des petites cellules sphériques, soit isolées, soit disposées sous la forme de traînées, dont les noyaux se laissent teindre plus fortement que ceux des cellules polyédriques par le carmin et l'hématoxyline. Ces éléments sont surtout abondants du 4ᵉ au 7ᵉ mois ; ils disparaissent à l'époque de la naissance. TOLDT et ZUCKERKANDL (1875) considèrent ces petites cellules comme des formes jeunes des cellules hépatiques définitives, mais on peut aussi les rencontrer chez certains Mammifères adultes, tels que le Cheval, comme partie constitutive du parenchyme du foie. L'origine des canalicules biliaires à l'intérieur des cordons hépatiques ne paraît pas encore complètement élucidée.

La division du foie en lobules distincts s'établit tardivement, au moment de la naissance, et pendant les premières années ; elle paraît en rapport avec une distribution nouvelle des vaisseaux sanguins. A la même époque, les cordons cellulaires se modifient ; ils diminuent d'épaisseur, et se réduisent parfois à une seule file de cellules hépatiques.

Le foie du fœtus présente un volume considérable, dû en grande partie à sa richesse vasculaire, et atteint inférieurement la région de l'ombilic. Il est primitivement formé de deux lobes symétriques, mais le lobe gauche s'atrophie partiellement dans la seconde moitié de la grossesse. Les canaux excréteurs des parties atrophiées persistent plus longtemps que les cordons de cellules hépatiques. On en retrouve des vestiges, même chez l'adulte, où ils sont connus sous le nom de *vasa aberrantia*.

Nous avons indiqué plus haut le mode de formation du ligament suspenseur du foie et du petit épiploon (mésogastre antérieur, p. 222).

## § 3. — RATE

La rate se montre tardivement, vers la fin du premier mois chez l'Homme (embryons de 7 mill., d'après HIS), dans le bord libre du repli gastro-colique, et paraît représentée au début par un épaississement de l'épithélium péritonéal. Son développement structural est peu connu. Suivant les auteurs, en effet, les éléments propres de la pulpe splénique dérivent soit de l'épithélium péritonéal (PHISALIX, 1885 ; TOLDT, 1889), soit du mésenchyme (LAGUESSE, 1890), soit enfin de l'épithélium intestinal, directement (MAURER, 1890), ou indirectement par l'intermédiaire des bourgeons pancréatiques (KUPFFER, 1892). Les corpuscules de Malpighi n'apparaissent que vers la fin de la gestation.

D'après LAGUESSE, dont les recherches ont surtout porté sur les Poissons, la rate est exclusivement formée au début de *pulpe blanche*, c'est-à-dire qu'elle est essentiellement constituée par un réseau de corps étoilés englobant dans ses mailles de nombreux éléments sphériques, se rapprochant par leurs caractères des lymphocytes. Ces éléments (*cellules sanguines mères* de Laguesse, *noyaux d'origine* de G. Pouchet) seraient susceptibles d'évoluer les uns en leucocytes, et les autres en hématies. Ce n'est qu'au fur et à mesure de la transformation d'une partie des cellules mères en globules rouges, que la pulpe blanche se modifie et devient la *pulpe rouge*. Cette transformation est plus rapide chez les Mammifères que chez les Poissons. La rate pourrait être ainsi envisagée comme une sorte de réserve mésenchymateuse destinée à la régénération des globules du sang, et dont les corpuscules de Malpighi représentent les derniers vestiges.

# CHAPITRE II

# APPAREIL DE LA RESPIRATION

L'appareil de la respiration est représenté à ses débuts par une

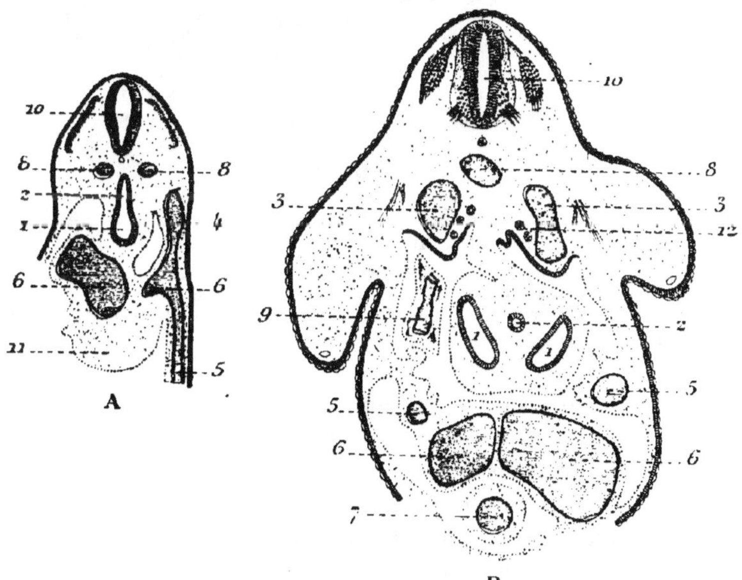



Fig. 128.

Section transversale de la région du tronc, au niveau du bourgeon
pulmonaire, sur un embryon humain de 3 mill. (A), et sur un
embryon humain de 6 mill. (B). Le bourgeon pulmonaire simple
en A, s'est bifurqué en B (gr. 20/1).

1, bourgeon pulmonaire. — 2, œsophage. — 3, veine cardinale inférieure. —
4, canal de Cuvier gauche. — 5, veine ombilicale. — 6, veine omphalo-mésentérique.
— 7, bulbe aortique. — 8, aorte. — 9, extrémité supérieure du foie. — 10, tube
médullaire. — 11, septum transversum. — 12, extrémité supérieure du corps de
Wolff.

gouttière verticale de la paroi antérieure de l'intestin céphalique, comprise entre le quatrième arc et le septum transversum. Au stade de 4 millimètres, l'extrémité inférieure de cette gouttière s'est évaginée en forme de bourgeon creux à sommet arrondi qui donnera naissance aux deux poumons (fig. 128).

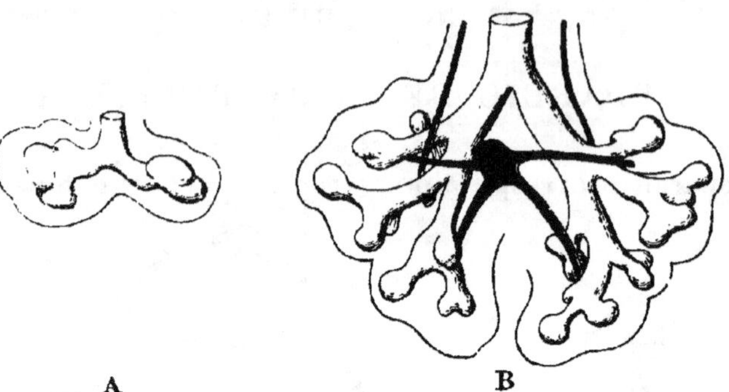


Fig. 129.

Reconstruction des poumons sur un embryon humain de 4,3 mill. (A), et sur un embryon humain de 10,5 mill. (B), d'après His (gr. 25/1).

La reconstruction A montre les deux bronches souches avec les bourgeons représentant les bronches lobaires, — Sur la reconstruction B, la bronche lobaire supérieure du côté droit passe en arrière et au-dessus de la branche droite de l'artère pulmonaire (bronche épartérielle).

Au stade de 6 millimètres, le bourgeon pulmonaire s'est bifurqué, tandis que la partie de la gouttière située au-dessus de lui, s'est séparée progressivement de l'intestin, de bas en haut, par voie d'étranglement, pour constituer la trachée. L'extrémité supérieure de la gouttière reste en communication avec le pharynx : elle deviendra le larynx.

**1° Poumons.** — Les deux tubes résultant de la division du bourgeon pulmonaire primitif, et figurant les ébauches du poumon (*bronches primaires, principales ; bronches souches*), donneront naissance, par une série de ramifications, aux arbres bronchiques ainsi qu'aux alvéoles pulmonaires (fig. 129). Enveloppés par le feuillet fibro-intestinal très épais à leur origine (*éminences pulmonaires*), ces tubes s'allongent en effet latéralement dans la cavité pleuro-péritonéale, en même temps qu'ils émettent sur leur parcours un petit nombre de bourgeons creux collatéraux dont un pour la bronche gauche et deux pour la bronche droite (fin 1er mois). Ces bourgeons constituent, avec les extrémités des bronches primaires, les *bronches lobaires* qui se trouvent ainsi au nombre de deux pour le pou-

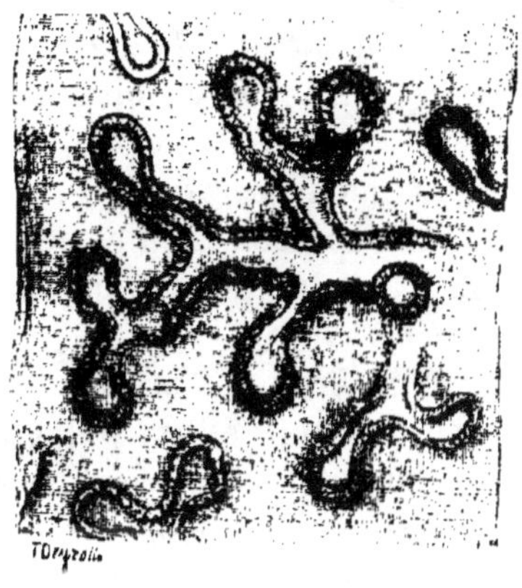
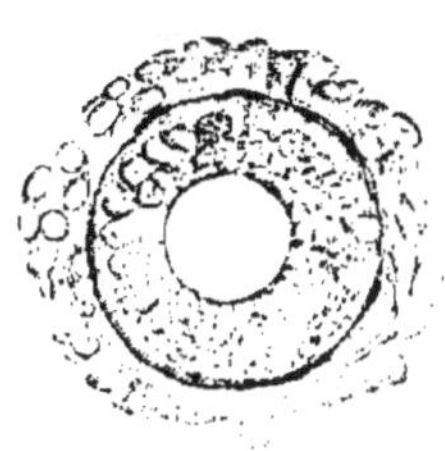

A          B<br>Fig. 130.

A, ramifications bronchiques en cours de développement sur un embryon de Mouton de 10 mill., d'après Pouchet et Tourneux (gr. 50/1). — B, grosse bronche sur le même (gr. 150/1).

mon gauche, et de trois pour le poumon droit. Leurs extrémités sont légèrement dilatées (*sacs pulmonaires primaires*). Chacune des bronches lobaires s'allonge à son tour, et donne naissance latéralement à de nouveaux troncs bronchiques sur le trajet desquels bourgeonnent de nouveaux ramuscules. Les premières divisions bronchiques se font ainsi par voie monopodique (His 1887, d'Hardiviller 1897), mais, dans la suite, les ramifications ont lieu dichotomiquement (fig. 130).

Il est à remarquer que toutes les bronches lobaires sont situées en avant et au-dessous des branches de l'artère pulmonaire (*bronches hypartérielles* d'Aeby 1880), sauf la bronche droite supérieure (*bronche épartérielle*). D'après d'Hardiviller, (1897), il existe primitivement dans chaque poumon, chez l'embryon de Mouton, une bronche épartérielle naissant de la bronche souche, seulement la bronche épartérielle du côté gauche s'atrophie de bonne heure, et disparaît entièrement. Chez la Taupe (WINIWARTER, 1906) et chez le Porc (FLINT, 1906-07), au contraire, les poumons seraient dès l'origine asymétriques. Notons encore que la *bronche souche* du côté droit émet par sa face ventrale, chez la plupart des Mammifères, une bronche accessoire, origine du *lobe azygos* ou *infracardiaque*.

A partir du 6ª mois de la vie fœtale, les extrémités renflées des ramifications bronchiques se couvrent de dépressions secondaires (*vésicules* ou *alvéoles pulmonaires*), et se transforment ainsi en lobules pulmonaires. Les lobules sont trois à quatre fois moins volumineux chez le fœtus que chez l'adulte.

Jusqu'au 3ᵉ mois, le revêtement interne des bronches et des sacs pulmonaires est constitué par un épithélium polyédrique stratifié, semblable à celui de l'œsophage. Pendant le 3ᵉ mois, l'épithélium des bronches se couvre de cils vibratiles, tandis que celui des sacs pulmonaires se dispose sur une seule rangée d'éléments cubiques (KOELLIKER ; JALAN DE LA CROIX, 1883). Ces derniers éléments se modifient encore dans les derniers mois de la grossesse, et s'amincissent progressivement, mais ils ne revêtent les caractères de cellules endothéliales qu'au moment de la naissance, pendant les premières inspirations qui distendent les alvéoles pulmonaires.

C'est aux dépens des éminences pulmonaires que se développe la trame du poumon, ainsi que les différentes couches des parois bronchiques situées au-dessous de l'épithélium. Les nodules cartilagineux et les muscles de Reissessen apparaissent vers la fin du 2ᵉ mois dans les grosses bronches. La couche la plus superficielle de l'éminence pulmonaire fournit la plèvre viscérale.

Les poumons sont envisagés, par la plupart des auteurs, comme des formations branchiales. Ils seraient dus « à la réapparition d'une paire de poches branchiales ancestrales » (A. WEBER et DUVIGNIER, 1903).

**2º Trachée et larynx.** — Une fois la trachée séparée de l'intestin céphalique, l'ouverture pharyngienne du larynx se présente comme une fente verticale, dont la forme ne tarde pas à devenir losangique (fig. 96). Cette ouverture est circonscrite en haut et en avant par une saillie en forme de croissant, la *furcula* (p. 175), unie de chaque côté aux extrémités antérieures et profondes des 4<sup>es</sup> arcs, en arrière par les bourrelets aryténoïdiens, et latéralement par les replis aryténo-épiglottiques. Aux dépens de la furcula et des extrémités antérieures des 4<sup>es</sup> arcs, se formeront, au cours du 3<sup>e</sup> mois, l'épiglotte cartilagineuse et les replis pharyngo- et glosso-épiglottiques.

Dans la première moitié du 2<sup>e</sup> mois, au fur et à mesure que s'accusent les saillies aryténoïdiennes, les parois latérales du larynx s'accolent et se soudent entre elles dans presque toute l'étendue du vestibule. La lame épithéliale résultant de cette soudure se prolonge en bas jusqu'à la future région glottique ; elle comble, en arrière la fente inter-aryténoïdienne. Dans l'épaisseur de cette lame épithéliale laryngée qu'on observe surtout bien entre les stades de 14 et de 37 millimètres (SOULIÉ et BARDIER, 1906-1907), se trouvent respectés deux canaux dont

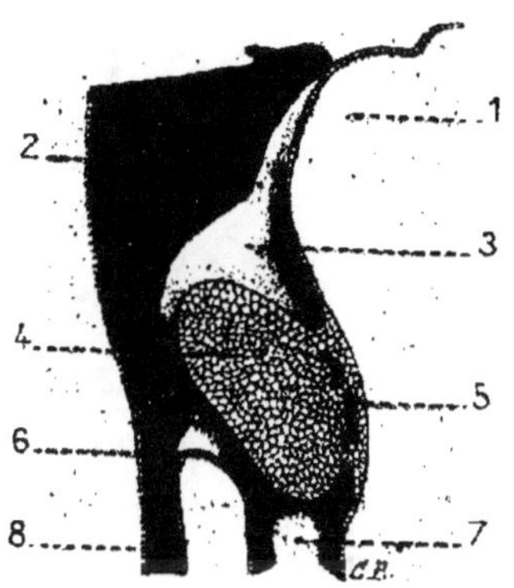

Fig. 131.

Moitié gauche du larynx d'un embryon humain de 6 mill., vue par la face médiane, d'après une reconstruction en cire de SOULIÉ (gr. 50/1). Dessin du D<sup>r</sup> BONNE.

1, épiglotte. — 2, cavité du pharynx. — 3, vestibule. — 4, lame épithéliale du larynx. — 5, canal vestibulo-trachéal (interrompu). — 6, canal pharyngotrachéal. — 7, trachée. — 8, œsophage.

l'un, antérieur, fait suite à l'orifice laryngé, et représente l'ébauche du vestibule (*canal vestibulaire*), et dont l'autre, postérieur, assure une communication entre le pharynx et la trachée (*canal pharyngo-trachéal*). Dans la plupart des cas, le canal vestibulaire se prolonge jusqu'à la trachée par une série de lacunes irrégulières, parfois fusionnées en un fin canal (fig. 131). Au début du 3<sup>e</sup> mois, peu après la formation des ventricules, la lame épithéliale se désagrège, et les parois latérales du larynx s'écartent

l'une de l'autre. On constate alors que l'épithélium, primitivement polyédrique stratifié, s'est transformé en un épithélium
cylindrique qui se couvre rapidement de cils vibratiles, à l'exception de la face glottique des cordes vocales inférieures, où

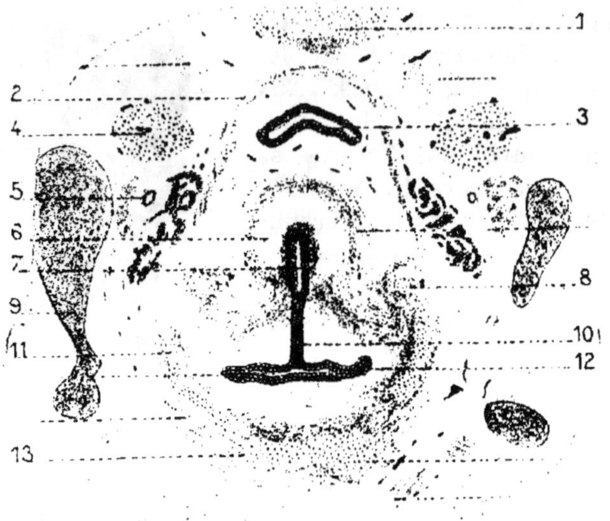


Fig. 132.

Coupe transversale du larynx sur un embryon humain de 24 mill.,
d'après Soulié et Bardier (gr. 20/1).

1, corps vertébral. — 2, constricteur inférieur du pharynx. — 3, pharynx. — 4,
pneumogastrique. — 5, carotide primitive. — 6, glande thyroïde dont le tiret est
trop long. — 7, conduit pharyngo-trachéal. — 8, grande corne du cartilage thyroïde. — 9, jugulaire interne. — 10, lame épithéliale du larynx. — 11, lames latérales du cartilage thyroïde. — 12, ébauche pleine du ventricule latéral, émanée
du bord latéral du vestibule. — 13, corps de l'hyoïde encore cartilagineux.

l'épithélium est devenu pavimenteux stratifié. D'après Laguesse
(1885), les éléments ciliés naissent de la couche profonde, et
s'insinuent entre les cellules superficielles. C'est seulement sur
l'enfant de cinq à six mois que l'épithélium des cordes vocales
supérieures devient pavimenteux stratifié (Tourneux, 1885). Cet
épithélium, développé plus tardivement que celui des cordes
vocales inférieures, renferme chez l'adulte une proportion

moindre de cellules pavimenteuses, et le chorion sous-jacent ne forme jamais de saillies papillaires.

Les ventricules se développent à la fin du deuxième mois (embryon de 24 millimètres, fig. 132) sous forme de bourgeons épithéliaux pleins, émanés des parois latérales de la région inférieure des ventricules (SOULIÉ et BARDIER). Ces bourgeons ne tardent pas à se creuser d'une lumière centrale, qui devient surtout apparente au moment de la désagrégation de la lame épithéliale du larynx. A la même époque, se montrent les ébauches des appendices ventriculaires. Des deux lèvres limitant l'ouverture transversale du ventricule, la supérieure devient la corde vocale supérieure (bande ventriculaire), et l'inférieure la corde vocale inférieure (corde vocale).

Les fibres-cellules de la paroi postérieure de la trachée sont accusées dès la fin du 2ᵉ mois. A ce stade, le chorion de la muqueuse est à peine apparent, et l'épithélium trachéal semble reposer directement, en arrière sur la couche musculaire, latéralement et en avant sur les cerceaux cartilagineux.

Les premiers bourgeons glandulaires se produisent à la fin du 3ᵉ mois ; quelques-uns traversent, au milieu du 4ᵉ, le cartilage de l'épiglotte. Les élevures choriales de la muqueuse dermo-papillaire qui recouvre chez l'adulte les cordes vocales inférieures, se soulèvent seulement vers la fin de la gestation. Enfin, les follicules clos ne se développent qu'après la naissance.

Quant aux cartilages du larynx et de la trachée, et à ceux qui précèdent l'os hyoïde, ils apparaissent de très bonne heure, en même temps que ceux des grosses bronches (milieu du 2ᵉ mois). Ainsi que l'ont bien montré NICOLAS (1894) et KALLIUS (1898), le cartilage thyroïde est primitivement représenté par deux lames latérales qui se soudent entre elles et à une pièce intermédiaire (*cartilage vocal*), au commencement du 3ᵉ mois. L'épiglotte apparaît un peu plus tard, vers le milieu du 3ᵉ mois, mais les fibres élastiques ne se montrent dans son épaisseur qu'au 5ᵉ mois. Les cartilages de Wrisberg se forment tardivement pendant le 6ᵉ mois.

## CHAPITRE III

# APPAREIL GÉNITO-URINAIRE

Le développement des organes génitaux est intimement lié à celui des organes urinaires, et il est impossible de les étudier séparément. Nous rappellerons que le corps de Wolff, après avoir fonctionné pendant un certain temps comme rein transitoire chez les Mammifères, se modifie, et que son canal devient le canal excréteur du testicule.

Nous envisagerons successivement les organes génito-urinaires internes qui évoluent dans la sphère du corps de Wolff, et les organes génito-urinaires externes qui se développent aux dépens du sinus urogénital ou du tégument externe.

### ARTICLE PREMIER

## ORGANES GÉNITO-URINAIRES INTERNES

Si l'on vient à rabattre la paroi antérieure de l'abdomen sur un embryon de Porc de 5 à 9 centimètres (nous choisissons à dessein ce Mammifère, en raison du volume relativement considérable des organes), on aperçoit, après avoir détaché le foie et l'intestin, contre l'extrémité inférieure des reins, deux petits corps piriformes qui se dirigent obliquement de haut en bas et de dehors en dedans : ce sont les *corps de Wolff* (fig. 133). Ces corps affectent la forme d'une pyramide irrégulière à trois pans qui permet de leur considérer deux extrémités, trois faces et trois bords. L'extrémité supéro-externe (ou sommet), effilée, repose sur la face antérieure du rein, au voisinage de son bord externe ; l'extrémité inféro-interne (ou base), renflée, déborde légèrement en bas cet organe. La face externe, convexe, présente une série de stries transversales ; la face postérieure concave est moulée sur le rein. Quant à la face interne, elle est creusée dans son segment supérieur d'une petite fossette ovoïde (*fossette génitale*) destinée à loger *l'organe sexuel* (testicule ou ovaire). Des trois bords, l'antérieur, le plus im-

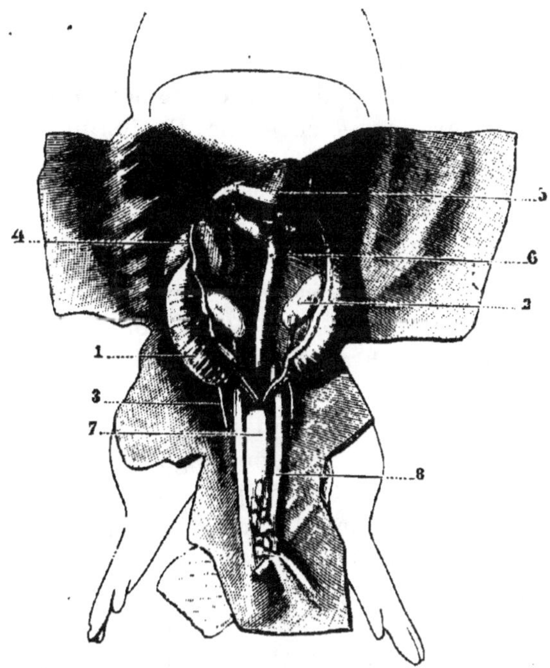

Fig. 133.

Disposition des organes génito-urinaires sur un embryon de Porc long de 5,5 cent. (gr. 2/1). La paroi antérieure de l'abdomen a été rabattue en avant, et le foie et l'intestin grêle ont été détachés.

1, corps de Wolff le long duquel descend le cordon urogénital. — 2, ovaire. — 3, ligament inguinal. — 4, ligament diaphragmatique. — 5, estomac. — 6, intestin. — 7, vessie. — 6, artère ombilicale.

portant, supporte un cordon longitudinal (*cordon urogénital*) qui se prolonge au-dessous du corps de Wolff, et se dirige vers le cordon du côté opposé, en décrivant un trajet légèrement oblique en bas et en dedans, en avant de l'artère ombilicale. Arrivés sur la ligne médiane, les deux cordons urogénitaux se fusionnent entre eux, et constituent un cordon médian (*cordon génital*, Thiersch, 1852), qui va se fixer par son extrémité inférieure contre la paroi postérieure du sinus urogénital.

Le cordon urogénital renferme deux conduits à direction sensiblement parallèle, dont l'un, situé profondément, sert de canal excréteur au corps de Wolff (*canal de Wolff*), et dont l'autre, superficiel, s'ouvre dans la cavité péritonéale par une extrémité supérieure évasée en forme d'entonnoir (*conduit de Müller*).

Le corps de Wolff est fixé en arrière, par un méso court et large (*méso du corps de Wolff, mésonéphron*), contre la surface du rein. L'enveloppe péritonéale du corps de Wolff supporte à son tour deux autres mésos dont l'un se trouve annexé à l'organe génital (*mésorchium, mésotestis* pour le testicule, et *mésoarium* pour l'ovaire), et l'autre au cordon urogénital (*repli urogénital*, WALDEYER). Ce dernier méso se prolonge supérieurement à la surface du rein par une sorte de ligament falciforme qui s'étend jusqu'au diaphragme (*ligament diaphragmatique*, KŒLLIKER), et, d'autre part, accompagne inférieurement le cordon urogénital dans son trajet au-dessous du corps de Wolff, jusqu'au cordon génital. Les extrémités du méso de l'organe génital viennent se perdre sur ce repli urogénital. Enfin, l'extrémité inférieure du corps de Wolff est rattachée à la région inguinale par un ligament également compris dans un repli du péritoine (*ligament inguinal*, KŒLLIKER).

Le corps de Wolff, qui possède la structure d'un organe rénal, persiste pendant toute la vie chez les Vertébrés inférieurs, mais, chez les Amniotes, il disparaît de bonne heure et se trouve remplacé par le rein définitif. D'ailleurs, le corps de Wolff lui-même avait été précédé par un organe encore plus rudimentaire, et d'une existence éphémère chez les Vertébrés supérieurs. Trois organes successifs remplissent donc, chez les Amniotes, au cours du développement, la fonction urinaire.

Ce sont, suivant la nomenclature de Balfour et Sedgwick (1879) : le *pronéphros*, le *mésonéphros* et le *métanéphros*.

## § 1. — Pronéphros (rein précurseur)

Cet organe découvert par J. Müller en 1829 sur des larves de Batraciens, retrouvé par Reichert (1836) chez les Poissons osseux, est aujourd'hui bien connu dans sa structure, depuis les travaux de W. Müller (1875), de M. Fürbringer et de Goette. On lui donne indifféremment les noms suivants : *glande de Müller-Wolff* (von Wittich, 1852), *corps de Müller-Wolff* (Reichert, 1836), *rein cervical*, *rein céphalique*, *avant-rein* (W. Müller, 1875), *pronéphros* (Ray-Lankester, 1877), *rein précurseur* (M. Duval, 1881).

**1º Structure.** — Le rein précurseur se compose d'un petit nombre de canalicules sinueux (6 chez la Torpille, 3 chez la Grenouille et le Crapaud, 2 chez le Triton et la Salamandre, 3 chez les Oiseaux), disposés symétriquement de chaque côté du mésentère, au niveau de la portion céphalique du cœlome. Ces canalicules s'ouvrent par leur extrémité interne dans la cavité péritonéale, et viennent déboucher par leur extrémité externe dans un canal collecteur qui servira dans la suite de canal excréteur au corps de Wolff, et que l'on peut désigner, dès cette époque, sous le nom de *canal de Wolff* ; celui-ci descend verticalement dans toute la longueur du corps de l'embryon, pour déboucher sur les parois latérales du cloaque.

Les ouvertures péritonéales des canalicules du pronéphros sont légèrement évasées en forme d'entonnoir, et garnies de cils vibratiles chez les Poissons et chez les Batraciens (fig. 134). Ce sont les *néphrostomes*, en dedans de chacun desquels un glomérule vasculaire, alimenté par une branche de l'aorte, vient faire saillie dans la cavité péritonéale ; dans la suite, tous les glomérules se fusionnent entre eux, et constituent un organe unique (*glomérule du pronéphros*). C'est dans le cœlome que s'accumule tout d'abord le liquide urinaire transsudé au niveau du glo-

15.

mérule. Aussi voit-on, à la suite de phénomènes de soudure entre les deux feuillets du péritoine, la région pronéphrétique du cœlome s'isoler plus ou moins complètement du restant de la

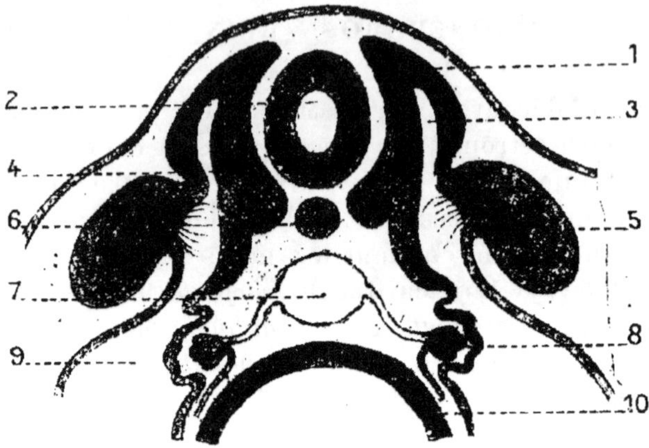

Fig. 134.

Ebauches du pronéphros chez un Protovertébré (Ichthyophis gluti-nosa), d'après SEMON. Dessin du Dr BONNE.

1, myotome. — 2, tube médullaire. — 3, myocœle. — 4, sclérotome. — 5, proné-phros. — 6, chorde dorsale. — 7, aorte. — 8, glomérule vasculaire. — 9, cœlome — 10, épithélium intestinal.

cavité, suivant les groupes, et constituer une *chambre pronéphré-tique*.

**2° Développement**. — Les canalicules du pronéphros prennent naissance aux dépens de cordons pleins s'individua-lisant dans la région de la plaque moyenne, comprise entre les 7° et 11° somites. Ces cordons pleins, ainsi métamérisés (néphrotomes), se recourbent en arrière, et s'unissent au-dessous de l'ectoderme en un tractus longitudinal qui se pro-longe ensuite inférieurement vers le cloaque. Toutes ces for-mations se creusent secondairement d'une lumière centrale : les canalicules s'ouvrent dans le cœlome, et le canal excréteur ou canal de Wolff débouche dans le cloaque. Dans son seg-ment inférieur, ce canal contracte, chez les Sélaciens et chez les Mammifères, des connexions assez intimes avec l'ectoderme, si bien que certains observateurs inclinent à penser qu'il s'ouvrait originellement à l'extérieur (HERTWIG). Le canal de Wolff à peine indiqué dans son segment supérieur chez l'embryon humain de 3 millimètres, s'ouvre, au stade de 4 millimètres, dans la cavité du cloaque.

Le pronéphros persiste pendant toute la vie chez la Myxine et

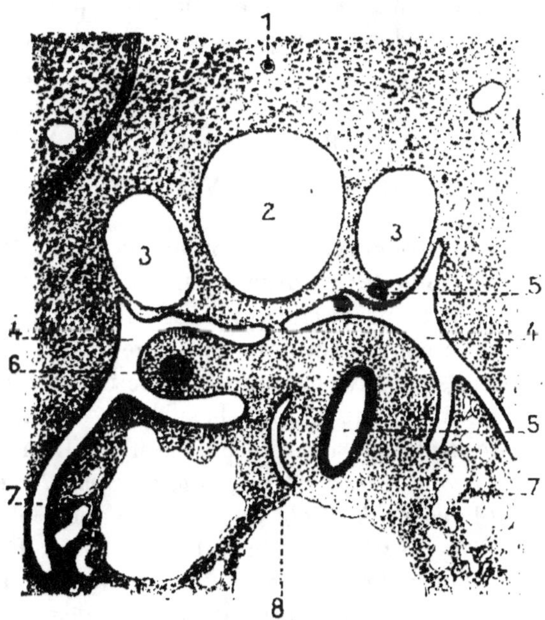


Fig. 135.

Coupe transversale d'un embryon de Taupe de 5 mill., dans la région du pronéphros (gr. 50/1). Dessin du D<sup>r</sup> BONNE.

1, chorde dorsale. — 2, aorte. — 3, veines cardinales inférieures. — 4, cavité pleuro-péritonéale. — 5, vésicule représentant un vestige du canal excréteur du pronéphros ; en dedans de cette vésicule, une formation glomérulaire fait saillie dans le cœlome. — 6, extrémité inférieure du bourgeon pulmonaire droit. — 7, estomac. — 8, cavité hépato-entérique. — 9, foie creusé d'excavations vasculaires.

chez les Poissons osseux, où il atteint son plus grand développement. Chez les Sauropsidés, il s'atrophie et disparaît, peu après la formation du corps de Wolff. Chez les Mammifères, il n'est jamais figuré que par quelques vestiges (JANOSIK, 1885

Renson, 1896 ; Rabl, 1904 ; Tandler, 1905 ; Keibel, 1905 ; Curt Elze, 1987). Chez l'embryon de Taupe de 5 à 6 millimètres (Tourneux et Soulié, 1903), ces vestiges sont représentés par quelques vésicules (une à trois en général) disposées suivant un même axe vertical au-dessus du sommet du corps de Wolff. Au niveau ou au voisinage de ces vésicules répondant à des segments du canal excréteur du pronéphros, on peut observer des glomérules rudimentaires saillants dans la cavité du cœlome (fig. 135).

## § 2. — Mésonéphros (corps de Wolff) et canal de Wolff

Pendant que le rein cervical s'atrophie et disparaît, on voit se former, au-dessous de cet organe, une série de canalicules sinueux à direction transversale qui se jettent par l'une de leurs extrémités dans le canal excréteur du pronéphros ; l'extrémité opposée, renflée, se trouve en rapport avec un glomérule vasculaire qu'elle enveloppe sur toute la surface, comme dans les corpuscules de Malpighi du rein de l'adulte. L'ensemble de ces canalicules (*canalicules wolffiens, canaux segmentaires, néphridies*) constitue le *corps de Wolff* du nom de l'anatomiste qui le découvrit en 1774 chez l'embryon de Poulet (Syn. : 1782, Wrisberg appelle le corps de Wolff *corpus pampiniforme* ; 1806-1807, Oken signale chez les Mammifères des *organes vermiformes* qu'il confond d'abord avec les capsules surrénales ; 1825, H. Rathke les découvre chez les Reptiles et chez les Poissons, et leur donne le nom de *corps de Wolff* chez les Ovipares, et celui de *reins d'Oken* chez les Mammifères ; 1830, J. Müller les appelle chez les Batraciens corps de Wolff ; 1830, Jacobson les nomme *reins primordiaux* ou reins d'Oken). Le canal excréteur du pronéphros devient le canal excréteur du corps de Wolff.

**1° Structure.** — Chaque canalicule wolffien comprend deux segments distincts : un segment superficiel aboutissant au canal de Wolff, et un segment profond terminé par un corpuscule de Malpighi. Le segment superficiel, sensiblement rectiligne (*segment droit*), longe la face externe du corps de Wolff où il détermine la formation des stries transversales bien connues ; il est plus étroit que le segment profond, et possède un revêtement épithélial cubique qui se poursuit à l'intérieur du canal de Wolff. Le segment profond, plus large, présente des sinuosités (*segment contourné*), et se montre tapissé par une couche de cellules polyédriques pourvues d'une bordure en brosse (Nicolas, 1888) ; sa cavité renferme de nombreux globules, tantôt distincts, tantôt fusionnés en boules colloïdes (Pouchet, 1876 ; Kelsch et Kiener, 1880 ; Nicolas, 1888). Parfois, ce segment profond émet des ramifications de deuxième et de troisième ordre. Les glomérules vasculaires sont formés par des branches issues directement de l'aorte : la veine efférente est représentée par la veine cardinale inférieure.

Ainsi que nous venons de le voir, la structure du corps de Wolff se rapproche sensiblement de celle du rein de l'adulte. Les segments tortueux des canalicules wolffiens, et les corpuscules terminaux en constituent les portions sécrétantes, tandis que les segments rectilignes et le canal de Wolff figurent les canaux excréteurs.

Chez les Poissons et chez les Amphibiens, dont le corps de Wolff persiste chez l'adulte, il existe pendant toute la vie un système porte veineux, dont les branches afférentes sont représentées par les cardinales inférieures détachées des canaux de Cuvier, et les branches efférentes par les veines internes des corps de Wolff. Chez les Reptiles et chez les Oiseaux, le système porte primitif s'atrophie et disparaît, au moment de la pénétration dans le corps de Wolff des branches aortiques alimentant les glomérules de Malpighi (Broman, 1907) ; chez les Mammifères, il ne paraît pas se former de système porte veineux.

**2° Développement**. — Le corps de Wolff se développe aux dépens de la lame médiane (p. 86) qui, dans chaque segment situé au-dessous du rein cervical, se transforme en un canalicule (*néphrotome*, Rückert) dont l'extrémité profonde se met en relation avec le canal de Wolff. Chez les Vertébrés inférieurs (Sélaciens), les canalicules sont pourvus dès l'origine d'une lumière centrale (*néphrocœle*) s'ouvrant dans le cœlome par un *entonnoir segmentaire* bientôt garni de cils vibratiles (*néphrostome*, Semper). Chez les Amniotes, les canalicules sont primitivement représentés par des cordons pleins qui perdent de bonne heure leurs connexions avec l'épithélium du cœlome, et ne se creusent que secondairement d'une cavité centrale. Dès que les canalicules se sont mis en relation avec le canal de Wolff, ils deviennent sinueux, en même temps que leur segment moyen se renfle en une petite vésicule dont la paroi s'invagine en elle-même, pour loger un glomérule vasculaire alimenté par une branche de l'aorte. Ainsi se constituent, sur le trajet des canalicules wolffiens, des corpuscules de Malpighi que l'on retrouve également comme formations caractéristiques dans le rein de l'adulte. Puis, les segments interposés entre les corpuscules et l'épithélium du cœlome disparaissent chez les Amniotes, les portions persistantes comprises entre les corpuscules et le canal de Wolff décrivent de nouvelles sinuosités, et le corps de Wolff se rapproche ainsi de sa structure définitive. Quant aux ramifications de deuxième et de troisième ordre, on ignore encore leur mode de formation chez les Vertébrés supérieurs. Chez les Sélaciens, d'après Balfour, elles résulteraient de bourgeons émanés de la paroi des corpuscules de Malpighi.

Le corps de Wolff forme à l'origine, contre la paroi postérieure de l'abdomen, de chaque côté du mésentère, une saillie longitudinale connue sous le nom de *bandelette* ou *d'éminence urogénitale*. L'épithélium du cœlome qui recouvre la partie supéro-interne de cette éminence est remarquable par la hauteur des éléments qui le composent : en raison de sa destinée, Waldeyer l'appelle *épithélium germinatif*. Nous aurons l'occasion de revenir sur cet épithélium, à propos du développement de l'organe génital.

## § 3. — HOLONÉPHROS

L'étnde comparative du développement du pronéphros et du mésonéphros dans la série des Vertébrés, semble avoir démontré que ces deux formations, malgré leur apparition successive, ne représentent que des segments distincts d'un même organe néphrétique (*holonéphros*, Brauer, 1902). A l'origine, cet organe s'étendait dans presque toute la région segmentée du mésoderme, à part les deux ou trois somites les plus élevés qui correspondent d'ailleurs aux somites occipitaux (Bertha Kerens, 1907). Dans la suite, son segment supérieur s'est progressivement atrophié, tandis que son segment inférieur devenait, au contraire, de plus en plus prépondérant. L'organe néphrétique se développe aux dépens de la lame médiane (*plaque néphrotomiale*), se fragmentant, en regard des somites, en autant de néphrotomes, dont chacun fournira un canalicule néphrétique.

B. Kerens divise l'organe néphrétique en trois zones distinctes : une zone supérieure étendue des premiers au 7ᵉ somite (Mammifères), une zone moyenne comprise entre le 7ᵉ et le 11ᵉ somite (8, 9, 10, chez la Taupe ; 7, 8, 9, 10, chez le Lapin), et, enfin, une zone inférieure se prolongeant au-dessous du 11ᵉ somite. La zone supérieure, dont on retrouve des vestiges chez les Reptiles et chez les Oiseaux, ne se développe plus chez les Mammifères, et se résout en mésenchyme. La zone moyenne, qui devient le pronéphros, reste rudimentaire chez les Mammifères ; les premiers néphrotomes apparus s'atrophient de bonne heure, et le sommet de l'organe néphrétique se trouve reporté au 8ᵉ ou au 9ᵉ somite. C'est au niveau de cette zone que se forme, par soudure dorsale des canalicules, le canal de Wolff qui se prolonge ensuite caudalement, sans participation des néphrotomes inférieurs. La zone inférieure répond au mésonéphros ; elle fait immédiatement suite à la zone pronéphrétique. « Pronéphros et Mésonéphros sont des parties simplement différenciées, apparaissant en deux périodes successives, d'un organe excréteur unique, tel que Sedwick (1881), Price (1897), et Brauer (1902) l'ont compris »(B. Kerens, 1907).

## § 4. — Métanéphros (rein définitif)

Le mode de formation de l'appareil rénal de l'adulte est aujourd'hui bien connu dans son ensemble, depuis les travaux de Kupffer (1865-66), confirmés par ceux de Bornhaupt (1867) et de WALDEYER (1870). KUPFFER montra, en effet, contrairement à l'opinion de REMAK (1851) qui faisait dériver l'uretère du cloaque, que ce canal est formé par l'extrémité inférieure du canal de Wolff. Un peu au-dessus du point où le canal excréteur du corps de Wolff aboutit au cloaque, sa paroi dorsale émet un bourgeon qui s'enfonce dans l'extrémité caudale de la lame médiane (néphrotomiale), non segmentée en néphrotomes (*blastème rénal, blastème métanéphrogène*).

Ce bourgeon, coiffé par le blastème rénal, s'insinue en arrière du corps de Wolff, probablement à la suite de différences de croissance, et vient se loger au niveau du sommet du rein primordial qu'il ne tarde pas à déborder en haut. Chez l'embryon humain, ce bourgeon qui donnera naissance à l'uretère, au bassinet, aux calices et au rein, s'accuse vers la fin de la troisième semaine (fig. 136, A) ; nous le désignerons sous le nom de *bourgeon rénal*.

Le bourgeon rénal et le canal de Wolff débouchent donc à l'origine, par l'intermédiaire d'un segment commun, dans le sinus urogénital, que l'abaissement de l'éperon périnéal dans le cloaque commence à séparer de l'intestin. Dans la suite, ce segment se raccourcit de plus en plus, par suite de l'allongement de la cloison mésodermique comprise dans l'angle de bifurcation, entre le canal de Wolff et le bourgeon. Peu à peu, le segment commun sera ainsi divisé en deux canaux distincts, dont l'un continuera inférieurement le canal de Wolff, et dont l'autre se trouvera dans le prolongement du bourgeon rénal. Le cloisonnement du segment commun s'opère de telle façon, qu'une fois la division complète effectuée, l'ouverture du bourgeon rénal est située au-dessus de celle du canal de Wolff, que le bourgeon embrasse dans sa concavité (fig. 136, B). La cloison mésodermique, en s'abaissant à l'intérieur du segment commun, subit un mouvement de torsion dont on se rendra facilement compte, en comparant entre elles les deux reconstructions de la figure 136, empruntées à KEIBEL (1896). La disjonction du cordon rénal et du canal de Wolff est achevée sur l'embryon humain de 35 jours. L'extrémité inférieure du bourgeon rénal devient l'*uretère*.

Les ouvertures du canal de Wolff et de l'uretère dans le sinus urogénital sont d'abord très rapprochées l'une de l'autre, mais elles ne tardent pas à s'écarter, par suite de l'allongement de ce sinus. Ainsi que nous le verrons plus loin (p. 297), le seg-

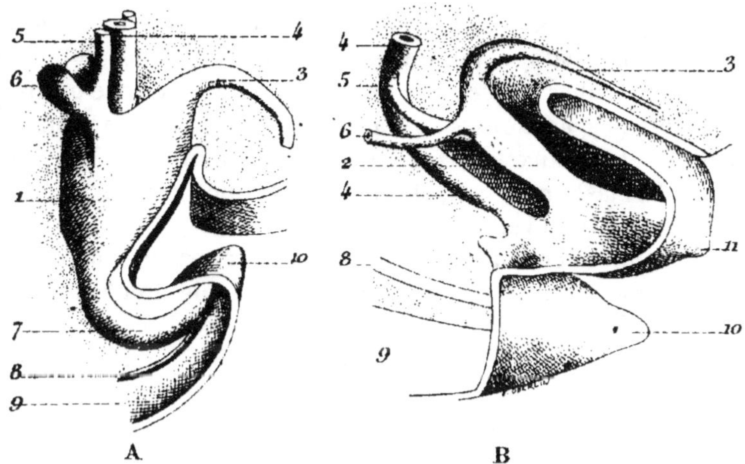

Fig. 136.

Deux reconstructions de la région cloacale sur l'embryon humain, d'après KEIBEL. A, embryon de 6,5 mill. (gr. 50/1) : B, embryon de 14 mill. (gr. 25/1). Sur ce dernier embryon, l'uretère et le canal de Wolff du côté gauche n'ont pas été représentés.

1, cloaque. — 2, sinus urogénital. — 3, canal allantoïdien. — 4, intestin. — 5, canal de Wolff. — 6, bourgeon rénal. — 7, intestin caudal. — 8, chorde dorsale. — 9, tube médullaire. — 10, éminence coccygienne. — 11, nodule épithélial du tubercule génital.

ment du sinus urogénital interposé, en s'accroissant et en s'évasant à son extrémité supérieure, donne naissance, chez le mâle, à la vessie et à la portion prostatique du canal de l'urèthre située en arrière de l'abouchement des canaux éjaculateurs. Chez la femelle, il fournit la vessie et l'urèthre tout entier.

L'extrémité supérieure du bourgeon rénal se renfle de bonne heure en forme de *bassinet* (5ᵉ semaine), et se couvre de bosselures représentant les *calices*. Des calices, se détachent des bourgeons creux qui s'allongent et s'enfoncent en se ramifiant dans le blastème rénal, pour constituer les tubes urinifères (fin du 2ᵉ mois).

L'origine des différents segments des tubes urinifères ne paraît pas avoir été complètement élucidée par les embryologistes. Les uns admettent avec REMAK (1850) que les tubes urinifères, dans toute léur longueur, proviennent des bourgeons émis à l'extrémité des calices, les autres, avec KUPFFER (1865-66), pensent que les tubes collecteurs seuls reconnaissent cette origine, tandis que les portions sécrétantes (tubes contournés, anses de Henle et canaux intermédiaires) naîtraient sur place, aux dépens du blastème rénal, et ne se mettraient que secondairement en relation avec les tubes collecteurs.

Les premiers corpuscules de Malpighi apparaissent dès le commencement du 3ᵉ mois, et il s'en forme de nouveaux pendant toute la vie fœtale, au fur et à mesure de l'accroissement du rein ; leur mode de développement est identique à celui des corpuscules du corps de Wolff (p. 265). Au 4ᵉ mois, se différencient les anses de Henle, tandis que les sinuosités des portions sécrétantes s'accusent de plus en plus. Au 5ᵉ mois, la constitution du rein se rapproche sensiblement de celle de l'adulte.

Pendant toute la période fœtale, des sillons superficiels marquent la séparation entre les différents lobes rénaux, dont chacun répond à un calice. Ces sillons qui persistent pendant toute la vie chez les Reptiles, chez les Oiseaux et chez les Cétacés, s'effacent après la naissance chez l'Homme.

Le rein, comme nous l'avons indiqué plus haut, est par sa partie active, les canalicules, une dépendance de la lame néphrotomiale ; ses canaux excréteurs dérivent du corps de Wolff. Aussi certains auteurs ont-ils émis l'opinion que cet organe représentait la partie caudale de l'holonéphros, ainsi formé de trois segments étagés de haut en bas : le pronéphros, le mésonéphros et le métanéphros.

## § 5. — CONDUIT DE MÜLLER

Nous avons indiqué plus haut (p. 260) les rapports généraux qu'affecte le conduit de Müller avec le canal de Wolff. Ce con-

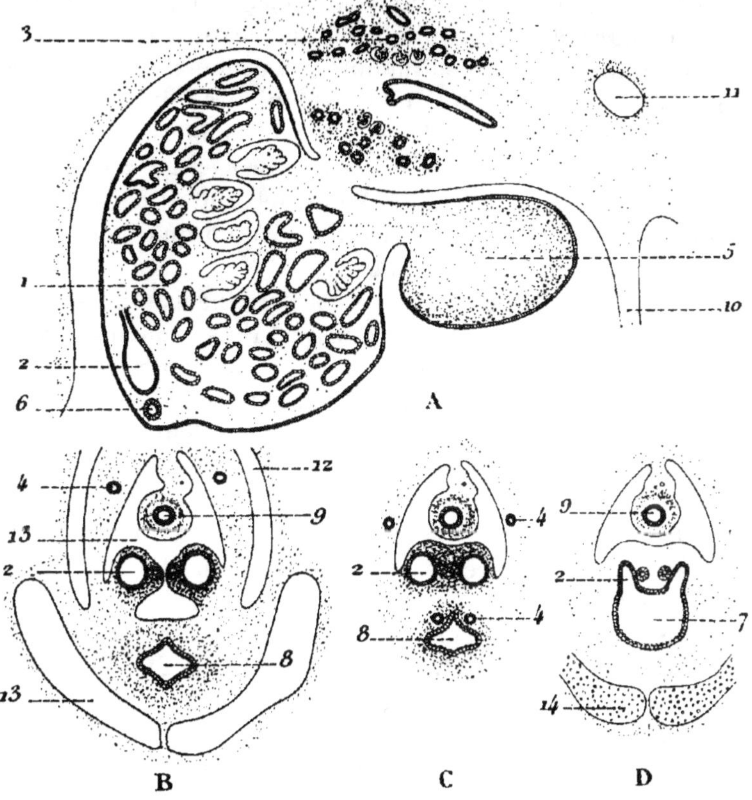

Fig. 137.

Quatre coupes transversales du corps de Wolff et des conduits urogénitaux, sur un embryon de Mouton de 28 mill. (gr. 20/1).

La coupe A, la plus élevée, porte sur le corps de Wolff, l'organe génital et le rein ; la coupe B, immédiatement au-dessous du corps de Wolff, montre la section des deux cordons urogénitaux ; la coupe C intéresse le cordon génital et les conduits de Wolff et de Müller, un peu au-dessus de l'abouchement des uretères sectionnés en deux endroits, en raison de leur courbe inférieure ; la coupe D passe au niveau de l'ouverture, dans le sinus urogénital, des deux canaux de Wolff, entre lesquels on aperçoit les extrémités inférieures pleines des conduits de Müller.

1, corps de Wolff. — 2, canal de Wolff. — 3, rein. — 4, uretère. — 5, organe génital. — 6, conduit de Müller ; dans les coupes B, C, D, les deux conduits de Müller sont situés entre les canaux de Wolff. — 7, sinus urogénital. — 8, vessie. — 9, intestin. — 10, mésentère. — 11, aorte. — 12, artère ombilicale. — 13, péritoine. — 14 pubis.

duit s'ouvre dans le cœlome, au sommet du corps de Wolff,

par une extrémité évasée en forme d'entonnoir, puis il descend dans le cordon urogénital, à la face externe du canal de Wolff, entre ce canal et l'épithélium du cœlome. Sur la coupe transversale, le conduit de Müller est toujours situé plus superficiellement que le canal de Wolff, par rapport à l'axe du mésonéphros. Aussi, lorsque le cordon urogénital croise l'extrémité inférieure du corps de Wolff, le conduit de Müller se place en dedans du canal de Wolff, position qu'il conserve à l'intérieur du cordon génital (fig. 137, C).

Le conduit de Müller est tapissé à l'origine par un épithélium polyédrique stratifié que nous verrons évoluer, suivant les régions, vers le type prismatique, ou au contraire vers le type pavimenteux statifié (p. 289). Son extrémité inférieure ou distale reste longtemps pleine, entièrement bourrée de cellules épithéliales polyédriques. Elle s'adosse au sinus urogénital, mêlant ses éléments à ceux de ce canal, ou encore se déjette latéralement, comme on l'observe sur le fœtus humain, vers l'embouchure des canaux de Wolff (fig. 137, D).

Le développement des conduits de Müller n'est pas encore entièrement connu ; il semble, d'ailleurs, présenter des différences assez notables, suivant qu'on l'étudie chez les Vertébrés inférieurs, ou chez les Mammifères. Chez les Sélaciens (SEMPER, BALFOUR, HOFFMANN), les conduits de Müller se forment, dans leur segment supérieur, aux dépens du pronéphros, et s'allongent ensuite de haut en bas par une sorte d'excroissance longitudinale de l'épithélium des canaux de Wolff. Chez les Mammifères, leur développement paraît, au contraire, indépendant du canal excréteur du rein cervical. Ces conduits débutent, en effet, par une invagination creuse de l'épithélium cœlomique, se produisant à la face externe de l'extrémité supérieure du corps de Wolff ; puis, ils se prolongent inférieurement, par prolifération de leurs éléments propres, entre le canal de Wolff et l'épithélium du cœlome. Leur extrémité inférieure, pleine au début, se trouve appliquée contre l'épithélium du canal de Wolff, et ce sont ces rapports étroits de contiguïté qui ont fait croire à leur provenance wolffienne.

Sur l'embryon humain de 14 millimètres, le conduit de Müller n'existe encore qu'en regard du sommet du corps de Wolff. Sur l'embryon de **24** millimètres (fin du 2e mois), il a atteint l'extrémité inférieure de cet organe. Enfin, sur l'embryon de **28** millimètres, il se prolonge jusqu'au sinus urogénital.

## § 6. — ORGANE SEXUEL

L'éminence urogénitale, qui répond au corps de Wolff, sup-

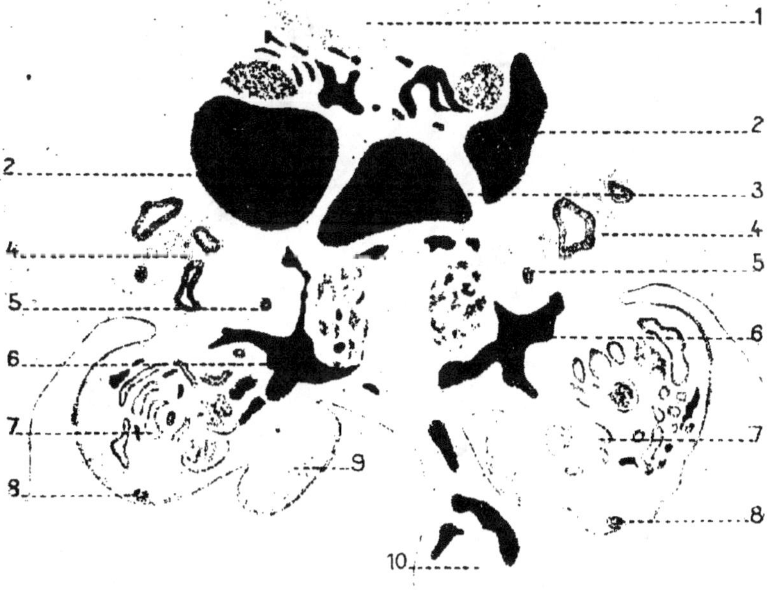


**Fig. 138.**

Coupe intéressant transversalement le corps de Wolff et l'organe sexuel sur un embryon humain de 19 mill. (gr. 28/1).

1, colonne vertébrale. — 2, veines cardinales inférieures dont la droite est déjà reconnaissable comme veine cave inférieure. — 3, aorte. — 4, reins. — 5, uretères. — 6, veines internes des corps de Wolff. — 7, corps de Wolff. — 8, canal de Wolff. — 9, organe génital. — 10, mésentère.

porte à un moment donné une saillie secondaire également longitudinale, qui occupe à peu près la moitié supérieure de

sa face interne : c'est l'*éminence génitale* aux dépens de laquelle
se forme l'*organe sexuel* (testicule ou ovaire) désigné communément sous le nom impropre de *glande génitale*. Cette éminence mésodermique (fig. 138), revêtue par l'épithélium germi-

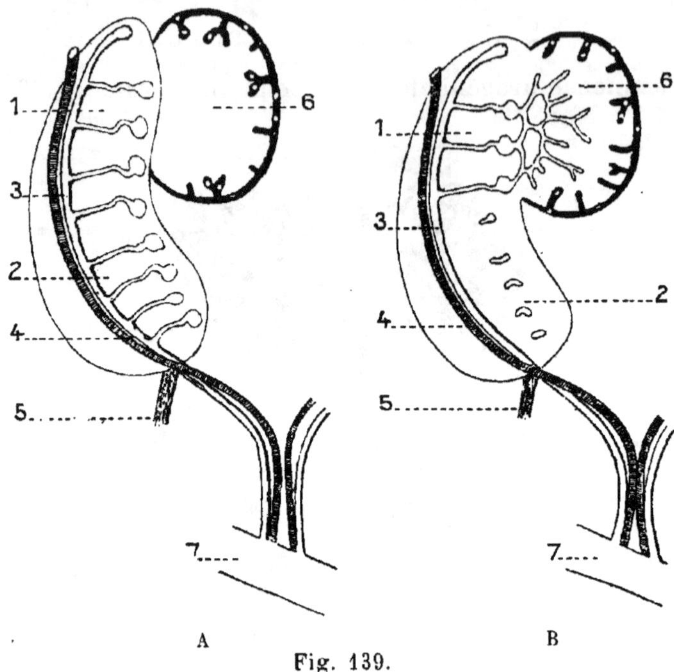



Fig. 139.

Deux phases successives (A et B) du développement de l'organe
génital chez l'embryon humain. Représentation schématique du
stade hermaphrodite.

1, portion sexuelle du corps de Wolff. — 2, portion urinaire déjà atrophiée en .
B. — 3, canal de Wolff. — 4, conduits de Müller s'ouvrant supérieurement dans la
cavité péritonéale. — 5, ligament inguinal. — 6, organe génital pénétré en A par
les cordons ovigènes, en B par ces mêmes cordons, et par les cordons séminifères
dérivant du corps de Wolff. — 7, sinus urogénital.

natif, fait une saillie de plus en plus accusée dans la cavité
péritonéale, et tend ainsi à se séparer du corps de Wolff, auquel
elle reste cependant unie par l'intermédiaire d'un méso (*mésotestis* ou *mésoarium*). Dès que l'organe sexuel commence à se
délimiter, on remarque au milieu des cellules épithéliales pris-

matiques qui constituent l'épithélium germinatif, des éléments
plus volumineux et de forme sphérique, connus sous le nom
d'*ovules primordiaux*. Ces éléments que l'on retrouve dans l'un et
l'autre sexe, se multiplient activement, et, entourés de cellules
épithéliales, s'enfoncent dans le stroma sous-jacent où ils forment les *cordons corticaux, germinatifs* ou *ovigènes*, qui se répandent dans la couche superficielle de l'organe sexuel (fig. 139, A).
La partie centrale de cet organe, d'autre part, est pénétrée par
des cordons émanés du corps de Wolff (*cordons médullaires,
wolffiens* ou *spermiogènes; cordons génitaux*, HOFFMANN). La paroi
épithéliale des corpuscules de Malpighi les plus voisins de
l'organe sexuel, émet, en effet, des bourgeons pleins qui s'enfoncent dans l'épaisseur du méso, se ramifient et s'anastomosent entre eux, de manière à constituer un réseau. De la partie
de ce réseau en rapport avec l'organe sexuel, se détachent les
cordons médullaires qui vont s'irradier et se ramifier dans la
masse centrale de l'organe (fig. 139, B). A un moment donné, l'organe sexuel est parcouru par un double système de cordons,
les uns superficiels (corticaux ou ovigènes), provenant de l'épithélium germinatif, les autres centraux (médullaires ou spermiogènes), dérivant du corps de Wolff. Les cordons corticaux
représentent la partie femelle de l'organe sexuel, et les cordons
médullaires la partie mâle. Suivant l'évolution de l'organe,
les cordons corticaux persisteront et donneront naissance aux
ovisacs, ou bien les cordons médullaires se transformeront en
canalicules séminifères. L'organe sexuel est hermaphrodite.

**1° Organe sexuel chez le mâle.** — Si l'organe sexuel doit
évoluer vers le type mâle, et se transformer en testicule
(fig. 140), les cordons corticaux s'atrophient et disparaissent
de très bonne heure, et, dès le milieu du 2ᵉ mois, la couche corticale se transforme en membrane fibreuse (*albuginée*). En même
temps, l'épithélium germinatif diminue notablement de hauteur, contrairement à ce qu'on observe à la surface de l'ovaire.
Les cordons wolffiens deviennent les canalicules séminifères qui
s'allongent, se divisent et se contournent; le réseau englobé
dans le mésorchium, au niveau du hile de testicule, fournit le

*réseau testiculaire* (*rete vasculosum* de HALLER ou *vasculorum testis*). Les cellules interstitielles se différencient au cours du 3e mois.

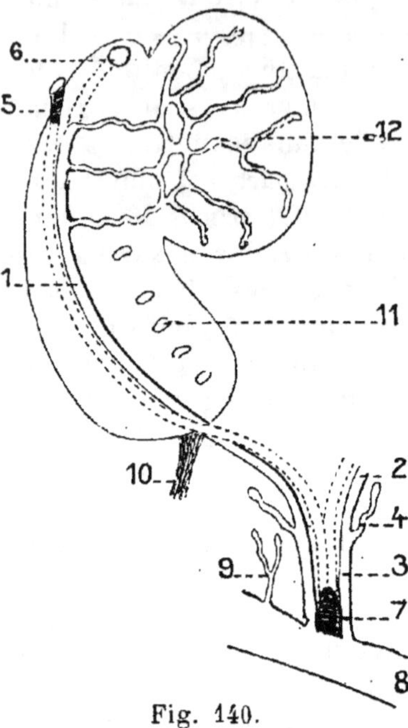

**Fig. 140.**

Figure schématique montrant la destinée du corps de Wolff et de l'organe génital chez le fœtus humain mâle.

1, canal de l'épididyme. — 2, canal déférent. — 3, canal éjaculateur. — 4, vésicule séminale. — 5, hydatide sessile de Morgagni. — 6, hydatide pédiculée. — 7, utricule prostatique. — 8, portion prostatique du canal de l'urèthre. — 9, glandes prostatiques. — 10, gubernaculum. — 11, vésicules de l'organe de Giraldès. — 12, testicule dont la trame est pénétrée par les cordons séminifères (futurs canalicules) émanés du réseau testiculaire, que les vaisseaux efférents unissent au canal de l'épididyme.

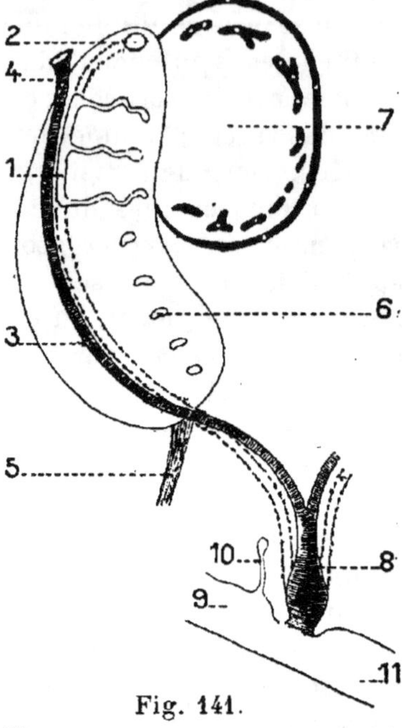

**Fig. 141.**

Figure schématique montrant la destinée du corps de Wolff et de l'organe génital chez le fœtus humain femelle.

1, canal collecteur de l'organe de Rosenmüller (canal de l'époophore). — 2, hydatide pédiculée de la trompe. — 3, trompe de Fallope. — 4, pavillon de la trompe. — 5, ligament rond. — 6, vésicules du paroophore. — 7, ovaire dont la couche superficielle est parcourue par les cordons ovigènes. — 8, canal utéro-vaginal. — 9, canal de l'urèthre. — 10, glandes prostatiques. — 11, canal vestibulaire dans lequel fait saillie l'extrémité distale du canal utéro-vaginal (hymen).

**2° Organe sexuel chez la femelle.** — Si l'organe sexuel donne, au contraire, naissance à un ovaire (fig. 141), les cordons corticaux persistent et restent un certain temps en connexion avec l'épithélium superficiel qui conserve d'ailleurs pendant toute la vie les caractères de l'épithélium germinatif. Puis, ils se détachent de l'épithélium superficiel, et forment un

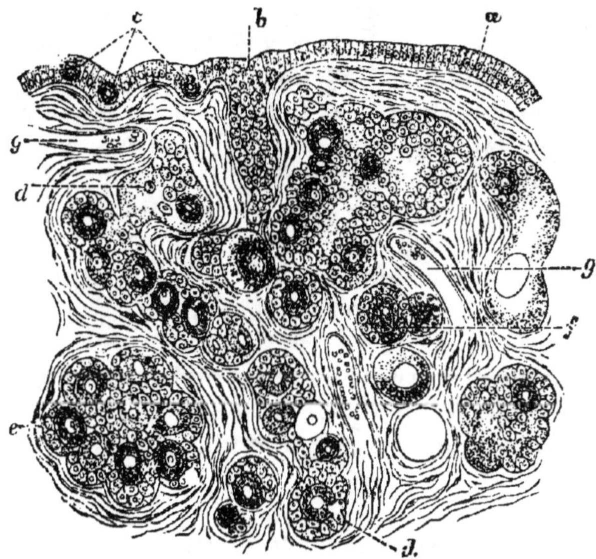

Fig. 142.

Coupe transversale de l'ovaire d'une enfant nouveau-née
(d'après WALDEYER).

*a*, épithélium germinatif. — *b* et *d*, cordons ovigènes. — *c*, ovules primordiaux. — *e*, amas de follicules primordiaux. — *f*, follicules primordiaux isolés, — *g*, *g*, vaisseaux sanguins.

réseau dans la couche superficielle de l'ovaire, où ils ont été signalés par VALENTIN (1838), par BILLROTH (1856) et par PFLÜGER (1863). On les désigne, à ce stade, sous le nom de *cordons de Valentin-Pflüger*. Chacun de ces cordons se fragmente, dans les derniers mois de la grossesse, en un certain nombre de petits blocs sphériques, au centre desquels on rencontre une cellule volumineuse, l'*ovule primordial* (fig. 142). A la surface de cet ovule, se trouve étalée une couche unique de cellules aplaties ou cubiques (KŒLLIKER, 1874), dérivant, comme l'ovule central, de l'épithélium germinatif.

Le nombre des follicules primordiaux logés dans la couche superficielle de l'ovaire (*couche ovigène*, Sappey, 1863), est considérable, et peut s'élever, sur la fillette dès trois ans, à plusieurs centaines de mille, d'après Sappey. Ces follicules primordiaux, par une série de transformations, deviendront les *ovisacs* de l'adulte (*follicules* ou *vésicules de de Graaf*). Les éléments superficiels qui représentent la *membrane granuleuse*, se multiplient activement, et forment une couche épaisse au pourtour de l'ovule central. Dans cette masse granuleuse, se produit une excavation occupée dès l'origine par un liquide, le *liquide folliculaire*, qui augmente peu à peu de quantité, distend l'ovisac, et refoule en dehors les éléments de la membrane granuleuse. La portion de cette membrane dans laquelle se trouve inclus l'ovule, fait saillie dans la cavité folliculaire : c'est le *cumulus proligère*.

Tous les follicules primordiaux ne subissent pas les modifications que nous venons d'indiquer. Le plus grand nombres'atrophient dans les années qui suivent la naissance (Slaviansky, de Sinéty, Henneguy, 1894).

**3° Hermaphroditisme embryonnaire de l'organe sexuel.** — Dans notre description générale, nous avons admis que les follicules de de Graaf et les canalicules séminifères étaient des formations distinctes, de provenance différente. Les ovisacs naîtraient par invagination de l'épithélium germinatif, tandis que les canalicules séminifères représenteraient des bourgeons issus du corps de Wolff. Tous les auteurs ne partagent pas cette manière de voir, et l'on tend généralement à admettre que les cellules génitales de l'un et de l'autre sexe proviennent de l'épithélium germinatif ; quant aux éléments de soutien (épithélium folliculaire et cellules de Sertoli), ils dériveraient pour les uns, du corps de Wolff, et, pour les autres plus nombreux, en partie du corps de Wolff (cellules de Sertoli), et en partie de l'épithélium germinatif (épithélium folliculaire).

Waldeyer paraît avoir été le premier observateur qui ait cherché à faire intervenir le corps de Wolff dans le développement du testicule. Cet auteur, après avoir professé que tous les éléments des canalicules séminifères (cellules séminales et cellules épithéliales) dérivaient du corps de Wolff (1870), s'est rallié depuis aux idées de M. Braun (1876), de Balfour (1876) et de Rouget (1879), d'après lesquelles les cellules épithéliales seules reconnaîtraient une origine wolffienne, tandis que les cellules séminales seraient de provenance germinative. D'autres anatomistes font naître *in situ* les canalicules séminifères au sein du stroma de l'origine génitale (Laulanié, 1885), mais il convient évidemment d'entendre, sous le nom de stroma, non point une formation mésenchymateuse analogue au stroma de l'ovaire adulte, mais une formation mésoblastique évoluant sur le terrain de la masse intermédiaire. Le stroma ainsi compris aurait la même valeur que l'épithélium germinatif (Prenant, 1890), et l'on peut dès lors admettre que des cordons cellulaires se différencient dans son épaisseur. C'est vraisemblablement ce stroma que Nagel (1888) décrit sous le nom de *bourrelet épithélial germinatif*.

En ce qui concerne l'ovaire, l'opinion de Waldeyer (1870), d'après laquelle les ovisacs proviendraient en entier, par invagination, de l'épithélium germinatif, fut longtemps acceptée sans conteste. Cet auteur avait signalé, dans la portion médullaire de l'ovaire des Mammifères, la présence de cordons épithéliaux pleins qu'il considérait comme des vestiges de la portion sexuelle du corps de Wolff, et qu'il assimilait aux canalicules séminifères. Ces cordons épithéliaux ont été retrouvés et décrits par un grand nombre d'observateurs. Kœlliker (1874) leur donne le nom de *cordons médullaires*, et M. Braun (1877) montre que, chez les Reptiles ces, cordons se développent aux dépens de la paroi externe des corpuscules du corps de Wolff. Balfour (1878) confirme ces données sur l'embryon du Lapin. Enfin, Kœlliker (1879) et Rouget (1879) émettent l'opinion que les cordons médullaires contribuent à la formation de la paroi de l'ovisac, en fournissant les éléments de la membrane granuleuse. Depuis, ces formations ont été signalées par Van Beneden (1880), par Mihalkovics (1885) et par Laulanié (1886), qui ont également admis leur homologie avec les canalicules séminifères.

Les cordons médullaires sont particulièrement abondants chez la Taupe, où ils forment, accolés à l'ovaire, un organe offrant la structure complète d'un testicule rudimentaire (Mac Leod, 1879 et 1880 ; Tourneux, 1904). C'est dans cet organe que se trouvent exclusivement localisées, chez le fœtus, les cellules interstitielles qui font défaut dans l'ovaire. Il en est de même chez le fœtus de Cheval où l'organe sexuel est formé par un amas volumineux de cellules interstitielles (*Keimlager*, Born, 1874), à la surface duquel se trouve étalée la couche ovigène. Chez le fœtus mâle, cet amas est parcouru dans toute son épaisseur par les canalicules séminifères, tandis que chez le fœtus femelle sa partie externe englobe seule quelques rares cordons médullaires en connexion avec le réseau ovarien. L'amas interstitiel représente donc le terrain préparé pour l'évolution du testicule et non de l'ovaire. D'ailleurs, si la glande génitale évolue en testicule, le tissu interstitiel persiste et continue à se développer, tandis que si la glande donne naissance à un ovaire, l'amas interstitiel s'atrophie et disparaît presque en totalité. Nous envisageons dans notre description, la première glande interstitielle, car, ainsi que l'ont montré Ancel et Bouin (1905), pour le testicule, et Aimé (1906) pour l'ovaire, plusieurs générations de cellules interstitielles se succèdent dans l'organe sexuel.

L'étude du développement de l'ovaire chez la Taupe et chez le Cheval, ne permet pas d'admettre, avec Koelliker, que les éléments des cordons médullaires participent à la constitution des follicules de de Graaf, alors même que ces deux formations arriveraient au contact l'une de l'autre, comme chez la Chienne. Chez le fœtus de Cheval, les cordons germinatifs restent toujours séparés des cordons médullaires par une couche épaisse de cellules interstitielles.

L'ensemble des faits qui précèdent semblent démontrer que l'organe sexuel des Mammifères comprend à la fois un testicule et un ovaire, qu'il est hermaphrodite, et que, d'autre part, il convient d'admettre avec Waldeyer (1870) et Romiti une délimitation tranchée entre les formations ovariques et les formations spermatiques : les premières dériveraient tout entières de l'épithélium germinatif, et les secondes seraient de provenance wolffienne.

## § 7. — Destinée du corps et du canal de Wolff

Joh. Müller (1830) avait déjà remarqué que les canalicules de la partie supérieure du corps de Wolff se distinguent par leur plus petit volume et par leur direction de ceux du reste de l'organe. Banks en 1864 et Dursy en 1865 insistèrent à leur tour sur cette différence. En 1870, Waldeyer fit nettement la distinction entre la région supérieure du corps de Wolff, qu'il appela *région, portion génitale* ou *sexuelle*, et l'inférieure, à laquelle il donna le nom de *région* ou de *portion urinaire*. La portion génitale est caractérisée par ce fait que ses canalicules ne sont jamais ramifiés. La division établie par Waldeyer est importante au point de vue de la destinée de l'organe.

**1° Portion génitale.** — Nous l'examinerons successivement chez l'Homme et chez la Femme :

a. *Chez l'Homme.* — La partie sexuelle du corps de Wolff persiste dans toute son intégrité (fig. 140). Les canalicules wolffiens se transforment en *canaux efférents* du testicule (*cônes efférents*) qui conservent leurs connexions avec le réseau testiculaire ; le canal de Wolff fournit par son segment supérieur attenant au corps de Wolff le *canal de l'épididyme*, et par son segment inférieur le *canal déférent*. Les *vésicules séminales* apparaissent, vers la fin du 3ᵉ mois, sous la forme de bourgeons creux émanés de la paroi dorso-latérale des canaux déférents, dont la portion terminale, comprise entre la vésicule et le canal de l'urèthre, représente le *canal éjaculateur*.

Pendant la descente du testicule, le point où le ligament inguinal vient se fixer supérieurement sur le cordon urogénital, qui renferme le canal de Wolff, se trouve entraîné tout d'abord. Il en résulte la production d'une anse à sommet inférieur, qui permet de reconnaître au canal de Wolff, dès cette époque, deux parties distinctes : l'une externe, canal de l'épididyme ; l'autre interne, canal déférent. En même temps, le

16.

testicule se redresse peu à peu, et se place dans l'angle formé
par le canal déférent et par l'épididyme. Plus tard, par suite
de son accroissement, il vient faire saillie en avant dans la
cavité abdominale, empiétant légèrement sur le canal déférent
qu'il refoule en dedans et en arrière.

Les *vaisseaux aberrants* (*vascula aberrantia*, HALLER, 1741;

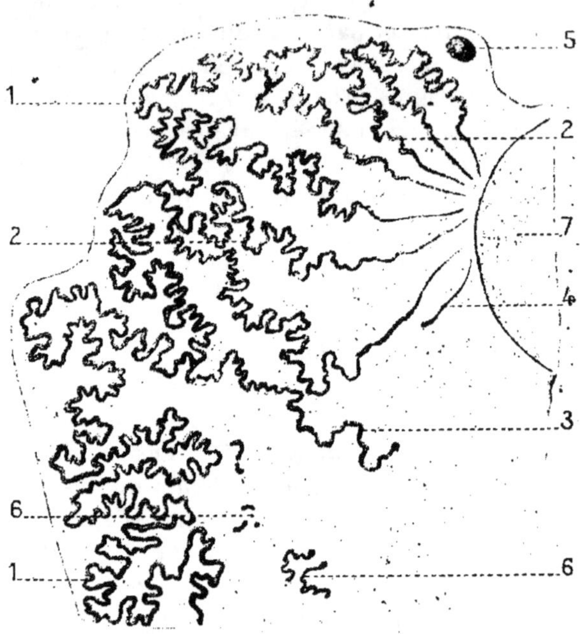

Fig. 143.

Dessin obtenu par la combinaison de deux préparations, et montrant
  la disposition des dérivés du corps de Wolff, chez une Taupe ♂
  de 10 cent. (gr. 10/1).

1, canal de l'épididyme. — 2, canaux efférents. — 3, vas aberrans du canal de
l'épididyme. — 5, vas aberrans du réseau testiculaire, — 5, hydatide pédiculée. —
6, paradidyme. — 7, testicule.


*conduits déférents borgnes*, A. COOPER, 1830 ; *appendices*, LAUTH,
1830), appendus à la queue de l'épididyme ou à l'origine du
canal déférent, doivent être envisagés comme des canalicules
wolffiens dont l'extrémité profonde s'est détachée du réseau

testiculaire, par suite de l'allongement du canal de l'épididyme, ou encore, comme des canalicules de la portion urinaire qui n'ont pas participé à la formation du réseau (fig. 143).
La structure de ces conduits, qu'on peut observer sur tout le trajet de l'épididyme, est du reste identique à celle des canaux efférents. Enfin, ROTH (1876) a signalé l'existence assez fré-

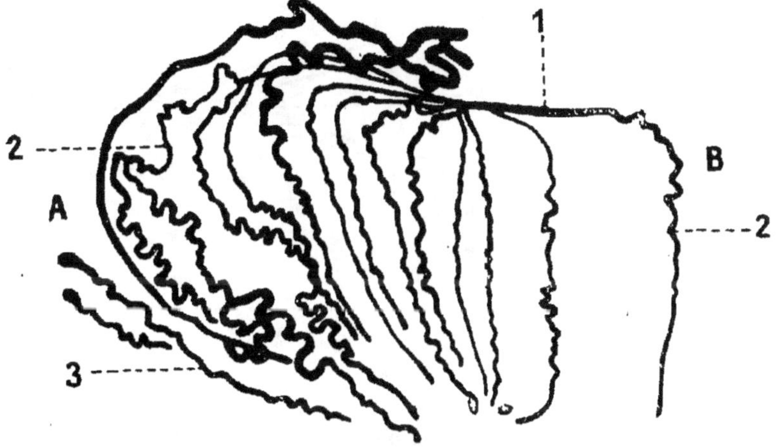


Fig. 144.

Organe de Rosenmüller sur une fillette de 15 jours,
d'après une photographie (gr. 6/1).

A, tête de l'époophore. — B, queue de l'époophore.
1, canal collecteur de l'époophore. — 2, vaisseaux efférents.
3, vaisseau aberrant.

quente de vaisseaux aberrants annexés au rete testis, et se dirigeant par leur extrémité libre vers l'épididyme. Ces diverticules représentent des canalicules du corps de Wolff, qui, à l'inverse des *vascula aberrantia*, se sont séparés du canal de l'épididyme, mais sont restés en communication avec le réseau testiculaire (ROTH).

Quant à l'*hydatide pédiculée* appendue par un pédicule plus ou moins accusé à la surface de la tête de l'épididyme, elle représente un vestige du segment supérieur du canal de Wolff, en rapport avec le pronéphros. Parfois, ce segment supérieur se fragmente en plusieurs vésicules que l'on retrouve chez l'adulte, soit implantées sur la tête de l'épididyme, soit enfouies sous le revêtement séreux, comme c'est le cas habituel chez la Taupe (Tourneux et Soulié, 1903). Toutes ces formations, qu'elles soient saillantes, ou occultes, sont, par leur mode

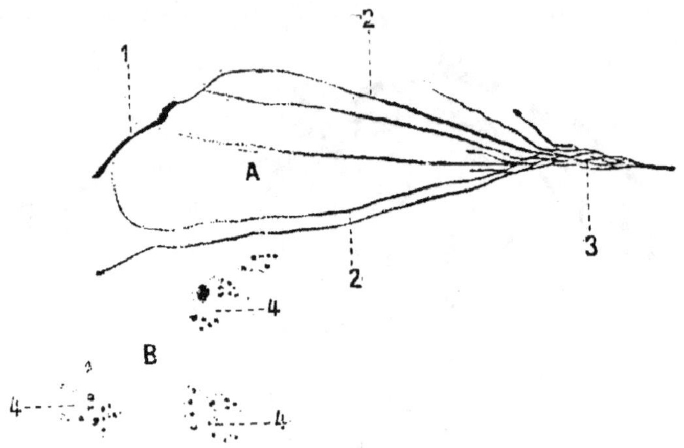


Fig. 145.

Organe de Rosenmüller (A) et paroophore (B) chez la Brebis.
1, canal collecteur. — 2, vaisseaux efférents. — 3, réseau ovarien.
4, grains du paroophore.

de développement et par leur structure, des formations homologues.

b. *Chez la Femme.* — La portion sexuelle du corps de Wolff persiste également chez la Femme, à l'exception toutefois du réseau compris dans le mésoarium, qui disparaît complètement dans l'espèce humaine. Elle constitue chez l'adulte un organe pectiniforme, logé dans l'épaisseur du ligament large entre la trompe et l'ovaire, et formé d'un tronc collecteur parallèle à la trompe, dans lequel viennent déboucher une quinzaine de canaux tortueux qui se terminent par une extrémité légèrement renflée au voisinage du hile de l'ovaire (fig. 144). Cet organe porte le nom de l'auteur qui le décrivit pour la première fois en 1802 : *organe de Rosenmüller.* On l'a aussi appelé *parovarium* (Kobelt, 1847 ; His, 1868), mais en confondant sous cette dénomination à la fois les vestiges de la portion génitale et ceux de la portion urinaire du corps de Wolff. Enfin WALDEYER (1870), pour préciser son homologie avec l'épididyme du mâle, l'a désigné sous le nom d'*époophore*. Le canal collecteur devient ainsi le *canal de l'époophore*, et les canaux qui s'y déversent, les *canaux efférents* de l'ovaire.

Chez certains Mammifères, comme la Brebis, l'organe de Rosenmüller présente une plus grande complexité que chez la femme, et rappelle entièrement par sa conformation l'épididyme du mâle. Il se compose, en effet, d'un canal collecteur ou canal de l'époophore, de vaisseaux efférents, d'un réseau formé par la convergence des vaisseaux efférents (*rete ovarii*, TOURNEUX, 1882), et, enfin, de quelques tubes qui se détachent du réseau, et s'enfoncent dans l'épaisseur de l'ovaire, au niveau de son extrémité externe (fig. 145).

Chez la Vache, au contraire, toute la partie superficielle de l'organe de Rosenmüller a disparu, et le réseau ovarien persiste seul. Enfin, chez les Carnassiers, chez les Insectivores et chez les Cétacés, le réseau est compris à l'intérieur de l'ovaire, dans son segment externe, ce qui justifie la dénomination de *rete ovarii* que nous avons proposé de lui donner.

Quant au segment inférieur du canal de Wolff, situé au-dessous de l'organe de Rosenmüller, il s'atrophie normalement chez la Femme pendant le 4º mois, mais peut persister exceptionnellement sur une partie plus ou moins grande de son trajet. C'est à des vestiges du canal de Wolff qu'il faut attribuer la plupart des kystes développés dans la paroi antéro-latérale de l'utérus et du vagin.

La persistance des canaux de Wolff, dans leur segment inférieur, est bien plus fréquente chez la Vache et chez la Truie, où ils figurent deux conduits parallèles logés dans la paroi antérieure du vagin, et venant s'ouvrir à son extrémité vestibulaire. Ces conduits signalés d'abord par MALPIGHI, dans une lettre adressée à JACOB SPON (1681), furent découverts une seconde fois en 1822 par GARTNER qui leur laissa son nom. JACOBSON (1830) et H. RATHKE (1832) démontrèrent leur relation avec les canaux de Wolff.

L'*hydatide pédiculée* de la trompe, appendue à l'une des franges du pavillon, doit être homologuée à l'hydatide pédiculée qu'on observe chez le mâle ; elle représente, de même, un vestige du segment supérieur (pronéphrétique) du canal de Wolff.

**2° Portion urinaire.** — La portion urinaire du corps de Wolff, comme la portion génitale, se comporte différemment chez l'Homme et chez la Femme :

a. *Chez l'Homme.* — La portion urinaire du corps de Wolff s'atrophie et se résorbe presque en entier, ne laissant pour vestiges, chez l'Homme adulte, que deux ou trois amas de vésicules et de tubes irréguliers, échelonnés à la partie inférieure du cordon, au-dessus de la tête de l'épididyme. L'ensemble de ces débris, dont la situation primitive s'est trouvée modifiée par suite de la descente plus rapide du testicule et de l'épididyme, a été décrit par GIRALDÈS (1857) sous le nom de *corps innominé*. KŒLLIKER l'a appelé *organe de Giraldès*, HENLE *parépididyme* , et enfin WALDEYER (1870) *paradidyme*.

b. *Chez la Femme.* — Les restes de la portion urinaire sont encore plus réduits chez la Femme que chez l'Homme. On les rencontre sous la forme de petites vésicules dans l'épaisseur du ligament large, entre l'ovaire et la trompe, en dedans de l'organe de Rosenmüller. HIS (1868) les avait désignés chez la Poule, avec les vestiges de la portion sexuelle, sous le nom de *parovarium*. WALDEYER (1870) les différencia nettement chez les Mammifères, et les appela *paroophore*, pour bien montre r leur homologie avec le paradidyme du mâle.

Chez la Brebis et chez la Chèvre, les vésicules du paroophore sont plus abondantes que chez la Femme, où elles peuvent faire complètement défaut.

Les vestiges de la portion urinaire du corps de Wolff présentent une structure identique dans les deux sexes. Les vésicules ou tubes qui les composent, sont tapissés par une couche de cellules épithéliales cylindriques pourvues de cils vibratiles, et, dans le liquide contenu à leur intérieur, on rencontre fréquemment des cristaux de cholestérine, ainsi que des gouttelettes graisseuses. Roth (1876) aurait observé, en plus, des concrétions de phosphate de chaux.

## § 8. — Destinée des conduits de Müller

La destinée des conduits de Müller est diamétralement opposée à celle des canaux de Wolff (fig. 141). Tandis que ceux-ci persistent chez l'Homme et disparaissent chez la Femme, les conduits de Müller s'atrophient au contraire chez l'Homme, et continuent à évoluer chez la Femme, où ils donnent naissance aux trompes, à l'utérus et au vagin.

**1° Conduits de Müller chez la Femme**. — L'insertion sur le cordon urogénital du ligament inguinal, qui deviendra le ligament rond, permet de distinguer aux conduits de Müller, comme aux canaux de Wolff, deux segments distincts : un segment supérieur contenu dans le cordon urogénital, le long du bord antérieur du corps de Wolff, et un segment inférieur qui se porte sur la ligne médiane, et s'accole au conduit du côté opposé, dans toute la longueur du cordon génital.

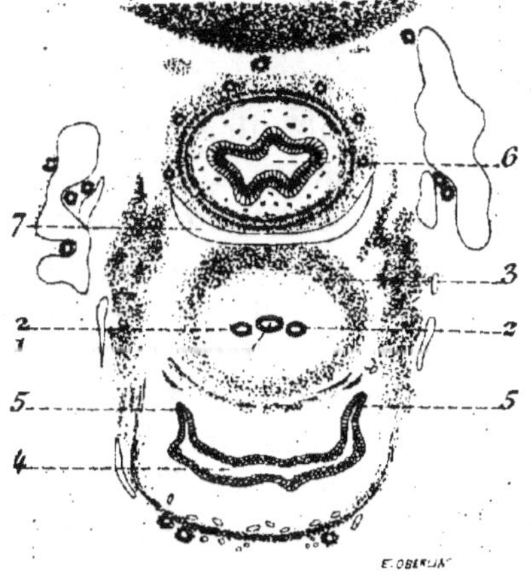


Fig. 146.

Section transversale du cordon génital sur un fœtus humain ♀ de 36 mill. (gr. 20/1).

1, canal utéro-vaginal. — 2, 2, canaux de Wolff. — 3, cordon génital. — 4, vessie. — 5, 5, uretères. — 6, intestin. — 7, péritoine.

a. *Trompe*. — Aux dépens du segment supérieur, se forme la *trompe* qui s'ouvre dans la cavité péritonéale par une extrémité évasée en forme d'entonnoir (*pavillon*). Les trompes se développent fort lentement. Au 5° mois, les extrémités internes des ovaires sont en contact avec les bords latéraux de l'utérus; elles ne s'en éloignent qu'au moment de la naissance. Les plis de la muqueuse tubaire commencent à se soulever au 4e mois, et les cellules épithéliales se couvrent de cils vibratiles vers la fin de la gestation (POPOFF, 1893).

b. *Canal utéro-vaginal.* — Au commencement du 3e mois, chez le fœtus humain, les portions des conduits de Müller, situées dans le cordon génital, se fusionnent entre elles, et forment un canal impair et médian (fig. 146) aux dépens duquel se développent de haut en bas l'utérus et le vagin en totalité (*canal génital*, LEUCKART, 1853; *canal utéro-vaginal*). La fusion débute, suivant les Mammifères, vers le milieu du cordon génital, ou à l'union de son tiers inférieur avec ses deux tiers supérieurs, puis elle s'étend peu à peu vers ses deux extrémités. Les cornes de l'utérus sont représentées par les portions des conduits de Müller comprises entre les ligaments ronds et le sommet du cordon génital. On sait que, chez le fœtus humain, l'utérus est bicorne jusqu'à la fin du 3e mois, et que peu à peu le fond empiète latéralement sur les cornes horizontales qui disparaissent ainsi progressivement de dedans en dehors, pour fournir à son élargissement. Les extrémités inférieures pleines et légèrement divergentes des conduits de Müller se fusionnent en dernier lieu, au 4º mois chez le fœtus humain.

La division plus ou moins profonde de l'utérus qu'on observe suivant les espèces, la petitesse plus ou moins accusée du corps, résultent de ce fait que la limite entre le vagin et l'utérus a remonté plus ou moins haut dans le cordon génital. Si cette limite atteint le sommet même du cordon, l'utérus sera représenté uniquement par deux cornes qui s'ouvriront par deux orifices distincts dans le vagin ; l'utérus sera double, comme chez le Lapin, le Lièvre et l'Écureuil. Si, au contraire, cette limite se trouve dans l'épaisseur même du cordon, mais à une faible distance du sommet, l'utérus sera pourvu de deux longues cornes, comme chez le Rat et le Cochon d'Inde. Enfin, le corps de l'utérus sera d'autant plus considérable, que la séparation entre le vagin et l'utérus se sera produite à une distance plus grande du sommet de l'utérus (Carnassiers, Pachydermes, Ruminants, Solipèdes).

Chez la plupart des Marsupiaux (Didelphes), les conduits de Müller ne se fusionnent pas, mais évoluent isolément, et donnent naissance à deux utérus et à deux vagins s'ouvrant par deux orifices distincts dans le vestibule. L'obstacle qui s'oppose, chez les Marsupiaux, à la fusion des conduits de Müller,

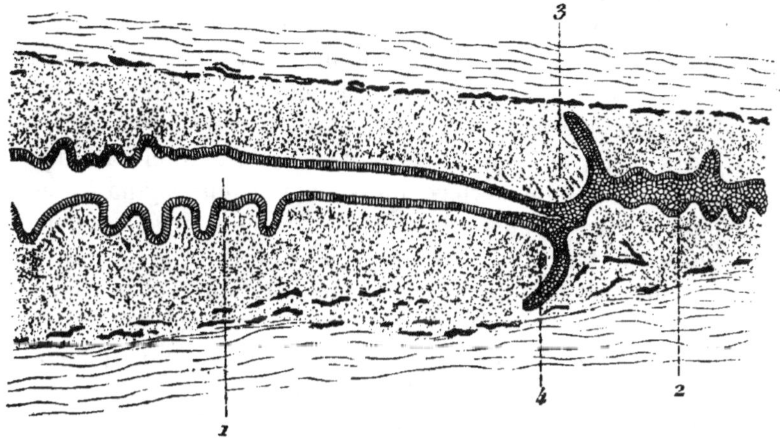

Fig. 147.

Section sagittale et axile du museau de tanche sur un fœtus humain de 16/23,5 cent. (gr. 16/1).

1, cavité du col de l'utérus montrant en coupe les sillons des arbres de vie. — 2, lame épithéliale du vagin terminée, du côté de l'utérus, par deux prolongements qui dessinent le museau de tanche. — 3, lèvre antérieure du museau. — 4, lèvre postérieure.

résulte d'une disposition spéciale des uretères, qui, au lieu d'embrasser dans leur courbure le cordon génital, s'engagent entre les conduits de Müller, au milieu même de ce cordon, et le décomposent en deux moitiés latérales, contenant chacune un conduit de Müller et un canal de Wolff.

Au commencement du 4° mois, au moment où la fusion des extrémités inférieures des conduits de Müller s'est complètement effectuée, l'épithélium polyédrique stratifié qui tapissait primitivement le canal génital a subi des modifications importantes. La moitié supérieure ou utérine du canal génital se montre, en effet, tapissée par un épithélium prismatique qui se prolonge à l'intérieur des trompes, tandis que la moitié inférieure ou vaginale possède un revêtement épithélial pavimenteux stratifié qui se perd inférieurement dans le bouchon épithélial comblant l'orifice vaginal, et résultant de la fusion des extrémités inférieures pleines des conduits de Müller. Ce bouchon occupe le sommet d'une petite saillie de la paroi postérieure du sinus urogénital, qu'on rencontre également chez le mâle, et qui représente l'ébauche de l'hymen. A son niveau, le diamètre transversal du vagin est rétréci.

c. *Museau de tanche.* — A mesure que le canal génital s'allonge et s'aplatit d'avant en arrière dans sa portion vaginale, les parois épithéliales opposées du vagin s'accolent et se soudent de bas en haut. Au commencement du 5ᵉ mois, la *lame épithéliale du vagin* résultant de cette soudure, et comblant la cavité vaginale dans toute sa hauteur, donne naissance par son extrémité profonde, un peu au-dessous de la transition épithéliale, à un bourgeon lamelleux figurant une cupule aplatie d'avant en arrière, qui s'enfonce dans l'épaisseur du cordon génital, et y dessine un mamelon de même forme (fig. 147), représentant la portion vaginale du col de l'utérus ou *museau de tanche* (TOURNEUX et LEGAY, 1884). La surface de ce segment vaginal est ridée pendant toute la période fœtale.

d. *Hymen.* — Peu après la délimitation du museau de tanche, les cellules épithéliales qui composent la lame épithéliale du vagin augmentent de volume, et subissent une prolifération des plus actives dont le résultat est la distension considérable et rapide des parois de ce conduit. Cette multiplication exagérée des éléments de la lame épithéliale ne détermine pas seulement la dilatation transversale du vagin, mais, s'exerçant également dans le sens de la longueur, elle modifie supérieurement la forme du museau de tanche et des culs-de-sac qui le limitent, et d'autre part refoule l'extrémité inférieure rétrécie du vagin dans le vestibule. Cette saillie vaginale ou *hyménale* s'accuse très rapidement vers la fin du 5ᵉ mois. « Tout concorde pour montrer que ce qu'on appelle l'*hymen* n'est autre chose que l'extrémité antérieure du vagin, doublée à l'extérieur par la muqueuse vulvaire » (BUDIN, 1879). Lorsque la fusion des extrémités inférieures des conduits de Müller ne s'est pas opérée, la saillie hyménale présente deux orifices qui donnent accès dans une cavité vaginale unique (*hymen double*).

Il est probable que les extrémités inférieures des canaux de

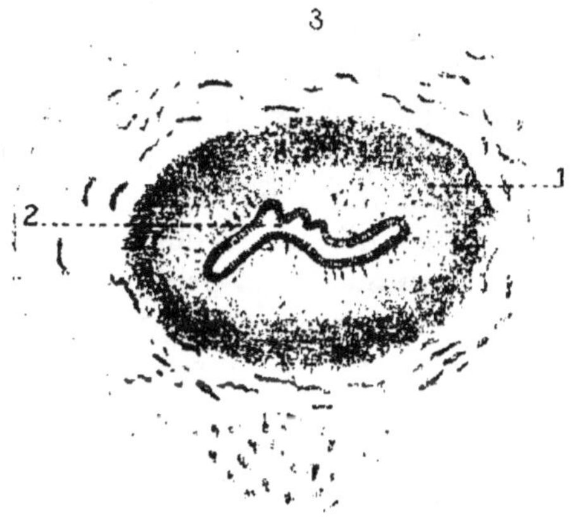

Fig. 148.

Coupe transversale du col de l'utérus sur un fœtus humain
de 12,5/17 cent. (gr. 18/1).

1, cordon génital. — 2, canal cervical dont chaque paroi montre la section d'une crête (rachis des arbres de vie) et d'une gouttière longitudinales. Les gouttières présentent de légères dépressions, ébauches des sillons des arbres de vie. — 3, cavité péritonéale.

Wolff s'unissent aux conduits de Müller, pour constituer le segment inférieur ou hyménal du vagin (TOURNEUX et WERTHEIMER, 1884). On trouve, en effet, chez le fœtus du 4ᵉ mois, au milieu des cellules épithéliales pavimenteuses qui comblent l'orifice du vagin, deux traînées latérales de grains jaunâtres, comme il en existe dans les conduits de Wolff en voie de disparition. On sait, d'autre part, que chez la Vache adulte les conduits de Wolff, devenus conduits de Gartner, ne s'ouvrent plus directement dans le sinus urogénital, mais à l'intérieur même du vagin, à une distance d'un centimètre environ de l'orifice vaginal. On peut admettre que les extrémités inférieures des conduits de Wolff ont disparu dans cette étendue, pour prendre part à la formation de l'orifice vaginal.

e. *Utérus.* — Les rachis ou colonnes des arbres de vie, qui permettent de différencier sur la coupe le col d'avec le corps de l'utérus, se développent au commencement du 4° mois ; ils déterminent sur la section transversale, une double incurvation de la lumière du canal en forme d'S couché ($\infty$). Quant aux sillons qui délimitent les plis des arbres de vie, ils se montrent un peu plus tard, vers la fin du 4° mois (fig. 148).

Pendant toute la vie fœtale, et même à l'époque de la naissance, les cellules épithéliales qui tapissent la cavité de l'utérus (corps et col), sont entièrement dépourvues de cils vibratiles. Le passage de cet épithélium prismatique à l'épithélium pavimenteux du vagin s'opère graduellement jusqu'au 8° mois ; à partir de cette époque, la transition est brusque, comme chez l'adulte.

Au commencement du 10° mois, l'épithélium cylindrique du canal cervical subit la transformation dite muqueuse. Ses éléments s'allongent, deviennent transparents et ne se colorent plus par les réactifs habituels. En même temps, on voit se former des follicules muqueux qui viennent s'ouvrir à la surface même des plis des arbres de vie, ou dans les sillons limitants (*glandes du col*). Ces modifications sont en rapport avec la production d'un bouchon muqueux qui, chez le nouveau-né, occupe toute la longueur du col. Les glandes du corps de l'utérus n'existent pas encore à la naissance.

f. *Vagin.* — Les bourrelets transversaux du vagin (plis ou rides) sont dessinés, au commencement du 5° mois, par des bourgeons lamelleux de la lame épithéliale qui s'enfoncent dans l'épaisseur du chorion du la muqueuse ; quant aux papilles dermiques, elles ne se montrent à la surface des bourrelets qu'au voisinage de la naissance.

La différenciation de la paroi du canal génital (tissu du cordon génital) en muqueuse et en musculeuse, n'apparaît nettement qu'au début du 6° mois. D'après PILLIET (1886), la musculature primitive des conduits de Müller se composerait de deux couches, l'une interne circulaire, l'autre externe longitudinale. La couche moyenne, plexiforme, de l'utérus de la Femme, serait due à la formation d'un abondant plexus vasculaire interposé, dont les vaisseaux entraîneraient avec eux des faisceaux musculaires appartenant aux deux couches interne et externe.

**2° Conduits de Müller chez l'Homme**. — Le segment moyen des conduits de Müller disparaît complètement chez l'Homme. Les extrémités seules persistent.

L'extrémité supérieure ou proximale, entraînée par le testicule, figure un petit pavillon frangé ouvert dans la cavité vaginale, et implanté par son sommet sur l'extrémité antéro-supérieure du testicule, ou encore dans le sillon séparant cette extrémité de la tête de l'épididyme. Ce pavillon porte le nom d'*hydatide non pédiculée* ou *sessile* (MORGAGNI). La cavité, tapissée par un épithélium prismatique cilié, comme le pavillon de la trompe chez la Femme, se prolonge parfois dans le pédicule par un canal plus ou moins long, appelé *canal tubaire*, en raison de son assimilation avec la trompe. L'homologie de l'hydatide sessile avec le pavillon de la trompe, a été établie par WALDEYER (1876), par LŒWE (1879) et par ROTH (1880).

Quant aux extrémités inférieures des conduits de Müller, elles se comportent de la même façon que chez la Femme, c'est-à-dire qu'elles se soudent entre elles, et donnent ainsi naissance à un petit organe creux qui s'ouvre dans la région prostatique du canal de l'urèthre, au sommet du verumontanum, entre les deux canaux éjaculateurs. C'est l'*utricule prostatique* ou *utérus mâle* qu'il serait préférable d'appeler avec THIERSCH (1852) *vagin mâle*. Le vagin mâle, chez l'Homme, répondant au segment inférieur du vagin de la Femme, ne se fusionne pas habituellement avec les extrémités inférieures des canaux de Wolff, par suite sans doute de son moindre développement, mais dans certains cas, où l'homologie des parties semble s'accuser davantage, la réunion s'opère, et les canaux éjaculateurs viennent alors s'ouvrir directement dans l'utricule prostatique.

La disparition du segment supérieur du canal génital s'opère, chez le fœtus humain mâle, vers le milieu du 3ᵉ mois.

## § 9. — Destinée des mésos wolffiens

Les replis et ligaments annexés au corps de Wolff persistent chez l'adulte, tout en subissant quelques modifications en rapport avec celles de l'organe qu'ils supportent.

**1° Chez la Femme**. — Chez la Femme, le repli urogénital se confond avec le méso du corps de Wolff, au moment de l'atrophie de cet organe, et fournit le *ligament large*, dont le bord libre représente l'aileron supérieur. Le mésoarium supportant l'ovaire, forme l'aileron postérieur de ce ligament, et ses deux prolongements les ligaments de la trompe et de l'ovaire. Enfin, le ligament inguinal devient le ligament rond, et son repli péritonéal, l'aileron antérieur du ligament large.

Chez un certain nombre de Mammifères, le ligament diaphragmatique, prolongement supérieur du repli urogénital, persiste à la surface du rein, formant le *ligament rond supérieur*.

**2° Chez l'Homme**. — Chez l'Homme, par suite de la migration du testicule et de la séparation de la cavité vaginale d'avec la cavité péritonéale, la forme de ces replis et leurs rapports se sont considérablement modifiés, et c'est à peine si l'on peut reconnaître le méso du corps de Wolff dans le court pédicule auquel sont appendus le testicule et l'épididyme.

Chez les Mammifères, où la vaginale est restée en libre communication avec le péritoine, on retrouve plus facilement la disposition embryonnaire. Chez les Carnassiers et chez les Rongeurs, par exemple, il existe dans toute la hauteur du canal inguinal une sorte de ligament analogue au ligament large, avec un aileron interne qui englobe le canal déférent.

Le tableau suivant montre l'homologie des dérivés du corps

de Wolff, du canal de Wolff et du conduit de Müller dans les deux sexes :

| | | HOMME | FEMME |
|---|---|---|---|
| CORPS DE WOLFF. | *Portion génitale*. . | Canalicules séminifères<br>Tubes droits du testicule.<br>Réseau testiculaire.<br>Canaux efférents du testi-<br>cule. | Canaux efférents de l'ovaire (époophore). |
| | *Portion urinaire* . | Vaisseaux aberrants.<br>Organe de Giraldès (para-<br>didyme) . . . . . . | Paroophore. |
| CANAL DE WOLFF . . . . . . . | | Canal de l'épididyme.<br>Canal déférent.<br>Canal éjaculateur. | Canal de l'époophore. |
| CONDUIT DE MÜLLER . . . . . . | | Hydatide sessile . . . .<br><br>Utricule prostatique (va-<br>gin mâle) . . . . . . | Pavillon de la trompe<br>Trompe.<br>Utérus.<br><br>Vagin. |

ARTICLE II

# ORGANES GÉNITO-URINAIRES EXTERNES

Nous étudierons, dans autant de paragraphes, le développement des parties suivantes : cloaque, tubercule génital, périnée, bourrelet anal, bourses et grandes lèvres (avec la migration du testicule et de l'ovaire), et nous nous occuperons, en dernier lieu, de l'évolution secondaire du sinus et du sillon urogénitaux qui donnent naissance à la vessie et au canal de l'urèthre (avec ses glandes),

## § 1. — CLOAQUE, SINUS UROGÉNITAL

Nous avons vu plus haut (p. 132) que la cavité du cloaque, obturée superficiellement par la membrane cloacale, se continuait par son extrémité supérieure, en avant avec le canal allantoïdien, en haut avec l'intestin, et que, d'autre part, elle envoyait inférieurement dans l'appendice caudal un prolongement tubuleux connu sous le nom d'intestin caudal ou post-anal (fig. 150), dont nous avons signalé la disparition précoce. C'est sur les parois latérales du cloaque, à une certaine distance de son extrémité supérieure, que viennent déboucher les canaux de Wolff (p. 262).

a. *Repli périnéal, sinus urogénital.* — La cloison mésoder-

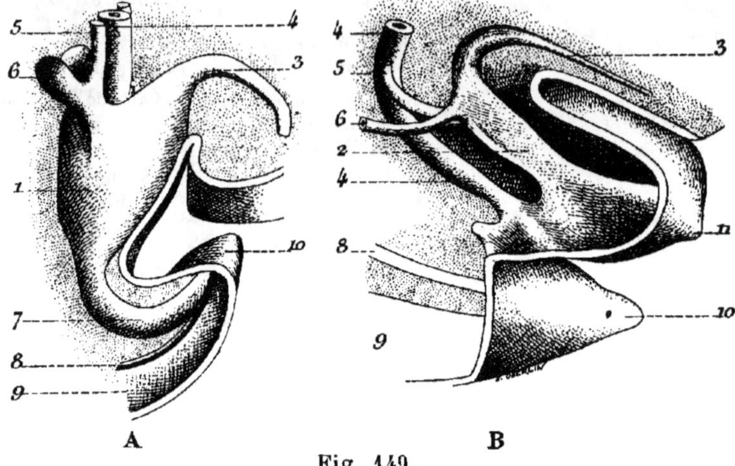

A        B

Fig. 149.

Deux reconstructions de la région cloacale sur l'embryon humain, d'après KEIBEL. A, embryon de 6,5 mill. (gr. 50/1); B, embryon de 14 mill. (gr. 25/1). Sur ce dernier embryon, l'uretère et le canal de Wolff du côté gauche n'ont pas été représentés.

1, cloaque. — 2, sinus urogénital. — 3, canal allantoïdien. — 4, intestin. — 5, canal de Wolff. — 6, bourgeon rénal. — 7, intestin caudal. — 8, chorde dorsale. — 9, tube médullaire. — 10, éminence coccygienne. — 11, nodule épithélial du tubercule génital.

mique interposée entre le canal allantoïdien et l'intestin, contenant dans sa duplicature un prolongement du cœlome, a reçu le nom de *repli périnéal* (KŒLLIKER) ou encore d'*éperon périnéal* (p. 132). Ce repli ne reste pas limité à la partie supérieure du cloaque, mais il continue son mouvement d'abaissement, et divise ainsi progressivement la cavité du cloaque en deux cavités secondaires, l'une antérieure qui se continue en haut et en avant avec le canal allantoïdien, et l'autre postérieure qui prolonge inférieurement l'intestin. L'abaissement

de l'éperon périnéal à l'intérieur du cloaque s'est effectué de
telle façon que les canaux de Wolff s'ouvrent maintenant dans
la cavité antérieure désignée par J. MÜLLER (1830) sous le nom
de *sinus urogénital*. Plus tard, lorsque les canaux de Wolff se
sont transformés en canaux déférents, et que les uretères se
sont développés, la partie inférieure seule du sinus urogénital,
située au-dessous de l'abouchement des canaux éjaculateurs,
demeure commune aux organes génitaux et urinaires. C'est à
cette partie inférieure que MECKEL (1848), LEUCKART (1853),
KŒLLIKER et ses élèves réservent la dénomination de sinus
urogénital. Pour éviter toute confusion, nous appellerons
cette portion inférieure *conduit urogénital (ductus urogenitalis,*
VALENTIN 1835) dénomination applicable dans les deux sexes,
réservant au segment supérieur le nom de *conduit uréthro-
vésical*.

Aux dépens du conduit urogénital, se forment, chez le fœtus
femelle, le *vestibule (aditus vaginæ, urogenitalis,* VALENTIN.
1835 ; *vestibulum vaginæ,* LEUCKART 1853, KŒLLIKER ; *introitus
vaginæ ; canal vulvaire,* BUDIN, 1879 ; *canal vestibulaire,* TOUR-
NEUX et LEGAY, 1884), et, chez le mâle, la portion prostatique
située au-dessous de l'abouchement des conduits génitaux, la
portion membraneuse et la portion bulbeuse du canal de
l'urèthre.

Le conduit uréthro-vésical donne naissance, chez la Femme,
à la vessie et à l'urèthre tout entier, et, chez l'Homme, à la vessie et à la portion de l'urèthre prostatique comprise entre la
vessie et les conduits génitaux. Nous aurons l'occasion de rappeler ces faits à propos de la destinée du sinus urogénital
(p. 326 et suiv.).

b. *Fente urogénitale, orifice anal.* — En s'allongeant, le repli
périnéal rencontre à un moment donné la membrane cloacale,
et se soude intimement avec elle. Cette membrane se trouve
ainsi divisée en deux parties distinctes, l'une antérieure qui
obture le sinus urogénital (*membrane urogénitale*), et l'autre qui
ferme le rectum (*membrane anale*). Puis, la membrane urogénitale se perfore, mettant ainsi le sinus urogénital en communication avec l'extérieur par la *fente* ou *fissure urogénitale.* Un

peu plus tard, la membrane anale se résorbe à son tour, et le rectum s'ouvre au dehors par l'*orifice anal*.

c. *Bouchon cloacal, lame urogénitale.* — La membrane cloacale, après la disparition de la couche mésodermique moyenne (p. 123), se trouve réduite à l'ectoderme et à l'endoderme, dont

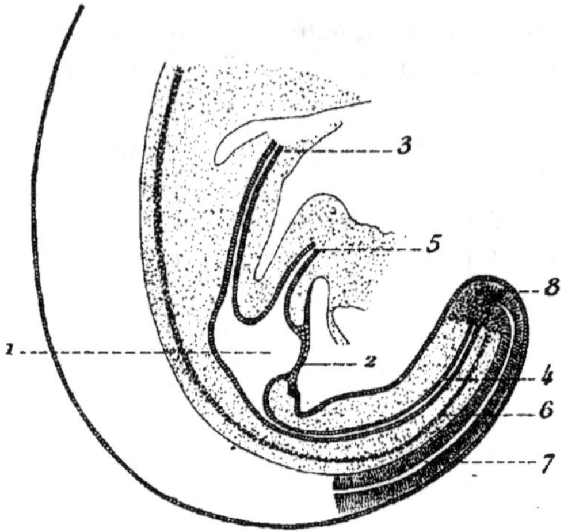

Fig. 150.

Coupe sagittale et axile de l'extrémité inférieure sur un embryon de Chat de 6 mill. montrant les rapports de l'intestin caudal (gr. 28/1).

1, cloaque. — 2, membrane cloacale. — 3, tube intestinal. — 4, intestin caudal. — 5, canal allantoïdien. — 6, chorde dorsale. — 7, tube médullaire. — 8, extrémité de l'appendice caudal répondant à la tête de la ligne primitive.

les éléments sont encore disposés sur un seul plan, pour chaque feuillet : elle est donc fort mince à ce stade (fig. 150). Mais bientôt, à mesure que l'éperon périnéal s'abaisse, la membrane cloacale s'épaissit notablement, surtout au niveau de son segment antérieur ou urogénital. En même temps, les éléments ectodermiques ou endodermiques se mélangent intimement, si bien qu'il devient impossible de reconnaître la limite des deux feuillets. C'est cette membrane cloacale épaissie, obturant en avant le cloaque, et dont l'épaisseur chez certains Mammifères (Mouton) est relativement considérable, que nous avons appelée *bouchon cloacal* (TOURNEUX, 1888). En fait, le bouchon n'affecte pas une forme régulièrement cylindrique ; il est aplati latéralement comme la membrane cloacale à laquelle il succède (*lame cloacale*, TOURNEUX, 1889 ; BORN, 1894 ; KEIBEL, 1896). La membrane urogénitale qui n'est autre que la partie antérieure de la membrane cloacale et par suite de la lame cloacale, se présente également sous l'aspect d'une lame verticale et médiane : c'est la *lame urogénitale* (TOURNEUX, 1889). Quand à la membrane anale qui répond à la partie postérieure de la membrane cloacale, elle reste mince, ou du moins n'atteint jamais une épaisseur considérable.

Les dimensions de la lame urogénitale ne tarderont pas à s'accroître, avec le développement du tubercule génital (p. 305). En se soulevant au niveau du bord supérieur de la lame (c'est-à-dire au pourtour de l'extrémité supérieure de son bord cutané), le tissu mésodermique du tubercule entraîne avec lui la portion attenante de la lame qui se prolonge ainsi dans toute la longueur du tubercule, le long de sa face inférieure. Sur la coupe transversale du tubercule, cette portion antérieure de la lame urogénitale, figure une sorte de bourgeon rectiligne partant de l'ectoderme, et s'enfonçant à quelque distance dans le tissu mésodermique sous-jacent (fig. 157, A).

Au moment où le sinus urogénital s'ouvre à l'extérieur par la fente urogénitale, celle-ci se prolonge à la face inférieure du tubercule par une gouttière creusée dans le bord inférieur (superficiel ou cutané) de la lame urogénitale. Aux dépens de cette *gouttière urogénitale* (*sillon urogénital*) se développent dans la suite, chez la femelle, la portion pré-uréthrale du vestibule jusqu'au sommet du clitoris, et, chez le mâle la portion spongieuse du canal de l'urèthre.

Le repli périnéal forme la cloison du périnée ; son bord inférieur, constitue le raphé périnéal (p. 318).

d. *Cloisonnement du cloaque chez le Mouton et chez l'Homme.* — Nous venons de faire connaître, d'une façon sommaire, le mode de formation du sinus urogénital et de la lame urogénitale. Comme ce point est encore aujourd'hui l'objet d'un litige entre les embryologistes, nous compléterons notre description précédente, en montrant le développement de la région ano-génitale, successivement chez l'embryon de Mouton et chez l'embryon humain.

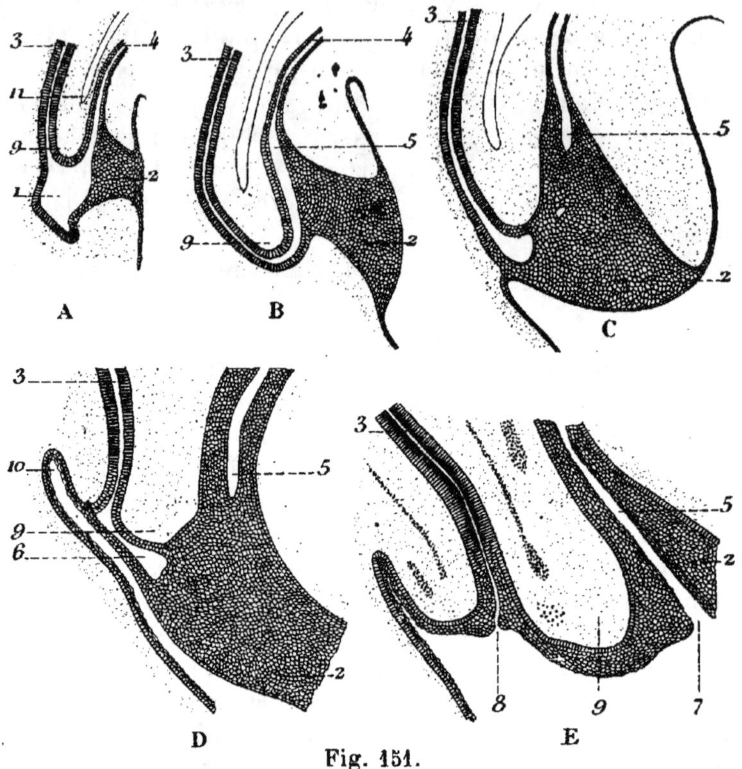



**Fig. 151.**

Cinq stades successifs du développement du cloaque et de la région uro-génitale, sur l'embryon de Mouton (section sagittale et axile (gr. 28/1).

A, embryon de 7,5 mill. — B, embryon de 10 mill. — C, embryon de 13,5 mill. D, embryon de 25 mill. — E, embryon de 38 mill. ♀

1, cloaque, — 2, bouchon cloacal (stades A, B, C) donnant naissance à la lame uro-génitale (stades D, E). — 3, intestin. — 4, canal allantoïdien. — 5, sinus uro-génital. — 6, vestibule anal obturé par la membrane anale. — 7, fente urogénitale. — 8, anus. — 9, repli périnéal. — 10, dépression sous-caudale. — 11, cul-de-sac recto-urogénital du péritoine.

α) **Embryon de mouton.** — Nous avons représenté, dans la figure 151, un certain nombre de stades montrant en coupe

sagittale les principales phases du cloisonnement de la cavité
du cloaque. Sur l'embryon de 7,5 millimètres, la membrane
cloacale épaissie (bouchon cloacal) affecte la forme d'un rec-
tangle dont le bord profond représente la paroi antérieure du
cloaque ; elle est constituée par un tassement de cellules épi-

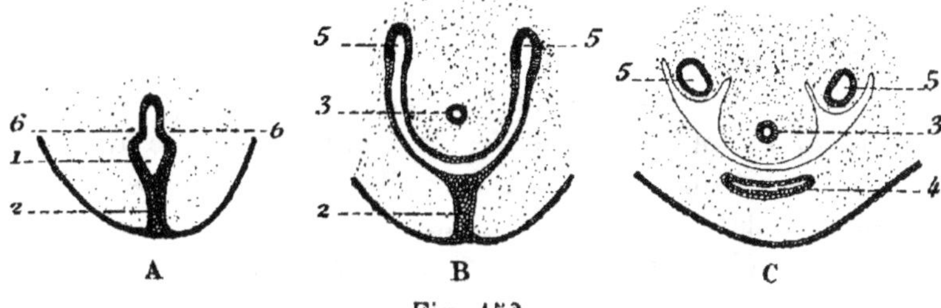

Fig. 152.

Trois sections transversales de la région cloacale sur un embryon
de Mouton de 7 mill : A, au niveau des cornes latérales du repli
périnéal ; B, au niveau de l'abouchement des canaux de Wolff dans
le sinus urogénital ; C, un peu au-dessus du cul-de-sac recto-
urogénital du péritoine (gr. 28/1).

1. cloaque. — 2. bouchon cloacal. — 3, intestin. — 4, vessie. — 5, canal de Wolff.
6, cornes latérales du repli périnéal (replis latéraux des auteurs).

théliales polyédriques qui s'aplatissent au niveau de la surface
cutanée. En arrière et en bas, où il se continue avec l'intestin
caudal, le cloaque est tapissé par un épithélium prismatique
stratifié analogue à celui du rectum. Quant au revêtement du
segment initial du canal allantoïdien, il appartient à la catégorie
des épithéliums polyédriques stratifiés embryonnaires. En
regard du cloaque, la surface cutanée est encore plane.

L'examen comparatif des coupes transversales (fig. 152, A et B)
montre que l'éperon périnéal a déjà commencé, à ce stade, son
mouvement de descente, et que les canaux de Wolff s'ouvrent
à l'intérieur du sinus urogénital qui se sépare progressivement de l'intestin. Le bord inférieur du repli périnéal regarde
directement en bas.

Dans les stades suivants, l'épaisseur (diamètre antéro-postérieur) du bouchon cloacal ira sans cesse en augmentant, et
cet accroissement, combiné avec l'allongement de l'éperon

périnéal, entraîne un rétrécissement progressif de la cavité cloacale, déjà fort visible sur l'embryon de 10 millimètres. Bientôt, le cloaque se trouve réduit, sur la coupe sagittale, à une fente étroite contournant sous la forme d'une anse à concavité supérieure le bord libre de l'éperon périnéal. En même temps, on voit s'accuser sur la suface cutanée, immédiatement au-dessus du bouchon cloacal, un léger soulèvement du tissu mésodermique, premier indice du tubercule génital.

Sur des embryons plus âgés (14 et 15 millimètres), le tubercule génital dont la saillie s'est accentuée, mesure une longueur de 1 millimètre ; le fond du sillon qui le sépare de l'appendice caudal s'est creusé sur la ligne médiane d'une petite fossette revêtue par l'ectoderme (*dépression sous-caudale*, M. Duval).

En regard du bouchon cloacal, la cavité du cloaque s'est oblitérée par soudure de l'extrémité profonde de ce bouchon avec la paroi opposée (face antérieure de l'éperon) ; d'autre part, l'extrémité cloacale du rectum s'est rapprochée sensiblement de la surface, sous l'influence de l'abaissement progressif du repli périnéal, combiné peut-être avec un mouvement en sens inverse de la surface cutanée, au niveau de la dépression sous-caudale. La forme du bouchon cloacal, telle qu'on l'observe sur la coupe sagittale, s'est modifiée. De quadrilatère qu'elle était, elle est devenue à peu près triangulaire ; sa base répond à la surface cutanée, et son sommet profond au sinus urogénital. Le bouchon cloacal se transforme ainsi progressivement en lame cloacale, de forme triangulaire, dont l'angle antérieur et supérieur se trouve entraîné dans le soulèvement du tubercule génital (fig. 251, C).

La comparaison entre les stades de 7 et 15 millimètres montre qu'il convient de distinguer dans la descente du repli périnéal deux phases distinctes : 1° l'éperon s'abaisse à l'intérieur de la cavité cloacale ; 2° il glisse ensuite le long du bord inférieur de la lame cloacale. Dans ce mouvement de descente, le repli périnéal entraîne avec lui le cul-de-sac péritonéal dont la distance à son bord inférieur reste sensiblement la même. Ce n'est que plus tard (embryons de 25 et de 32 millimètres) que le périnée augmente manifestement d'épaisseur. Nous reviendrons plus loin (p. 316) sur le mode de formation de la cloison recto-urogénitale.

Sur des embryons de 18 à 25 millimètres, l'épaississement du bord inférieur de l'éperon, provoque la disjonction du rectum et du bouchon cloacal. Le rectum débouche maintenant dans une sorte de vestibule qui se prolonge en avant jusqu'à

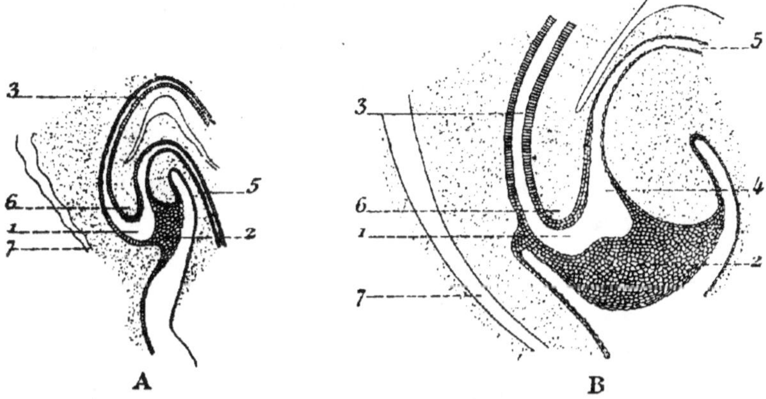

Fig. 153.

Section sagittale et axile de la région cloacale, (A) sur un embryon humain de 8 mill., et (B) sur un embryon humain de 14 mill. (gr. 20/1).

1, cloaque. — 2, bouchon cloacal. — 3, intestin. — 4, sinus urogénital. — 5, canal allantoïdien. — 6, repli périnéal. — 7, artère sacrée moyenne.

la lame cloacale. La paroi supérieure de ce *vestibule anal* est représentée par l'extrémité inférieure du repli périnéal. La paroi inférieure, exclusivement épithéliale, est formée aux dépens de la partie la plus reculée du bouchon cloacal, amincie et étirée : c'est la *membrane anale*.

β) Embryon humain. — Le mode de formation et l'évolution du sinus urogénital chez l'embryon humain ne s'écartent pas sensiblement des faits que nous venons de décrire chez l'embryon de Mouton. La membrane cloacale s'épaissit de même pour constituer le bouchon cloacal (fig. 153) ; seulement la longueur de ce bouchon est moins considérable que chez le

Mouton, et, par suite, la soudure de son bord profond avec l'éperon périnéal ne s'opère que tardivement, à un moment où l'abaissement de l'éperon périnéal est presque achevé. C'est peut-être ce qui explique que l'ouverture du sinus urogénital

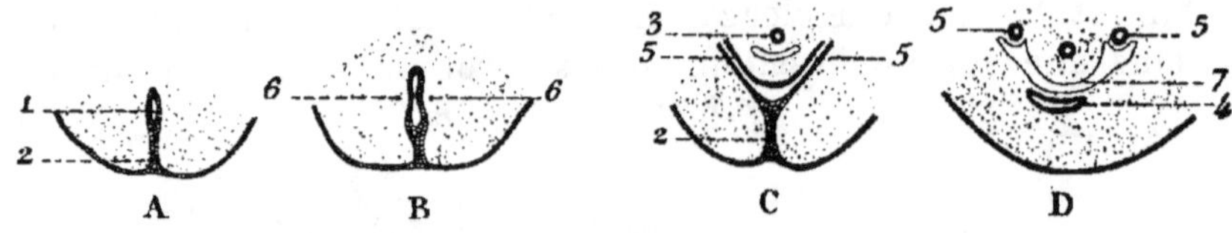

Fig. 154.

Quatre sections transversales de la région du cloaque sur un embryon humain de 8 mill : A, au-dessous du repli périnéal ; B, au niveau des cornes latérales du repli périnéal; C, au niveau de l'abouchement des canaux de Wolff ; D, un peu au-dessus du cul-de-sac recto-urogénital du péritoine (gr. 20/1).

1, cloaque. — 2, bouchon cloacal. — 3, intestin. — 4, vessie. — 5, canal de Wolff. — 6, cornes latérales du repli périnéal (replis latéraux des auteurs). — 7, cavité péritonéale.

et du rectum se produisent à une époque plus précoce, chez l'embryon humain.

Sur l'embryon de 3 millimètres, la membrane cloacale laisse encore facilement reconnaître les deux assises ectodermique et endodermique, mais, dès le stade de 4 millimètres, elle s'est épaissie, et les éléments de provenance endodermique ou ectodermique ne peuvent plus être distingués l'un de l'autre.

Sur l'embryon de 8 millimètres (fig. 153, A, et fig. 154), le bouchon cloacal est bien constitué, assez semblable à celui du mouton. Sur l'embryon de 10 millimètres, le tubercule génital commence à se soulever, entraînant avec lui la portion attenante du bouchon.

C'est au stade de 5 millimètres environ que l'éperon périnéal commence son mouvement d'abaissement. La descente est achevée sur l'embryon de 16 millimètres (KEIBEL), et, peu après, le conduit urogénital s'ouvre à l'extérieur. Quant à la membrane anale obturant le rectum, elle ne se détache que postérieurement. Sur l'embryon de 25 millimètres, l'anus est perforé.

## § 2. — TUBERCULE GÉNITAL

Les recherches déjà anciennes de TIEDEMANN (1813) et d'ECKER (1859) ont montré que le développement des organes génitaux externes. pendant les deux premiers mois de la vie embryonnaire, progresse d'une façon analogue dans les deux sexes. Le tubercule génital, à peine accusé sur des embryons humains de 8 millimètres. s'allonge pendant le deuxième mois, et atteint, sur des embryons de 25 millimètres, une longueur de 1, 5 à 2 millimètres. A sa face inférieure et sur la ligne médiane (fig. 155), on aperçoit le *sillon* ou *gouttière urogénitale* (prolongement antérieur de la fente urogénitale), qui se termine en avant à quelque distance du sommet du tubercule, et qui en arrière vient se perdre, avec la fente urogénitale, dans une dépression transversale que limite postérieurement une saillie (*bourrelet anal*) pourvue de deux ou trois petits tubercules (p. 318). Cette gouttière répond au bord superficiel de la lame urogénitale. La base du tubercule génital est bordée de chaque côté par un pli curviligne embrassant le tubercule (*plis ou replis cutanés longitudinaux*, TIEDEMANN, 1813 ; MECKEL, 1820 ; JOH. MÜLLER, 1830 ; RATHKE, 1832 ; *replis ou bourrelets cutanés*, BISCHOFF, 1842 ; *plis latéraux*, ERDL, 1846 ; *plis génitaux externes*, ECKER, 1859 ; *plis longitudinaux*, RATHKE, 1861 ; *replis génitaux*, KŒLLIKER, 1861). L'extrémité inférieure des plis génitaux semblent se continuer avec le bourrelet anal, en arrière duquel s'élève l'éminence coccygienne très accusée à ce stade.

C'est vers le milieu du 2e mois lunaire que le repli périnéal de Kœlliker, achevant son mouvement de descente, vient faire saillie à l'extérieur, et séparer l'anus de l'orifice urogénital. Peu après, la dépression anale, dirigée transversalement à l'origine, s'incurve en forme de croissant ou de V dont la concavité regarde en avant : il semble que, par suite d'un accroisment inégal des parties, l'éminence coccygienne se trouve refoulée en arrière, entraînant avec elle la partie médiane du

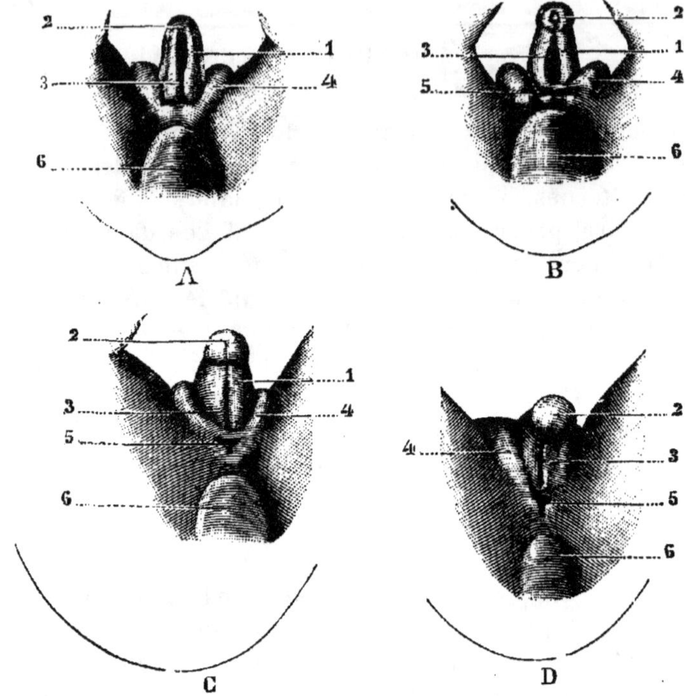

Fig. 155.

Quatre stades successifs du développement des organes génitaux externes chez le fœtus humain (gr. 6/1).

A, embryon de 24 mill. ♀. — B, embryon de 24 mill. ♂. — C, fœtus de 29 mill. ♂. D, fœtus de 34 mill. ♀.

1, tubercule génital. — 2, gland. — 3, gouttière urogénitale. — 4, anus. 5, bourrelet génital. — 6, éminence coccygienne.

bourrelet anal dont les deux extrémités tendent à se rejoindre en avant.

Pendant que se produisent ces modifications, le tubercule génital a augmenté de dimensions. Il mesure maintenant une longueur de 2 millimètres sur 1 millimètre de large, et présente une extrémité renflée, qu'un léger sillon sépare du corps du tubercule. Les bourrelets génitaux sont devenus plus saillants, et leurs extrémités tendent à se détacher du bourrelet anal, pour se continuer avec la cloison du périnée.

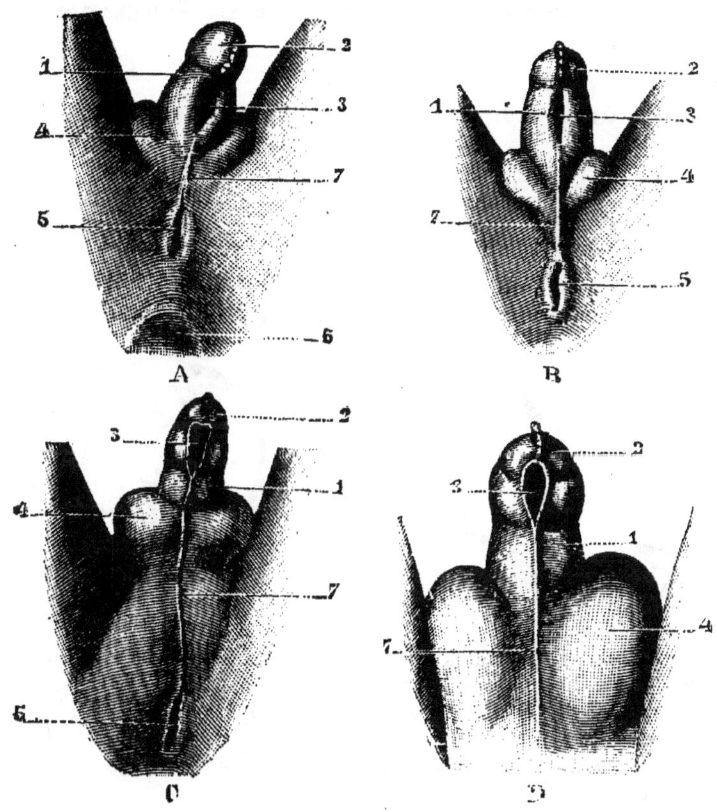

Fig. 156.

Quatre stades successifs du développement des organes génitaux externes chez le fœtus humain mâle (gr. 6/1).

A, fœtus de 5,3/7 cent. — B, fœtus de 5,5/7 cent. — C, fœtus de 6,7/9,2 cent. D, fœtus de 8,3/11 cent.

1, pénis. — 2, gland avec son mur épithélial. — 3, gouttière urogénitale. 4, bourses. — 5, anus. — 6, éminence coccygienne. — 7, raphé périnéo-scrotal.

Pendant le 3e mois, la portion de la lame urogénitale qui répond au gland, bourgeonne au dehors, et forme le long de la face inférieure de cet organe une crête longitudinale (*mur épi-thélial du gland, rempart balanique*), qui se termine au sommet même du gland par une sorte de petite houppe saillante (TOUR-NEUX, 1889, *cornule épithélial*, NAGEL, 1891). KEIBEL (1896) a montré que ce *nodule épithélial* terminal était déjà visible sur les embryons du 2ᵉ mois.

C'est à partir de là neuvième semaine que commence à s'ac-cuser, suivant les sexes, la différenciation des organes géni-taux externes.

**1° Tubercule génital mâle.** — Chez le fœtus mâle, le tuber-cule génital s'allonge, se redresse, et devient la portion libre de la *verge* terminée par le *gland* (fig. 156). La cloison périnéale

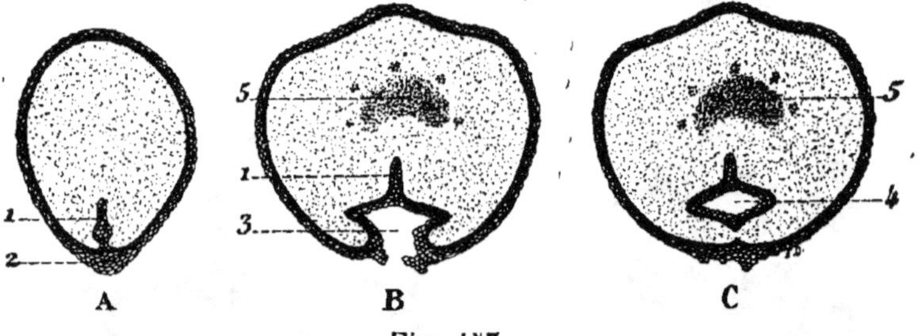


Fig. 157.

Trois sections transversales du tubercule génital sur un fœtus humain mâle de 5,5/7 cent., montrant la transformation de la gouttière urogénitale en portion spongieuse du canal de l'urèthre. La coupe A intéresse le gland, les coupes B et C, le corps de la verge, (B) au niveau de la gouttière urogénitale, et (C) un peu au-dessous (gr. 15/1).

1, lame urogénitale. — 2, mur épithélial du gland. — 3, gouttière urogénitale. 4, canal de l'urèthre. — 5, corps caverneux.

s'épaissit, et un raphé apparaît sur la ligne médiane (p. 318). Enfin, les bourrelets génitaux, dont les extrémités inférieures sont en continuité avec la partie antérieure du repli périnéal, augmentent de volume, et constituent les *bourses*.

Sur le fœtus de 40 à 50 millimètres, la gouttière urogénitale qui se continue en arrière avec le sinus urogénital, par la fente urogénitale, occupe toute la longueur du pénis, le gland excepté. A ce moment, les deux bords de la fente urogénitale commencent à se rejoindre et à se fusionner sur la ligne médiane (fig. 157). La soudure débute à la partie postérieure, puis elle progresse d'arrière en avant, et envahit la gouttière urogénitale qu'elle transforme graduellement en *portion spongieuse du canal de l'urèthre*. A l'époque où commence le soulèvement préputial (deuxième moitié du 3ᵉ mois), la portion encore ouverte de la gouttière urogénitale, affecte la forme d'une excavation irrégulièrement losangique, située au niveau de la base du gland (fig. 156, C et D).

La gouttière urogénitale se prolonge ensuite à la face inférieure du gland sous la forme d'un sillon creusé dans le mur épithélial. Ce sillon balanique ne s'étend pas d'emblée jusqu'à l'extrémité du gland, mais il progresse graduellement, avec le soulèvement préputial, au fur et à mesure qu'il se referme en arrière, pour former la portion balanique du canal de l'urèthre.

Chez la plupart des Mammifères, ainsi que l'ont bien montré FLEISCHMANN et SCHWARZTRAUBER (1903), le bord libre de la lame urogénitale chez le mâle ne se déprime pas en forme de gouttière, mais cette lame se détache de l'épithélium superficiel, et se modèle en un cordon cellulaire plein (segment spongieux du canal de l'urèthre), qui prolonge en avant le sinus urogénital également imperforé, Dans un stade ultérieur, ces deux segments du canal de l'urèthre se creusent d'une lumière centrale qui vient s'ouvrir à l'extérieur, au sommet du gland. Cette ouverture uréthrale se produit plus tardivement chez le mâle que chez la femelle. Au stade de 70 centimètres chez l'embryon du Mouton mâle, l'urèthre est encore imperforé, alors que chez la femelle, la fente urogénitale se fissure dans la partie postérieure, au stade de 32 millimètres.

a. *Prépuce.* — Le prépuce apparaît, vers la fin du 3ᵉ mois, comme un bourrelet mésodermique qui s'élève de la base au sommet du gland, et finit par recouvrir complètement cet organe (SCHWEIGGER-SEIDEL, 1866). Ce soulèvement mésodermique est, ainsi que l'ont montré RETTERER (1892) et BÖHM (1905), précédé par une invagination épithéliale délimitant la couronne du gland.

Au début, le bourrelet préputial se trouve interrompu à la face inférieure du gland, sur la ligne médiane, par la gouttière urogénitale, avec les bords de laquelle il se continue. Mais à mesure que la hauteur du prépuce augmente, les deux

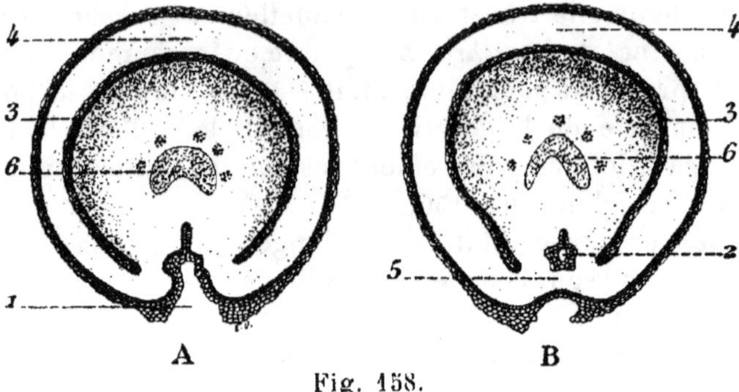



Fig. 158.

Deux sections transversales du tubercule génital sur un fœtus humain mâle de 8,3/11 cent., au niveau de la racine du gland, montrant le mode de formation du frein préputial (gr. 15/1).

1, gouttière urogénitale. — 2, portion balanique du canal de l'urèthre. — 3, épithélium balano-préputial. — 4, prépuce. — 5, frein préputial. — 6, corps caverneux.

lèvres de la gouttière urogénitale, et par suite du bourrelet préputial, convergent l'un vers l'autre, et se fusionnent sur la ligne médiane (fig. 158). Cette soudure débute au niveau de la couronne, puis elle se propage en avant, tandis que la gouttière urogénitale qui entaille le bord distal du prépuce se rapproche de l'extrémité du gland. Les deux lèvres de la gouttière urogénitale, fusionnées sur la ligne médiane, constituent le *frein du prépuce*. Vers le milieu du 4ᵉ mois, au moment où le gland est recouvert aux trois quarts par le prépuce, la gouttière urogénitale, progressant plus rapidement que le prépuce, se referme en avant du bord distal de cette membrane. Le prépuce peut alors développer sa portion libre ou annulaire.

Le soulèvement mésodermique qui représente le bourrelet préputial, enfonce son bord tranchant dans l'épithélium très épais qui recouvre primitivement le gland, et décompose cet épithélium en deux couches : l'une profonde, interposée au gland et au prépuce (*épithélium balano-préputial*, TOURNEUX,

1889 ; *épithélium glando-préputial*, RETTERER, 1892), l'autre superficielle qui formera l'épiderme du prépuce (fig. 159). Il résulte
de ce mode de développement que la face externe de l'épithélium commun, en rapport avec le sommet du prépuce, n'est

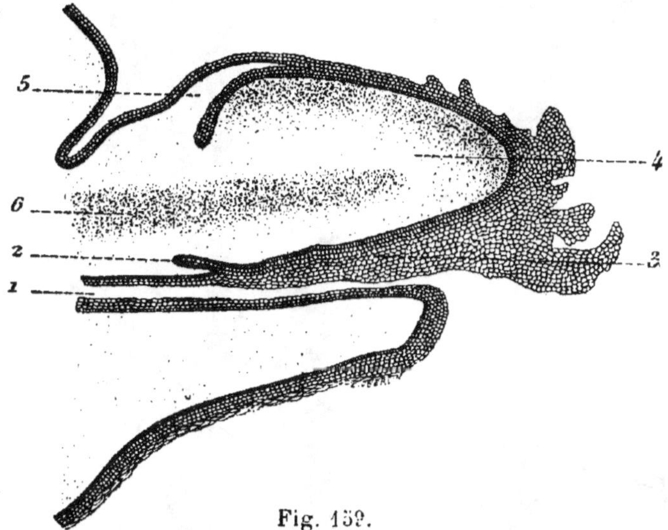


Fig. 159.

Section longitudinale de l'extrémité du pénis sur un fœtus humain
de 8/12 cent., montrant le soulèvement du prépuce (gr. 20/1).

1, canal de l'urèthre. — 2, bourgeon initial du sinus de Guérin. — 3, lame urogénitale avec son nodule terminal. — 4, gland. — 5, prépuce. — 6, corps caverneux.

pas limitée, du moins à l'origine par une couche de cellules
cubiques analogues à celles qui se trouvent en rapport avec la
surface du gland. Ce n'est que progressivement et à partir de
la couronne, qu'on voit se former en dehors une couche basilaire de cellules cubiques, isolant nettement l'épithélium
balano-préputial du tissu mésodermique du prépuce.

Vers la fin du 4ᵉ mois, la face externe de cet épithélium
commun se soulève en saillies arrondies répondant à autant
de corps concentriques (SCHWEIGGER-SEIDEL) ; la production de
ces corps paraît progresser du sommet à la base du gland.

L'épithélium balano-préputial reste indivis jusqu'à l'époque
de la naissance (BOKAI).

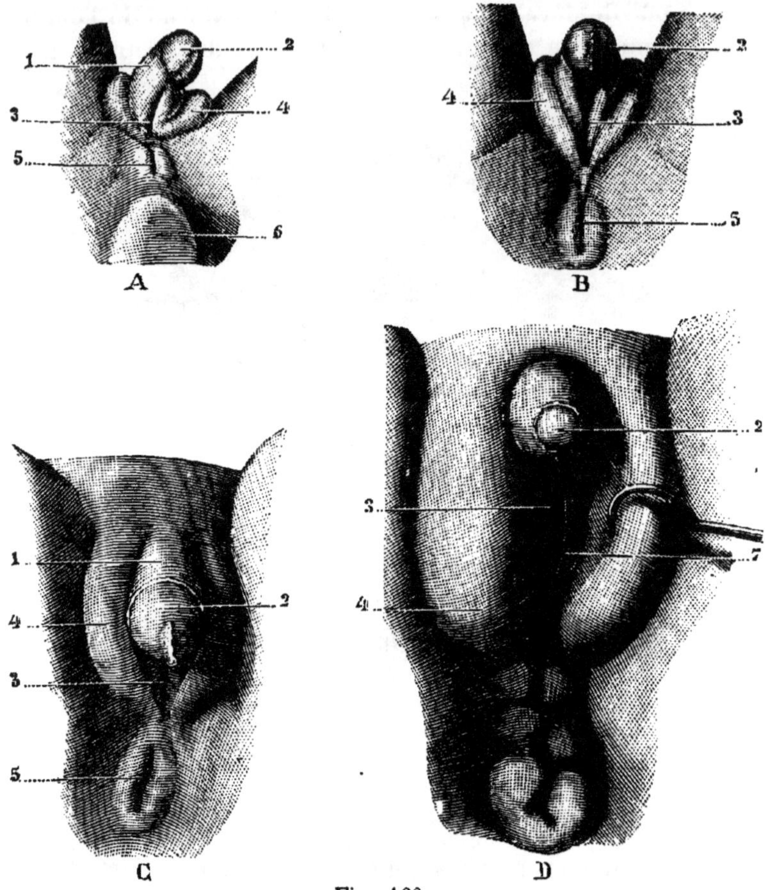

Fig. 160.

Quatre stades successifs du développement des organes génitaux
externes chez le fœtus humain femelle (gr. 6/1).

A, fœtus de 37 mill. — B, fœtus de 6/8,5 cent. — C, fœtus de 7/9,5 cent.
D, fœtus de 10,5/16 cent.

1, clitoris. — 2, gland avec son mur épithélial. — 3, fente urogénitale. — 4, grandes
lèvres. — 5, anus. — 6, éminence coccygienne. — 7, petites lèvres.

Vers le milieu du 5ᵉ mois, le prépuce renferme des fibres
musculaires lisses.

b. *Gland, corps caverneux.* — Le gland et les corps caverneux sont primitivement représentés par un tissu dense formé de petites cellules sphériques ou polyédriques, tassées les unes contre les autres, et réunies par un peu de matière amorphe (RETTERER, 1887). A aucun stade du développement, la portion spongieuse du canal de l'urèthre n'est enveloppée par un tissu

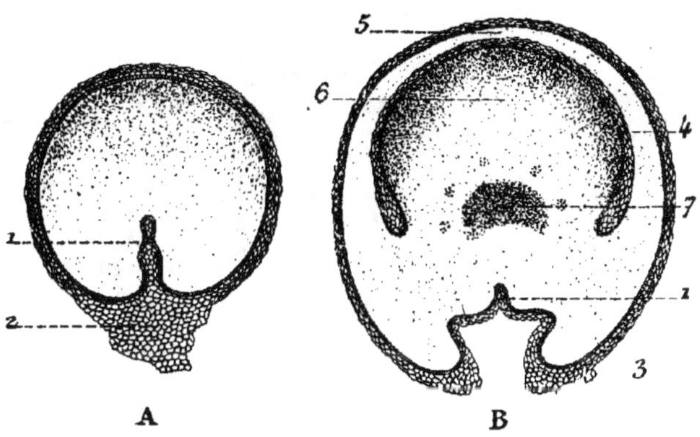

Fig. 161.

Deux sections transversales du tubercule génital sur un fœtus humain femelle de 7,5/10, cent., passant (A) au voisinage de l'extrémité du gland, et (B) au niveau de la racine du gland (gr. 20/1).

1, lame urogénitale. — 2, mur épithélial. — 3, gouttière urogénitale. — 4, épithélium balano-préputial. — 5, capuchon du clitoris. — 6, gland. — 7, corps caverneux.

comparable à celui du gland ou des corps caverneux, alors que les capillaires du corps spongieux sont déjà parfaitement constitués au commencement du 4ᵉ mois. Des relations vasculaires s'établissent, il est vrai, entre le corps spongieux et le gland, mais ce dernier organe ne saurait être envisagé, au point de vue embryologique, comme un simple renflement du premier.

Les fibres lisses se montrent dans le tissu érectile des corps caverneux au commencement du 4ᵉ mois.

**2ᵉ Tubercule génital femelle.** — Chez le fœtus femelle, le tubercule génital s'incline en bas (fig. 160) et devient le *clitoris* avec son extrémité renflée en forme de *gland* : la gouttière urogénitale constitue la *portion pré-uréthrale du vestibule*, et ses deux bords forment les *petites lèvres*. Enfin, les bourrelets génitaux donnent naissance aux *grandes lèvres*.

a. *Capuchon du clitoris*. — Comme chez le mâle, on observe à la face inférieure du gland, pendant le troisième mois (fœtus

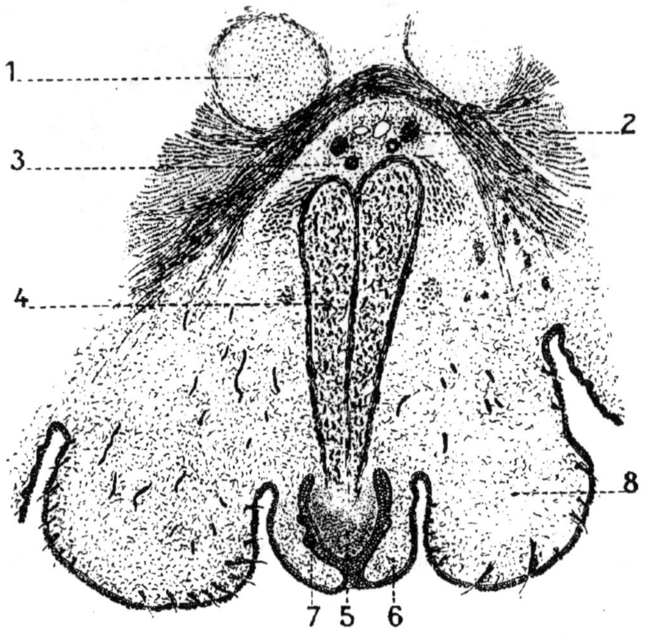


Fig. 162.

Coupe transversale des organes génitaux externes chez un fœtus humain ♀ de 20/31 cent. (gr. 4,5/1).

1, racines du pubis. — 2, nerfs dorsaux du clitoris. — 3, artères dorsales du clitoris, — 4, corps caverneux du clitoris. — 5, gland clitoridien. — 6, capuchon du clitoris. — 7, épithélium balano-préputial renfermant des corps concentriques.

de 5,5/7 cent.), une crête épithéliale longitudinale (mur ou rempart balanique), à laquelle répond également dans la profondeur une lame épithéliale s'étendant de la base au sommet de l'organe. **Au moment où se produit le soulèvement du capuchon clitoridien (fin du 3ᵉ mois), la gouttière uro-génitale qui, jusqu'à cette époque, avait respecté le gland, empiète** sur l'extrémité postérieure du mur épithélial balanique ; elle progresse ensuite parallèlement au capuchon, mais sans que ses bords se réunissent en arrière, comme chez le mâle (p. 310). La persistance chez l'adulte des dispositions anatomiques que nous constatons au début du 4° mois (fig. 161), nous explique pourquoi le capuchon clitoridien de la Femme présente une interruption à sa partie inférieure, et pourquoi la gouttière urogénitale s'étend jusqu'au sommet du gland, alors que le prépuce recouvre, sans solution de continuité, toute la surface du gland chez l'Homme.

A mesure que le capuchon se soulève, par un mécanisme analogue à celui qui préside à la formation du prépuce chez le mâle, il se soude intimement à la surface du gland (fig. 162). Pendant le 4ᵉ mois, la surface de la couche épithétiale commune (*épithélium balano-préputial*) commence à se soulever en petits mamelons arrondis répondant à autant de corps concentriques. L'adhérence du capuchon au gland persiste un certain temps après la naissance.

b. *Gland, corps caverneux.* — Le gland et les corps caverneux présentent à l'origine la même composition que chez le mâle. Chez la femme adulte, les corps caverneux seuls deviennent érectiles ; le tissu fibro-vasculaire du gland, resté stationnaire, offre à peu près la même structure que chez le fœtus mâle du 7ᵉ mois.

c. *Glandes sébacées des petites lèvres.* — Les glandes sébacées des petites lèvres apparaissent tardivement, comme toutes les glandes sébacées libres non annexées à des follicules pileux (glandes du mamelon et du bord libre des lèvres buccales). C'est seulement après la naissance, vers le 4ᵉ mois (WERTHEIMER, 1883), que l'on constate les premières involutions glandulaires, en forme de doigt de gant (250 µ). Ces involutions sont, dès l'origine, plus nombreuses à la partie moyenne de la petite lèvre que vers ses extrémités, plus abondantes et plus volumineuses aussi sur sa face interne que sur l'externe. A deux ans, les bourgeons ont augmenté de volume (400 µ), et leur extrémité profonde s'est bifurquée. Ce n'est qu'à partir de la 5ᵉ année, que les glandules sont définitivement consti-

tuées ; encore, n'atteignent-elles leur complet développement
que pendant la grossesse.

## § 3. — FORMATION DE LA CLOISON
### RECTO-UROGÉNITALE ET DU RAPHÉ PÉRINÉAL

Le mode de cloisonnement du cloaque, la formation de la
cloison recto-urogénitale et du périnée, sont encore l'objet de
divergences parmi les auteurs contemporains. Les uns, avec
RETTERER (1890), BORN (1893), se sont ralliés à la conception
de RATHKE (1832), d'après laquelle la cloison cloacale résulterait du soulèvement de deux replis latéraux, qni se fusionne-
raient progressivement de haut en bas sur la ligne médiane.
Les autres, avec KŒLLIKER, MIHALKOVICS et NAGEL, tout en
admettant la participation des *replis latéraux du cloaque* dans
l'établissement de la cloison recto-urogénitale, attribuent le
rôle principal à l'abaissement du repli périnéal interposé entre
l'intestin et le pédicule de l'allantoïde. D'autres observateurs
enfin, TOURNEUX (1888), KEIBEL (1895), FLEISCHMANN et ses
élèves (1903-1907), repoussent l'existence des replis latéraux,
et n'admettent qu'un repli unique, le repli périnéal, qui, en
s'allongeant de haut en bas dans la cavité du cloaque, en
arrière de l'abouchement des canaux de Wolff, cloisonne cette
cavité en segments urogénital et intestinal (p. 296).

La comparaison entre les coupes longitudinales (sagittales
et frontales) et transversales du cloaque, ou encore la reconstruction de la région, suivant la méthode de BORN , nous
apprend que le bord inférieur du repli périnéal, moulé dans
l'angle de séparation de l'intestin et du sinus urogénital, est
concave, et que ses extrémités figurent deux piliers se prolongeant en bas, à une certaine distance, sur les parois latérales du
cloaque. Ce sont ces piliers qui, examinés sur des sections
transversales, ont été considérés par quelques auteurs comme
représentant les plis latéraux du cloaque.

Les raisons qui paraissent devoir militer en faveur de l'existence d'un repli périnéal unique, sont les suivantes :

1° La forme du bord inférieur de la cloison recto-urogénitale est celle d'un cintre surbaissé, et non celle d'une ogive
à sommet aigu, ainsi que les coupes frontales permettent facilement de le constater. L'examen des sections transversales
vient apporter une confirmation de plus : on n'observe, en
effet, les replis latéraux que sur un petit nombre de coupes
au-dessous du sommet de la voûte, et ces replis convergent
très rapidement au niveau de ce sommet.

2° La cloison recto-urogénitale ne présente aucun raphé

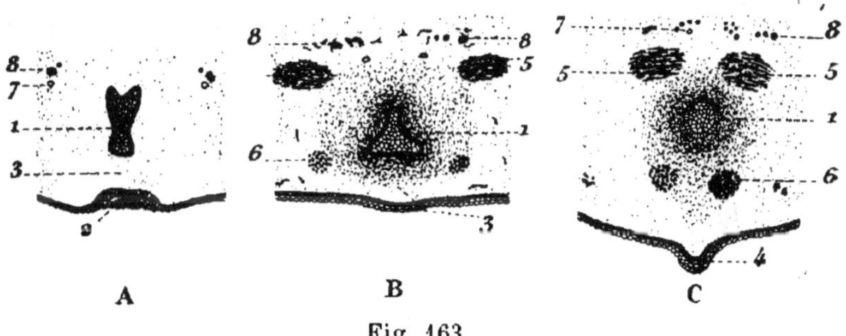

A        B        C

Fig. 163.

Trois coupes frontales de la région périnéale sur des embryons de
Mouton (A) de 23 mill., (B) de 30 mill., et (C) de 45 mill.
(gr. 14/1).

1, sinus urogénital. — 2, vestibule anal. — 3, repli périnéal. — 4, raphé périnéal. — 5, muscle ischio-caverneux. — 6, muscle rétracteur du pénis. — 7, artère
honteuse interne. — 8, nerf honteux interne.

épithélial dessinant transitoirement une ligne de soudure ; elle
ne renferme pas davantage, ainsi que le remarque KEIBEL, de
vestiges épithéliaux, comme on en rencontre, par exemple,
au niveau de la soudure des deux lames palatines.

3° La cavité du cloaque, au moment où se constitue la cloison recto-urogénitale, ne s'ouvre pas à l'extérieur, mais elle
est obturée superficiellement par une lame épithéliale pleine,
étirée dans le sens vertical, la lame cloacale. Si des replis
latéraux s'élevaient dans l'épaisseur de cette lame, les deux
segments résultant de ce mode de division seraient pleins, au
moins à l'origine, Or l'extrémité inférieure du rectum est creu-

18.

sée d'une lumière centrale jusqu'au vestibule anal répondant au bord inférieur du repli périnéal.     .

Le raphé périnéo-scrotal ne résulte pas de la soudure sur la ligne médiane, de deux formations primitivement séparées (replis latéraux du cloaque en arrière, bourrelets génitaux en avant). Il se développe exclusivement aux dépens du repli périnéal qui, poursuivant en quelque sorte son mouvement d'abaissement, vient faire saillie à l'extérieur sous la forme d'un raphé antéro-postérieur, dont l'épaississement du périnée et l'accroissement des bourses augmentent progressivement la longueur (fig. 163). Seuls, les bords de la fente et de la gouttière urogénitales convergent et se fusionnent entre eux, pour former la portion spongieuse du canal de l'urèthre. Le raphé du pénis provenant de cette soudure, et prolongeant en avant le raphé périnéo-scrotal, s'atrophie et disparaît complètement chez l'adulte.

## § 4. — BOURRELET ANAL

Si l'on examine la région anale chez un embryon humain vers la fin du 2ᵉ mois, au moment où la cloison périnéale apparaît à l'extérieur, on remarque que l'anus est étiré en forme de fente transversale, ou du moins qu'il est bordé en arrière par un bourrelet transversal saillant (*bourrelet anal*). Ce bourrelet ne présente pas une surface unie, mais il supporte des tubercules, au nombre de deux ou trois, auxquels P. REICHEL (1887) a donné le nom de *tubercules anaux*. Sur des embryons plus âgés (24 à 37 millimètres), le bourrelet anal s'incurve en forme de croissant ouvert en avant, en même temps que le périnée augmente d'épaisseur : il semble que la partie médiane du bourrelet anal se trouve refoulée, ou mieux attirée en arrière, par suite d'un accroissement inégal des parties avoisinantes.

P. REICHEL explique les changements de forme du bourrelet anal de la façon suivante : les tubercules anaux, développés primitivement en arrière du cloaque, s'infléchissent en avant, et se mettent en rapport par leurs extrémités antérieures avec la partie postérieure des plis génitaux. Puis, ces extrémités se fusionnent sur la ligne médiane avec les plis génitaux, et profondément avec le repli périnéal de Kœlliker, délimitant ainsi la portion anale du rectum. Cette opinion de REICHEL ne semble pas confirmée par l'observation des faits. Le repli périnéal, ainsi que nous venons de le voir, fait saillie à l'extérieur, et se continue latéralement de chaque côté, en avant avec les plis génitaux, et en arrière avec les cornes du bourrelet anal. Mais on ne constate pas, à aucun stade du développement, de fusion sur la ligne médiane, ni entre les plis génitaux, ni entre les extrémités du bourrelet anal. Les modifications qui ont lieu se produisent dans la profondeur, au-dessous du tégument externe, ainsi que RATHKE l'a indiqué pour le développement des bourses. L'ouverture antérieure du bourrelet anal se comble dans la suite par deux petits tubercules supplémentaires, développés aux dépens de la cloison périnéale (fig. 160, D).

La face interne du bourrelet anal ne paraît pas répondre à la muqueuse anale, mais à la zone cutanée lisse. En effet, avant la disparition de la membrane anale, l'extrémité inférieure du tube digestif possède un revêtement polyédrique stratifié, qui s'écarte notablement par ses caractères de l'épithelium nettement prismatique du rectum. L'épithélium de la muqueuse anale dérive vraisemblablement des éléments du bouchon cloacal.

## § 5. — BOURSES, GRANDES LÈVRES,
### (MIGRATION DU TESTICULE ET DE L'OVAIRE)

Chez un certain nombre de Mammifères (Monotrèmes, Cétacés), les testicules demeurent pendant toute la vie à l'intérieur de l'abdomen où ils ont pris naissance (*Mammifères à testicules cachés*). Chez les autres Mammifères, les testicules abandonnent la cavité péritonéale, et s'engagent dans un canal que cette cavité émet sous forme de diverticule à l'intérieur des bourses (*canal péritonéo-vaginal*, *canal vaginal*, *poche vaginale*). On donne à ce déplacement des testicules le nom de *migration* ou de *descente*.

Chez les Insectivores et chez les Rongeurs, les parois de la poche vaginale renferment de nombreuses fibres musculaires striées (*poche crémastérienne*), dont la contraction permet à l'animal de faire rentrer à volonté les testicules dans l'abdomen ; quant à leur sortie de l'abdomen dans la poche crémastérienne, elle est sous la dépendance des muscles de la paroi abdominale (Soulié, 1895). La migration chez ces animaux peut donc être qnalifiée de volontaire.

Dans les autres groupes, la descente est définitive, c'est-à-dire que les testicules, une fois engagés dans le canal vaginal, ne remontent plus dans l'abdomen. La migration s'opère soit avant la naissance (Primates, Ruminants, Prosimiens, etc.), soit après (Marsupiaux, Carnassiers, Périssodactyles, etc.). Enfin, chez les Primates, la poche vaginale, une fois le testicule descendu, s'isole complètement de la cavité abdominale, par oblitération du canal de communication.

Nous étudierons d'abord la descente du testicule chez le fœtus mâle, en y comprenant le développement des bourses ; puis nous rechercherons si, chez le fœtus femelle, l'ovaire subit à l'intérieur de la cavité abdominale un déplacement analogue de haut en bas, que certains auteurs ont comparé à la migration du testicule, sous le nom de *migration de l'ovaire*. Sans rappeler toutes les hypothèses qui ont été émises sur le mécanisme de la descente, nous nous bornerons à exposer les faits, d'après les recherches de Soulié (*Thèse de médecine*, Toulouse, 1895).

**1º Migration du testicule.** — Nous avons vu plus haut (p. 260) que l'extrémité inférieure du corps de Wolff était rattachée à la région inguinale par le ligament inguinal compris dans une duplicature du péritoine (*mésorchiagogos*). L'extrémité inférieure de ce ligament plonge dans un amas cellulaire dense (*processus vaginal*) occupant d'emblée toute la longueur du futur canal inguinal, et ne tardant pas à faire saillie, au niveau de l'orifice inguinal externe, à travers l'aponévrose du grand oblique, perforée dès le début. Son extrémité supérieure, insérée primitivement sur le corps de Wolff et sur le cordon urogénital, se fixe secondairement sur le testicule et sur le canal déférent, au fur et à mesure de l'atrophie du rein primordial. Le ligament inguinal sert en quelque sorte de gouvernail au testicule dans sa migration : c'est le *gubernaculum* (HUNTER).

De bonne heure, l'extrémité péritonéale du processus vaginal se creuse d'une petite fossette (*fossette vaginale*) qui ne tarde pas à augmenter de dimensions, et à figurer un véritable canal (*canal péritonéo-vaginal*). Le gubernaculum longe la paroi interne de ce canal, et se fixe sur le fond du processus, avec lequel ses éléments se mélangent, sans démarcation précise. Chez l'Homme, le canal péritonéo-vaginal n'occupe pas d'emblée toute la longueur du processus dont l'extrémité inférieure pleine n'est pas d'ailleurs nettement délimitée, et se perd insensiblement dans le tissu muqueux qui se trouve à l'intérieur des bourses.

On peut reconnaître, à la migration du testicule, cinq phases principales :

a. *Stade de la descente relative.* — Dans une période initiale, qui s'étend jusqu'à la fin du 3ᵉ mois (fig. 164, A), le processus vaginal et le gubernaculum subissent un allongement peu appréciable. Aussi le testicule rattaché au processus par le gubernaculum, conserve à peu près sa position primitive, bien qu'il semble se rapprocher de la région inguinale, par suite d'un accroissement plus considérable des parties voisines.

b. *Stade de l'allongement proportionnel.* — Dans une deuxième période, comprise entre le commencement du 4ᵉ mois et la fin du 5ᵉ, les bourses se soulèvent, le processus s'allonge surtout dans son segment vaginal, par multiplication de ses éléments, et le canal vaginal devient plus profond. Le gubernaculum, fixé par son extrémité inférieure au fond du canal vaginal, devrait être entraîné avec lui, mais comme il s'allonge en même temps, et que son allongement est sensiblement proportionnel à celui du processus, les modifications précédentes ne retentissent en rien sur la position du testicule qui conserve la même distance à l'anneau inguinal interne. Il est à remarquer que l'extrémité inférieure du processus participe à l'allongement, et s'épaissit notablement, contrairement à ce qu'on observe chez les Ruminants.

c. *Stade de l'ascension temporaire*. — Dans une troisième

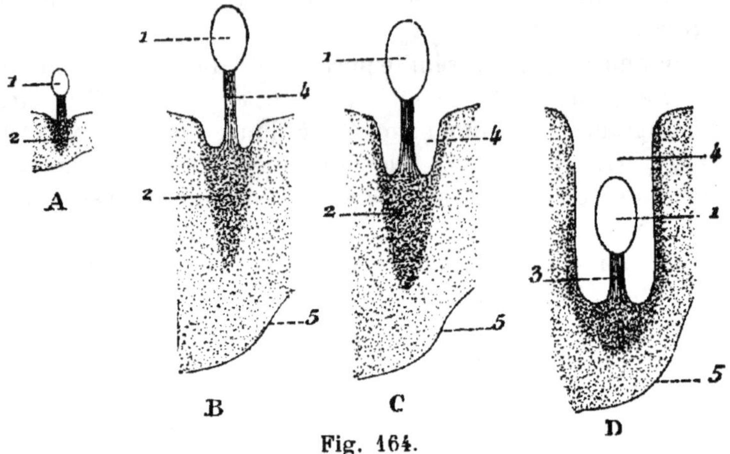


Fig. 164.

Quatre stades successifs de la migration du testicule chez le fœtus humain (représentation demi-schématique, gr. nat.)

A, fœtus 7/9,5 cent. — B, fœtus 19/30,5 cent. — C, fœtus 22,5/35 cent. D, fœtus 24/36 cent.

1, testicule. — 2, processus vaginal avec ses deux segments creux et plein. 3, gubernaculum. — 4, cavité vaginale. — 5, paroi des bourses.

période correspondant au 6ᵉ mois (fig. 164, B), l'allongement du gubernaculum l'emporte légèrement sur celui du processus. Le testicule, fixé en arrière par son méso, se déplace en même temps que les parties voisines, par suite de l'accroissement de l'extrémité inférieure du tronc, et remonte de quelques millimètres dans la cavité péritonéale (BRAMANN, 1883 ; SOULIÉ, 1895).

d. *Stade de la descente*. — Dans une quatrième période (du 7ᵉ mois au commencement du 9ᵉ), le processus vaginal continue à s'allonger, en même temps que son fond diminue d'épaisseur, mais le gubernaculum conserve la même longueur (fig. 164, C) ou se raccourcit légèrement fig. 164, D). Il en résulte que le testicule, abaissé avec le gubernaculum, s'engage dans l'orifice inguinal interne, et descend progressivement dans la cavité vaginale.

e. *Stade de la migration complète.* — Dans une cinquième et dernière période (du commencement du 9⁰ mois lunaire à la naissance), le processus vaginal augmente encore de longueur, tandis que le gubernaculum se raccourcit rapidement, en se rétractant et en s'étalant contre la paroi de la tunique vaginale. La descente s'achève, et le testicule occupe sa situation définitive au fond de la poche vaginale.

Au moment de la naissance, le canal péritonéo-vaginal s'oblitère dans son segment supérieur ; son segment inférieur, qui loge le testicule, constitue la *cavité vaginale*. Les parois du processus limitant cette cavité fournissent la séreuse vaginale et la tunique fibroïde. Quant au gubernaculum, à l'intérieur duquel ont apparu des fibres musculaires lisses, il persiste sous la forme d'un cordon musculaire, unissant en arrière la queue de l'épididyme et la partie correspondante du testicule aux tuniques vaginale et fibroïde, dans l'épaisseur desquelles il se prolonge pour former les *crémasters lisses interne et moyen*.

Le tissu muqueux qui occupe les bourses avant la descente représente le tissu cellulaire sous-cutané, dans la couche superficielle duquel se développent des fibres musculaires lisses vers la fin du 4ᵉ mois. On a pu ainsi diviser le tissu cellulaire sous-cutané en deux couches distinctes : une superficielle *dartoïque*, et une profonde *celluleuse*. Les adhérences fibreuses entre le fond du processus (tunique fibroïde) et la peau des bourses ou scrotum, qui représentent le *ligament scrotal*, ne se développent que secondairement. Les bourgeons des follicules pileux apparaissent dans le scrotum vers le milieu du 4ᵉ mois.

En s'abaissant dans l'épaisseur des bourses, le processus vaginal entraîne avec lui des fibres musculaires striés appartenant au petit oblique et au transverse, qui constituent chez l'adulte le *crémaster externe*, dont l'épanouissement à la surface de la tunique fibroïde forme la *tunique érythroïde*. Sur le fœtus du 3ᵉ mois, quelques fibres du crémaster pénètrent à l'intérieur du gubernaculum, au niveau de son insertion sur le processus. Ces fibres disparaissent plus tard, et l'on doit admettre qu'à la suite de l'étalement de l'extrémité inférieure du gubernaculum, elles ont été reportées dans la paroi vaginale, où elles se confondent avec le restant du crémaster. Ces fibres ne prennent aucune part au phénomène de la descente : elles font d'ailleurs entièrement défaut dans le gubernaculum des Ruminants et des Solipèdes.

**2° Migration de l'ovaire**. — Le fœtus femelle du 3° mois possède un processus vaginal entièrement semblable à celui du mâle, et également pourvu à son extrémité péritonéale d'une petite fossette (*diverticule de Nück*). Le ligament inguinal renferme, comme chez le mâle, au niveau de son insertion vaginale, des fibresmusculaires striées qui ne dépassent pas en hauteur l'ouverture ériptonéale de la fossette vaginale. Seulement, tandis que, dans la suite du développement, les organes similaires du mâle, se modifient et changent de position, ceux de la femelle évoluent sur place, en subissant un simple accroissement. Le ligament inguinal se transforme en un cordon de fibres musculaires lisses à direction longitudinale (*ligament rond*), dont le segment inguinal seul contient des fibres musculaires striées (crémaster) qui se continuent avec les muscles profonds de la paroi abdominale. Quand au segment superficiel ou labial du ligament rond qui répond au ligament scrotal du mâle, il se développe, comme ce dernier, secondairement, et se compose exclusivement de faisceaux conjonctifs.

L'allongement du ligament rond, sans être accompagné d'un déplacement de son extrémité inférieure, permet à l'ovaire de remonter dans la cavité abdominale. C'est ainsi ainsi que la distance de l'ovaire à l'orifice inguinal interne, qui n'est que de 1 millimètre sur le fœtus du 3° mois, s'élève à 11 millimètres, vers la fin du 8° mois. Remarquons, en plus, qu'au moment où devrait se produire la descente (à partir du 7° mois), le fond de l'utérus est déjà constitué, et que le ligament rond s'insère, par son extrémité supérieure, à l'union de cet organe avec la trompe, ce qui rendrait son action à peu près inefficace. La migration de l'ovaire se fait donc de bas en haut, et peut

être assimilée à l'ascension temporaire qu'on constate chez le
fœtus mâle du 5ᵉ mois (Soulié 1895).

Les replis génitaux, séparés l'un de l'autre sur la ligne mé-

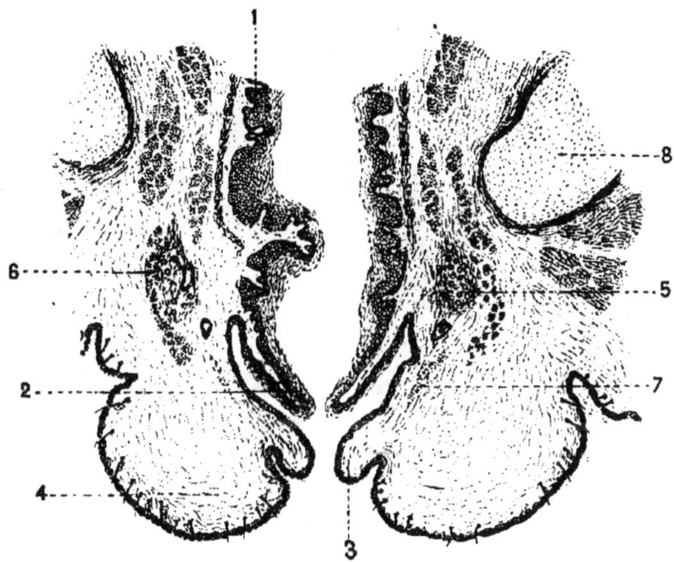

Fig. 165

Coupe transversale des organes génitaux externes chez un fœtus
humain ♀ de 20/31 centimètres (gr. 4,5/1)

1, paroi du vagin. — 2, hymen. — 3, petites lèvres. — 4 grandes lèvres. —
5, glande vulvo-vaginale. — 6, constricteur strié de la vulve (bulbo-caverneux). —
7, constricteur lisse. — 8, branche descendante du pubis.

diane par la fente urogénitale, dont les bords forment les
petites lèvres, évoluent sur place en grandes lèvres. Leur
saillie, de plus en plus accusée, finit par déborder en avant
les petites lèvres (fig. 165). Les follicules pileux y apparaissent
vers la fin du 4ᵉ mois (fœtus 12,5/17 cent.).

## § 6. — Destinée du sinus urogénital
### et de la gouttière urogénitale

Nous avons déjà eu l'occasion d'indiquer sommairement la
destinée du sinus urogénital et de la gouttière urogénitale.

dans les deux sexes (p. 297). Nous rappellerons que le segment profond du sinus urogénital, situé en arrière de l'abouchement des conduits génitaux, devient, chez le mâle, la vessie et la portion prostatique postérieure du canal de l'urèthre (fig. 166), et chez la femelle, la vessie et l'urèthre en entier (fig. 167).

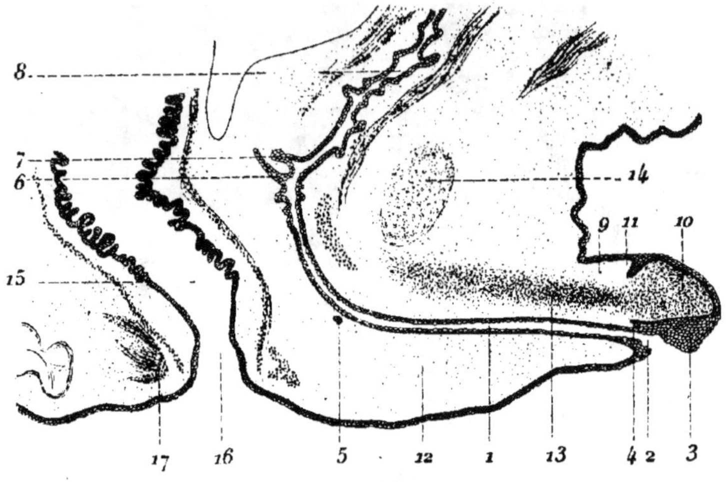


Fig. 166.

Section sagittale et axile de l'extrémité inférieure sur un fœtus humain mâle de 6,7/9,2 cent. (gr. 10/1).

1, canal de l'urèthre. — 2, fente urogénitale. — 3, lame urogénitale. — 4, sinus de Guérin. — 5, glande bulbo-uréthrale. — 6, vagin mâle. — 7, glande prostatique. — 8, vessie dont les deux parois sont accolées. — 9, pénis. — 10, gland. — 11, prépuce. — 12, bourses. — 13, corps caverneux. — 14, pubis. — 15, rectum. — 16, anus. — 17, sphincter externe de l'anus.

Le segment superficiel donne naissance de son côté, chez le mâle, à la portion prostatique antérieure de l'urèthre, aux portions membraneuse et bulbeuse, et, chez la femelle, au vestibule. Enfin la gouttière urogénitale fournit, chez le mâle, en se transformant en canal, les portions spongieuse et balanique de l'urèthre, et chez la femelle, en restant ouverte, la portion pré-uréthrale du vestibule. Nous allons rechercher le développement structural de ces parties, ainsi que des organes glandulaires qui viennent déboucher dans le canal de l'urèthre.

**1° Vessie, ouraque**. — Le renflement vésical, appréciable dès la fin du 1er mois, est logé à l'origine dans la paroi abdominale antérieure, et se continue avec le canal allantoïdien par une portion rétrécie qui représente le canal de l'ouraque.

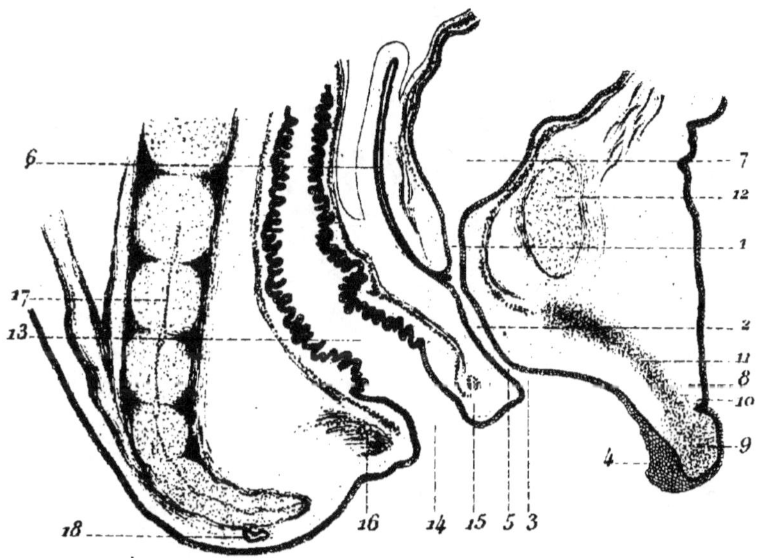

Fig. 167.

Section sagittale et axile de l'extrémité inférieure, sur un fœtus humain femelle de 6,5/9 cent. (gr. 10/1).

1, canal de l'urèthre. — 2, canal vestibulaire. — 3, fente urogénitale. — 4, lame urogénitale. — 5, niveau des glandes vulvo-vaginales non intéressées sur la coupe axile. — 6, canal génital. — 7, vessie. — 8, clitoris. — 9, gland. — 10, capuchon du clitoris. — 11, corps caverneux. — 12, pubis. — 13, rectum. — 14, anus. — 15, périnée. — 16, sphincter externe de l'anus. — 17, chorde dorsale. — 18, vestige coccygien de la moelle épinière.

Pendant le 2e mois, la vessie augmente sensiblement de volume, et vient faire saillie dans la cavité abdominale (fig. 168); elle descend ensuite progressivement dans le bassin, où elle se loge définitivement à la fin de la 2e année (SAPPEY).

Les différentes tuniques de la vessie sont nettement distinctes au 4e mois de la vie fœtale. L'épithélium dérive directement du revêtement cloacal.

Le canal de l'ouraque reste perméable dans toute sa longueur jusqu'au milieu de la vie intra-utérine. Puis, le segment supé-

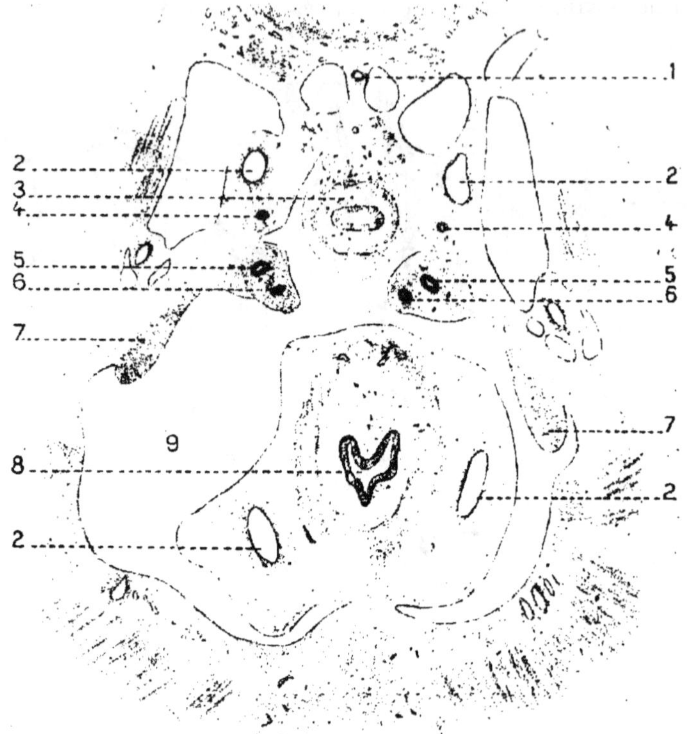


Fig. 168.

Coupe intéressant transversalement la région du bassin sur un embryon humain ♀ de 32/40 mill., et montrant les cordons urogénitaux, les gubernaculums et la vessie avec les artères ombilicales (gr. 20/1).

1, artère caudale. — 2, artères ombilicales. — 3, rectum. — 4, uretères. — 5, canaux de Wolff. — 6, conduits de Müller. — 7, gubernaculum. — 8, vessie. — 9, cavité péritonéale.

rieur s'oblitère et se transforme en un cordon fibreux (*ligament médian de la vessie*), tandis que le segment inférieur persiste, et continue à s'ouvrir, chez l'adulte, au sommet de la vessie, par un petit orifice rétréci (LUSCHKA, 1862).

La cicatrisation des artères ombilicales s'opère dans le courant du 2° mois après la naissance (CH. ROBIN, 1860) ; leur oblitération a lieu graduellement de haut en bas, par soudure des parois opposées de leur face interne. La portion inférieure des artères ombilicales, restée creuse, donne quelques branches à la vessie, jusqu'à une hauteur variable suivant les sujets.

**2° Canal de l'urèthre**. — Le revêtement endodermique du sinus urogénital fournit, chez l'Homme, l'épithélium des portions prostatique, membraneuse et bulbeuse du canal de l'urèthre, et, par une série d'involutions, donne naissance aux différentes glandes qui viennent s'y déverser (glandes prostatiques, glandes bulbo-uréthrales, glandes uréthrales). Chez la Femme, ce même revêtement devient l'épithélium de l'urèthre (avec ses glandes) et du vestibule (avec les glandes vulvo-vaginales). Quant à l'épithélium des portions spongieuse et balanique du canal de l'urèthre chez l'Homme, il dérive du bouchon cloacal par l'intermédiaire de la lame urogénitale, ainsi que celui de la portion pré-uréthrale du vestibule chez la Femme. Or, le bouchon est lui-même formé par le mélange d'éléments endodermiques et ectodermiques, sans qu'il soit possible de préciser actuellement la part qui revient à chaque feuillet dans la constitution de la lame urogénitale, non plus que d'indiquer la limite exacte où s'arrête, chez l'adulte, l'épithélium du sinus urogénital, et où commence celui du bouchon cloacal. Il semble cependant probable que la gouttière urogénitale est tapissée en majeure partie par des cellules provenant de l'ectoderme.

Quoi qu'il en soit, à l'origine, et dans les deux sexes, le revêtement épithélial de la gouttière se rapproche du type pavimenteux stratifié ; puis, du 4° au 5° mois, il devient prismatique stratifié. Ces changements successifs sont intéressants à signaler, surtout si l'on considère que, chez la Femme adulte, l'épithélium du vestibule et de sa portion pré-uréthrale retourne à l'état pavimenteux stratifié, tandis que, chez l'Homme, l'épithélium des portions membraneuse et bulbeuse du canal de l'urèthre, conserve pendant toute la vie les caractères de l'épithélium prismatique stratifié.

Le chorion de la muqueuse uréthrale ne commence à se distinguer du tissu spongieux sous-jacent qu'à partir du 5ᵉ mois. Les fibres striées de l'orbiculaire sont reconnaissables dès la fin du 3ᵉ mois ; les fibres lisses se montrent au commencement du 5ᵉ.

**3ᵉ Glandes prostatiques**. — Les glandes prostatiques existent dans toute l'étendue de la portion prostatique du canal de l'urèthre chez l'Homme, et empiètent même sur le segment uréthral du trigone vésical, où elles affectent toutefois des dimensions moins considérables que dans la prostate proprement dite. Les glandes qu'on observe dans l'urèthre, chez la Femme, doivent être considérées comme des glandes prostatiques rudimentaires ; elles peuvent être, comme chez l'Homme, le siège de la production de concrétions azotées ou *sympexions* (Virchow, 1853).

a. *Glandes prostatiques de l'Homme.*— Les glandes prostatiques apparaissent au commencement du 3ᵉ mois, sous la forme de bourgeons pleins provenant de l'épithélium du sinus urogénital. Vers le milieu du 4ᵉ mois, ces bourgeons se sont allongés et ont poussé des bourgeons secondaires, en même temps qu'ils commencent à se creuser d'une lumière centrale. A la naissance, la prostate se rapproche de la configuration qu'elle présente chez l'adulte.

Les faisceaux de fibres musculaires lisses, interposés aux ramifications des glandes prostatiques, se montrent vers la fin du 5ᵉ mois.

b. *Glandes prostatiques de la Femme.* — Le développement des glandes uréthrales reproduit sensiblement celui des glandes prostatiques de l'Homme. Les bourgeons glandulaires également pleins se dessinent dans la seconde moitié du 3ᵉ mois, et émettent leurs bourgeons secondaires à la fin du 4ᵉ mois ; les canaux excréteurs deviennent creux au 5ᵉ mois.

Les glandes uréthrales de la Femme apparaissent ainsi plus tardivement et évoluent plus lentement que les glandes prostatiques de l'Homme. Elles n'atteignent jamais le complet développement de ces dernières, et leur structure, chez la Femme adulte, paraît répondre à celle qu'on observe chez le fœtus mâle du 5ᵉ au 6ᵉ mois.

Aux glandules uréthrales de la Femme, semblent devoir se rattacher deux conduits venant s'ouvrir contre le bord postérieur de l'orifice uréthral, de chaque côté de la ligne médiane. Ces conduits, mentionnés pour la première fois par Skene en 1880, existeraient dans la proportion de 80 p. 100, selon Kochs. Leur longueur varierait de 0,5 à 2 centimètres, et leur calibre permettrait l'introduction d'une sonde de 1 millimètre.

Un certain nombre d'observateurs (Kochs, Böhm, Wassilief, Valenti, Debierre) considèrent ces conduits comme représentant les extrémités inférieures des canaux de Wolff, c'est-à-dire comme de véritables canaux de Gartner ; mais, ainsi que le remarque fort justement Schuller, ces conduits n'existent pas encore sur des fœtus humains de 12 à 20 centimètres, et. chez l'adulte, des glandules viennent déboucher dans leur extrémité profonde, ce qui permettrait de les considérer comme les canaux excréteurs de glandes uréthrales. Dohrn. Kœlliker et Van Ackeren se sont rangés à cette opinion, émise pour la première fois par Skene.

**4° Glandes bulbo-uréthrales et vulvo-vaginales.** — Le début de la formation de ces glandes homologues répond à peu près au commencement du 3ᵉ mois. Elles se développent par un bourgeon plein émané de l'épithélium du sinus urogénital, qui commence à se ramifier au commencement du 4ᵉ mois. Vers la fin de ce mois, les conduits sont pourvus d'une lumière centrale.

Sur un fœtus femelle de la fin du 4ᵉ mois, examiné par F. Van Ackeren (1889), le conduit excréteur des glandes vulvo-vaginales présente cinq ramifications à son extrémité profonde. Sur un fœtus plus âgé (commencement du 5ᵉ mois), les divisions principales avaient poussé des bourgeons secondaires.

**5° Glandes de Littre.** — Les glandes de Littre apparaissent, vers le milieu du 4ᵉ mois, par des bourgeons pleins, qui se

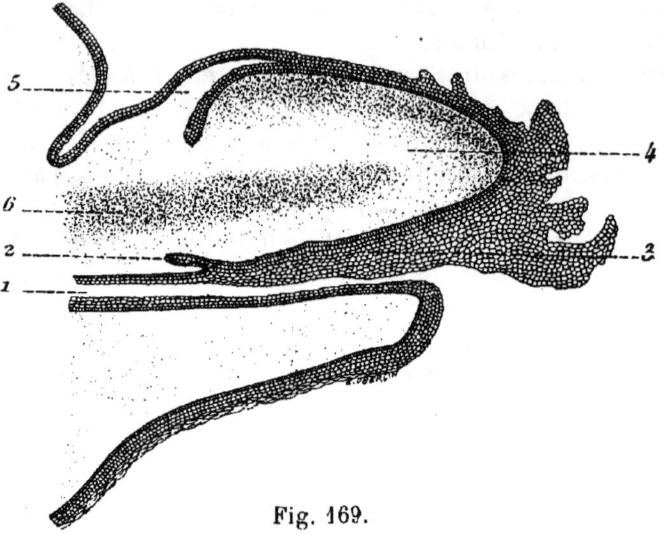

Fig. 169.

Section longitudinale de l'extrémité du pénis sur un fœtus humain de 8/12 cent., montrant le bourgeon du sinus de Guérin (gr. 20/1).

1, canal de l'urèthre. — 2, bourgeon initial du sinus de Guérin. — 3, lame uro-génitale avec son nodule terminal. — 4, gland. — 5, prépuce. — 6, corps caver-neux.

ramifient dans le tissu spongieux sous-jacent, et atteignent sa surface dès la fin du 4ᵉ mois. En même temps, les con-duits excréteurs se creusent d'une cavité qui s'étend pro-gressivement dans les portions profondes sécrétantes.

Le vestibule et la portion pré-uréthrale du vestibule, chez la Femme, ne possèdent pas d'organes glandulaires, analogues aux glandes de Littre.

**6° Sinus de Guérin, glande clitoridienne.** — La dépres-sion de la paroi supérieure du canal de l'urèthre chez l'Homme, délimitée en bas par la valvule naviculaire (A. GUÉRIN, 1849), et que nous avons proposé de désigner sous le nom de *sinus* *de Guérin* (1889), se forme aux dépens du bord profond de la lame urogénitale, qui, en regard de la base du gland, émet directement en arrière un bourgeon plein (fig. 169), à peu près parallèlement au canal de l'urèthre (fin du 3° mois). Ce bourgeon se creuse ensuite d'une cavité, tandis que sa surface se couvre de bourgeons glandulaires (6° mois).

Chez la Femme, l'extrémité postérieure de la lame urogénitale du gland donne également naissance, au niveau de la base de cet organe, à un bourgeon plein qui rappelle par son origine, par sa situation et par sa structure, le premier rudiment de la fossette de Guérin chez le mâle. A ce bourgeon, succède un petit crypte muqueux, au fond duquel viennent s'ouvrir, dans certains cas assez rares, des glandules dont WERTHEIMER (1883) a désigné l'ensemble sous le nom de *glande clitoridienne.* Cette glande, lorsqu'elle existe, devra ainsi être assimilée aux glandes qui débouchent dans le fond et sur les parois du sinus de Guérin.

La lame urogénitale donne parfois naissance à deux bourgeons pouvant évoluer tous les deux en sinus de Guérin chez l'Homme, et en cryptes muqueux chez la Femme.

Le tableau suivant montre l'homologie des dérivés du sinus urogénital, du tubercule génital et des replis génitaux, dans les deux sexes :

| | | HOMME. | FEMME. |
|---|---|---|---|
| *Sinus urogénital.* | Segment profond. | Vessie | Vessie. |
| | | Portion prostatique de l'urèthre, en arrière des conduits éjaculateurs (avec glandes annexes). | Urèthre tout entier (avec glandes annexes). |
| | Segment superficiel. | Portion prostatique de l'urèthre, en avant des conduits éjaculateurs. Portions membraneuse et bulbeuse (avec glandes annexes — glandes bulbo-uréthrales). | Canal vestibulaire (glandes vulvo-vaginales). |
| *Tubercule génital.* | | Pénis. | Clitoris. |
| *Gouttière urogénitale* | | Portion spongieuse de l'urèthre et portion balanique. | Portion pré-uréthrale du vestibule. |
| *Replis génitaux.* | | Bourses. | Grandes lèvres. |

# CHAPITRE IV

## APPAREIL SURRÉNAL

Les capsules surrénales qu'on décrit habituellement avec l'appareil urinaire, n'offrent que des rapports de contiguïté avec les reins. Leur développement, chez les Mammifères, est aujourd'hui bien connu grâce aux recherches de Wiesel (1901-02), et de Soulié (*Thèse Sciences*, Paris 1903). Des deux substances qui entrent dans leur constitution chez l'adulte, l'une, la substance corticale, dérive de l'épithélium cœlomique (ébauche corticale), l'autre, la substance médullaire, provient des ganglions sympathiques (ébauche médullaire).

**1° Développement de l'ébauche corticale.** — C'est au stade de 6 millimètres, chez l'embryon humain, que se montrent les premières invaginations épithéliales de l'ébauche corticale dans une zone comprise entre l'éminence génitale et la racine du mésentère. Cette zone (*zone surrénale*, Soulié) déborde l'extrémité supérieure de l'éminence génitale, mais n'atteint jamais le sommet du corps de Wolff; en bas, elle ne s'étend pas au-dessous de l'artère mésentérique supérieure. Les cellules provenant de cette prolifération, en général diffuse chez les Amniotes, se multiplient activement, et ne tardent pas à former une masse compacte qui contracte des connexions intimes avec les parties voisines (corps de Wolff, organe génital, foie, mésentère). Dans la suite, des capillaires sanguins pénètrent à l'intérieur de l'amas épithélial surrénal, et le décomposent en cordons pleins anastomosés dont l'ensemble figure une glande close réticulée. Cette disposition persiste toute la vie chez les Sélaciens, où la substance corticale, qui forme les corps *interrénaux*, reste isolée de la substance

médullaire fragmentée métamériquement en *corps suprarénaux*
(GRYNFELTT, 1903). Elle se modifie chez les Amniotes, et surtout chez les Mammifères, par suite de la pénétration de la
substance médullaire à l'intérieur de la substance corticale.

**2° Développement de l'ébauche médullaire.** — La substance médullaire des capsules surrénales des Mammifères, qui

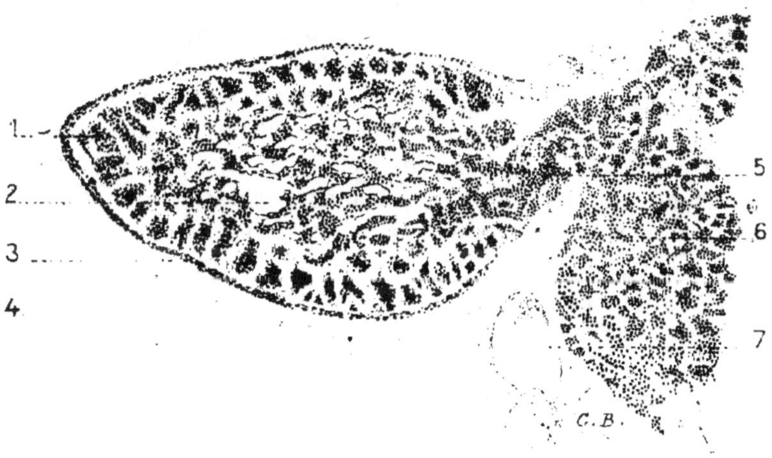


**Fig. 170.**

Coupe transversale de la capsule surrénale sur un embryon de
   Cheval de 11 centim., montrant l'immigration des cellules
   parasympathiques d'après SOULIÉ (gr. 32/1). Dessin du Dr BONNE.

1, ébauche corticale. — 2, ébauche médullaire renfermant de larges vaisseaux
sanguins. — 3, enveloppe fibreuse de la capsule. — 4, revêtement péritonéal. —
5, cellules parasympathiques en voie d'immigration. — 6, ganglion sympathique. —
7, grande veine surrénale.

répond par sa structure et par son mode de développement
aux corps suprarénaux des Sélaciens, est une formation essentiellement différente de la corticale. Elle se constitue aux
dépens d'éléments particuliers inclus dans les ganglions sympathiques, et qu'il est impossible de distinguer au début des
cellules nerveuses dont elles ont la même provenance ectodermique. Ces éléments (*cellules parasympathiques*, SOULIÉ;

*phæochromoblastes*, Poll, 1903-04) émigrent des ganglions sympathiques, subissent une prolifération active, et se disposent en cordons irréguliers qui se mettent en relation avec l'ébauche corticale (fig. 170).

### 3° Pénétration des deux ébauches. — Nous avons vu plus haut que les deux ébauches corticale et médullaire, formant respectivement les corps interrénaux et les corps suprarénaux chez les Sélaciens, sont dans ce groupe complètement indépendantes l'une de l'autre. Chez les Amphibiens et chez les Lacertiens, les cordons de cellules parasympathiques restent accolés à la surface de l'ébauche corticale qu'elles ne pénètrent pas. Chez les Chéloniens et chez les Oiseaux, les cordons parasympathiques s'enfoncent dans l'épaisseur de l'ébauche corticale, où ils s'intriquent, sans ordre apparent, avec les cordons corticaux. Chez les Mammifères, enfin, la pénétration s'accuse davantage ; les cordons parasympathiques gagnent la partie centrale de l'ébauche corticale. A ce moment, la capsule surrénale présente la disposition structurale suivante : au centre, un amas formé par l'enchevêtrement des cordons médullaires et des cordons corticaux ; à la surface, une mince couche de substance corticale. C'est aux dépens de cette dernière couche que se différencieront successivement les trois zones glomérulée, fasciculée et réticulée. Quant aux cordons corticaux logés dans la partie centrale, ils ne prennent aucune part à la constitution de la substance corticale de l'adulte. Ils disparaissent sur place, par un mécanisme inconnu ; on peut encore rencontrer, au moment de la naissance, quelques amas de cellules corticales englobées dans la substance médullaire. C'est à peu près à l'époque de la différenciation des trois zones de la substance corticale, que les cellules médullaires commencent à présenter une affinité spéciale pour les sels de chrome qui les colore en brun (*cellules chromaffines*, Kohn, 1899 ; *phæochromocytes*, Poll, 1903-04).

Chez l'Homme, l'ébauche corticale apparaît vers le 25e jour de la gestation (embryon de 6 millimètres). Au 40e jour (embryon de 19 millimètres), les cellules parasympathiques sont reconnaissables dans le ganglion en relation avec l'ébauche corticale ; leur immigration semble achevée vers la fin de la 7° semaine (embryons de 24 à 26 millimètres). Au 64° jour, l'ébauche médullaire est à peu près localisée au centre de l'organe, et l'ébauche corticale commence à se différencier en ses trois zones constitutives, que l'on distingue nettement à la fin du 3e mois. La chromaffinité des cellules médullaires est manifeste sur les fœtus de 5 centimètres. Les capsules surrénales sont d'abord plus volumineuses que les reins, puis leur accroissement se ralentit, si bien qu'à la naissance, elles coiffent l'extrémité supérieure des reins dont elles paraissent de simples annexes.

Le développement de la capsule surrénale, tel que nous venons de l'exposer, permet de se rendre compte des inversions ou relations anormales des substances corticale et médullaire qui ont été signalées chez l'adulte, ainsi que des diverses variétés de capsules accessoires (capsules accessoires à la surface du foie ou de la veine cave inférieure; capsules en relation avec les diverses parties de l'appareil uro-génital, ou situées entre les plexus nerveux du sympathique).

On trouve, annexées aux ganglions du sympathique, des formations analogues à la substance médullaire de la surrénale, et renfermant comme elle, des cellules parasympathiqnes émigrées des ganglions voisins : ce sont les *paraganglions* (p. 374).

# CHAPITRE V

# APPAREIL NERVEUX

Nous étudierons, dans ce chapitre, le développement des centres nerveux, puis celui des nerfs périphériques comprenant les ganglions et les nerfs cérébro-spinaux, et le grand sympathique.

## ARTICLE PREMIER

## CENTRES NERVEUX

Nous ne reviendrons pas ici sur le mode de formation du tube médullaire primitif, par soulèvement en arrière et soudure sur la ligne médiane des deux bords de la gouttière médullaire (p. 99). Nous nous bornerons à rappeler que, pendant un certain temps, le tube médullaire reste ouvert à ses deux extrémités (*neuropores inférieur et supérieur*). Le neuropore supérieur présente une certaine importance au point de vue phylogénique. Il figure, en effet, chez l'Amphioxus adulte, une fossette garnie de cils vibratiles, par l'intermédiaire de laquelle l'eau de mer peut pénétrer à l'intérieur du canal médullaire. Chez un certain nombre de Poissons, le neuropore supérieur s'oblitère ; toutefois le tube médullaire reste en continuité avec l'ectoderme par l'intermédiaire d'un cordon cellulaire. Chez les Mammifères, la fermeture du neuropore supérieur, qui répond à la portion moyenne du cerveau antérieur (Van Wijhe, 1884), est également complète, mais, de plus, le tube médullaire se détache de l'ectoderme ; on donne le nom de *plaque terminale* à la membrane nerveuse d'occlusion.

Quant au neuropore inférieur, il siège au niveau de l'extrémité la plus reculée du tube médullaire, en regard du canal neurentérique, et sa fermeture est plus tardive que celle du neuropore supérieur.

La persistance anormale de la gouttière médullaire, sur une partie de sa longueur, donne lieu à la malformation connue sous le nom de *spina bifida* (avec poche hydrorachidienne externe). Cette malformation est surtout fréquente dans la région lombo-sacrée, au niveau du neuropore inférieur. Dans la région des vésicules cérébrales, elle constitue l'*anencéphalie*.

Au moment où s'effectue l'occlusion des neuropores, on peut reconnaître au système nerveux central deux segments bien distincts : 1° un segment inférieur, de forme assez régulièrement cylindrique, et 2° un segment supérieur renflé en plusieurs vésicules diversement infléchies. Le segment inférieur donne naissance à la moelle épinière ; les vésicules supérieures, à l'encéphale.

## § 1. — Considérations générales
### SUR LE DÉVELOPPEMENT DES CENTRES NERVEUX

Nous étudierons tout d'abord la différenciation des éléments caractéristiques de la substance grise et leurs stratifications primordiales communes à tous les segments du névraxe ; nous décrirons ensuite les divisions topographiques que celui-ci présente au début sur la coupe transversale et dans toute son étendue, et que l'on retrouve plus ou moins modifiées chez l'adulte.

**1° Histogenèse**. — Au moment où le tube neural primitif se détache de l'ectoderme, ses parois sont constituées par plusieurs rangées de cellules ovoïdes, étroitement serrées et disposées perpendiculairement à la surface. De bonne heure, on distingue, dans la partie interne, des cellules arrondies volumineuses, claires, les *cellules germinatives* (His). Elles se multiplient par karyokinèse, donnant naissance à la fois à de nouvelles cellules germinatives, et à d'autres éléments qui rappellent par leurs caractères les cellules initiales du tube médullaire. A un stade ultérieur plus ou moins précoce suivant les espèces, plus tardif dans le cerveau que dans la moelle, les cellules germinatives fournissent de nouveaux éléments ovalaires, dont les uns évoluent en cellules nerveuses (*neuroblastes*), et dont les autres ne présentent aucun caractère différentiel. Ces dernières cellules, appelées pour cette raison *cellules indifférentes*, donnent naissance, vers la fin du développement soit à des neuroblastes, soit à des cellules de la névroglie.

Les cellules qui n'ont pas participé à la formation des neuroblastes ou des cellules indifférentes, sont connues sous le nom de *spongioblastes*. Ces éléments émettent des expansions membraneuses qui s'anastomosent les unes avec les autres, et constituent par leur ensemble le tissu de soutènement (*neurosponge* ou *myélosponges*, His). Aux dépens des spongioblastes, se différencieront dans la suite les cellules de l'épendyme, ainsi que les cellules de la névroglie (cellules en araignée).

A un moment donné, la paroi du tube médullaire se laisse décomposer en trois couches distinctes bien que continues : 1° une couche interne (*zone des colonnes*) dans laquelle sont localisées les cellules germinatives ; 2° une couche moyenne (*zone des noyaux*) renfermant les noyaux des spongioblastes ; 3° une couche externe formée par les ramifications superficielles anastomosées des spongioblastes (*voile marginal*).

A un stade ultérieur , les neuroblastes et les cellules indifférentes qui proviennent de la division des cellules germinatives, émigrent graduellement dans la zone des noyaux qui s'épaissit ainsi de plus en plus. Il en résulte une stratification nouvelle, dans laquelle on peut reconnaître de dedans en dehors les différentes couches suivantes : 1° la *plaque interne* ou *matrice*, centre de prolifération active ; 2° la *couche intermédiaire, couche engainante* ou *couche du manteau* correspondant à l'ancienne zone des noyaux ; et, enfin, 3° le *voile marginal* dont l'épaisseur a sensiblement augmenté. La couche interne, une fois son activité prolifératrice épuisée, c'est-à-dire après émigration des dernières cellules libres formées dans son épaisseur, constituera l'épendyme, d'abord pluri-stratifié, et la substance grise péri-épendymaire. Dans la couche intermédiaire, se formera la substance grise proprement dite (axe gris de la moelle, noyaux bulbaires, écorce cérébrale, etc.), aux points où s'accumuleront les cellules nerveuses ; cette même couche donnera également naissance à de la subs-tance blanche dans les territoires que les cellules nerveuses n'auront fait que traverser, et que des fibres nerveuses auront envahis secondairement (centre ovale du cerveau, etc.). Le voile marginal, toujours occupé à un stade avancé par des fibres myéliniques, for-mera la substance blanche périphé-rique : cordons médullaires, couche zonale du cortex, etc.

**2° Morphogénèse.** — A un mo-ment de son évolution, la paroi du tube neural se laisse différencier, sur la coupe transversale (fig. 171), en six zones ou lames distinctes : une lame située en avant du canal médullaire (*lame basale*) ; une lame diamétrale-ment opposée à la précédente (*lame dorsale* ou *recouvrante*) ; deux lames an-téro-latérales (*lames fondamentales*) ; et, enfin, deux lames postéro-latérales (*lames alaires*). Cette différenciation est importante à signaler, car seules les deux lames latérales, et surtout la lame fondamentale contribuent à la forma-tion des neuroblastes ; les lames recouvrante et basale restent partout stériles.

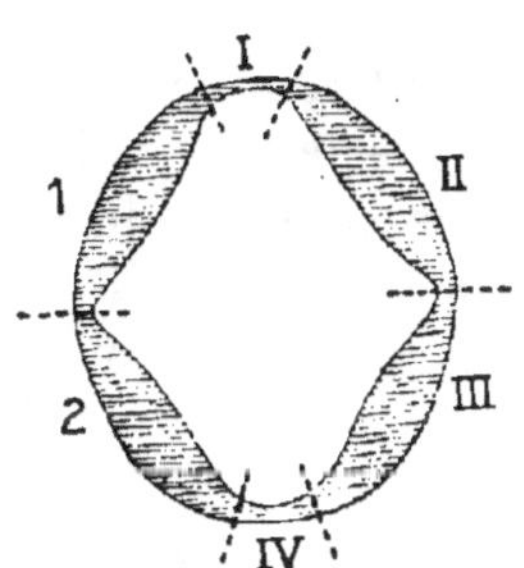

Fig. 171.

Schéma de la division des parois du tube neural, sur la coupe transversale. Dessin du Dr BONNE.

I, lame recouvrante. — II, lame alaire. — III, lame fondamentale. — IV, lame basale. — 1, épencéphale, dérivé de la lame alaire. — 2, hypencéphale, dérivé de la lame fondamentale.

# § 2. — MOELLE

Le développement structural de la moelle est toujours en avance sur celui de l'encéphale : dès le stade de 8 millimètres, la couche engaînante s'est renflée en avant, de chaque côté de la ligne médiane, dessinant ainsi les rudiments des cornes antérieures. Les cornes postérieures, esquissées à cette époque, atteignent presque leur forme définitive au stade de 12 millimètres. A ce moment, on distingue entre la lame fondamentale et la lame alaire une *pièce intermédiaire* (His), propre au segment médullaire du tube neural, et qui correspond à peu près par sa situation au point de rencontre des deux cornes du même côté chez l'adulte.

**1° Premiers développements.** — Dans chacun des trois segments des parois latérales du canal médullaire, on retrouve les trois couches décrites précédemment. La *plaque interne* est encore épaisse. Dans la *couche du manteau*, les neuroblastes se transforment sur place en cellules nerveuses et névrogliques. C'est au niveau des futures cornes antérieures que la prolifération et la différenciation sont le plus actives : on voit même, à ce stade, des neuroblastes nés dans les portions dorsales des parois, venir s'accumuler dans la région ventrale. Le *voile marginal* est encore très mince, sauf aux points où il sera traversé par les fibres déjà émises par les cellules de la moelle ou des ganglions rachidiens.

Les deux zones externes de la lame fondamentale (couche du manteau et voile marginal), forment les deux commissures antérieures, la corne antérieure, les cordons antérieurs et une bonne partie des cordons latéraux. Dans la pièce intermédiaire, ces deux couches fournissent le col de la corne postérieure, la colonne de Clarke, la substance réticulée, et la partie dorsale du cordon latéral. Enfin, dans la lame alaire, se développeront la corne postérieure et les cordons postérieurs.

Les ganglions rachidiens sont distincts sur l'embryon de 6 millimètres, ainsi que les racines antérieures et postérieures.

On sait depuis longtemps que les cylindraxes des fibres motrices des racines antérieures émanent des cellules des cornes antérieures, tandis que les cylindraxes des fibres sensitives des racines postérieures proviennent des cellules des ganglions spinaux, et ne s'enfoncent que secondairement dans la moelle. Les racines antérieures précèdent dans leur apparition les racines postérieures.

Vers la fin du 1er mois, on voit un certain nombre de fibres provenant de cellules nerveuses disséminées dans toute la substance grise, se porter vers la corne antérieure du même côté, la contourner ou la traverser, puis se diriger vers le côté opposé de la moelle. Ces fibres représentent l'ébauche de la commissure antérieure ; la disposition qu'elles affectent dans la substance grise est connue sous le nom de *formation arquée* (His) ou de *stratum semi-circulaire* (Hensen). Les fibres arquées après avoir constitué la commissure, viennent se placer pour la plupart en avant de la corne antérieure, où elles représentent le cordon antérieur. Un certain nombre de fibres dépassent le cordon antérieur, se portent plus en dehors sur les parties latérales de la moelle, et contribuent à la formation du cordon latéral.

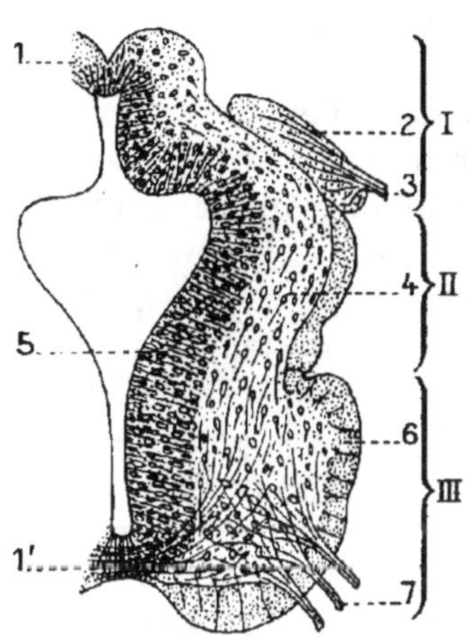

Fig. 172.

Coupe transversale de la moelle sur un embryon humain de 12,5 mill., d'après His. Dessin du Dr Bonne.

I, lame alaire. — II, pièce intermédiaire. — III, lame fondamentale. — 1, 1' commissures dorsale et ventrale. — 2, faisceau ovale (His) formé par les fibres des racines postérieures. — 3, racine postérieure. — 4, couche intermédiaire. — 5, plaque interne. — 6, voile marginal. — 7, racine antérieure.

A la même époque, ou peu après, les fibres des racines postérieures, immédiatement après leur pénétration dans la moelle, se divisent en deux branches, l'une ascendante, l'autre descendante, desquelles se détachent une série de collatérales qui se répandent dans la substance grise. L'ensemble de ces branches ascendantes et descendantes constitue un petit faisceau accolé à la face externe de la corne postérieure, et désigné à cette époque par His sous le nom de *faisceau ovale* (embryon de 12 milli-mètres) (fig. 172). Ce faisceau ovale est le rudiment du cordon postérieur.

Quant aux cordons latéraux, ils ne sont encore représentés que par quelques fibres longitudinales bordant la substance grise depuis les racines antérieures jusqu'aux racines posté-rieures. Ces fibres reconnaissent une double origine ; la plus grande partie proviennent des cellules de la corne postérieure du même côté, les autres de la formation arquée du côté opposé.

Telle est la constitution de la moelle épinière à la fin du 1er mois de la vie embryonnaire. Pendant les 2e et 3e mois, les cornes antérieures et postérieures, devenues bien distinctes, se trouvent déjetées latéralement par l'accroissement des cordons antérieurs et postérieurs, si bien que les racines antérieures et postérieures se rapprochent l'une de l'autre.

C'est également au cours du 2e mois que l'on voit se des-siner les renflements cervical et lombaire de la moelle, par accroissement à leur niveau de la substance grise.

**2° Myélinisation des cordons**. — FLECHSIG a montré que la gaine de myéline se dépose autour du cylindraxe en com-mençant à une petite distance de la cellule d'origine. La myé-linisation débute au 4e mois dans les racines postérieures et dans les faisceaux du cordon postérieur qui avoisinent ces racines, pour se propager ensuite dans la direction du sillon médian postérieur ; elle est achevée au 5e mois. La myélinisation du faisceau de Burdach précède donc celle du faisceau de Goll. Peu après, s'opère le dépôt de myéline dans le cordon anté-rieur, et plus tard dans le cordon latéral ; le faisceau cérébel-leux direct se myélinise au 7e mois, et le faisceau pyramidal croisé seulement après la naissance.

C'est également au 5e mois qu'on voit apparaître la myéline dans les faisceaux des voies commissurales courtes : faisceau fondamental du cordon antérieur, et partie interne du faisceau fondamental latéral. Parmi les voies centripètes, c'est le fais-ceau cérébelleux direct dont la myélinisation complète est la plus tardive (7e mois).

A la naissance, chez l'Homme, la moelle présente à peu près les mêmes caractères que chez l'adulte, alors que la myéline commence à peine à faire son apparition dans les faisceaux pyramidaux. Comme la myélinisation marque probablement l'époque du fonctionnement, on peut admettre que les mouvements du fœtus sont de simples actes réflexes.

**3° Modifications du canal central**. — Jusqu'au stade de 6 millimètres, la lumière du tube médullaire présente, sur coupe transversale, la forme d'un ovale allongé dont le grand axe, dirigé d'avant en arrière, mesure une longueur d'environ 300 $\mu$ (fig. 117, A). Vers la fin du 1$^{er}$ mois, et au commencement du 2°, le canal se dilate notablement, et sa forme se rapproche de celle d'un losange dont les deux côtés antérieurs sont plus longs que les postérieurs ; sur l'embryon de 8 millimètres, les deux axes atteignent une longueur de 450 $\mu$ et de 150 $\mu$ (fig. 117, B). Vers la fin du 2° mois, les cordons postérieurs, en s'accroissant, refoulent les parois latérales du canal, et donnent à ce dernier l'aspect d'un fer de lance dont le grand axe mesure 1,5 millimètre (embryon de 24 millimètres). Au commencement du 3° mois, les cordons postérieurs se portent en dedans, et compriment l'une contre l'autre les parois latérales du canal, qui se fusionnent entre elles dans toute l'étendue de ces cordons. Cette soudure qui progresse d'arrière en avant, entraîne naturellement une diminution du canal central. En avant, pareil phénomène se produit également, mais dans des proportions beaucoup moindres.

C'est au 3° mois que le canal central du tube médullaire acquiert les caractères définitifs du *canal de l'épendyme*. Jusqu'à cette époque, la plaque interne, constituée par plusieurs assises de cellules radiaires toutes munies d'un long prolongement externe, contenait encore, dans les intervalles de ces cellules de soutènement, des cellules libres plus ou moins différenciées et destinées à émigrer dans la couche du manteau. Ultérieurement, les cellules radiaires se montrent munies d'un prolongement interne, qui représenterait, d'après LEN-HOSSEK, un certain nombre de cils agglutinés. Elles forment alors une bordure d'abord pluristratifiée, puis unistratifiée, et dans laquelle les cellules libres finissent par disparaître. Immédiatement en dehors de cette bordure, s'accumule une substance amorphe assez abondante, où les cellules, de nature névroglique, sont très clairsemées : c'est la *gelée de Stilling*. Au fur et à mesure du comblement de la partie postérieure du canal épendymaire, amenant la différenciation des cornes postérieures (BONNE, 1899), une partie de la substance gélatineuse primitive est reportée à l'extrémité dorsale de ces cornes, où elle constitue la *gelée de Rolando*, séparée de bonne heure de la substance gélatineuse centrale.

**4° Formation des sillons médians**. — Au moment où les cordons postérieurs commencent à s'épaissir, on voit se dessiner entre eux une encoche que certains auteurs ont considérée comme l'origine du sillon médian postérieur. Mais LENHOSSÉK a montré que ce sillon était virtuel, qu'il représentait la partie disparue du canal central, et qu'on n'y rencontrait jamais trace de vaisseaux ni d'éléments conjonctifs. Les cellules du canal central, comprises dans l'encoche des cordons postérieurs, se modifient, s'étirent et prennent une apparence cornée (*filament corné*) : à la jonction de ce filament et de la portion persistante du canal central de la moelle, se développe une commissure transversale étendue entre les deux cornes postérieures (*commissure grise postérieure*).

Des modifications semblables se produisent également, d'après PRENANT (1896), à la partie antérieure, où l'on voit se former un filament corné antérieur depuis la commissure antérieure jusqu'à la portion persistante du canal. Mais en avant de la commissure blanche antérieure, il existe réellement entre les cordons antérieurs un sillon permanent, envahi à un moment donné par un prolongement conjonctivo-vasculaire. Les artérioles émanées de la spinale antérieure envoient des rameaux destinés aux cornes antérieures.

**5° Vascularisation de la moelle**. — Les vaisseaux pénètrent à l'intérieur de la moelle dans la première moitié du 2ᵉ mois, et s'y développent rapidement. Chez l'embryon de la 7ᵉ semaine, la substance grise est déjà irriguée par un riche réseau capillaire, tandis que les vaisseaux sont encore clairsemés dans la substance blanche. La vascularisation débute par le segment ventral de la moelle.

Les gaines adventices des vaisseaux apparaissent du 3ᵉ au 4ᵉ mois dans la substance grise, et seulement à partir du 6ᵉ mois dans la substance blanche (EICHHORST).

**6° Formation du cône médullaire, ascension de la moelle.** — Du 3ᵉ au 6ᵉ mois lunaire, l'allongement de l'extrémité inférieure de la colonne vertébrale l'emporte sur celui du névraxe : la moelle commence par s'étirer dans la région sacrée (*cône médullaire*), puis elle se détache finalement de la base du coccyx, et remonte à l'intérieur du canal sacré et du canal lombaire (*ascension de la moelle*), d'où la disposition descendante des racines lombo-sacrées connue sous le nom de *queue de cheval*. Au 6ᵉ mois, le cône médullaire se termine entre les 4ᵉ et 5ᵉ vertèbres lombaires ; au 8ᵉ mois, entre les 3ᵉ et 4ᵉ lombaires ; et, à la naissance, entre les 2ᵉ et 3ᵉ lombaires. Pendant la premières année, l'extrémité inférieure de la moelle s'élève jusqu'au bord inférieur de la 1ʳᵉ lombaire, position qu'elle conserve chez l'adulte.

Dans cette ascension de la moelle, la pie-mère extensible s'allonge, et constitue en majeure partie le *fil terminal*. La dure-mère, grâce à ses adhérences multiples, subit une ascension moindre que la moelle : son cul-de-sac inférieur s'arrête au niveau du corps de la 2ᵉ vertèbre sacrée. L'extrémité inférieure de la dure-mère, limitant le cul-de-sac dural, se prolonge jusqu'à la base du coccyx par un ligament engainant le segment externe du fil terminal, et connu sous le nom de *ligament coccygien*.

**7° Ventricule terminal.** — Le cinquième ventricule, *ventricule terminal* (KRAUSE, 1875) ou *sinus terminal* (LOEWE, 1883), compris dans le cône médullaire, représente une dilatation du canal neural primitif, analogue à celle des vésicules cérébrales

(Brugsch et Unger, 1903 ; Cutore, 1905). Les parois du sinus
terminal sont revêtues par l'épithélium épendymaire, doublé
en dehors par une mince couche de substance grise,

Le sinus rhomboïdal des Oiseaux constitue une formation

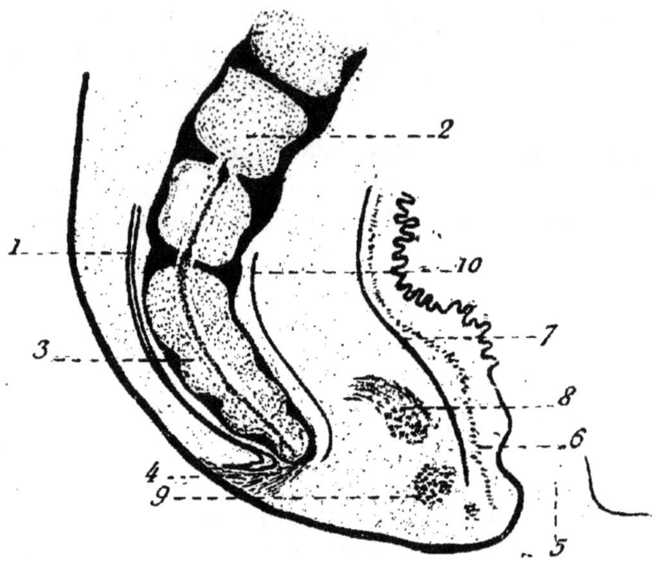

Fig. 173.

Coupe sagittale de l'extrémité caudale sur un fœtus humain ♀ de
7,9/10,5 centimètres, d'après Herrmann et Tourneux (gr. 10/1).

1, tube médullaire atrophié dont l'extrémité caudale, qui formera les vestiges
médullaires paracoccygiens, est recourbée en arrière et en haut. — 2, colonne vertébrale. — 3, vertèbres coccygiennes. — 4, ligament caudal. — 5, anus. — 6,
sphincter interne. — 7, couche musculaire longitudinale du rectum. — 8, releveur
de l'anus. — 9, sphincter externe. — 10, artère caudale.

essentiellement différente de celle du sinus terminal. Il ne
répond pas à une portion élargie du canal neural, mais se
trouve formé par un amas considérable de cellules vésiculeuses
occupant l'espace qui sépare les cornes postérieures, et dérivant de la couche externe des spongioblastes (M. Duval, 1877).

**8° Vestiges médullaires coccygiens.** — Au commencement du 3° mois, le tube médullaire se prolonge encore en

bas jusqu'à l'extrémité de la colonne vertébrale, dans l'éminence coccygienne, et son segment terminal, légèrement renflé, contracte des adhérences avec les couches profondes de la peau. Vers la fin du même mois, la colonne vertébrale, se développant plus rapidement que les parties molles, entraîne avec elle la portion attenante du tube médullaire dont l'extrémité continue à adhérer au tégument externe. Il résulte de cette inégalité de croissance que la portion terminale ou coccygienne du névraxe se recourbe en arrière, et décrit une anse (fig. 173) dont la branche profonde est en rapport avec la face postérieure des vertèbres coccygiennes (*segment coccygien direct*), et dont la branche superficielle se dirige obliquement de bas en haut et d'avant en arrière (*segment coccygien réfléchi*). Dans le courant du 4ᵉ mois, le segment coccygien direct s'atrophie et disparaît sur place ; quant au segment réfléchi, il continue à évoluer pendant le 5ᵉ mois, donnant naissance à des cordons ou à des amas cellulaires creusés d'excavations que limite une couche de cellules prismatiques ou pavimenteuses suivant les points envisagés (*vestiges médullaires coccygiens* ou *paracoccygiens*, F. TOURNEUX et G. HERRMANN, 1887, fig. 167). Ces vestiges, à partir du 6ᵉ mois, subissent une atrophie progressive, mais on peut encore en retrouver des restes au moment de la naissance.

## § 3. — ENCÉPHALE

Après avoir montré le développement morphologique de l'encéphale, nous indiquerons la destinée des vésicules cérébrales.

**1° Développement morphologique ; courbures céphaliques, piliers du crâne.** — Les recherches contemporaines tendent à démontrer qu'il n'existe à l'origine que deux renflements ou vésicules cérébrales occupant l'extrémité supérieure du tube médullaire, le *précerveau* et le *postcerveau*, séparées par une portion rétrécie, le *pli cérébral* (KUPFFER). Le stade classique des trois vésicules (antérieure, moyenne et postérieure) serait secondaire, et résulterait du dédoublement du précerveau en deux vésicules. Ce stade d'ailleurs est également transitoire. En effet, peu après l'évagination des vésicules oculaires primitives aux dépens de la vésicule cérébrale antérieure (embryons de 2 à 3 millimètres, 16 à 18 jours), les vésicules cérébrales antérieure et postérieure se subdivisent chacune en deux cavités secondaires (embryons de 4 à 6 millimètres), ce qui porte à cinq le nombre des vésicules (fig. 174 et 175). Ces subdivisions ne

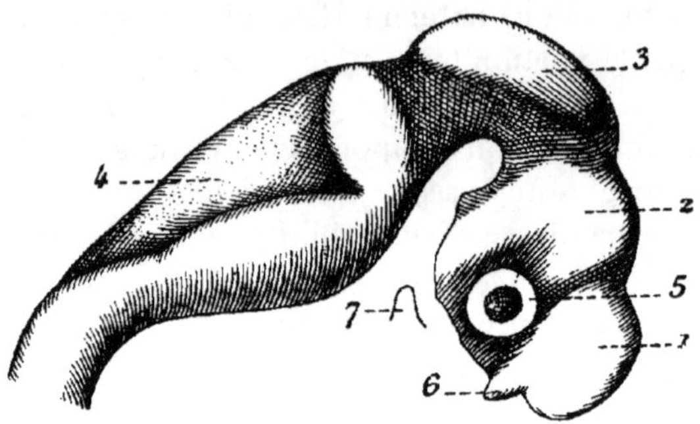


Fig. 174.

Vésicules cérébrales sur un embryon humain de la 4e semaine.
Reconstruction d'après His.

1, cerveau antérieur. — 2, cerveau intermédiaire. — 3, cerveau moyen. — 4, cerveau rhomboïdal non encore divisé. — 5, vésicule optique. — 6, lobe olfactif. — 7, trace du diverticule hypophysaire.

sont pas dues à des étranglements du tube primitif, mais elles proviennent, ainsi que le fait remarquer justement S. Minot, d'une différence de croissance entre les diverses parties de ce tube.

Le tableau suivant montre les transformations successives des vésicules cérébrales :

| STADE DES 2 VÉSICULES | STADE DES 3 VÉSICULES | STADE DES 5 VÉSICULES |
|---|---|---|
| A) Précerveau . | I. Cerveau antérieur (*Prosencéphale*). | 1° Cerveau antérieur ou terminal (*Télencéphale*). 2° Cerveau intermédiaire (*Diencéphale, Thalamencéphale*). |
| | II. Cerveau moyen (*Mésencéphale*). | 3° Cerveau moyen (*Mésencéphale*). |

*B)* Postcerveau. { III. Cerveau postérieur } 4° Cerveau postérieur *(Métencéphale).*
{ *(Rhombencéphale).* } 5° Arrière-cerveau *(Myélencéphale).*

L'axe du tube médullaire, sensiblement rectiligne pendant les premières phases du développement, passe à l'origine par le centre de la plaque terminale (p. 338). Mais, dès que l'extré-

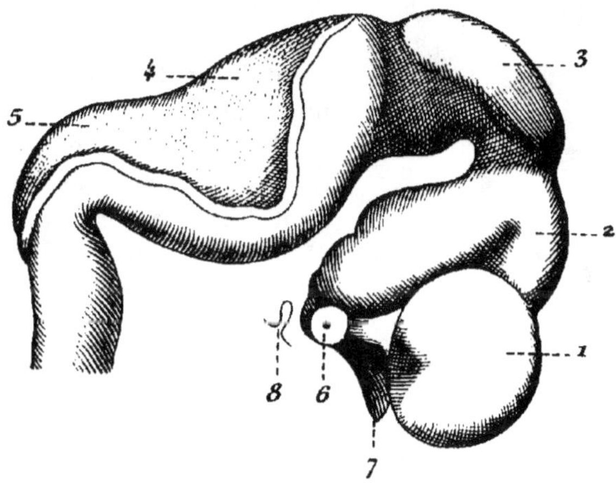

Fig. 175.

Vésicules cérébrales sur un embryon humain de la 5e semaine. Reconstruction montrant les trois inflexions cérébrales, d'après His.

1, cerveau antérieur. — 2, cerveau intermédiaire. — 3, cerveau moyen. — 4, cerveau postérieur. — 5, arrière-cerveau. — 6, pédicule optique. — 7, lobe olfactif. — 8, trace du diverticule hypophysaire.

mité supérieure du tube médullaire s'est renflée en plusieurs vésicules superposées, l'axe nerveux subit un certain nombre de courbures. Une première inflexion se produit dans la région du vertex (*courbure céphalique antérieure,* KŒLLIKER ; *courbure de vertex,* His), se traduisant à l'extérieur par la *protubérance du vertex* ou *éminence apicale* (fig. 174 et 175). Cette première courbure, qui répond au cerveau moyen, s'opère autour de l'extrémité supérieure de la chorde dorsale comme centre. Peu après, une deuxième courbure apparaît dans la région de la nuque, à l'union de l'arrière-cerveau et de la moelle (*courbure céphalique postérieure*, KOELLIKER ; *courbure nuchale*, HIS), donnant lieu à l'*éminence de la nuque* (fig. 175). Enfin, une troisième inflexion se montre peu après entre les deux premières (*courbure pontique*), mais, comme sa convexité regarde en bas et en avant, elle ne se traduit par aucun soulèvement superficiel. Ces différentes courbures résultent, ainsi que HIS l'a démontré expérimentalement, du développement plus rapide de la paroi postérieure des vésicules cérébrales, refoulant progressivement la lame terminale en avant.

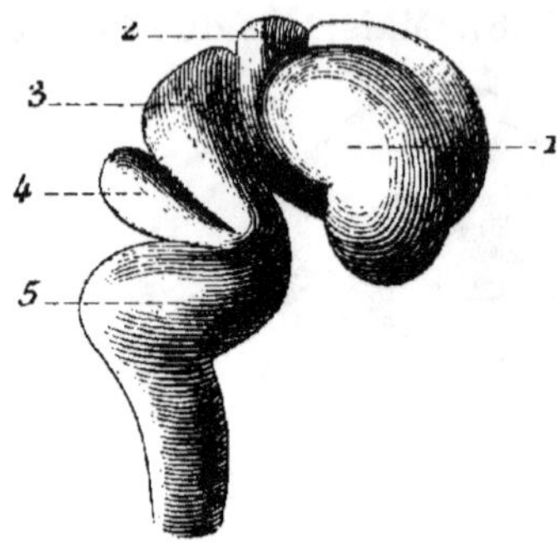

Fig. 176.

Vue latérale des vésicules cérébrales sur un embryon humain de la 7e semaine, d'après HUGUENIN, légèrement modifiée par L. LOEVE.

1, cerveau antérieur. — 2, cerveau intermédiaire. — 3, cerveau moyen. — 4, cerveau postérieur. — 5, arrière-cerveau.

Les différents sillons séparant les vésicules ou résultant des inflexions du tube neural, sont comblés par des prolongements de l'enveloppe mésodermique des centres nerveux. Ainsi que le montre la figure 176, les sillons qui délimitent les vésicules sont surtout accusés sur la face dorsale ; ils sont au nombre de quatre, et se dirigent transversalement, par rapport à l'axe neural. Aux quatre prolongements mésodermiques en forme de croissant logés dans ces sillons, s'ajoute bientôt en avant un cinquième prolongement à direction verticale (antéro-postérieure), la *faux primitive du cerveau*.

Du côté ventral, les deux dépressions provenant des courbures antérieure et postérieure, sont occupées par deux prolongements mésodermiques volumineux connus sous le nom de *piliers du crâne*. Le pilier supérieur (*pilier moyen du crâne*, RATHKE ; *pilier antérieur*, KOELLIKER ; *selle turcique primitive*) qui répond à l'inflexion céphalique antérieure, renferme la terminaison de la chorde dorsale ; son sommet est en rapport avec

le cerveau moyen. Le pilier inférieur (*pilier postérieur*, KOELLI-
KER) se trouve au niveau de l'inflexion céphalique postérieure.
Nous reviendrons ultérieurement sur ces prolongements mé-
sodermiques, à propos des méninges (p. 370).

C'est aux dépens des cinq vésicules cérébrales que se développent les centres encéphaliques. Nous suivrons pas à pas les
transformations de chacune de ces vésicules, en commençant
par la plus inférieure qui se continue avec la moelle ; nous
leur envisagerons une paroi inférieure ou base, des parois
latérales, et une paroi supérieure ou plafond.

Il est à remarquer que les cavités des différentes vésicules
restent en communication les unes avec les autres, ainsi
qu'avec le canal central de la moelle, et que, d'autre part, leurs
parois ne sont jamais perforées, bien qu'en certains points
elles se trouvent réduites, chez l'adulte, à une simple couche
épithéliale, se laissant facilement déchirer, comme au niveau
du trou de Magendie et des trous de Luschka.

**2° Cinquième vésicule (arrière-cerveau).** — Les limites de
l'arrière-cerveau ne sont pas nettement indiquées. Supérieurement, la ligne de démarcation entre les 4° et 5° vésicules
est peu marquée, et s'efface d'ailleurs avec le temps ; inférieurement, l'arrière-cerveau se continue graduellement avec la
moelle. Aussi, certains auteurs, à la suite de HIS, réunissent-
ils dans une même description les 4° et 5° vésicules sous le
nom de *cerveau rhomboïdal*. Les cavités réunies de ces deux
vésicules forment le *4° ventricule* de l'adulte.

La lame fondamentale et la lame alaire s'épaississent considérablement : leur limite respective correspond au sillon latéral
du bulbe de l'adulte. La lame basale se confond de bonne
heure avec les deux lames fondamentales. Celles-ci, jointes aux
lames alaires, donnent le bulbe (fig. 177) où se différencient,
au fur et à mesure de la formation des fibres myéliniques, les
*pédoncules cérébelleux inférieurs*. La lame recouvrante s'amincit
sensiblement, et se transforme en une couche de cellules épithéliales, représentant la *lame obturante du 4° ventricule* (KOELLI-
KER). Cette lame s'accole intimement à la face inférieure de la

pie-mère qui constitue la *toile choroïdienne du 4ᵉ ventricule*, et les deux membranes réunies envoient, au cours du 3ᵉ mois, des prolongements vasculaires à l'intérieur du 4ᵉ ventricule (*plexus choroïdes postérieurs*). La forme losangique de ce ventricule

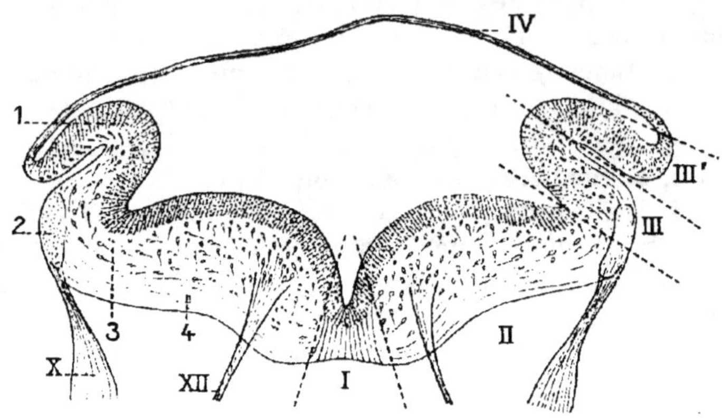


Fig. 177.

Coupe transversale du bulbe rachidien sur un embryon humain de 9,1 mill. d'après His. Dessin du Dʳ Bonne.

I, lame basale. — II, lame fondamentale. — III, segment jugal et III', lèvre rhomboïdale de la lame alaire. — IV, lame recouvrante, membrane obturatrice du 4ᵉ ventricule. — X, nerf vague. — XII, nerf hypoglosse. — 1, plaque interne. — 2, faisceau solitaire. — 3, couche intermédiaire. — 4, voile marginal.

résulte de l'élargissement que subit l'arrière-cerveau, par suite de la courbure pontique.

De la plaque interne de la lame fondamentale, naissent, par migration courte et radiaire, les noyaux moteurs que l'on considère comme représentant dans le bulbe la base de la corne antérieure (noyaux du grand hypoglosse, du moteur oculaire externe, du pathétique, et du moteur oculaire commun). En dehors de ces noyaux, et dans la profondeur de la lame fondamentale, s'organisent par un procédé analogue, les noyaux moteurs que l'on rattache à la tête de la corne antérieure (noyaux du spinal, du pneumogastrique, du glosso-pharyngien et du trijumeau).

La lame alaire se différencie bientôt en deux portions par plicature de son extrémité dorsale : une portion interne ou *segment jugal* (fig. 177) dont la matrice donne le noyau de Goll, le noyau de l'aile grise et le tubercule acoustique; une portion externe ou rhomboïdale qui, après plicature, se soude en dedans à la portion interne. A partir de ce moment, les neuroblastes nés dans la lèvre rhomboïdale émigrent en dedans, passent dans la portion interne de la lame alaire, puis dans la lame fondamentale et forment les olives bulbaire et pontique, les noyaux de Burdach et du cordon latéral, ainsi que les cellules nerveuses de la substance gélatineuse de la racine sensitive du trijumeau. Les fibres arciformes et certaines autres fibres transversales du bulbe, celles du corps trapézoïde, représentent chez l'adulte la trace de ces migrations cellulaires.

A la face antérieure du tube neural, à la limite des deux portions de la lame alaire, pénètrent les fibres sensitives des nerfs mixtes, au voisinage de l'entrée desquelles se forme le faisceau solitaire. Ces fibres, comme celles de l'acoustique, naissent des ganglions sensitifs affectés à chacun de ces nerfs, ganglions homologues des ganglions spinaux, de même que les noyaux intrabulbaires, auxquels elles aboutissent, sont homologues des ganglions de Goll et de Burdach.

**3° Quatrième vésicule (cerveau postérieur).** — Les parois de la 4ᵉ vésicule s'épaississent sur tout son pourtour. La base donne naissance à la *protubérance annulaire* (pont de Varole), les parois latérales aux *pédoncules cérébelleux moyens* et *supérieurs*, et le plafond au *cervelet*.

Les phénomènes histogéniques sont essentiellement les mêmes que dans la 5ᵉ vésicule : migrations radiaires dans la lame fondamentale, migration oblique dans la lame alaire. Les fibres du trijumeau, nées du ganglion de Gasser, pénètrent de bonne heure dans le névraxe, à peu près au sommet de la courbure pontique, en même temps que se différencient les noyaux bulbo-pontiques de la cinquième paire.

Le cervelet se constitue, à un stade relativement avancé, dans la lame recouvrante par des accumulations de cellules nées pour la plupart de la matrice de la lame alaire. Ces cellules émigrent vers la ligne médiane, et forment bientôt trois amas principaux, l'un médian, correspondant au vermis, et les deux autres latéraux, correspondant aux hémisphères. De là, les cellules, demeurées pour la plupart indifférentes, s'étalent sur toute la surface de l'organe où elles forment une couche continue (*couche d'Obersteiner*), qui fournira dans la suite la plupart des éléments des trois couches de l'écorce cérébelleuse.

Le cervelet apparaît d'abord comme un simple bourrelet transversal qui, en s'accroissant de haut en bas, recouvre peu à peu la toile choroïdienne, et vient comprimer l'arrière-cerveau. Le vermis se montre vers le 3e mois, et les hémisphères, avec leurs circonvolutions, se soulèvent au 4e. La portion de la voûte par l'intermédiaire de laquelle le cervelet se continue en arrière avec le restant du cerveau postérieur, forme le voile médullaire postérieur (*valvule de Tarin*) ; celle qui réunit en avant le cervelet au cerveau moyen, donne naissance au voile médullaire antérieur (*valvule de Vieussens*).

**4° Troisième vésicule (cerveau moyen).** — Ainsi que le fait remarquer HERTWIG, de toutes les vésicules cérébrales, le cerveau moyen est celle qui subit le moins de modifications : ses parois s'épaississent régulièrement autour de la cavité centrale, qui se rétrécit et se transforme en *aqueduc de Sylvius*. La base fournit les *pédoncules cérébraux* entre lesquels persiste une mince lamelle de substance grise (*substance perforée postérieure*) ; les parois latérales donnent naissance aux corps genouillés internes, ainsi qu'à une portion du ruban de Reil ; enfin, aux dépens de la voûte, se développent les *tubercules quadrijumeaux*.

Le cerveau moyen, à cheval sur le pilier moyen du crâne, occupe à l'origine le sommet du vertex. Dans la suite, il est recouvert en totalité par les hémisphères cérébraux, et se trouve ainsi reporté à la base du crâne.

**5° Deuxième vésicule (cerveau intermédiaire).** — Nous ne pourrons déterminer les rapports intimes qu'affecte le cerveau intermédiaire avec le cerveau antérieur, qu'après avoir fait connaître le mode de développement de ce dernier.

La base du cerveau intermédiaire reste mince, et forme, d'avant en arrière, les organes suivants : *chiasma des nerfs optiques*, *tuber cinereum*, et plus tard (5e mois) les *tubercules mamillaires*. Les parois latérales s'épaississent considérable-

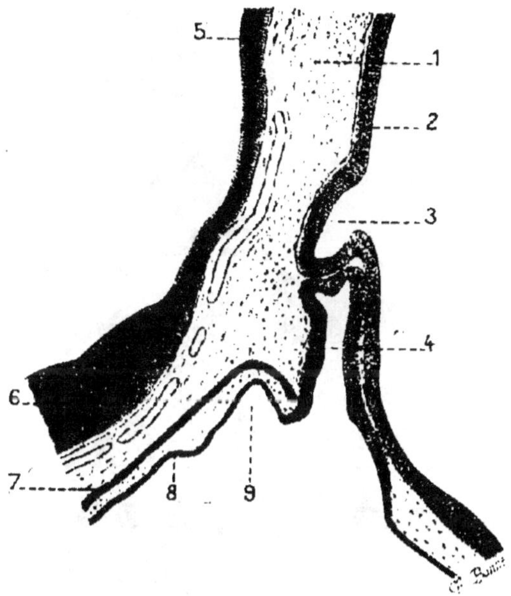


Fig. 478.

Coupe médiane intéressant le diverticule hypophysaire et l'infundibulum sur un embryon de Lapin de 307 heures mesurant 9 mill. (gr. 60/1). Dessin du Dr BONNE.

1, pilier moyen du crâne. — 2, plancher du cerveau intermédiaire. — 3, infundibulum. — 4, diverticule hypophysaire (poche de Rathke). — 5, plancher du cerveau postérieur. — 6, plancher de l'arrière-cerveau. — 7, chorde dorsale. — 8, épithélium tapissant la voûte du pharynx. — 9, poche de Seessel.

ment, pour constituer les *couches optiques* qui réduisent la cavité centrale à l'état d'une fissure verticale (3e *ventricule*, *ventricule moyen*) communiquant avec le cerveau rhomboïdal par l'intermédiaire de l'aqueduc de Sylvius. La voûte se comporte comme celle de l'arrière-cerveau ; elle s'amincit et se réduit à une seule couche épithéliale qui s'accole à la pie-mère (*toile choroïdienne du 3e ventricule*).

Le cerveau intermédiaire donne naissance, par sa base et par son plafond, à deux organes l'hypophyse et l'épiphyse, à l'étude desquels nous joindrons celle de la paraphyse.

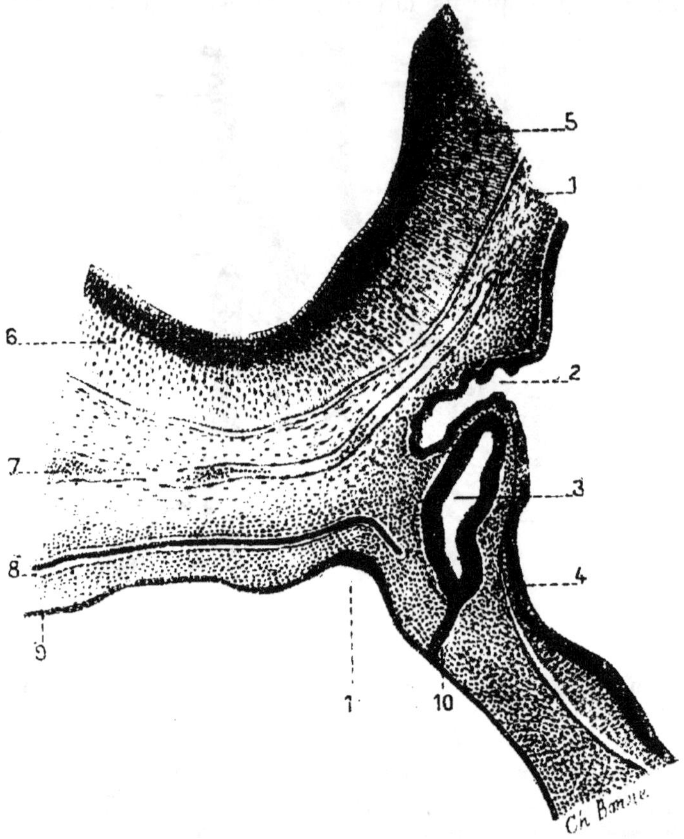


Fig. 179.

Coupe médiane intéressant la poche hypophysaire sur un embryon de Lapin de 345 heures, mesurant 12 mill. (gr. 60/1). Dessin du Dr BONNE.

1, pilier moyen du crâne. — 2, infundibulum. — 3, poche hypophysaire. — 4, plancher du cerveau intermédiaire. — 5, plancher du cerveau postérieur. — 6, plancher de l'arrière-cerveau. — 7, tronc basilaire. — 8, chorde dorsale. — 9, épithélium tapissant la voûte du pharynx. — 10, pédicule de la poche hypophysaire. — 11, poche de Seessel, tapissée par une couche épithéliale épaissie.

a. *Hypophyse (glande pituitaire)*. — L'hypophyse se compose

de deux parties bien distinctes, au point de vue de leur origine. Le lobe antérieur, le plus considérable chez les Mammifères, dérive de l'ectoderme, ainsi que l'ont surtout montré
MIHALKOVICS (1874) et GOETTE (1875); le lobe postérieur et la tige
pituitaire proviennent du cerveau intermédiaire, et sont par
conséquent d'origine nerveuse.

Le lobe antérieur apparaît chez l'embryon humain de 5 millimètres comme un prolongement de la poche pharyngienne
de Rathke, qu'accuse davantage le soulèvement des parties
environnantes; ce prolongement se porte en haut et en arrière
contre la base du 3ᵉ ventricule (*diverticule hypophysaire*). Sur
l'embryon de 8 millimètres, l'extrémité de ce diverticule se
dilate en une *poche hypophysaire*, en même temps que la paroi
inférieure du cerveau intermédiaire émet, directement en
arrière de la poche, un bourgeon creux connu sous le nom de
*prolongement infundibulaire* (fig. 178). La poche hypophysaire
se moule à la surface de l'infundibulum qu'elle embrasse dans
sa concavité, tandis que le pédicule qui la rattachait au pharynx
se rétrécit de plus en plus, et disparaît au cours du troisième
mois.

Chez la plupart des Mammifères, le pédicule hypophysaire
se résorbe normalement dans toute sa longueur. Chez le Chien,
son segment initial, attenant à l'épithélium du pharynx, persiste, pendant toute la période fœtale, sous forme d'une vésicule qui, au voisinage de la naissance, subit les mêmes modifications que l'hypophyse proprement dite. Chez le fœtus
humain, ce pédicule peut encore être suivi dans toute sa longueur au stade de 36 et de 44 millimètres (fig. 112) ; il se termine, en avant, à la partie inférieure du bord postérieur de la
cloison des fosses nasales, immédiatement au-dessus du voile
du palais, après avoir contourné la voûte du pharynx. Vers la
fin du 2ᵒ mois, la surface (fig. 180) de la poche hypophysaire
pousse une série de bourgeons pleins (cordons) qui se ramifient et s'anastomosent dans le tissu conjonctif très vasculaire
enveloppant l'organe dont ils constituent le lobe antérieur.
D'autre part, l'extrémité du prolongement infundibulaire se
renfle, ses parois s'épaississent, et sa cavité se réduit à une

simple fente qui disparaît quelquefois (lobe postérieur) ; les
éléments nerveux se modifient considérablement, et, chez
l'adulte, on ne rencontre qu'une sorte de substance gélatineuse
analogue à la névroglie. Le pédicule rattachant le lobe postérieur à la base du 3ⁿ ventricule, devient la tige pituitaire.

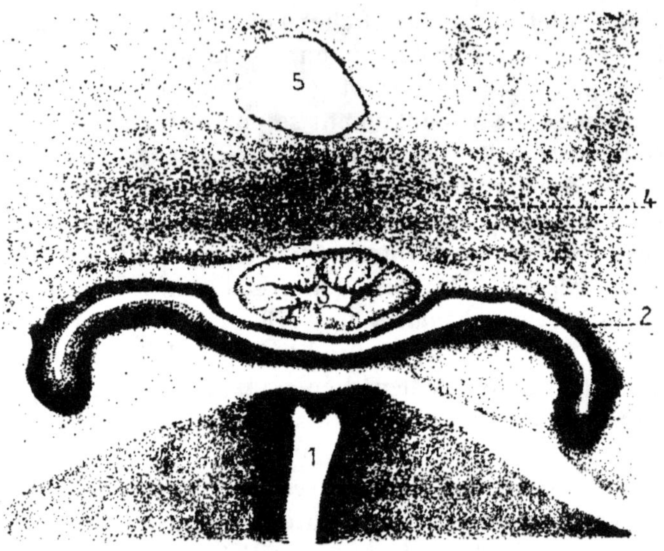

Fig. 180.

Coupe intéressant obliquement de haut en bas et d'avant en arrière
les lobes glandulaire et nerveux de l'hypophyse sur un embryon
humain de 24 mill. (gr. 40/1).

1, cerveau intermédiaire. — 2, cornes latérales du lobe glandulaire. — 3, lobe
nerveux. — 4, cartilage basilaire (sphéno-occipital). — 5, tronc basilaire.

On retrouve, chez l'adulte, des vestiges de la poche hypophysaire sous la forme d'une fente (paranerveuse) ou encore de
vésicules dont le volume peut atteindre un millimètre. Toutes
ces formations creuses sont revêtues par un épithélium affectant suivant les cas la forme pavimenteuse, cubique, prismatique simple ou prismatique ciliée (LAUNOIS, 1904).

Des nombreuses opinions qui ont été émises sur la nature
de la pituitaire, nous ne retiendrons que celle de CH. JULIN

(1881) qui assimile cet organe à la glande hypoganglionnaire des Tuniciers.

La poche de Seessel, mise en cause par quelques auteurs, ne contribue en rien à la constitution de l'hypophyse ; elle s'efface chez la plupart des Mammifères, sans laisser aucune trace. Chez le Lapin et chez le Mouton, comme l'ont montré KUPFFER

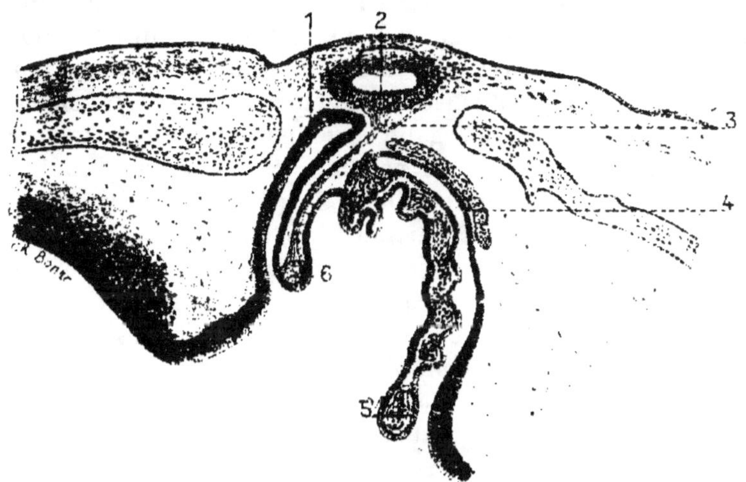

Fig. 181.

Coupe médiane du plafond du cerveau intermédiaire sur un embryon d'Orvet dont la tête mesurait un diamètre antéro-postérieur de 4 mill. (gr. 60/1). Dessin du Dr BONNE.

1, épiphyse. — 2, organe pariétal. — 3, nerf pariétal. — 4, paraphyse. 5, velum transversum. — 6, commissure habénulaire (habenularium).

(1894), et surtout SAINT-RÉMY (1897), et exceptionnellement chez le Chien, on en retrouve des vestiges pendant une certaine période de la vie fœtale, sous la forme d'un *cône épithélial plongeant* qui s'enfonce dans la couche mésodermique sous-jacente, en regard d'un lacis vasculaire très développé. Chez le Lapin (30 millimètres), au-dessus de ce cône plongeant, l'épithélium du pharynx s'épaissit en un *cône saillant* dans la cavité pharyngienne.

b. *Épiphyse (conarium, glande pinéale, corps pinéal).* — La glande pinéale se développe sous forme d'une évagination pri-

mitivement creuse de la voûte du 3ᵉ ventricule, qui commence
à se montrer pendant la 5ᵉ semaine, chez l'embryon humain,
et dont l'extrémité pousse secondairement des bourgeons cellulaires ; elle a été assimiliée au segment distal de l'*organe
pariétal* des Reptiles.

Chez les Cyclostomes et chez les Sauriens, en effet, la voûte
du cerveau intermédiaire donne naissance à deux évaginations
distinctes bien que contiguës, l'une postérieure qui répond à
l'épiphyse des Vertébrés supérieurs, et l'autre antérieure dont
la vésicule terminale, dirigée vers l'ectoderme, doit être envisagée comme un véritable organe visuel pourvu d'un cristallin et
d'une rétine (*œil pinéal, œil pariétal*). A cet organe visuel, se
trouve annexé, au moins pendant la période embryonnaire,
un tractus nerveux (*nerf pariétal*), qui descend le long de la
face antérieure de l'épiphyse, et qui, après avoir côtoyé la
commissure habénulaire dans l'épaisseur de laquelle il est
souvent inclus, va se perdre dans l'un des ganglions habénu-
laires, généralement le droit (fig. 181). Dans certains groupes,
l'épiphyse et l'organe pariétal apparaissent comme deux diverticules d'une même évagination. Enfin, il peut se former des
organes pariétaux accessoires aux dépens des parois de l'épiphyse.

c. *Paraphyse.* — La voûte du cerveau antérieur, immédiatement en avant du cerveau intermédiaire, émet, chez les Reptiles, une troisième évagination qui, sur les corps sagittales, se
montre séparée des formations épiphysaires par les plexus choroïdes du 3ᵉ ventricule et par le velum transversum. Cet organe
entrevu par HOFFMANN (1886) et par DE GRAAF (1886) chez les
Reptiles, a été bien décrit par FRANCOTTE (1888) chez les Sauriens
et par SELENKA (1891) qui lui a assigné le nom de *paraphyse* ou
d'*organe frontal* (Sélaciens et Sauriens). Dans quelques groupes
(Amphibiens), l'extrémité profonde, renflée, de cette évagination bourgeonne en de longs tubes, tandis que le pédicule creux
continue à s'ouvrir dans la cavité encéphalique. La paraphyse
a été retrouvée chez l'embryon humain par HIS et par FRAN-
COTTE (1894) sous la forme d'un petit bourgeon épithélial s'enfonçant dans la faux du cerveau.

**6° Première vésicule (cerveau antérieur).** — L'étude comparative du cerveau antérieur et du cerveau intermédiaire dans la série des Vertébrés montre que ces deux formations varient en sens inverse l'une de l'autre, et que le cerveau anté-

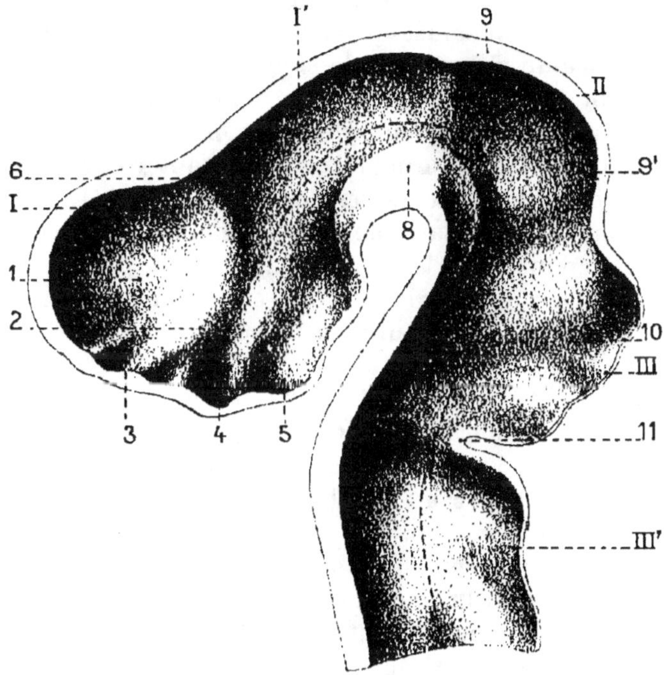


Fig. 182.

Coupe médiane de l'encéphale sur un embryon humain de 6,9 mill., d'après His. La ligne pointillée indique la limite entre la lame alaire et la lame fondamentale. Dessin du Dr Bonne.

I, télencéphale formant avec I', diencéphale, le cerveau antérieur. — II, cerveau moyen. — III, rhombencéphale formant avec III' myélencéphale le cerveau postérieur. — 1, vésicule des hémisphères. — 2, corps strié. — 3, lobe olfactif. — 4, recessus optique. — 5, recessus infundibulaire. — 6, 7, régions thalamique et sous-thalamique du cerveau intermédiaire. — 8, calotte. — 9, 9', tubercules quadrijumeaux antérieur et postérieur. — 10, portion de la lame alaire formant l'ébauche du cervelet. — 11, fente choroïdienne.

rieur, à peine indiqué chez les Poissons, atteint son plus grand développement chez les Primates.

On discute encore sur la part respective des différents territoires de la vésicule antérieure, aux dépens desquels se formeront : le cerveau intermédiaire, la vésicule oculaire, le rhinencéphale et le cerveau antérieur comprenant les hémisphères cérébraux.

La division classique du cerveau antérieur en télencéphale et diencéphale est insuffisante, en ce sens qu'elle ne précise pas la provenance du rhinencéphale et de la vésicule oculaire qui apparaissent à un stade très reculé du développement, alors que le neuropore supérieur n'est pas encore complètement obturé. En réalité, la vésicule cérébrale antérieure se divise en quatre parties distinctes dès l'origine (His, 1904).

Sur l'embryon humain de la 4ᵉ semaine, les formations dont nous venons de parler sont nettement indiquées (fig. 182). On observe, en avant, le cerveau antérieur sous la forme d'un hémisphère encore unique présentant une crête antérieure médiane qui s'arrête au neuropore supérieur maintenant fermé. Au-dessous, s'étend le territoire du rhinencéphale derrière lequel une dépression profonde représente la vésicule oculaire. En arrière de ces trois parties, se trouve le cerveau intermédiaire qu'une légère dépression superficielle sépare du cerveau moyen.

a. *Hémisphères.* — Quoi qu'il en soit, le cerveau antérieur ne tarde pas à se diviser lui-même en deux lobes distincts (*vésicules hémisphériques*) qui, ne pouvant s'accroître du côté de la base, se dilatent en haut et en arrière, et recouvrent progressivement le cerveau intermédiaire, le cerveau moyen et même une partie du cerveau postérieur (6ᵉ mois). La scissure séparant les deux hémisphères (*scissure interhémisphérique*) est occupée par la *faux primitive* du cerveau dont le bord profond, en regard du cerveau intermédiaire, s'unit intimement à la pie-mère recouvrant cet organe; l'ensemble présente sur la coupe transversale la forme d'un T renversé. Au niveau de l'extrémité antérieure du cerveau intermédiaire, le bord inférieur de la faux primitive repose librement sur la plaque nerveuse qui forme en ce point le fond de la scissure interhémisphérique, et qu'on désigne sous le nom de *lame obturante* ou *unissante.*

Chaque lobe hémisphérique, creusé d'une cavité centrale (*ventricule latéral*) qui communique avec le ventricule moyen par un large orifice (*trou de Monro primitif*, fig. 183), comprend deux portions distinctes : une portion axile ou base (*ganglion basal*), épaissie et répondant à la région d'implantation sur le cerveau intermédiaire, et une portion superficielle ou périphérique (*manteau* ou *pallium*). Aux dépens du ganglion basal, se forment les noyaux centraux de substance grise : noyau caudé,

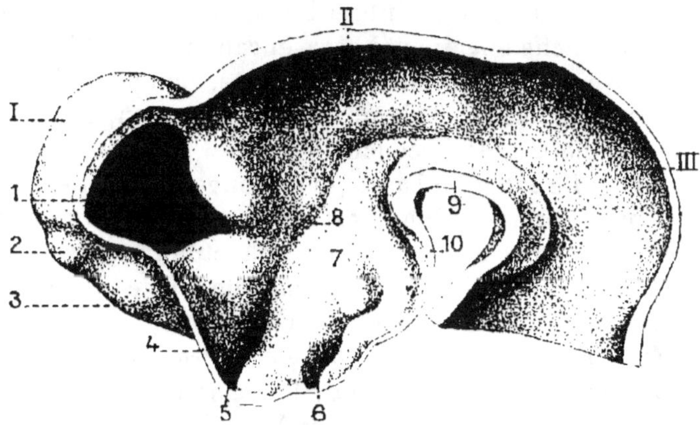

Fig. 183.

Coupe médiane du cerveau antérieur et du cerveau moyen sur un embryon humain de 10,2 mill., d'après His. Dessin du Dr Bonne.

I, télencéphale ou hémisphère cérébral. — II, cerveau intermédiaire. — III, cerveau moyen. — 1, trou de Monro primitif. — 2, 3, lobes olfactifs antérieur et postérieur. — 4, lame terminale. — 5, recessus optique. — 6, recessus infundibulaire. — 7, région sous-thalamique du cerveau intermédiaire. — 8, sillon de Monro. — 9, calotte (lame fondamentale du cerveau moyen). — 10, région mamillaire.

noyau lenticulaire, avant-mur ; le manteau donnera naissance aux circonvolutions.

b. *Écorce*. — L'épaississement des parois des ventricules latéraux, qui commence dans la région du corps strié, ou région insulaire, est dû principalement à la grande épaisseur qu'acquiert de bonne heure la couche engaînante. Celle-ci présente bientôt deux étages que distinguent l'un de l'autre la direction et la forme des mailles du myélosponge. Dans l'étage interne ou profond, contigu à la plaque interne, s'accumulent les cellules libres venues de cette dernière. L'étage externe ou superficiel, dont l'épaisseur s'accroît rapidement, est traversé par les cellules libres venues de l'étage profond, et allant s'accumuler contre la limite interne du voile marginal pour former la couche corticale correspondant aux cinq couches profondes du cortex de l'adulte. La couche zonale est formée, on l'a vu, par le voile marginal où pénètrent plus tard des cellules nerveuses, et qui contient principalement des fibres tangentielles. L'étage superficiel de la couche engainante sera envahi par les fibres nerveuses provenant les premières en date, tangentielles, des centres sous-corticaux (thalamus, cerveau moyen, etc.), et les secondes, radiaires, de la couche corticale.

c. *Lobes*. — Le ganglion basal qui prolonge en avant et sur les côtés la couche optique, dont il est séparé par le *sillon opto-strié*, représente le centre autour duquel s'effectue l'incurvation du manteau. Il correspond à une dépression de la face externe (*fosse de Sylvius*), au fond de laquelle se développent quelques saillies constituant le *lobule de l'insula* (*lobule central*, *lobule du corps strié*); autour de ce lobe central, le manteau se dispose en forme de fer à cheval (*lobe annulaire*). La fosse de Sylvius est d'abord largement ouverte, mais bientôt trois prolongements operculaires du lobe annulaire viendront recouvrir le lobule de l'insula, et transformer la fosse de Sylvius en une scissure.

Dans la suite, on pourra reconnaître au lobe annulaire trois segments principaux (*lobes frontal*, *pariétal* et *temporal*), auxquels viendra s'ajouter un quatrième segment, le *lobe occipital* (p. 369). A l'intérieur de chacun de ces lobes, la cavité ventriculaire envoie un diverticule (*cornes des ventricules*). La cavité des *ventricules latéraux* (1er et 2o ventricules des anciens auteurs) se rétrécira progressivement, par suite de l'épaississement des parois du manteau, tandis que, d'autre part, le développement des ganglions basaux réduira sensiblement le diamètre des trous primitifs de Monro (M. DUVAL, 1879). En même temps, la paroi interne du lobe annulaire se soude avec la paroi latérale du cerveau intermédiaire, avec laquelle elle se trouve en contact, au-dessus du sillon opto-strié.

d. *Commissures, cloison transparente, plexus choroïdes.* —
Vers le milieu du 3ᵉ mois, des commissures commencent à
s'établir entre les deux hémisphères. Tout d'abord les faces
internes des hémisphères, en rapport sur la ligne médiane

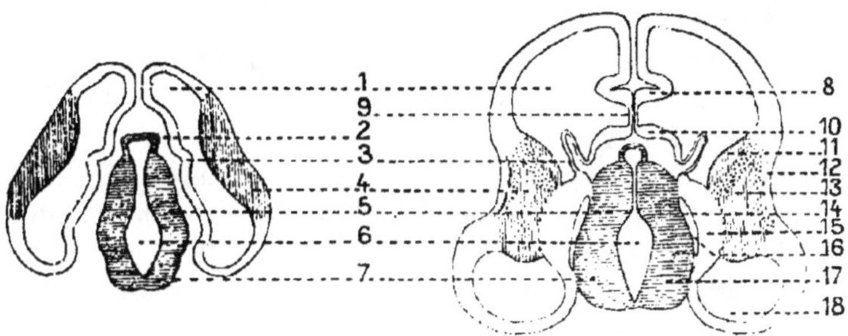



Fig. 184.

Section frontale du cerveau intermédiaire et des vésicules hémisphériques sur un fœtus humain du 2ᵉ mois (A) et sur un fœtus plus
âgé (B). Représentation schématique montrant le développement
du corps calleux, de la cloison, du trigone et de la toile choroïdienne, d'après DÉJERINE. Dessin du Dʳ BONNE.

1, ventricule latéral. — 2, voûte du cerveau intermédiaire. — 3, plexus choroïdes. — 4, corps strié. — 5, lame alaire du cerveau intermédiaire. — 6, ventricule moyen. — 7, lame fondamentale. — 8, ébauche du corps calleux. — 9,
ébauche du septum lucidum. — 10, ébauche du trigone. — 11, noyau caudé. — 12,
avant-mur. — 13, putamen. — 14, thalamus. — 15, globus pallidus. — 16,
ébauche de la capsule interne. — 17, région sous-thalamique. — 18, prolongement
sphénoïdal du ventricule latéral.

avec la faux primitive du cerveau, s'accolent et se soudent sur
un espace triangulaire situé en avant et au-dessus des trous de
Monro (*cloison transparente*). La soudure respecte toutefois,
chez l'Homme, le centre même de cet espace triangulaire où
persiste une étroite fissure verticale (*cinquième ventricule, ventricule de la cloison*), limitée de chaque côté par une lamelle de
substance nerveuse représentant la paroi hémisphérique
amincie (fig. 184). Ainsi qu'on vient de le voir, le mode de formation du cinquième ventricule est essentiellement différent
de celui des autres ventricules qui représentent des segments
de la cavité cérébrale primitive.

En même temps que se produit la cloison transparente, on

voit se creuser, sur la face interne des hémisphères, une scissure dirigée parallèlement au bord supérieur de cette face, et qui s'étend, en contournant la cloison transparente, depuis le trou de Monro jusqu'à l'extrémité du lobe temporal ; c'est la *scissure arciforme* ou *d'Ammon*. A la partie postérieure de cette scissure, répond en dedans une saillie de la paroi interne du ventricule (*repli d'Ammon, pli* ou *circonvolution du grand hippocampe*) : l'extrémité antérieure de la scissure devient le *sinus du corps calleux*.

En regard des bords latéraux de la toile choroïdienne qui double le plafond du 3ᵉ ventricule, la paroi des hémisphères se réduit à une seule couche de cellules épithéliales qui se laisse refouler à l'intérieur des ventricules latéraux par des prolongements vasculaires de la toile choroïdienne (*plexus choroïdes des ventricules latéraux*). Ainsi se forme un second sillon (sillon choroïdien) parallèle au sillon arciforme, et délimitant avec lui un bourrelet désigné sous le nom d'*arc marginal*. En avant, le sillon choroïdien, qui s'étend jusqu'au trou de Monro, est situé au-dessous du bord inférieur de la cloison transparente dont la trace sur chaque hémisphère se trouve ainsi encadrée de toutes parts par l'arc marginal. En d'autres termes, l'arc marginal compris entre les deux scissures arciforme et choroïdienne se divise, en arrière de la cloison transparente, en deux branches, dont l'une supérieure passe au-dessus de la cloison, et dont l'autre, inférieure, s'insinue au-dessous. C'est entre les arcs marginaux droit et gauche que s'établissent les fibres commissurales qui unissent les deux hémisphères (*corps calleux, trigone, commissure blanche antérieure*). Le trigone est compris entre les branches inférieures des arcs marginaux, le corps calleux entre les branches supérieures et entre les portions de ces arcs situées en arrière de la cloison jusqu'aux tubercules quadrijumeaux. D'une façon générale, le développement des commissures progresse d'avant en arrière.

En même temps que le trigone, on voit apparaître les fibres de la *couronne rayonnante de Reil*, dont la partie qui traverse le ganglion basal, et le divise en noyau caudé et en noyau lenticulaire, constitue le bras antérieur de la *capsule interne*.

Au moment où s'accuse le lobe occipital comme une sorte d'excroissance postérieure du lobe temporal (fin du 5ᵉ mois), la scissure arciforme envoie à sa face interne une branche qui se prolonge jusqu'à son extrémité (*scissure calcarine, scissure du petit hippocampe*). Cette scissure détermine dans la cavité ventriculaire une saillie correspondante connue sous le nom d'*ergot de Morand* ou de *petit hippocampe*.

Les faits que nous venons d'indiquer montrent que la *grande fente cérébrale de Bichat* qui répond aux bords latéraux de la toile choroïdienne, suivant la ligne de pénétration des plexus choroïdes à l'intérieur des ventricules latéraux, ne communique pas directement avec la cavité de ces ventricules, puisque les plexus choroïdes sont revêtus sur toute leur surface par l'épithélium ventriculaire.

e. *Lobes olfactifs*. — Les premiers développements des lobes olfactifs sont identiques à ceux des vésicules oculaires. Au commencement du 2ᵉ mois, on voit se détacher de la base de chaque vésicule hémisphérique, immédiatement en avant du ganglion basal, un bourgeon creux qui se porte directement en avant. L'extrémité de ce bourgeon qui repose sur la lame criblée de l'ethmoïde, ne tarde pas à se renfler, et constitue le *bulbe olfactif*; le pédicule qui rattache le bulbe à la paroi des hémisphères représente la *bandelette olfactive*. Le bulbe olfactif se met secondairement en rapport, au niveau des glomérules olfactifs, avec les nerfs olfactifs qui dérivent des cellules olfactives de la membrane pituitaire.

Le bulbe olfactif et la bandelette olfactive renferment au début une cavité centrale, prolongement de la cavité ventriculaire, qui disparaît, dans la suite, chez l'Homme. Cette cavité persiste, pendant toute la vie, chez la plupart des Mammifères dont les lobes olfactifs, plus perfectionnés, atteignent un volume plus considérable que chez l'Homme.

f. *Circonvolutions*. — Les sillons délimitant les circonvolutions se creusent tardivement. Jusqu'au 5ᵉ mois de la vie fœtale, si l'on excepte la fosse sylvienne sur leur face externe convexe, et la scissure arciforme sur leur face interne plane, les hémisphères sont absolument lisses, et la délimitation des différents lobes ne se trouve que très vaguement indiquée.

Au 5ᵉ mois, apparaissent sur la face externe les premiers sillons (*sillon de Rolando, sillon perpendiculaire externe*). Les autres sillons se forment pendant le 6ᵉ mois. En même temps, la fosse de Sylvius se convertit en scissure par bourgeonnement des lobes limitants. A la face interne, le *sillon calloso-marginal* se montre au milieu du 5ᵉ mois.

Ces différents sillons ne résultent pas d'un plissement de la paroi des hémisphères, et par suite, à l'encontre des scissures, ne déterminent pas, à la face interne des ventricules, la formation d'éminences correspondantes. Ils sont la conséquence d'épaississements locaux en forme de bourrelets qui viennent faire saillie à l'extérieur. Ces épaississements portent surtout sur la substance grise, et n'intéressent que faiblement la substance blanche profonde. Les sillons corticaux, d'abord peu accusés, se creusent de plus en plus, au fur et à mesure que la paroi des hémisphères augmente d'épaisseur.

A la naissance, toutes les circonvolutions sont développées, et le cerveau du nouveau-né diffère peu de celui de l'adulte par son aspect extérieur.

## § 4. — MÉNINGES

Les méninges craniennes se forment aux dépens de la couche interne de l'enveloppe mésodermique des centres nerveux, dont la couche externe constitue le crâne primordial membraneux (p. 443). Cette enveloppe mésodermique se moule exactement sur la surface des vésicules cérébrales, et envoie des prolongements vasculaires dans les sillons qui les séparent. Nous avons vu plus haut (p. 352) qu'à la face dorsale du névraxe ces prolongements étaient primitivement au nombre de cinq dont quatre dirigés transversalement, par rapport à l'axe nerveux, et un longitudinalement (faux primitive du cerveau).

Des quatre prolongements transversaux, un seul persiste entre le cerveau moyen et le cerveau postérieur, et devient la tente du cervelet. Les autres disparaissent comme formations

TABLEAU DES DIFFÉRENTES PARTIES DE L'ENCÉPHALE DÉRIVÉES DES CINQ VÉSICULES CÉRÉBRALES, AVEC LES NERFS CORRESPONDANTS (d'après les auteurs).

| | VÉSICULES CÉRÉBRALES | BASE OU PLANCHER | VOUTE OU PLAFOND | PAROIS LATÉRALES | CAVITÉS |
|---|---|---|---|---|---|
| Rhombencéphale . . . . . | Arrière-cerveau. (Myélencéphale). | Bulbe rachidien. VI° à XII° paires nerveuses. | Epithélium de la toile choroïdienne et des plexus choroïdes du 4° ventricule. Valvule de Tarin, verrou, ligules. | Pédoncules cérébelleux inférieurs. | 4e ventricule. |
| | Cerveau postérieur. (Métencéphale). | Pont de Varole. V° paire. | Cervelet et voiles médullaires. IV° paire. | Pédoncules cérébelleux moyens et supérieurs. Partie postérieure du ruban de Reil. | |
| Mésencéphale. | Cerveau moyen. (Mésencéphale). | Pédoncules cérébraux. Substance perforée postérieure. III° paire. | Tubercules quadrijumeaux. | Corps genouillés internes. Partie antérieure du ruban de Reil. | Aqueduc de Sylvius. |
| Prosencéphale . . . . . | Cerveau intermédiaire. (Diencéphale). | Tubercules mamillaires. Tuber cinereum et infundibulum hypophysaire. Vésicules oculaires, chiasma des nerfs optiques. II° paire. | Commissure postérieure. Epiphyse. Epithélium de la toile choroïdienne du 3° ventricule. | Couches optiques Commissure grise. | Ventricule moyen. |
| | Cerveau antérieur. (Télencéphale). | Substance perforée antérieure. Lobes olfactifs. Corps striés, avant-mur. Insula de Reil. | Circonvolutions. Corps calleux; commissure antérieure, trigone; septum lucidum. Epithélium des plexus choroïdes des ventricules latéraux. | | Ventricules latéraux. |

distinctes, au fur et à mesure de l'extension en arrière des vésicules hémisphériques et du cervelet. Quant à la faux primitive du cerveau, elle suit les hémisphères dans leur accroissement, c'est-à-dire qu'elle se prolonge progressivement d'avant en arrière, unissant son bord inférieur à la couche vasculaire qui recouvre le plafond du cerveau intermédiaire. Dans la suite, lorsque les fibres commissurales du corps calleux se seront étendues entre les deux hémisphères, la faux primitive se trouvera divisée en deux parties distinctes : une partie supérieure verticale qui deviendra plus tard fibreuse, et formera la *faux définitive*, et une partie inférieure, horizontale, qui conserve son caractère conjonctivo-vasculaire, et reste étalée à la face dorsale du cerveau intermédiaire (*toile choroïdienne*).

Des deux prolongements qu'on rencontre à la face ventrale des vésicules cérébrales, le pilier postérieur contribue à former le tissu conjonctif lâche qui entoure le plexus veineux intra-rachidien, au niveau de l'articulation occipito-atloïdienne (Dursy) ; le pilier moyen, dont la base est pénétrée par le cartilage de la selle turcique, fournit la gaine lamelleuse de l'artère basilaire (Dursy), ainsi qu'une portion de la pie-mère située au niveau de l'espace perforé postérieur.

De très bonne heure, la pie-mère se distingue de la dure-mère par sa vascularité plus abondante, et aussi par sa texture moins serrée. L'arachnoïde se forme tardivement, dans les derniers mois de la grossesse.

Les méninges rachidiennes se développent de la même façon que les méninges craniennes, aux dépens de la couche la plus interne du rachis membraneux.

ARTICLE II

## NERFS PÉRIPHÉRIQUES

Nous rechercherons successivement comment se développent 1° les ganglions cérébro-spinaux ; 2° les nerfs périphériques ; 3° le grand sympathique.

**1° Ganglions cérébro-spinaux**. — Le développement des

ganglions rachidiens a été suivi chez le Poulet par His (1868) et par M. Duval (1889), chez les Sélaciens par Balfour (1876), et chez les Batraciens par Goette (1877). Il ressort des recherches de ces différents observateurs, qu'avant la fermeture complète de la gouttière médullaire, on peut voir se détacher de la zone unissant les bords de la plaque médullaire à l'ectoderme (*pédicule médullaire*) des éléments cellulaires qui se portent latéralement dans la direction des protovertèbres. A l'origine, ces éléments cellulaires forment de chaque côté du pédicule médullaire une bandelette longitudinale continue (*crête neurale ou ganglionnaire*), adhérant par sa base au pédicule. Dans la suite, la crête neurale se détache complètement du pédicule, les éléments qui la constituent (exclusivement des neuroblastes) se multiplient activement, puis la crête se fragmente en un certain nombre de blocs disposés en série longitudinale : ce sont les *ganglions* qui affectent ainsi une disposition segmentaire.

Les neuroblastes ganglionnaires ou *ganglioblastes* sont primitivement bipolaires (His, Lenhossék) ; plus tard, les deux prolongements se rapprochent, s'accolent et se soudent sur une certaine longueur, disposition décrite sous le nom de bifurcation en T. On sait, en effet, depuis les recherches de Ranvier (1875), que le cylindraxe sortant de la cellule ganglionnaire adulte, après avoir parcouru un segment interannulaire, se bifurque en deux branches dont l'une se dirige vers la moelle, et contribue à former la racine postérieure, et dont l'autre se porte en dehors, et devient l'axe d'un tube nerveux sensitif périphérique. C'est ce qu'on observe dans tous les ganglions cérébro-spinaux, à l'exception de l'acoustique, dont les cellules conservent la bipolarité. Ajoutons que Ramon y Cajal (1891) a émis l'opinion confirmée depuis que, des deux prolongements originels de la cellule ganglionnaire, le prolongement périphérique doit être considéré comme un prolongement protoplasmique, dendritique, ce qui explique son mode de conduction cellulipète, et que le prolongement central seul représente le véritable cylindraxe à conduction cellulifuge.

Les ganglions craniens (ganglion de Gasser, ganglion acoustique, ganglion d'Andersch, ganglion plexiforme, etc.) se forment de la même façon que les ganglions spinaux, aux dépens de la crête neurale. Ils forment à l'origine (fig. 185), trois amas distincts (trijumeau, acoustico-facial, vago-spinal) ; l'amas du vago-spinal se fragmente ultérieurement en trois, puis en quatre

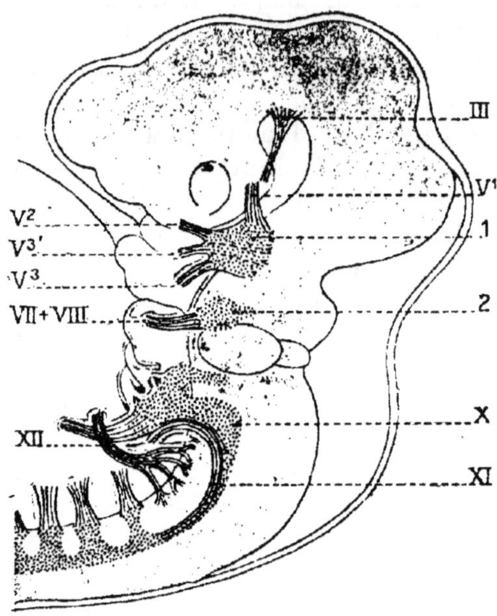


Fig. 185.

Ganglions et racines des nerfs craniens, chez un embryon humain de 6,9 mill. d'après STREETER. Dessin du Dᴿ BONNE.

III, moteur oculaire commun. — V¹, opthalmique. — V², maxillaire supérieur. — V³, maxillaire inférieur. — V³', rameau masticateur. — VII + VIII, facial et acoustique. — IX, glosso-pharyngien dont le tiret a été omis. — X, vague. — XI, spinal. — XII, hypoglosse. — 1, ganglion de Gasser. — 2, ganglion acoustico-facial. — 3, ganglion vago-spinal dont le tiret a été omis.

noyaux séparés. Les branches qui réunissent ces ganglions aux centres nerveux, doivent être assimilées à des racines postérieures.

Les *paraganglions* (KOHN, 1899), comprenant la *glande coccygienne*, la *glande carotidienne*, la *glande tympanique* et l'*organe de Zuckerkandl*, représentent des organes dont les éléments

fondamentaux (*cellules parasympathiques, cellules chromaffines*)
sont émigrés des ganglions sympathiques voisins. Leur
ensemble, y compris la substance médullaire de la capsule
surrénale (p. 335), constitue le système paraganglionnaire ou
parasympathique.

**2° Nerfs périphériques.** — Malgré les recherches importantes dont ils ont été l'objet, les nerfs périphériques présentent encore, dans l'étude de leur développement, un certain
nombre de lacunes. La majorité des auteurs admettent que le
cylindraxe d'un tube nerveux est une émanation directe d'une
cellule nerveuse. Cette doctrine, un moment discutée à la suite
des recherches de BALFOUR (1881), d'APATHY (1897), et de BETHE
(1899), s'est trouvé récemment confirmée par de nouveaux
travaux, en particulier par ceux de RAMON Y CAJAL (1906) et
de VAN GEHUCHTEN (1907).

A la surface du prolongement nerveux, viendraient s'appliquer
et s'enrouler de distance en distance des cellules amiboïdes,
dont la provenance est encore discutée (KOELLIKER; VIGNAL,
1883). Le cylindraxe se montre alors entouré de gaines par-
tielles dont chacune correspond à un segment interannulaire;
c'est dans l'épaisseur des corps cellulaires de ces cellules
enveloppantes, que se dépose la couche de myéline. La gaine
de Schwann apparaît seulement lorsque les cellules à myéline,
dans leur allongement progressif, sont arrivées au contact
l'une de l'autre, délimitant ainsi les étranglements annu-
laires.

Cette manière de comprendre le développement des tubes à
myéline, que nous devons à RANVIER, s'applique aux fibres
blanches des centres nerveux, avec cette différence qu'il n'y
a pas formation de gaine de Schwann.

Les nerfs périphériques sont partagés de très bonne heure
en faisceaux cylindriques. Cette disposition est déjà nettement
visible sur les branches du trijumeau d'un embryon de Mouton
de 18 millimètres. Les nerfs maxillaires, par exemple, sont
formés par la réunion de 10 à 12 faisceaux environ, mesurant
en moyenne 45 μ, et sur la périphérie desquels on distingue

des noyaux appartenant à une membrane périnévrique extrêmement ténue.

**3° Grand sympathique.** — Les recherches de Balfour
(1876), d'Onodi (1886) et de Beard (1888) semblent avoir montré
que les cellules des ganglions du grand sympathique proviennent de l'extrémité ventrale des ganglions spinaux, c'est-à-dire
qu'elles sont d'origine ectodermique. Les cordons se forment
secondairement, au moyen d'anastomoses que s'envoient les
différents centres ganglionnaires ; mais le développement des
fibres de Remak, est encore peu connu.

# CHAPITRE VI

## APPAREIL DE LA GUSTATION

Les papilles caliciformes, organes de la gustation, se développent sur la paroi antérieure du sillon curviligne qui marque pendant toute la période fœtale la limite entre l'ébauche antérieure (corps) et les ébauches postérieures (racine) de la langue (p. 205). Au nombre d'une dizaine environ, elles dessinent le V lingual, dont le sommet, occupé par une grosse papille caliciforme, répond fréquemment au trou borgne ; en cas de non coïncidence, la papille terminale se trouve placée en avant du foramen cæcum.

Ces papilles débutent, à la fin du 3ᵉ mois, par une invagination épithéliale pleine, affectant la forme d'une zone annulaire qui s'enfonce perpendiculairement dans le chorion sous-jacent (GRAEBERG, 1898). De l'extrémité profonde de ce mur épithélial plongeant, ne tardent pas à se détacher des bourgeons également pleins, figurant les ébauches des glandes de von Ebner. Vers la fin du 4ᵉ mois, le mur et les bourgeons terminaux se sont creusés d'une cavité centrale, indiquant le fossé de la papille, et la lumière des conduits glandulaires.

Les bourgeons gustatifs apparaissent de très bonne heure (début du 4ᵉ mois), en même temps que les fibres du glosso-pharyngien. Ils prennent naissance aux dépens des cellules basales de l'épithélium, qui s'allongent, s'effilent et se différencient secondairement en cellules sensorielles et en cellules intercalaires. Les cellules épithéliales ordinaires, qui entourent les bourgeons gustatifs, grâce à leur multiplication progressive, débordent superficiellement les sommets de ces bourgeons, et ainsi se trouvent constituées les dépresssions connues chez l'adulte sous le nom de fossettes gustatives.

# CHAPITRE VII

## APPAREIL DE L'OLFACTION

Nous avons montré plus haut (p. 192) comment, sur l'embryon humain de la 3ᵉ semaine, chaque bourgeon nasal se creusait à son extrémité d'une *fossette olfactive*. Sur la paroi interne de cette fossette, on observe à la fin du 2ᵉ mois une petite dépression, origine de l'*organe de Jacobson*.

**1° Fosses nasales**. — L'organe de l'olfaction est primitivement représenté par un épaississement circulaire de l'ectoderme, situé sur les parties inféro-latérales du bourgeon frontal (*champ olfactif, champ nasal*). Au stade de 4 millimètres chez l'Homme, le champ nasal se déprime en *fossette olfactive* qui s'excave de plus en plus, si bien qu'à un moment donné son extrémité profonde seule se trouve revêtue par l'ectoderme épaissi (*épithélium olfactif*). La fossette olfactive sépare, l'un de l'autre, les deux bourgeons nasaux interne et externe.

Chez les Sauropsidés, la fossette olfactive en s'allongeant de la surface vers la profondeur, à la face inférieure du bourgeon frontal, ne tarde pas à se transformer en une *gouttière nasale* qui s'ouvre en bas dans l'excavation buccale par la *fente nasale*. Cette gouttière se convertit, à son tour, en un *canal nasal*, par suite de la soudure du bourgeon maxillaire supérieur au bourgeon nasal interne. Chaque canal nasal s'ouvre à l'extérieur par un orifice étiré transversalement (*narine*), et dans la cavité buccale par une fente allongée d'avant en arrière (*fente palatine primitive*, DURSY ; *choane primitif*), et représentant la partie postérieure non obturée de la fente nasale primitive.

Chez les Mammifères, l'évolution générale de l'organe olfactif est sensiblement la même que chez les Sauropsidés, avec cette différence que la gouttière nasale creusée dans la paroi inférieure du bourgeon frontal, est séparée à l'origine de la cavité buccale par une membrane épithéliale d'occlusion (*membrane bucco-nasale*, HOCHSTETTER, 1891) formée par l'accolement de l'épithélium nasal et de l'épithélium buccal. Cette membrane résulte de ce fait que la fossette olfactive en s'allongeant, ne glisse

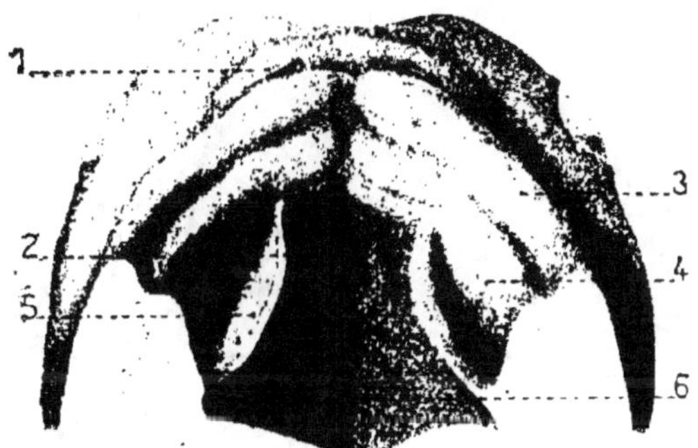


Fig. 186.

Vue de la face inférieure de la voûte palatine primitive, montrant les choanes primitifs, sur un embryon humain de 19 mill., d'après KOLLMANN, 1907 (gr. environ 10/1).

1, orifices externes des fosses nasales. — 2, choanes primitifs. — 3, lèvre supérieure. — 4, rempart dentaire. — 5, lame palatine. — 6, voûte palatine primitive.

pas le long de la paroi inférieure du bourgeon frontal, mais s'enfonce dans l'épaisseur même de ce dernier. L'ouverture des choanes primitifs, par disparition de la membrane bucconasale interposée à la fossette et à la cavité buccale, se produit ainsi secondairement.

Plus tard, l'établissement de la voûte palatine séparera définitivement les gouttières nasales de la cavité buccale (fig 187). Enfin, l'abaissement de la cloison (p. 194) délimitera les fosses nasales droite et gauche. On voit ainsi que les fosses nasales de l'adulte comprennent, en plus des gouttières olfactives, une partie de l'excavation buccale primitive. Le fond des fossettes olfactives, revêtu par l'épithélium olfactif, formera la *tache olfactive*. On sait que celle-ci occupe, chez l'adulte, la partie la plus élevée des fosses nasales (lame criblée de l'ethmoïde, moitié supérieure du cornet supérieur et portion correspondante de la cloison).

a. *Cornets.* — Vers la 6° semaine, se développe la capsule nasale cartilagineuse contournant les fosses nasales, et se prolongeant par une lame verticale dans l'épaisseur de la cloison. Les cornets se montrent vers la fin du 3° mois comme des excroissances de la paroi externe (cornet inférieur ou *maxillo-*

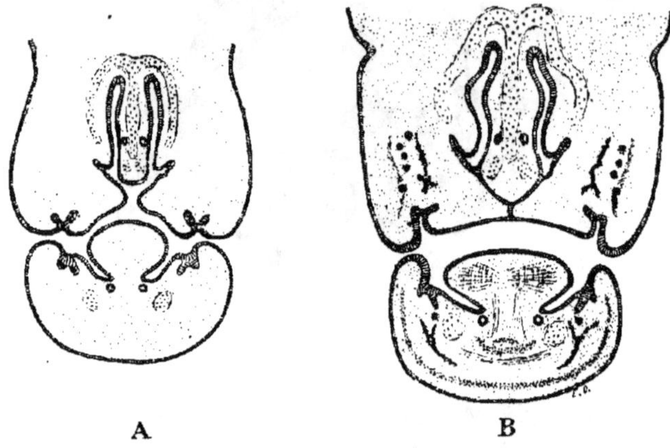



Fig. 187.

Section frontale de la face passant par l'organe de JACOBSON, (A) sur un fœtus humain de 29 mill., et (B) sur un fœtus humain de 37 mill. (gr. 5/1).

Les lames palatines encore séparées sur le fœtus de 29 mill., sont soudées sur celui de 37 mill.

*turbinal*) ou supérieure (cornets moyen et supérieur ou *ethmoturbinaux*) des fosses nasales, contenant un prolongement de la capsule nasale cartilagineuse ; ils délimitent des gouttières ou *méats nasaux* dont l'inférieur, situé au-dessous du cornet inférieur, est en grande partie obturé, par soudure épithéliale, pendant le 3° mois.

Le cornet inférieur cartilagineux se sépare de la capsule au 7° mois (KILLIAN). Les cartilages paraseptaux se détachent, au 3° mois fœtal, du cartilage de la cloison, dont la partie postérieure s'ossifie vers la fin de la première année.

Chez la plupart des Mammifères, la forme des cornets se modifie sensiblement, soit par enroulement, soit par formation de replis secondaires et tertiaires, si bien que la cavité olfactive a pu recevoir le nom de *labyrinthe olfactif*.

b. *Sinus*. — Les *sinus* apparaissent tardivement, sous la forme

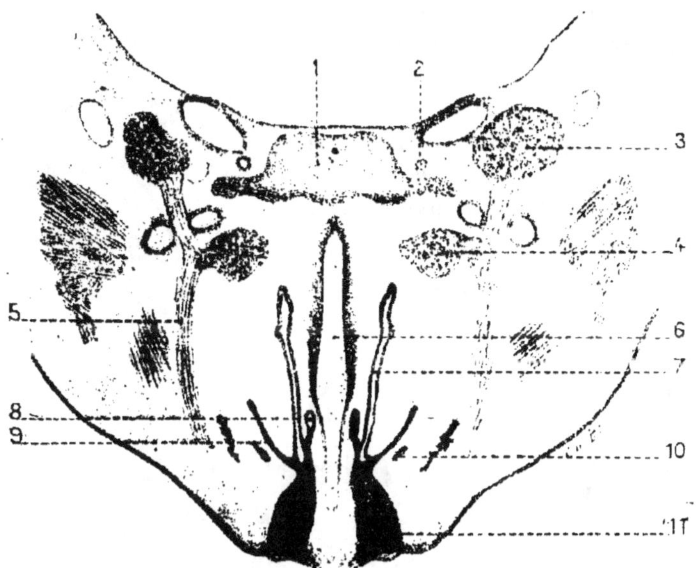

Fig. 188.

Coupe horizontale de la face sur un fœtus humain de 32/40 mill.
(gr. 7,5/1). Dessin du Dʳ BONNE.

1, cartilage basilaire englobant la chorde dorsale. — 2, artères carotides internes. — 3, ganglion de Gasser. — 4, ganglion de Meckel. — 5, nerf maxillaire supérieur. — 6, lame cartilagineuse de la cloison. — 7, fosses nasales. — 8, organe de Jacobson. — 9, lame épithéliale dessinant le méat inférieur. — 10, extrémité inférieure du cordon naso-lacrymal. — 11, bouchon épithélial des narines.

de diverticules qui s'enfoncent dans les os voisins, pendant la gestation (sinus ethmoïdaux, sinus maxillaire au 4ᵘ mois) ou après la naissance (sinus sphénoïdaux, palatins et frontaux).

c. *Bouchon nasal*. — L'épithélium des fosses nasales dérive de l'ectoderme. C'est au début un épithélium polyédrique stratifié embryonnaire qui, comme celui de la trachée, se trans-

forme progressivement en épithélium prismatique, et se couvre
de cils vibratiles vers là fin du 3ᵉ mois. Au niveau des narines,
l'épithélium évolue, au contraire, en épithélium pavimenteux
stratifié qui s'épaissit de bonne heure, et comble entièrement
la lumière des narines de la 7ᵉ semaine au 5ᵉ mois fœtal (*bouchon nasal*, fig. 188). Les premiers bourgeons des glandes nasales apparaissent vers la fin du 3ᵉ mois, et commencent à se
ramifier au 5ᵉ.

d. *Nez*. — Le nez, large et écrasé dans les premières phases
de son développement, s'allonge pro-
gressivement, en même temps que les
narines se rapprochent, par amincissement de la cloison interposée.

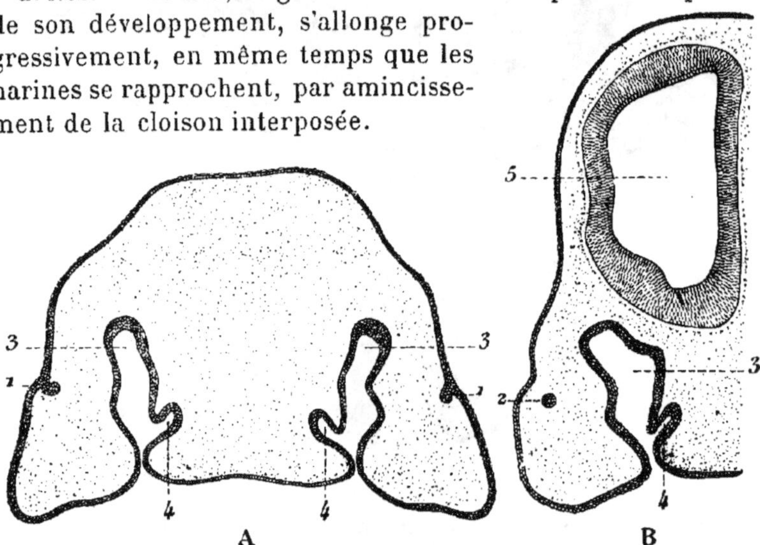

Fig. 189.

Section frontale de la face, sur un embryon de Mouton de 13 mill.
(A), et sur un embryon de Mouton de 13,5 mill. (B) montrant le
mode de formation de l'organe de Jacobson, d'après Jouves
(gr. 20/1). La moitié droite de la coupe a seule été représentée en B.

1, lame naso-lacrymale. — 2, cordon naso-lacrymal. — 3, 3, fosses nasales.
— 4, organe de Jacobson. — 5, vésicule hémisphérique.

**2° Organe de Jacobson**. — Cet organe, découvert par Jacobson (1811), est représenté par un diverticule de la cavité des
fosses nasales qui s'enfonce, d'avant en arrière et à peu près
horizontalement, dans le bord inférieur de la cloison des fosses

nasales, au voisinage de son extrémité antérieure (fig. 189), et
dont l'épithélium modifié se met en relation avec des rameaux
du *nerf olfactif de Jacobson*. Chez la plupart des Mammifères
(Carnassiers, Ruminants, etc.), les organes de Jacobson sont

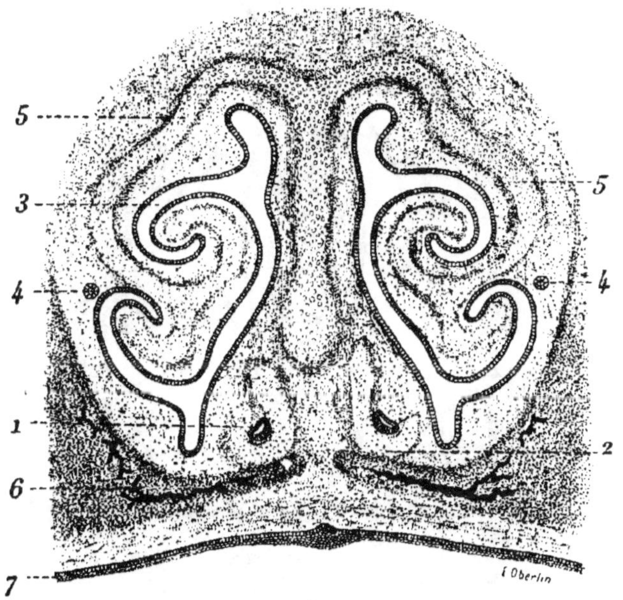


Fig. 190.

Coupe frontale de la face sur un fœtus de Veau de 9 centimètres
(gr. 10/1).

1, organe de Jacobson. — 2, cartilage de Jacobson. — 3, cavité des fosses nasales.
— 4, cordon naso-lacrymal. — 5, capsule nasale cartilagineuse. — 6, maxillaire
supérieur. — 7, épithélium de la voûte palatine.

contenus dans un cartilage particulier creusé en gouttière, et
situé au-dessous du cartilage de la cloison (*cartilages vomériens*,
HUSCHKE ou *cartilages de Jacobson* (fig. 190), et ils émettent par
leur paroi supérieure des canaux glandulaires. Chez l'Homme,
ils sont rudimentaires, sans formations glandulaires sur leur
paroi, et se trouvent adossés au cartilage de la cloison, au-
dessus par conséquent des cartilages de Jacobson (fig. 191).
Leur extrémité antérieure répond au voisinage des canaux

naso-palatins, leur extrémité postérieure reçoit les filets du nerf olfactif de Jacobson (DURSY, 1869 ; KŒLLIKER, 1877), qui,

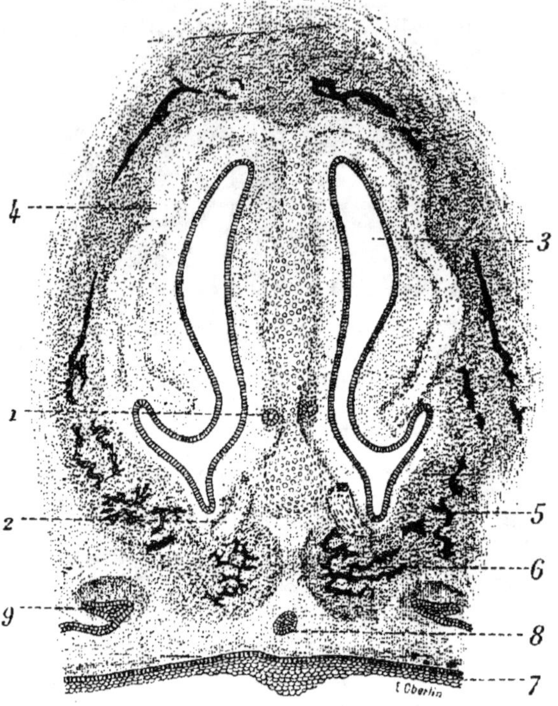



Fig. 191.

Coupe frontale de la face sur un fœtus humain de 8,3/11 centimètres (gr. 10/1).

1, organe de Jacobson. — 2, cartilage de Jacobson. — 3, cavité des fosses nasales. — 4, capsule nasale cartilagineuse. — 5, maxillaire supérieur. — 6, os incisif. — 7, épithélium de la voûte palatine. — 8, globe épidermique du raphé médian. — 9, bourgeon dentaire.

d'après PAULET (1907), abordent le cerveau antérieur dans la même région que le nerf olfactif.

Chez les Rongeurs, ces organes débouchent, comme chez l'Homme, directement dans les fosses nasales, tandis que chez les Ruminants et chez les Carnassiers, ils s'ouvrent à l'intérieur des canaux de Stenson

L'organe de Jacobson se développe sous la forme d'une petite dépression de la paroi interne de la fossette olfactive (fig. 189), qui s'enfonce dans l'épaisseur de la cloison, et se met en communication, par son épithélium très épais, avec les filets du nerf olfactif de Jacobson. Chez l'Homme, l'organe de Jacobson apparaît au stade de 8 milimètres. Vers la fin du 2º mois, l'organe mesure une longueur d'environ un tiers de millimètre, avec une épaisseur un peu moindre. Les dimensions de la cavité centrale atteignent une longueur de 230 $\mu$, sur une largeur de 90 $\mu$ ; l'épithélium est élevé de 90 $\mu$.

A partir du 3º mois, l'organe s'atrophie graduellement. Les rameaux nerveux disparaissent du 4º au 5º mois (KOELLIKER, 1883), et l'épithélium diminue sensiblement de hauteur. Ces organes répondraient chez l'adulte, pour certains auteurs, aux conduits muqueux de Sœmmering (1810).

# CHAPITRE VIII

## APPAREIL DE LA VISION

Dans le présent chapitre, consacré au développement de l'appareil de la vision, nous nous occuperons successivement : 1° du *globe oculaire* ; 2° de ses *annexes*.

### § 1. — GLOBE OCULAIRE

Sur l'embryon de 3 millimètres, avant l'occlusion complète

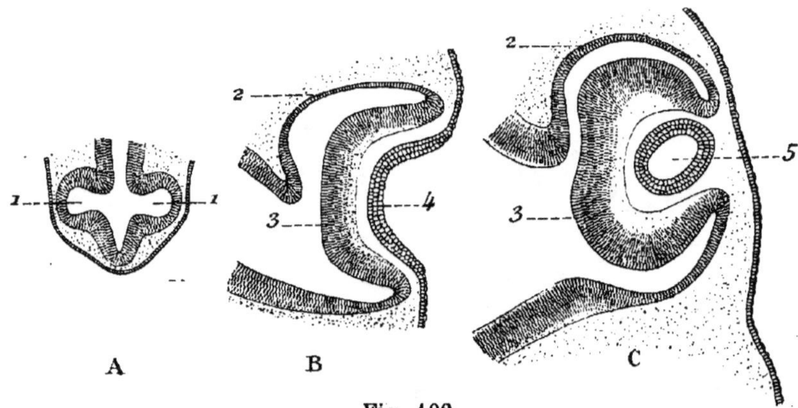



Fig. 192.

Trois stades successifs du développement de l'œil montrant le mode de formation de la vésicule oculaire secondaire et du cristallin, sur des embryons humains : (A) de 4 mill., (B) de 6 mill. et (C) de 8 mill. (gr. 30/1).

1, 1, vésicules oculaires primitives. — 2, lame externe de la vésicule oculaire secondaire (épithélium pigmenté de la rétine). — 3, lame interne (rétine). — 4, involution cristallinienne. — 5, vésicule cristallinienne.

du tube médullaire, la vésicule cérébrale antérieure (p. 364) émet latéralement deux expansions creuses (*vésicules oculaires*

*primitives*, fig. 192, A) au niveau de l'extrémité postérieure du
sillon séparant le premier arc du bourgeon frontal (*sillon* ou
*gouttière naso-lacrymale*). Bientôt (embryon de 6 millimètres),
en regard de la vésicule oculaire, le feuillet externe s'épaissit,
puis s'invagine et constitue une cupule ouverte à l'extérieur,
dont le pédicule se rétrécit progressivement et finit par disparaître (HUSCHKE, 1881 ; fig. 192, B et C). Ainsi se détache de
l'ectoderme une vésicule épithéliale aux dépens de laquelle
se formera le cristallin (fin du 1er mois).

Cette *vésicule cristallinienne*, en s'invaginant, refoule devant
elle la paroi antérieure et infé-
rieure de la vésicule oculaire primitive, qui s'applique contre la
paroi postérieure et supérieure,
de manière à faire disparaître
la cavité interposée. La vésicule oculaire primitive se transforme ainsi en une *cupule optique* (*vésicule oculaire secondaire*)
dont la paroi présente en bas
et en dedans une fente (*colobome,
fente de l'œil, fente rétinienne*),
qui se prolonge en forme de
gouttière, dans une certaine étendue, sur le pédicule rattachant la
cupule au cerveau intermédiaire.
Ce pédicule deviendra dans la
suite le nerf optique, tandis
que les parois de la cupule donne-
ront naissance à la rétine. Dans la gouttière, se place une
branche de l'artère ophtalmique dont la portion postérieure
persistera comme artère centrale de la rétine.

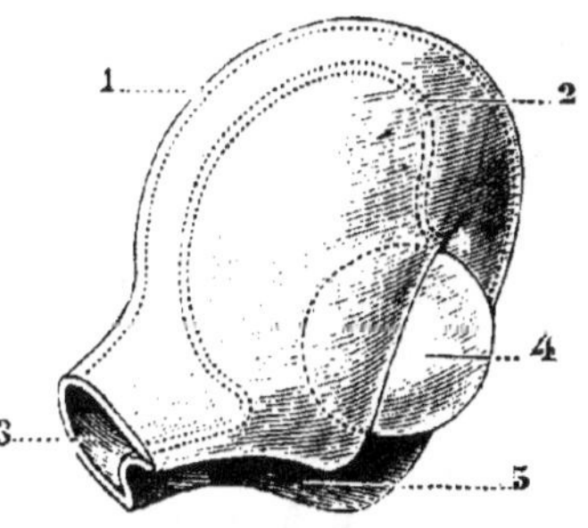

Fig. 193.

Figure schématique montrant
la forme de la capsule optique, et ses rapports avec
le cristallin, d'après HERT-
WIG.

1, lame externe de la capsule optique. — 2, lame interne. — 3, cavité
du pédicule optique. — 4, cristallin.
— 5, fente optique.

La figure schématique 193, empruntée à HERTWIG, montre
que la fente colobomique résulte du mode même de formation de la cupule optique, par refoulement, de dehors en
dedans et de bas en haut, de la paroi antérieure de la vésicule
oculaire primitive par l'involution cristallinienne. Cette fente,

large au début, se rétrécit progressivement par rapprochement des deux lames qui la limitent, et disparaît complètement à un moment donné. La cupule figure alors une sorte de cloche dont le sommet est rattaché à l'encéphale par le pédicule optique, et dont l'ouverture superficielle est comblée par le cristallin. On peut donner à l'ensemble de la cupule optique et du cristallin, le nom de *globe oculaire primitif.*

Le mésoderme ne tarde pas à se condenser au pourtour de ce globe primitif, et à lui constituer une enveloppe qui se continue, à la surface du pédicule optique, avec les méninges cérébrales. Dans la suite, cette enveloppe mésodermique se différencie en deux couches, dont l'externe fournit en avant la cornée, latéralement et en arrière la sclérotique, et dont l'interne devient la choroïde qui pousse secondairement un prolongement annulaire (iris) dans la chambre antérieure. Le globe oculaire primitif s'est ainsi transformé en *globe oculaire secondaire.*

**1° Cristallin**. — La cavité de la vésicule cristallinienne s'efface peu à peu par suite du développement exagéré des cellules épithéliales de sa paroi postérieure. En effet, tandis que les cellules de la paroi antérieure gardent les dimensions ordinaires des éléments épithéliaux, et se disposent sur un seul rang (*épithélium de la cristalloïde antérieure*), celles de la face postérieure s'allongent considérablement d'arrière en avant, et se transforment progressivement en *fibres* ou *prismes du cristallin*. Cet allongement débute au stade de 14 millimètres (fig. 194, A) ; sur le fœtus de 4,7/6 centimètres, les fibres du cristallin ont atteint la paroi antérieure, et comblé presque entièrement la cavité primitive qui ne persiste plus que sous la forme d'un étroit canal situé dans la région équatoriale, au point où les cellules de la paroi antérieure se continuent en arrière, par une transition graduelle, avec les fibres cristalliniennes. Les noyaux des cellules ainsi transformées en fibres, se trouvent relégués dans le segment antérieur, où leur ensemble constitue sur la coupe la *zone des noyaux*, ce qui semble indiquer que l'allongement porte surtout sur le segment postérieur.

Les premières fibres du cristallin, sensiblement rectilignes, représentent le noyau du cristallin adulte. Celles qui naissent ensuite par multiplication et allongement des cellules de la cristalloïde antérieure dans la région équatoriale de la lentille, enveloppent les précédentes à la fois en avant et en arrière, et les séparent de plus en plus des cristalloïdes, avec lesquelles toutes les fibres ont été primitivement en contact. Les extrémités de ces fibres, dont les couches se recouvrent les unes les autres, ne se prolongent pas toutefois en avant et en arrière jusqu'aux pôles du cristallin, mais elles se terminent contre les

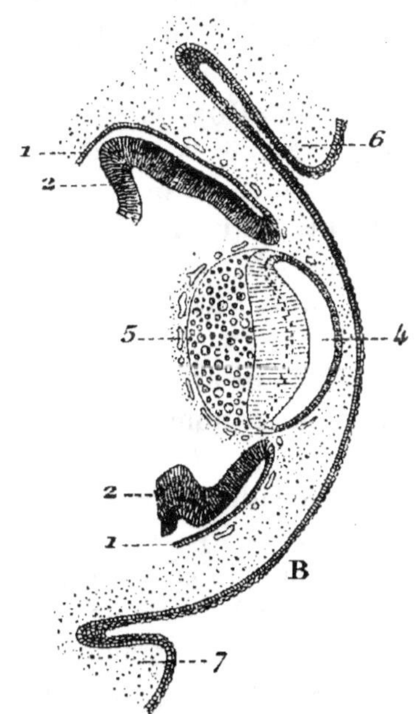

Fig. 194.

Deux stades successifs du développement de l'œil chez l'embryon humain. A, coupe horizontale de l'œil sur un embryon de 14 mill., intéressant la fente oculaire ; B, coupe verticale de l'œil sur un embryon de 24 mill., montrant le soulèvement des paupières (gr. 30/1).

1, lame externe de la vésicule oculaire secondaire (épithélium pigmenté de la rétine). — 2, lame interne (rétine). — 3, artère hyaloïdienne — 4, vésicule cristallinienne : sur l'embryon de 24 mill. (B), le segment postérieur des fibres du cristallin s'est fragmenté en boules hyalines (action du liquide de Müller). — 5, capsule vasculaire du cristallin dont les vaisseaux se continuent sur le bord antérieur de la capsule optique avec les vaisseaux choroïdiens. — 6, paupière supérieure. — 7, paupière inférieure.

branches des étoiles antérieure et postérieure (voy. *Histologie*).

Sur la plupart des pièces conservées dans le liquide de

22.

Müller, on voit les prismes s'arrêter à une certaine distance de la cristalloïde postérieure, et l'espace qui les sépare rempli de globes irréguliers, peu réfringents (fig. 194, B). Ces globes résultent d'une altération cadavérique ayant porté exclusivement sur l'extrémité postérieure des prismes. On doit admettre que cette extrémité, nouvellement formée, est extrêmement molle, et que cette différence de consistance est seule cause de l'altération observée.

**2° Cristalloïdes et capsule vasculaire du cristallin**. — Les parois de la vésicule cristallinienne s'entourent bientôt d'une mince cuticule qui se distingue nettement du tissu ambiant, et que nous devons envisager comme un produit de sécrétion des cellules épithéliales composant la vésicule cristallinienne (KOELLIKER). Cette *capsule* hyaline s'épaissit peu à peu avec les progrès du développement ; on lui considère deux parties, l'une antérieure, l'autre postérieure, désignées toutes deux sous le nom de *cristalloïdes.*

Vers la fin du 2° mois, on voit se développer à la surface de la capsule un réseau vasculaire alimenté par des branches de l'artère hyaloïdienne, et en relation, dans la région équatoriale du cristallin, avec les vaisseaux qui tapissent extérieurement la vésicule oculaire secondaire (vaisseaux choroïdiens). Les veines efférentes se détachent du bord de la lentille, et vont se jeter dans les veines vortiqueuses. D'après ARNOLD (1876), il y aurait à l'origine deux réseaux distincts l'un postérieur irrigué par l'artère hyaloïdienne, l'autre antérieur en communication avec les vaisseaux choroïdiens ; ces deux réseaux s'enverraient ensuite des anastomoses sur le pourtour du cristallin.

Les capillaires, rampant à la surface des cristalloïdes, constituent, avec les éléments mésodermiques qui les accompagnent, la *capsule vasculaire du cristallin.* Suivant les régions qu'elle tapisse, cette capsule vasculaire a reçu des appellations différentes. C'est ainsi qu'au niveau de la pupille, elle a été appelée *membrane pupillaire*, et, en arrière de l'iris, *membrane capsulopupillaire* ; à la face postérieure du cristallin, elle est connue

sous le nom de *membrane capsulaire*. Ces distinctions n'offrent
plus aujourd'hui qu'un intérêt restreint ; le fait essentiel,
c'est que le cristallin, pendant la période fœtale, est enveloppé
de toutes parts par un riche réseau vasculaire, lui apportant
les matériaux nécessaires à son développement.

La capsule vasculaire du cristallin est surtout accusée au
7e mois de la gestation ; elle persiste jusqu'au voisinage de la
naissance. Les vaisseaux s'oblitèrent alors sur place, et on
peut en retrouver assez longtemps des vestiges contre la cristalloïde postérieure. L'oblitération débuterait, suivant ARNOLD,
par l'équateur du cristallin, puis elle progresserait en sens
inverse sur les deux faces du cristallin, en avant, du centre à
la périphérie, et, en arrière, de la périphérie au centre.

Chez les Oiseaux, la membrane capsulo-pupillaire n'existe
pas.

**3° Corps vitré**. — La vésicule cristallinienne, en s'invaginant,
emprisonne entre elle et la vésicule oculaire quelques éléments
mésodermiques qui représentent l'origine du corps vitré. Ces
éléments, très rares dans la partie supérieure du globe oculaire, deviennent plus abondants au voisinage de la fente oculaire par l'intermédiaire de laquelle le corps vitré communique
avec le tissu mésodermique ambiant. C'est d'ailleurs par la
fente oculaire que les vaisseaux sanguins pénètrent à l'intérieur de l'œil. Dans la gouttière creusée à la face inférieure
du nerf optique et dans la fente rétinienne, vient se placer
*l'artère centrale de la rétine* (branche de l'artère ophtalmique)
qui, poursuivant son trajet au delà de la rétine, pénètre dans
le corps vitré où elle est connue sous le nom *d'artère hyaloïdienne* (*artère capsulaire*). Après avoir fourni quelques rameaux
au corps vitré, elle se ramifie à la face postérieure du cristallin pour former la capsule vasculaire.

Le développement des vaisseaux (2e mois) coïncide avec
l'apparition, entre les éléments cellulaires, d'une matière
amorphe semi-fluide qui devient de plus en plus abondante, si
bien que certains auteurs ont pu admettre avec KESSLER qu'il
s'agissait, dans ce cas, d'un véritable transsudat sanguin. En

réalité, le corps vitré présente la structure d'un tissu muqueux dans lequel la matière amorphe presque liquide est particulièrement abondante (Koelliker, Schwalbe).

Chez les Oiseaux, on trouve plongeant dans le corps vitré, une membrane vasculaire, plissée : c'est le *peigne* ou *marsupium*. Cette membrane, plus ou moins développée suivant les groupes, représente un prolongement du tissu choroïdien qui s'engage dans la fente oculaire, et vient faire saillie dans le corps vitré (embryon de Poulet de 4 à 5 jours). Les vaisseaux du peigne sont toutefois indépendants de ceux de la choroïde : ils naissent d'une branche spéciale de l'artère ophtalmique qui pénètre dans la gaîne du nerf optique, au moment où celui-ci traverse la sclérotique. Cette branche est assimilée par Beauregard (1876) à l'artère centrale de la rétine des Mammifères. On sait, en effet, que chez les Oiseaux la rétine ne renferme pas de vaisseaux, et que, d'autre part, la fente colobomique ne se prolonge pas sur le pédicule optique. Le peigne peut ainsi être envisagé comme un organe de nutrition, en dehors du rôle mécanique qu'il semble jouer dans la vision. M. Duval (1884) le considère comme l'homologue du corps vitré embryonnaire des Mammifères. On rencontre une formation analogue au peigne des Oiseaux chez les Reptiles, chez les Batraciens et chez les Poissons.

**4° Modifications de l'enveloppe mésodermique.** — Nous avons déjà indiqué (p. 388), que l'enveloppe mésodermique fournissait par sa couche externe la sclérotique et la cornée, et par sa couche interne la choroïde, le corps ciliaire et l'iris.

a. *Cornée, sclérotique.* — La cornée, intimement appliquée à l'origine contre la capsule vasculaire du cristallin, s'en sépare au commencement du 3° mois, déterminant ainsi la formation d'une chambre antérieure primitive de l'œil. Dès que la séparation qui débute sur le pourtour s'est produite, on peut mettre en évidence à la face postérieure de la cornée une mince couche de cellules plates, d'apparence épithéliale, bien que dérivant du mésoderme. Au commencement du 4° mois, la cornée est bien constituée, mais les limitantes n'existent pas encore ; l'épithélium antérieur est formé d'une assise profonde de cellules cubiques surmontée de deux couches de cellules pavimenteuses. La membrane de Descemet n'apparaît qu'au commencement du 5ᵉ mois.

Pendant la vie fœtale, les artères ciliaires antérieures forment, dans la cornée, un réseau sous-épithélial qui recouvre toute la surface de la membrane (réseau pré-cornéen). Chez la plupart des animaux, ce réseau persiste quelque temps après la naissance. Chez l'Homme, les vaisseaux s'oblitèrent du centre à la périphérie où persiste l'anneau vasculaire péri-cornéen.

La cornée et la sclérotique se différencient tardivement l'une de l'autre.

Les muscles de l'œil, déjà reconnaissables à la fin du 2ᵉ mois, sont bien distincts à la fin du 3ᵉ.

b. *Choroïde.* — La choroïde est exclusivement représentée à son début par un lacis de vaisseaux qui se continuent au niveau de son bord antérieur avec les vaisseaux de la capsule cristallinienne. Les fibres lamineuses se développent plus tardivement; quant au pigment, il ne se montre à l'intérieur des cellules conjonctives que longtemps après avoir envahi l'épithélium postérieur de la rétine.

Vers la fin du 4ᵉ mois, la choroïde et la sclérotique sont nettement différenciées l'une de l'autre.

c. *Corps ciliaire, iris.* — Le corps ciliaire apparaît comme un bourrelet circulaire bordant la choroïde, et en rapport par sa face profonde avec la portion ciliaire de la rétine. Il renferme de bonne heure de nombreux vaisseaux établissant la commucation entre les vaisseaux capsulaires et les vaisseaux choroïdiens.

Les procès ciliaires commencent à se soulever au commencement du 4ᵉ mois : ils sont bien accusés vers le milieu du 5ᵉ.

L'iris représente un bourgeon annulaire de la choroïde qui s'enfonce dans la chambre antérieure primitive de l'œil, en s'appliquant contre la capsule vasculaire (fin du 4ᵉ mois); il entraîne avec lui la portion ciliaire de la rétine qui s'étend ainsi, depuis l'ora serrata en arrière, jusqu'au bord interne de la pupille en avant. A la face postérieure de l'iris, les deux couches qui la constituent se chargent dans la suite de granulations foncées (*uvée*).

D'autre part. les vaisseaux qui, dans la région équatoriale du cristallin, établissent la communication entre la capsule vasculaire et la choroïde, se trouvent repoussés en dedans par le bourgeon irien, et contournent ainsi le bord interne de l'iris. Cette disposition, signalée par J. CLOQUET dès 1818, concorde avec ce que nous savons du mode de continuité de la région ciliaire de la rétine à la face postérieure des procès ciliaires et de l'iris.

Le dilatateur et le sphincter de la pupille se développent du 6e mois à la naissance. D'après GRYNFELLT (1898), le dilatateur se formerait aux dépens du feuillet superficiel (antérieur) de la vésicule oculaire. Le sphincter dériverait, d'après NUSSBAUM (1899-1901) et COLLIN (1903) du feuillet interne de cette vésicule, c'est-à-dire du feuillet postérieur de la partie ectodermique de l'iris.

La résorption de la capsule vasculaire du cristallin détermine la formation, en arrière de l'iris, de la chambre postérieure, qui communique avec la chambre antérieure par l'intermédiaire de la pupille.

**5° Rétine.** — Les deux lames ou feuillets qui composent les parois de la vésicule oculaire secondaire subissent une destinée différente. Déjà, au moment où se produit l'involution cristallinienne (embryon de 6 millimètres), on peut reconnaître que la lame interne est sensiblement plus épaisse que la lame externe. Les éléments de cette dernière lame, en effet, chevauchent les uns sur les autres, et se disposent sur une seule rangée, tandis que les cellules de la lame interne se multiplient au contraire très activement, et forment une couche de plus en plus épaisse.

Au stade de 14 millimètres, les cellules de la lame externe commencent à présenter des granulations pigmentaires dans leur segment interne ; elles constituent la *couche pigmentée* de la rétine. La lame interne fournit les autres couches de la rétine dont le développement, dans les premiers temps au moins, rappelle celui des centres nerveux. Ainsi que l'a montré

Chiévitz (1887), la différenciation des couches progresse d'arrière en avant, et de dedans en dehors.

A la fin du 2° mois, les cellules de la rétine sont agencées sur deux couches distinctes : une couche interne à noyaux arrondis, représentant la couche ganglionnaire, et une couche externe à noyaux ovoïdes. Les fibres nerveuses et les fibres de Müller sont visibles, surtout dans la partie postérieure. Au 5° mois, se montrent successivement au pourtour du nerf optique, la couche granuleuse interne, puis la couche granuleuse externe, en même temps qu'apparaissent les rudiments des cônes. A la fin du 6° mois, la couche granuleuse interne a atteint en avant la portion ciliaire, tandis que la couche granuleuse externe n'a pas encore dépassé l'équateur. Les bâtonnets apparaissent vers la fin du 7° mois, sous forme de bourgeons provenant des cellules de la couche externe à noyaux (Koelliker). Chez les Mammifères qui naissent avec les yeux complètement fermés (Chat, Chien), ils ne se développent qu'après la naissance.

Au cours du 6° mois, on distingue la *tache jaune* à l'épaisseur de la couche des cellules ganglionnaire, et à la minceur de la couche externe à noyaux. Vers la fin du 7° mois, se creuse la *fossette centrale*. Les fibres du nerf optique se trouvent repoussées latéralement, tandis que les cellules ganglionnaires, dans l'étendue de la fovea, se disposent sur une seule couche, comme les cellules de la couche externe à noyaux (Chiévitz, 1887). La substance qui donne à la tache jaune sa coloration, apparaît vers la fin de la gestation.

Pendant toute la période fœtale, la rétine, se développant plus rapidement que les parties voisines, forme une série de plis qui s'enfoncent dans le corps vitré. Ces plis commencent à se montrer vers la fin du 2° mois, et disparaissent un peu avant la naissance.

La fermeture de la fente colobomique s'opère vers la fin du 2° mois.

**6° Nerf optique.** — Le nerf optique est primitivement représenté par le pédicule creux qui rattache la vésicule oculaire au cerveau intermédiaire. Chez les Mammifères, la fente oculaire intéresse, sur une certaine longueur, la face inférieure de ce pédicule, dont la paroi inférieure invaginée se continue avec la lame interne de la vésicule oculaire secondaire (fig. 193). Dans la gouttière ainsi creusée, se place la branche de l'artère opthtalmique qui persistera comme artère centrale de la rétine.

La cavité du pédicule s'oblitère progressivement, au fur et à mesure que ses parois augmentent d'épaisseur, en même temps que la gouttière optique se referme, emprisonnant l'artère centrale de la rétine. La fermeture de la gouttière optique débute vers la 7° semaine, au niveau de l'insertion du pédicule sur la vésicule optique, puis elle progresse à la fois dans les deux sens. D'autre part, on voit apparaître, d'abord à la périphérie du pédicule, des fibrilles nerveuses qui proviennent en majeure partie de la rétine, et qui se mélangent peu à peu aux éléments cellulaires ; ceux-ci se transforment ultérieurement en cellules de la névroglie. Les fibres du nerf optique ne s'entourent d'une gaine de myéline que dans les deux premiers mois qui suivent la naissance.

## § 2. — ANNEXES DE L'ŒIL

Nous étudierons, comme annexes de l'œil : 1° les paupières ; 2° les cils ; 3° les glandes de Meibomius ; 4° la caroncule lacrymale ; 5° les glandes lacrymales, et enfin 6° les voies lacrymales. La plupart des données qui suivent sont empruntées à la thèse du D^r JOUVES (1897).

**1° Paupières.** — Les paupières apparaissent comme deux bourrelets ou replis cutanés, qui marchent à la rencontre l'un de l'autre, et finissent par se souder sur leurs bords. Cette soudure intéresse l'épithélium qui forme ainsi, entre les deux paupières fermées, une lame unique établissant la continuité entre l'épiderme extérieur et l'épithélium conjonctival (*lame palpébrale*). La séparation ultérieure des deux paupières se fait par nécrose des cellules moyennes de cette lame épithéliale.

Chez l'Homme, les paupières commencent à se soulever vers la 6ᵉ semaine ; elles sont soudées sur l'embryon de 37 millimètres. Leur disjonction s'opère peu avant la naissance.

**2° Cils.** — Les cils se développent, vers la fin du 3ᵉ mois, aux dépens de la lame palpébrale, sous la forme de bourgeons pleins, analogues aux involutions pileuses, qui s'enfoncent dans l'épaisseur de chaque paupière. Le cône pileux est formé vers la fin du 4ᵉ mois, et, au commencement du 5ᵉ, les pointes des cils pénètrent dans la lame épithéliale, en se recourbant en dehors.

Les rudiments des glandes sébacées annexées aux cils se montrent vers la fin du 4ᵉ mois.

**3° Glandes de Meibomius.** — Les glandes de Meibomius apparaissent dans la seconde moitié du 4ᵉ mois, comme des invaginations pleines de la lame palpébrale, au voisinage de son bord interne ; elles poussent des bourgeons latéraux vers le milieu du 5ᵉ mois.

**4° Caroncule lacrymale.** — La caroncule peut être reconnue, dès la fin du 2ᵉ mois, comme un léger soulèvement des tissus siégeant dans l'angle interne de l'œil, entre les deux paupières. Il faut vraisemblablement la considérer comme une sorte d'enclave du tégument externe, au milieu de la conjonctive, ce qui permet d'expliquer la présence dans son épaisseur d'organes pilo-sébacés dont les premiers bourgeons se montrent vers la fin du 3ᵉ mois.

**5° Glandes lacrymales.** — Les glandes lacrymales débutent sous la forme d'involutions pleines de l'épithélium conjonctival, dans l'angle externe de l'œil, au point où la conjonctive, qui double la paupière supérieure, se réfléchit sur le globe oculaire (commencement du 3ᵉ mois). Ces involutions, au nombre de cinq à six, commencent à se ramifier vers le milieu du 3ᵉ mois, et se creusent d'une lumière centrale qui se propage graduellement du conduit excréteur aux ramifications secondaires et tertiaires.

**6° Voies lacrymales.** — Le conduit naso-lacrymal ne résulte pas de l'occlusion du fond de la gouttière naso-lacrymale, par rapprochement et soudure de ses bords, ainsi que l'avaient admis Erdl, Coste et Koelliker, mais il se forme par voie de bourgeonnement, aux dépens de l'épithélium qui tapisse le fond de cette gouttière. Les recherches de Born (1876-1883) sur les Reptiles et sur les Oiseaux, celles de Legal (1881) sur le Porc, sur le Lapin et sur la Souris, et enfin celles d'Ewetzky (1888) sur l'embryon humain ont, en effet, montré que l'épithélium du sillon naso-lacrymal émettait par sa face profonde une lame cellulaire s'étendant sur toute sa longueur (fig. 189, A). Cette *lame naso-lacrymale*, qui plonge dans le tissu mésodermique, se détache à un moment donné de la gouttière, et constitue un cordon plein, isolé sur tout son parcours (fig. 189, B) ; aux dépens de ce *cordon naso-lacrymal*, se formeront les voies lacrymales comprenant le canal nasal, le sac lacrymal et les canalicules.

Les phénomènes que nous venons d'indiquer se produisent chez l'embryon humain de la 6ᵉ semaine. Au stade de 19 millimètres, le cordon naso-lacrymal supporte déjà par son extrémité supérieure deux canalicules également pleins (*conduits lacrymaux*), soit qu'il s'agisse d'une véritable ramification dichotomique, ainsi que l'admet Ewetzky, soit, au contraire, que l'extrémité du cordon devienne sur place le canalicule supérieur, et émette secondairement une branche latérale représentant le canalicule inférieur, ainsi que l'indique Legal.

Le cordon naso-lacrymal s'allonge ensuite, portant son extrémité inférieure vers les fosses nasales, tandis que les conduits se rapprochent de l'épithélium des paupières correspondantes. En même temps, le cordon se couvre d'excroissances transitoires (fig. 195), qui paraissent propres à l'embryon humain (Koelliker).

Au milieu du 3ᵉ mois, une lumière apparaît au centre de l'extrémité supérieure élargie du cordon (*sac lacrymal*), et se propage ensuite dans le restant du cordon et dans les conduits. Ceux-ci, après s'être coudés sur eux-mêmes, atteignent l'épithélium palpébral, et le soulèvent (*papilles lacrymales*). L'ou-

verture des points lacrymaux s'opère au commencement du
5° mois (Jouves, 1897). Quant au canal nasal, il ne débouche
que tardivement dans les fosses nasales, à la fin de la gros-

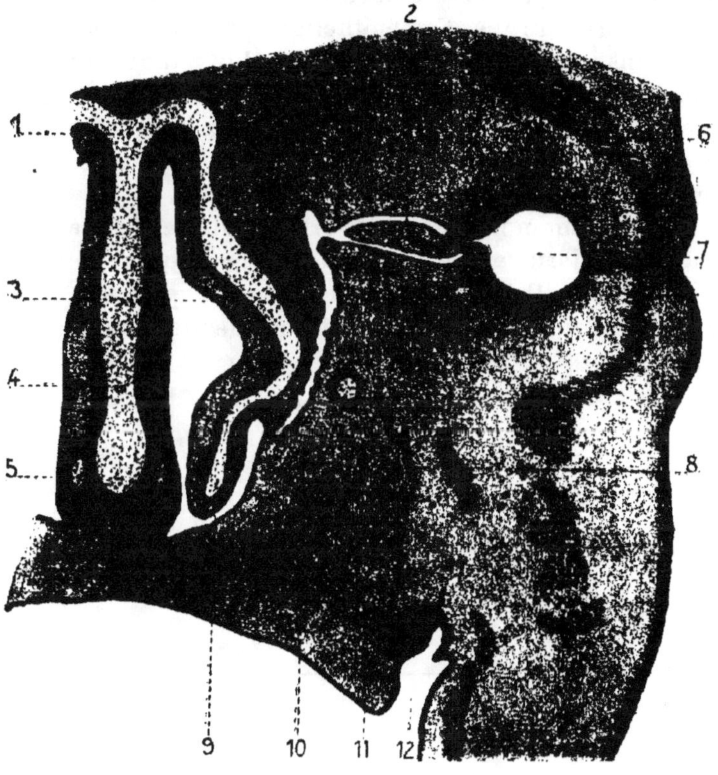


Fig. 195.

Coupe frontale de la face, intéressant en long les voies lacrymales,
sur un fœtus humain de 8,3/11 cent. (gr. 7/1). Dessin du Dr Bonne.

1, capsule nasale cartilagineuse. — 2, conduit lacrymal. — 3, canal nasal. —
4, cartilage de la cloison. — 5, cartilage de Jacobson. — 6, muscle orbiculaire. —
7, cavité conjonctivale. — 8, nerf maxillaire supérieur. — 9, cornet inférieur. —
10, os maxillaire supérieur. — 11, lame dentaire. — 12, sillon gingival.

sesse ; son extrémité inférieure est encore imperforée au milieu
du 6° mois. A ce moment, les bosselures de la surface ont complètement disparu.

Au début, le cordon est exclusivement formé de cellules

épithéliales polyédriques étroitement serrées les unes contre les autres. Plus tard, au moment où se creuse la lumière centrale (milieu du 3° mois), le revêtement épithélial du canal naso-lacrymal présente tous les caractères d'un épithélium pavimenteux stratifié. Cet épithélium persiste pendant toute la vie dans le segment externe des conduits, tandis qu'à l'intérieur du sac et du canal nasal, on voit des éléments prismatiques se substituer progressivement aux cellules pavimenteuses; cette transformation épithéliale débute vers la fin du 3ᵉ mois.

« Jusqu'au moment de son ouverture dans les fosses nasales, le canal nasal est rempli d'une substance muqueuse englobant des cellules épithéliales pavimenteuses desquamées, des éléments cylindriques et quelques corpuscules de Glüge » (JOUVES).

# CHAPITRE IX

# APPAREIL DE L'AUDITION

L'appareil de l'audition se compose de trois parties essentiellement distinctes au point de vue de leur mode de formation : l'oreille interne, l'oreille moyenne et l'oreille externe.

## § 1. — Oreille interne

L'oreille interne est primitivement représentée par une fossette ectodermique siégeant en arrière du $2^e$ arc branchial (fig. 196). Cette *fossette auditive* (*acoustique* ou *otique*), largement ouverte sur l'embryon humain de **3** millimètres, se prédiculise au stade de **4** millimètres, puis elle se détache complètement de l'ectoderme, et se transforme ainsi en une *vésicule auditive*, appliquée contre la paroi latérale du cerveau postérieur, en rapport en avant et en dedans avec le ganglion acoustique (embryon de 6 millimètres, fig. 196).

**1° Labyrinthe épithélial, membraneux.** — Dès son isolement, la vésicule auditive s'allonge dans le sens antéro-postérieur, et, de plus, elle pousse en arrière et en haut par sa face interne un diverticule (*recessus vestibuli*), ébauche du *canal endolymphatique* contenu dans l'*aqueduc du vestibule*, qui permet de la diviser en deux segments distincts (fig. 196, C). Le segment externe ou postéro-supérieur fournira l'utricule et les canaux semi-circulaires, le segment interne ou antéro-inférieur donnera naissance au saccule et au canal cochléaire.

Le segment externe ne tarde pas à émettre, par son extrémité libre dirigée en arrière et en haut, trois bourgeons creux en forme de disques semi-lunaires. Au centre de chacun de ces disques, les deux feuillets épithéliaux s'accolent et se soudent en une plaque centrale qui finit elle-même par disparaître, si bien que le bord marginal du disque semi-lunaire persiste seul sous la forme d'un canal semi-circulaire communiquant

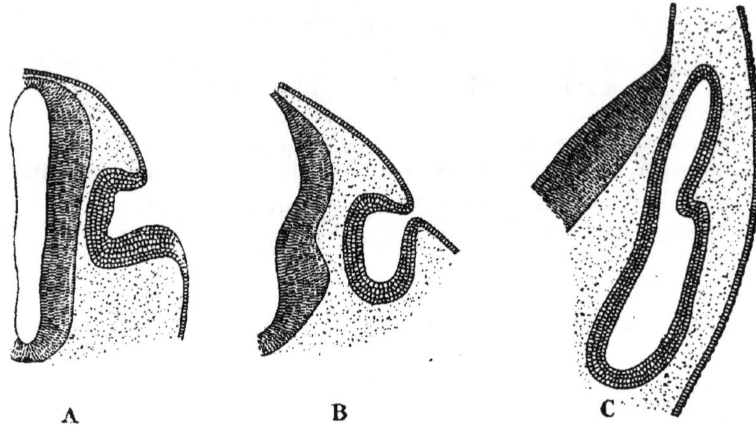


Fig. 196.

Trois coupes transversales montrant les premiers développements de la vésicule auditive chez l'embryon humain (gr. 60/1).

A, embryon de 3 mill. — B, embryon de 4 mill. — C, embryon de 6 mill.
La capsule auditive largement ouverte en A, étranglée en B, s'est complètement détachée de l'ectoderme en C, et s'est transformée en vésicule, en même temps qu'elle a poussé en arrière, contre le cerveau postérieur, un bourgeon creux représentant le recessus du vestibule.

par ses deux extrémités avec la cavité du segment postérieur dilatée en *utricule*. L'une des branches de ce canal se renfle au voisinage de son abouchement dans l'utricule (*dilatation ampullaire*). D'après KRAUSE, les deux canaux semi-circulaires verticaux proviendraient d'une ébauche unique, mais incurvée, ce qui expliquerait leur fusion sur une certaine distance, à partir de l'utricule.

Quant au segment antéro-inférieur, il se divise par un étranglement (*canalis reuniens*, HENSEN, 1863) en deux portions : une portion attenante au canal endolymphatique (*saccule*), et une portion terminale qui s'allonge considérablement, en s'enroulant sur elle-même (*canal cochléaire*).

D'autre part, la vésicule auditive, en regard du recessus du vestibule, se rétrécit sensiblement, de sorte que ce dernier canal semble communiquer par deux branches étroites, d'un côté avec le saccule, et de l'autre avec l'utricule.

L'ensemble de toutes les subdivisions de la vésicule auditive constitue le *labyrinthe épithélial* (fig. 197 et 198).

Pendant que se produisent les modifications précédentes, le nerf auditif se divise en deux branches (*cochléaire* et *vestibulaire*), et le ganglion acoustique se fragmente de son côté en *renflement ganglionnaire de Scarpa* annexé au nerf vestibulaire, et en *ganglion spiral* avec lequel le nerf cochléaire décrit deux tours et demi de spire.

Le labyrinthe épithélial ne présente pas seulement des changements dans sa forme extérieure, mais les éléments de sa paroi su-

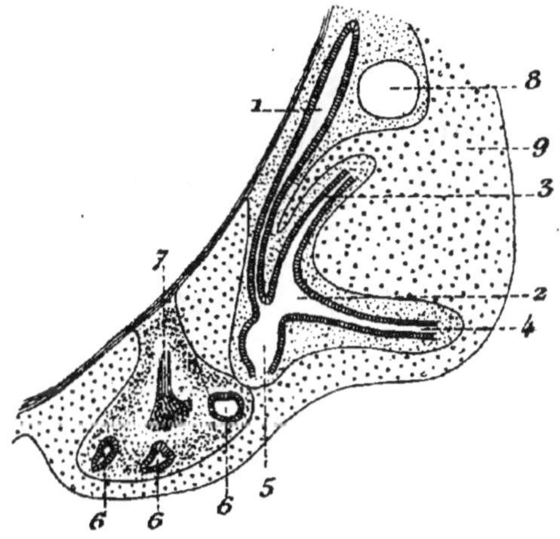


Fig. 197.

Coupe intéresssant l'oreille interne sur un fœtus humain de 32/40 mill. (gr. 12/1).

1, canal endolymphatique. — 2, utricule. — 3, 4, canaux semi-circulaires. — 5, saccule. — 6, canal cochléaire sectionné en trois endroits. — 7, nerf cochléaire avec le ganglion spiral. — 8, sinus latéral. — 9, capsule cartilagineuse de l'oreille.

bissent également des modifications importantes. Par places, les cellules épithéliales diminuent de hauteur, deviennent cubiques ou pavimenteuses, et revêtent l'aspect d'un simple épithélium de revêtement. Ailleurs, au contraire, elles s'allongent, prennent la forme cylindrique, et leur surface libre se couvre de cils raides qui plongent dans l'endolymphe ; elles évoluent ainsi en éléments sensoriels (*cellules acoustiques*), en rapport avec les fibres d'origine du nerf acoustique.

Les parties ainsi modifiées de l'épithélium ont reçu des

noms divers suivant les régions : *tache acoustique* dans le saccule et dans l'utricule, *crête acoustique* dans chacune des trois ampoules des canaux semi-circulaires, et enfin *organe de Corti* dans le canal cochléaire.

La structure de l'organe de Corti est toutefois plus complexe que celle des taches ou des crêtes acoustiques, et son développement n'a pu encore être suivi dans tous ses détails. Nous avons représenté, dans la figure 199, une section transversale de la paroi inférieure du canal cochléaire sur un embryon de Mouton de 35 centimètres. Cette section montre que les cellules épithéliales sont disposées suivant deux bourrelets, dont l'un (grand bourrelet), interne par rapport à l'axe du limaçon, tapisse le sillon spiral interne, et et disparaîtra partiellement dans la suite, et dont l'autre (petit bourrelet), externe, recouvre la membrane basilaire, et se transformera en organe de Corti.

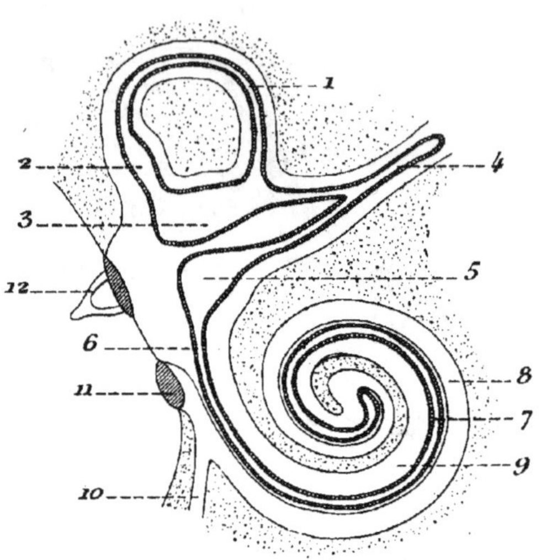

Fig. 198.

Représentation schématique du labyrinthe membraneux avec les espaces périlymphatiques.

(Le tissu osseux est figuré en pointillé).
1, canal demi-circulaire. — 2, dilatation ampullaire de ce canal. — 3, utricule. — 4, canal endolymphatique contenu dans l'aqueduc du vestibule osseux. — 5, saccule. — 6, canalis reuniens. — 7, canal cochléaire. — 8, rampe tympanique du limaçon. — 9, rampe vestibulaire. — 10, aqueduc du limaçon. — 11, fenêtre ronde. — 12, étrier dont la base est enchâssée dans la fenêtre ovale.

**2° Labyrinthe cartilagineux, osseux.** — Vers la fin du 2ᵉ mois, le mésoderme se différencie au pourtour du labyrinthe épithélial, pour former une capsule enveloppante cartilagineuse (*labyrinthe cartilagineux*). La différenciation respecte toutefois

la zone immédiatement attenante à l'épithélium, et qui, emprisonnée à l'intérieur du labyrinthe cartilagineux, représente
avec les subdivisions de la vésicule auditive, c'est-à-dire avec

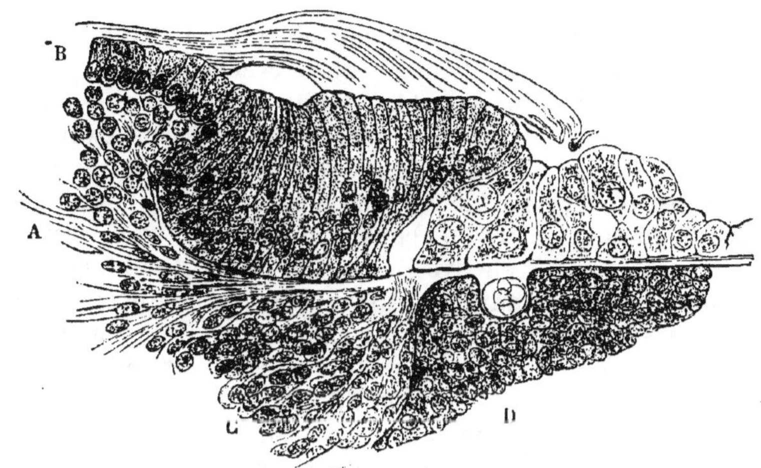

Fig. 199.

Section transversale de la paroi inférieure du canal cochléaire sur
un embryon de Mouton de 35 cent., d'après Pouchet et Tourneux.

A, bandelette sillonnée (périoste) dessinant le sillon spiral interne. — B, épithélium
tapissant la paroi inférieure du canal cochléaire, et divisé en deux bourrelets : l'un
interne (par rapport à l'axe du limaçon) formé de longues cellules granuleuses qui
comblent le sillon spiral interne, et qui sont recouvertes par la membrane de Corti ;
l'autre externe, composé de cellules plus larges, plus claires et à noyau plus volumineux, qui représentent l'organe de Corti. Au milieu de ces derniers éléments, on
remarque deux cellules disposées parallèlement au-dessus du vaisseau spiral, qui
donneront naissance aux piliers. — C, ganglion spiral et nerf cochléaire. — D, couche
mésodermique doublant inférieurement la lame basilaire qui supporte le bourrelet
externe.

le labyrinthe épithélial, le *labyrinthe membraneux*. Cette zone
mésodermique subit les modifications suivantes : elle se transforme d'abord en tissu muqueux dans presque toute son épaisseur, puis on voit des vacuoles se produire dans la couche
moyenne, s'anastomoser entre elles et donner ainsi naissance
à une sorte de tissu creusé de larges espaces dans lesquels circule la périlymphe. La couche interne appliquée à la surface
du labyrinthe épithélial fournit la paroi conjonctive du labyrinthe membraneux; la couche externe doublant la face pro-

fonde de la capsule cartilagineuse devient plus dense et se transforme en périchondre. Chez certains Mammifères, comme le Rat, le tissu muqueux de l'oreille interne persiste pendant toute la vie.

Au niveau du canal cochléaire enroulé autour de l'axe, les lacunes contenant la périlymphe ne se creusent pas sur tout le pourtour du canal, mais restent limitées à ses parois supérieure et inférieure (le limaçon reposant sur sa base). La paroi interne regardant la columelle, et la paroi opposée en sont dépourvues. C'est ce qui nous rend compte des rapports qu'à l'intérieur du canal spiral d'abord cartilagineux, puis osseux, le canal cochléaire affecte avec les deux rampes vestibulaire et tympanique représentant les espaces périlymphatiques. Ces deux rampes communiquent entre elles au sommet du limaçon ; du côté opposé, la rampe vestibulaire se continue vers la base du limaçon avec les espaces périlymphatiques du vestibule, la rampe tympanique aboutit à la fenêtre ronde. Dans la suite, le labyrinthe cartilagineux se transforme en *labyrinthe osseux ;* la columelle et la lame spirale osseuse s'ossifient directement aux dépens d'une ébauche conjonctive.


## § 2. — Oreille moyenne


L'oreille moyenne, comprenant la caisse du tympan et la trompe d'Eustache, se développe aux dépens de la portion postérieure de la poche endodermique appartenant à la première fente. Cette portion postérieure se transforme, en effet, en un canal (*canal pharyngo-* ou *tubo-tympanique*), par rapprochement et soudure de ses deux lèvres, tandis que la portion antérieure de la même gouttière branchiale se nivelle progressivement, et finit par disparaître.

Le canal tubo-tympanique reste en communication avec le pharynx par son extrémité antérieure. L'extrémité postérieure de ce canal, séparée du premier sillon branchial externe par la membrane d'occlusion, s'élargit bientôt, empiétant latéralement sur les arcs correspondants (1er et 2e), et les déborde même en haut et en arrière. Le segment élargi du canal tubo-tympanique représente la caisse du tympan, et le segment cylindrique, la trompe d'Eustache ; enfin la membrane d'occlusion, avec les portions membraneuses des deux arcs voisins, deviendra la membrane du tympan.

Pendant toute la période fœtale, la cavité de la trompe et de la caisse du tympan demeurent très étroites. Le chorion de la muqueuse s'infiltre, en effet d'un tissu muqueux abondant qui refoule en dedans l'épithélium, et applique les parois opposées l'une contre l'autre. Ce n'est qu'après la naissance, au moment où la respiration s'établit, que ce tissu muqueux s'atrophie, et que les osselets de l'ouïe viennent faire saillie à l'intérieur de la caisse du tympan, tout en restant rattachés à la paroi par des replis de la muqueuse.

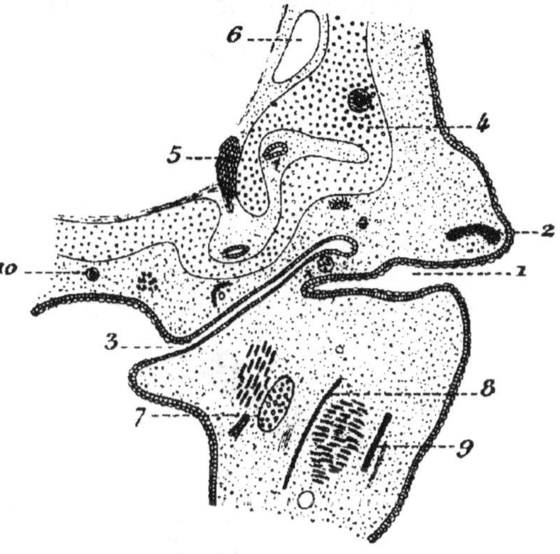

Fig. 200.

Coupe intéressant l'oreille moyenne et l'oreille externe sur un embryon humain de 32/40 mill. (gr. 7/1).

1, conduit auditif externe. — 2, ébauche du fibro-cartilage du pavillon. — 3, trompe d'Eustache dont l'extrémité profonde renflée représente la caisse du tympan. La membrane du tympan qui sépare l'oreille moyenne du conduit auditif externe, renferme le manche du marteau encore cartilagineux. — 4, capsule auditive cartilagineuse se continuant avec le cartilage de la base du crâne, et enveloppant le labyrinthe membraneux sectionné en trois endroits. — 5, ganglion de Scarpa. — 6, sinus latéral. — 7, cartilage de Meckel. — 8, maxillaire inférieur. — 9, canal excréteur de la parotide. — 10, chorde dorsale.

Le tympan est primitivement représenté par la membrane d'occlusion de la première fente ; il est donc didermique à son origine. Plus tard, une couche mésodermique vient s'insinuer entre les deux feuillets primordiaux, transformant ainsi le tympan didermique en membrane tridermique (fig. 200). A mesure que l'oreille moyenne se développe, le tympan augmente de largeur par empiétement sur les arcs voisins. C'est ce qui explique qu'on trouve, chez l'adulte, implanté dans cette membrane le manche du marteau développé aux dépens du 1er arc (p. 200).

Le tympan participe à l'épaississement muqueux de la paroi interne de l'oreille moyenne; il s'amincit au moment de la naissance.

## § 3. — OREILLE EXTERNE

De même que la poche endodermique de la première fente donne naissance à l'oreille moyenne, de même le sillon ecto-

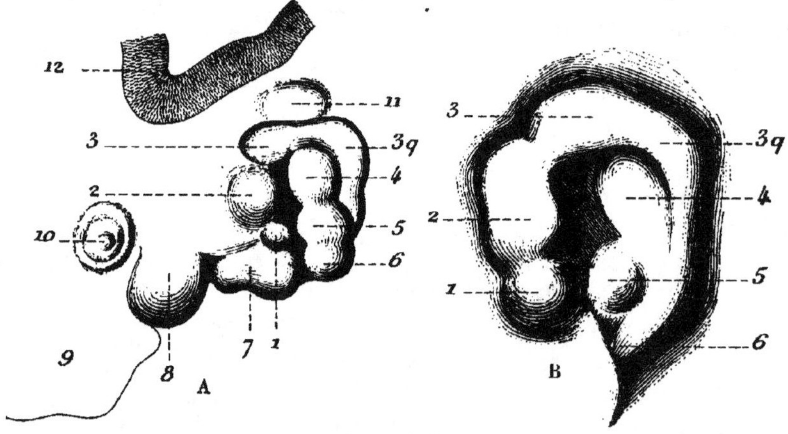

Fig. 201.

Deux phases successives du développement de l'oreille externe sur des embryons humains de 11 mill. (A), et de 14,5 mill. (B,) d'après His.

1, tubercule du tragus. — 2 et 3, tubercules de l'hélix. — 3q, queue de l'hélix. — 4, tubercule de l'anthélix. — 5, tubercule de l'antitragus. — 6, lobule de l'oreille. — 7, bourgeon maxillaire inférieur. — 8, bourgeon maxillaire supérieur. — 9, bourgeon frontal. — 10, œil. — 11, vésicule auditive. — 12, paroi du cerveau postérieur.

dermique de cette même fente persiste dans son segment postérieur, en regard de la membrane du tympan, et se transforme en oreille externe. Les parois du sillon limitent le *conduit auditif externe*, et le bord libre de ses deux lèvres se soulève en une série de bourgeons, pour constituer le *pavillon de l'oreille*. Nous avons représenté dans la figure 201, deux stades principaux du développement de l'oreille externe concernant des embryons de 11 millimètres et de 14,5 millimètres, et nous avons numéroté les saillies des 1ᵉʳ et 2ᵉ arcs de 1 à 6, conformément aux indications de His. On remarquera que les saillies 1 et 5 deviennent le tragus et l'antitragus, les saillies 2 et 3, l'hélix, et enfin la saillie 4, l'anthélix. Le lobule qui se forme tardivement, dérive de la saillie 6.

Un bouchon épithélial analogue à celui qui ferme les narines obture le conduit auditif externe jusqu'à l'époque de la naissance. Les glandes cérumineuses apparaissent au 5ᵉ mois, et évoluent suivant le type des glandes sudoripares. Le cartilage de la conque se différencie au commencement du 3ᵉ mois.

# CHAPITRE X

## APPAREIL CUTANÉ

Sous ce titre, nous étudierons successivement le développement de la peau et des organes plus ou moins complexes qui
lui sont annexés, tels que les ongles, les poils, les glandes
sudoripares, les glandes sébacées et les glandes mammaires.
Nous terminerons enfin par l'examen de l'enduit fœtal.

**1° Peau**. — Des deux couches qui entrent dans la composition de la peau, l'une superficielle, l'*épiderme*, dérive directement de l'ectoderme, et l'autre profonde, le *derme*, provient du
mésoderme.

a. *Epiderme*. — Vers la fin du 1$^{er}$ mois (embryons de 6 à
8 millimètres), l'épiderme, formé jusqu'à ce stade par une
seule rangée de cellules, devient didermique. Il se compose
d'un plan profond de cellules cubiques, et d'une couche superficielle de cellules pavimenteuses aplaties parallèlement à la
surface. Cet état persiste jusqu'au début du 3$^e$ mois. A ce
moment, on voit une troisième couche de cellules polyédriques s'interposer entre les deux premières. Ces nouveaux
éléments qui naissent par segmentation des cellules profondes
(couche basilaire), se multiplient rapidement, et l'épiderme ne
tarde pas à présenter un nombre assez considérable de couches
superposées (sept à huit couches à la fin du 4° mois), mesurant
une épaisseur totale de 40 $\mu$. Les cellules de la couche superficielle possèdent des caractères qui leur sont propres : leur
partie centrale qui renferme le noyau, bombe à l'extérieur,
fait que Ch. Robin avait signalé dès 1861. Ces éléments ne
paraissent pas prendre part à la formation de la couche
cornée que l'on voit apparaître du 5$^e$ au 6$^e$ mois. Chez certains

Mammifères, la membrane qu'ils constituent se détache tout d'une pièce, comme chez le porc, et forme une pellicule superficielle au-dessous de laquelle les poils s'allongent, d'où le nom d'*épitrichium* qui lui a été assigné par WELCKER (1864). L'évolution de l'épitrichium est différente, suivant qu'on envisage des portions de la peau couvertes ou dépourvues de poils. Dans les portions pileuses, l'épitrichium reste simple, et l'on peut voir les poils follets s'insinuer par leur pointe superficielle entre cette membrane et la couche cornée sous-jacente; l'épitrichium disparaît ensuite par exfoliation. Dans les régions glabres, au contraire, l'épitrichium s'épaissit, mais là encore il ne persiste pas, et se sépare à un moment donné du restant de l'épiderme.

Pendant le 4° mois, dans les parties lisses de la peau (notamment à la pulpe des doigts et des orteils), la face profonde de l'épiderme donne naissance, par bourgeonnement, à des prolongements lamelliformes disposés plus ou moins parallèlement et concentriquement, qui s'enfoncent normalement dans l'épaisseur du derme, et divisent sa surface en une série de *crêtes primitives* (HENLE). C'est du bord profond de ces prolongements que se détachent les bourgeons des glandes sudoripares.

Le pigment mélanique du corps muqueux de Malpighi, qu'on n'observe qu'en quelques points limités chez la race blanche (scrotum, aréole du mamelon), et sur toute la surface du corps chez la race noire, n'apparaît qu'après la naissance. La peau du nègre nouveau-né est blanche. Le 2ᵉ ou le 3ᵉ jour, elle prend une couleur lilas, puis elle se bistre (15ᵉ jour); elle ne devient noire qu'au 3° ou 4° mois.

b. *Derme*. — Le derme, formé aux dépens de la partie superficielle du mésoderme (lame musculo-cutanée), ne se délimite nettement qu'au 3ᵉ mois. Au 6° mois seulement, les fibres élastiques, ainsi que les lobules adipeux apparaissent dans le tissu cellulaire sous-cutané. C'est à la même époque que se soulèvent les papilles dermiques sous la forme d'excroissances du derme qui pénètrent à l'intérieur de l'épiderme. Le mode de formation de ces élevures paraît toutefois différer dans les portions glabres de la peau, où des lamelles secondaires issues des prolongements de Henle viendraient fragmenter les crêtes dermiques en papilles distinctes, agencées plus ou moins régulièrement en deux séries parallèles. Les sillons que l'on observe chez l'adulte répondent aux crêtes dermiques primitives.

**2° Ongle**. — Au commencement du 3° mois, on voit un léger sillon curviligne, ouvert en avant, se creuser au niveau de la future racine de l'ongle (*sillon* ou *rainure péri-unguéale*). A ce sillon superficiel, ne tarde pas à répondre dans la profondeur une invagination de la couche profonde de l'épiderme, qui pénètre obliquement à l'intérieur des téguments, selon la direction de la future matrice unguéale. En même temps (milieu du 3° mois), les deux cornes antérieures du sillon péri-unguéal se prolongent en avant, et se rencontrent sur l'extrémité libre du doigt, délimitant ainsi un espace ovalaire que l'on peut appeler *champ unguéal primitif*. Ce champ ne répond pas, en effet, à l'ongle définitif, car au commencement du 5° mois, un sillon secondaire transversal (*sillon* ou *rainure préterminale*, Curtis, 1889) le divisera en deux segments inégaux, dont le plus étendu, proximal, supportera l'ongle, et dont le plus réduit, terminal ou distal, donnera naissance à une couche cornée très épaisse rappelant la sole des Ongulés. Le champ unguéal primitif se distingue des parties ambiantes par l'épaisseur de la couche épithéliale superficielle ou épitrichium (*éponychium* de Unna, 1876).

Par suite de l'allongement progressif du doigt, le champ unguéal tout entier (fig. 202, A) se trouve reporté à sa face dorsale (fin du 3° mois). Peu après, apparaissent les crêtes dermiques de Henle, délimitées par des bourgeons lamelleux de l'épiderme, d'abord à la pulpe du doigt, puis sur le dos, au-dessous du lit de l'ongle. En même temps, se forme dans la partie postérieure du champ unguéal un stratum granulosum avec gouttelettes d'éléidine, qui s'étend progressivement en avant, tandis qu'en arrière l'éléidine se trouve remplacée par de gros grains de kératine (Curtis, 1889). C'est entre le stratum granulosum et l'éponychium superficiel, que se développe la substance unguéale par modification des cellules de la couche granuleuse.

A la fin du 4ᵉ mois, l'éponychium se déchire à partir du milieu du champ unguéal, et ses débris persistent pendant un

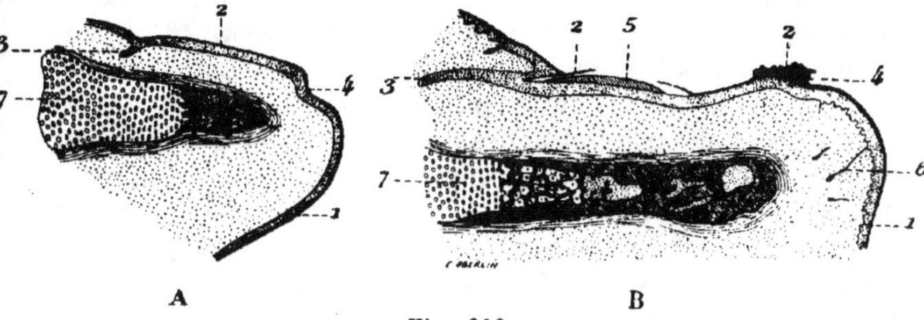

A        B

Fig. 202.

Coupe intéressant en long la face unguéale du pouce (A) sur un fœtus humain de 6 cent., et (B) sur un fœtus humain de 15/22 cent. (gr. 14).

1, épiderme. — 2, couche épithéliale superficielle du champ unguéal (éponychium). — 3, involution postérieure. — 4, sillon antérieur. — 5, corps de l'ongle. — 6, bourgeons des glandes sudoripares. — 7, phalangette en voie d'ossification.

certain temps sur le pourtour du bourrelet, formant le périonyx primitif; l'ongle apparaît alors à la surface. Au 5ᵉ mois, la kératine disparaît, et les cellules qui constituent le lit de l'ongle se chargent de granulations de *substance onychogène* (RANVIER, 1882). A cette époque, l'ongle s'enfonce en arrière dans l'involution épithéliale postérieure (fig. 202, B), toujours précédé par l'apparition de substance onychogène dans les cellules situées au-dessous de lui, et sa *racine* divise ainsi l'épithélium invaginé en deux couches distinctes dont la plus superficielle tapisse la face profonde du repli sus-unguéal, et dont l'inférieure devient la *matrice unguéale*. La consistance de l'ongle augmente en même temps, et sa surface devient lisse; sur les coupes longitudinales, la substance unguéale se montre nettement striée de haut en bas et d'arrière en avant. Au 8ᵉ mois, l'ongle atteint le fond de la rainure; il s'allonge alors en avant, et développe son bord libre.

En résumé, l'ongle représente un stratum lucidum modifié reposant sur un stratum granulosum qui, au lieu d'éléidine, renferme de la substance onychogène (CURTIS, 1889).

**3° Poils**. — Les premiers rudiments des poils sont représentés par des épaississements locaux du corps muqueux de Malpighi (*nodules épithéliaux*, RANVIER, RETTERER, 1894), au-dessous desquels les cellules mésodermiques apparaissent serrées les unes contre les autres (*nodules conjonctifs*). Les nodules épithéliaux s'allongent et figurent des bourgeons qui poussent obliquement dans le derme, refoulant devant eux les nodules conjonctifs. Bientôt l'extrémité renflée du bourgeon pileux s'étale à la surface du nodule conjonctif, et se déprime en forme de cupule logeant dans sa concavité le nodule conjonctif, qui devient ainsi la *papille* du poil. De la base de cette papille hémisphérique, se détache latéralement une expansion membraniforme enveloppant progressivement de bas en haut le bourgeon pileux (*paroi folliculaire*).

Les premiers bourgeons pileux apparaissent d'abord sur la tête (du 3ᶜ au 4ᵉ mois), puis sur le tronc ; aux membres, ils se montrent seulement vers la fin du 5ᵉ mois. Au commencement du 5ᵉ mois, sur les poils du tronc, on distingue au centre de chaque bourgeon un cône d'une substance plus solide dont la pointe est dirigée vers la surface : c'est le *poil*. A mesure que le poil se développe et s'allonge, les cellules qui l'environnent revêtent les divers caractères des parties constitutives de la racine. Les cellules les plus superficielles donnent naissance à la gaine externe de la racine.

L'éruption des poils se fait à partir du 5ᵉ mois sur la tête, et du 6ᵉ sur le tronc. Ils continuent de croître jusqu'au moment où ils sont remplacés par des poils persistants. La chute de ces *poils follets* ou *poils du duvet* (formant le *lanugo*), en général incolores, a lieu ordinairement dans les premiers mois qui suivent la naissance ; cependant on peut déjà en rencontrer dans le liquide amniotique. Cette chute est préparée par l'atrophie du bulbe pileux qui se détache de la papille. Les poils follets de certaines régions persistent toutefois pendant la vie entière (visage). Les poils persistants naissent, ainsi que l'a montré Kœlliker, par un bourgeonnement de la gaine externe de la racine des anciens follicules.

**4° Glandes sébacées.** — Les glandes sébacées annexées aux follicules pileux (*glandes pileuses*) apparaissent presque en même temps que les bourgeons pileux, sous la forme d'excroissances de leurs parois latérales. Au 6e mois, les cellules centrales commencent à se charger de gouttelettes graisseuses,

Les glandes sébacées libres des nymphes et du mamelon, ainsi que du bord libre des lèvres, se développent seulement après la naissance par des bourgeons provenant directement de l'épiderme (chez l'enfant de 4 à 5 mois pour les glandes des petites lèvres, Wertheimer, 1882, p. 315).

**5° Glandes sudoripares.** — Le développement des glandes sudoripares commence vers la fin du 4° mois. On voit, à cette époque, la couche profonde de l'épiderme donner naissance à des bourgeons pleins dont l'extrémité, renflée en massue, s'enfonce à peu près normalement dans le derme. Dans les régions cutanées dépourvues de poils, ces bourgeons émanent du bord profond des lamelles épidermiques de Henle (p. 411). Au cours du 6° mois, ils se creusent d'une lumière centrale, en même temps que leur extrémité profonde s'allonge et se contourne en glomérule (sur le tronc). A la naissance, le canal excréteur, dans sa portion intra-épidermique, décrit un trajet spiroïde.

**6° Mamelle.** — Le premier rudiment de la mamelle est représenté par un bourgeon plein de la face profonde de l'épiderme (Kœlliker) qui apparaît au commencement du 3° mois (fœtus de 26 millimètres). Au niveau de ce bourgeon cylindrique large, l'épiderme forme à l'origine une légère saillie superficielle (*mamelon primitif*, fig. 203, A) qui s'atténue graduellement, au fur et à mesure que le rudiment mammaire augmente de dimensions, et qu'un sillon circulaire vient délimiter à son pourtour une couronne annulaire aux dépens de laquelle se constituera l'aréole (*champ aérolaire*, fig. 203, B).

Pendant le 3ᵉ mois, le bourgeon primitif qui répond à la poche mammaire des Monotrèmes, s'étale en surface, en même temps qu'il se déprime en son centre, et que, de sa face profonde, se détachent des bourgeons de premier ordre, représen-

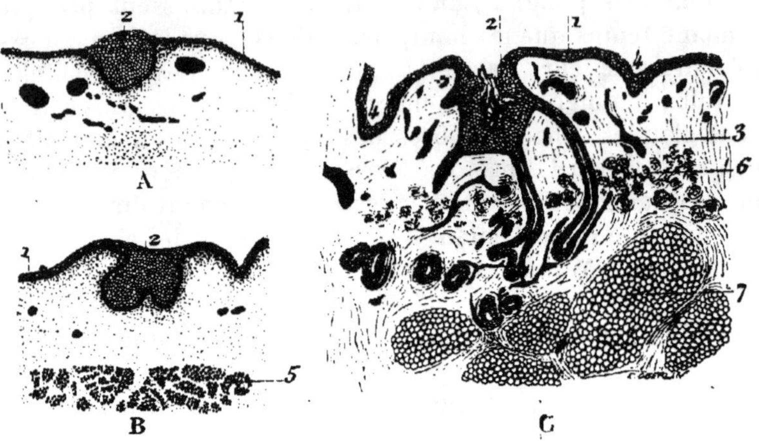


Fig. 203.

Coupe représentant trois stades successifs du développement de la mamelle chez l'homme (gr. 24/1).

A, fœtus ♂ 32/40 mill. — B, fœtus ♀ 10/16 cent. — C, fœtus ♂ 24/35 cent.
1, épiderme. — 2, bourgeon primitif de la mamelle. — 3, canaux galactophores. — 4, sillon délimitant le champ aréolaire. — 5, muscle grand pectoral. — 6, muscle lisse sous-aréolaire. — 7, pannicule adipeux sous-cutané.

tant les canaux galactophores. Un peu plus tard (6ᵉ mois), on voit, dans le tissu mésodermique sous-jacent, se former de petits faisceaux de fibres musculaires lisses constituant le muscle sous-aréolaire ; à la même époque, apparaissent les bourgeons des glandes accessoires connues sous le nom de *glandes de Montgoméry*.

Les bourgeons de premier ordre, entièrement pleins à l'origine, se creusent bientôt d'une lumière centrale, tandis que leur extrémité se ramifie. D'autre part, le centre du bourgeon primitif se déprime de plus en plus, et celui-ci prend la forme d'une sorte de cratère (*poche mammaire*), dont le fond est occupé par des cellules épithéliales desquamées (fig. 203, C).

Dans les derniers mois de la vie intra-utérine, le tissu dermique (*plaque mammaire*) interposé aux canaux galactophores s'épaissit et refoule en dehors le reste du bourgeon primitif. avec les extrémités attenantes des canaux galactophores. La surface mammaire se nivelle, et les canaux galactophores viennent déboucher directement et isolément à l'extérieur.

Au moment de la naissance, et dans les deux sexes, les canaux glandulaires se dilatent, leur épithélium se modifie, et une sécrétion lactée s'établit (*lait de sorcière*). Ces modifications qui débutent dans les premiers jours après la naissance. atteignent leur plus grand développement vers la fin de la deuxième semaine (DE SINÉTY, 1875).

Au stade précédent de lactation, succède une période de régression : les canaux reviennent sur eux-mêmes et reprennent l'aspect qu'ils avaient avant la naissance ; quelques-uns même s'atrophient et disparaissent entièrement. De la naissance à la puberté, la mamelle évolue très lentement, et ce n'est guère qu'au voisinage de la puberté qu'on voit se former, à l'extrémité des canaux glandulaires, de petits lobules distants les uns des autres de plusieurs millimètres. C'est pendant cette période que se produit le soulèvement du centre de l'aérole, sous la forme de *mamelon* entraînant les embouchures des canaux galactophores. et la portion attenante du muscle sous-aréolaire. Ce soulèvement est dû à l'épaississement de la plaque mammaire, plus accusé en regard des canaux galactophores que sur les parties latérales.

Les glandes mammaires accessoires ou surnuméraires. dont on a observé un certain nombre d'exemples (dans un cas, NEUGEBAUER en a compté quatre de chaque côté) sont disposées suivant une ligne courbe, à convexité interne, étendue du creux axillaire au pli inguinal. Chez les Rongeurs, les Insectivores, les Carnassiers et le Porc, cette ligne est figurée sur le jeune embryon par une bandelette résultant d'un épaississement local de l'ectoderme (*bandelette mammaire*. O. SCHULTZE. 1892-93). Aux dépens de cette bandelette, se forment les involutions des glandes mammaires, en nombre variable suivant les groupes, tandis que les segments interposés s'atrophient et disparaissent. L'embryon humain de 15 millimètres, ainsi que l'ont montré les recherches de Schmidt (1897) de Kallius (1897) et de Brouha (1905), possède également une bandelette mammaire sur les parois latérales du thorax et de l'abdomen. C'est sur son trajet que se développe la glande mammaire principale, et aussi (embryon de 26 à 60 millimètres) des ébauches mammaires que l'on doit envisager comme un souvenir phylogénétique de l'hyperthélie primordiale ; ces ébauches s'effacent dans la suite.

Les glandes sébacées libres qui viennent s'ouvrir à l'embouchure des canaux galactophores, se développent au 8e mois fœtal (Eggeling, 1904).

**7° Enduit fœtal**. — L'enduit fœtal de couleur blanche (*vernix caseosa, smegma embryonum*) qui recouvre le corps du fœtus dans les derniers mois de la gestation, est formé par le mélange de cellules épithéliales pavimenteuses ou polyédriques avec des gouttelettes de graisse provenant des glandes sébacées, dont le fonctionnement débute vers la fin du 5e mois, S. Minot a émis l'opinion que l'accumulation et le tassement des cellules épithéliales étaient favorisées par la persistance temporaire de l'épitrichium. L'enduit fœtal est surtout abondant au niveau des plis articulaires.

# CHAPITRE XI

## APPAREIL DE LA LOCOMOTION

Sous ce titre, nous comprendrons le squelette, les articulations et les muscles volontaires. Nous rechercherons successivement le développement de ces parties dans le tronc, dans la tête et dans les membres.

### ARTICLE PREMIER

### SQUELETTE

La description du mode de formation des organes osseux qui par leur assemblage constituent la colonne vertébrale, le crâne ou le squelette des membres, sera précédée d'une étude sur le développement des os en général.

## § 1. — DÉVELOPPEMENT DES OS

Nous envisagerons successivement le développement des os longs, des os courts et des os plats.

**1° Os longs.** — Nous n'avons pas à décrire ici la manière dont l'ossification apparaît et progresse dans un milieu conjonctif ou cartilagineux (*Précis d'histologie*, chapitre v, § 2) ; nous rechercherons uniquement comment ces deux modes d'ossification se combinent entre eux dans la formation des os longs.

a. *Historique.* — L'étude du développement des os longs et surtout de leur mode d'accroissement, a depuis longtemps préoccupé les anatomistes. Déjà en 1742, Du Hamel, ingénieur naval et anatomiste tout à la fois, arrivait à conclure d'une série d'expériences entreprises avec la garance, que les os s'accroissaient en épaisseur « par l'addition de couches osseuses qui tirent leur origine du périoste, comme le corps ligneux des arbres augmente en grosseur par l'addition de couches ligneuses qui se forment dans l'écorce » (Du Hamel, 4ᵉ mémoire, 1743). Un chirurgien de Londres, Belchier (1736), avait remarqué que la garance introduite dans la nourriture des jeunes animaux jouissait de la propriété de colorer la substance osseuse en rose. Du Hamel montra que, si l'on supprime ensuite l'usage de la garance pendant un certain temps, les os redeviennent blancs extérieurement, mais qu'en les fracturant, on retrouve dans leur profondeur une couche rosée, qui s'est produite pendant l'alimentation à la garance. Enfin, la garance administrée à des intervalles réguliers, détermine dans l'os la superposition de couches alternativement roses et blanches.

Hunter, dans un mémoire publié en 1780, confirma en tous points les résultats obtenus par Du Hamel, et indiqua de plus que le canal médullaire résultait d'une résorption progressive des couches osseuses initiales, qu'il désigna sous le nom de *résorption modelante*. Les expériences de Du Hamel et de Hunter furent reprises dans le siècle passé par Flourens (1845), Ollier (1859-73), Joly (1864), Kœlliker, Lieberkühn (1867), Schweigger-Seidel, Philipeaux et Vulpian (1870) ; elles aboutirent à des résultats identiques.

On peut encore démontrer l'accroissement des os en épaisseur, en entourant d'un anneau métallique (un fil d'argent) le fémur d'un jeune animal. Au bout d'un certain temps, l'anneau se retrouve dans le canal médullaire. Cette expérience, malgré l'interprétation erronée qui en fut donnée par Du Hamel (élargissement du canal par extension des couches osseuses amenant leur rupture au niveau de l'anneau), semble bien confirmer l'accroissement périphérique. Les couches de nouvelle formation recouvrent l'anneau métallique, tandis que les couches anciennes, enserrées dans l'anneau, sont progressivement détruites par la résorption modelante. L'expérience de

Du Hamel fut d'ailleurs reprise par Flourens non plus avec un fil métallique, mais avec une lame d'une certaine largeur.

L'allongement des os se fait de même par apposition de substance osseuse nouvelle aux deux extrémités du cylindre osseux déjà constitué. Pour démontrer ce fait, on enfonce (suivant une expérience de Du Hamel, mais mal interprétée par lui), dans la diaphyse du fémur d'un jeune lapin, deux petits clous d'argent, dont on mesure exactement l'écartement. L'animal grandit, et, quand on vient à le sacrifier, on constate que la distance des clous n'a pas varié.

Nous allons voir que ces données physiologiques concordent avec les faits anatomiques.

b. *Premier point d'ossification.* — Les os longs sont primitivement représentés par un cartilage auquel on peut considérer, comme à l'os adulte, dont il reproduit sensiblement la forme, une portion moyenne cylindrique ou diaphyse, et deux extrémités plus ou moins renflées ou épiphyses. Ce cartilage est enveloppé par une couche de tissu conjonctif dense qui deviendra le périoste, et que nous appellerons ainsi dès le début. C'est au-dessous de cette membrane conjonctive, et vers le milieu de la face interne de la diaphyse cartilagineuse, que se fait le premier dépôt de substance osseuse, au contact d'ostéoblastes développés dans la couche profonde du périoste. Ce dépôt répondra au point d'entrée de l'artère nourricière dans l'os.

Une fois produit, le premier point osseux s'étend latéralement au-dessous du périoste, et ne tarde pas à entourer la diaphyse d'une sorte de virole osseuse (*gaine osseuse périchondrale,* Lebourcq, 1877), tandis que, d'autre part, il envoie dans la substance cartilagineuse des bourgeons vasculaires couverts d'ostéoblastes, qui éventrent peu à peu les chondroplastes agrandis, et provoquent à leur face interne le dépôt d'une mince couche osseuse• (fig. 204). A ce moment, la portion moyenne de la diaphyse est représentée par un cylindre osseux central résultant de l'ossification du cartilage primitif, entouré d'une virole osseuse développée dans la couche profonde du périoste. L'ossification tend ensuite à se propager de chaque côté dans le cartilage, et à se rapprocher de plus en plus des extrémités épiphysaires, en même temps que la virole osseuse s'accroît en longueur et en épaisseur par apposition de couches nouvelles.

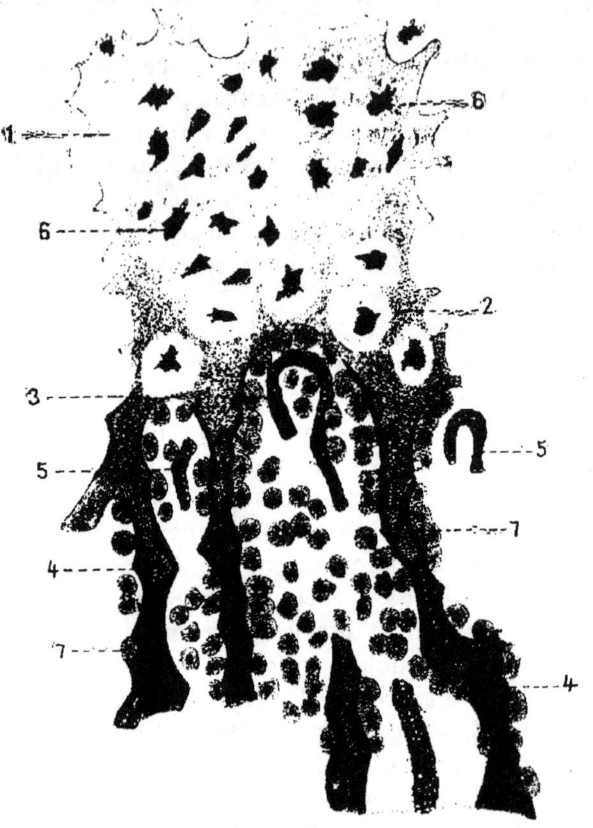

Fig. 204.

Coupe longitudinale du tibia sur un fœtus d'Ane de 15 centimètres, au niveau de la ligne d'ossification (gr. 180/1).

1, cartilage hypertrophié. — 2, cartilage calcifié. — 3, ligne d'ossification. — 4, trabécules osseuses contenant dans leur portion médiane une travée directrice cartilagineuse. — 5, vaisseaux sanguins. — 6, cellules cartilagineuses ratatinées. — 7, ostéoblastes.

Il est à remarquer que, pour un même niveau, l'ossification des couches profondes du périoste précède toujours l'ossification enchondrale. Nous examinerons successivement la marche de l'ossification dans le cartilage et dans le périoste.

c. *Ossification enchondrale*. — Nous ne décrirons pas ici les différentes modifications du cartilage qui précèdent ou plutôt préparent l'ossification (voy. *Précis d'Histologie*) non plus que le mode de dépôt des couches osseuses à la surface des travées directrices calcifiées.

A mesure que le point d'ossification s'étend vers les extrémités de la diaphyse, celles-ci subissent à la fois un accroissement en longueur et en largeur. L'accroissement en largeur, de beaucoup le moins prononcé, se fait surtout par apposition périphérique, c'est-à-dire que la couche profonde du périchondre, ou *couche chondrogène*, élabore sans cesse de nouvelles couches cartilagineuses qui viennent se superposer aux anciennes. Il en résulte que la ligne d'ossification, qui marque la limite entre la substance osseuse et la substance cartilagineuse, s'élargit continuellement, en se rapprochant des épiphyses. Aussi a-t-on pu comparer, au point de vue de la forme, l'ensemble des couches osseuses développées par ossification enchondrale à un sablier.

Quant à l'allongement des extrémités diaphysaires, il est le résultat d'un accroissement interstitiel de la substance cartilagineuse, dont on peut facilement suivre toutes les phases à une certaine distance de la ligne d'ossification. Les cellules cartilagineuses se multiplient par division indirecte, mais, comme elles doivent surtout fournir à l'accroissement en longueur, leur plan de segmentation est transversal. Aussi les séries parallèles de cellules cartilagineuses sont-elles ici disposées perpendiculairement à la ligne d'ossification, c'est-à-dire que leur grand axe est longitudinal (*zone sériée*). Au voisinage de la limite osseuse, le cartilage présente les modifications préparatoires à l'ossification : l'agrandissement des chondroplastes, le flétrissement des cellules cartilagineuses, et enfin la calcification des cloisons de substance cartilagineuse (*zone calcifiée*). Les cloisons interposées aux séries longitudinales de chondroplastes, qui serviront de travées directrices au dépôt de substance osseuse, seront également longitudinales : il en sera de même pour le grand diamètre des aréoles médullaires représentant les cavités des chondroplastes agrandis. D'après Leboucq, la disposition en séries longitudinales des chondroplastes, serait due à l'obstacle mécanique que la gaine osseuse périchondrale oppose à l'extension en largeur du cartilage.

Nous signalerons la présence de matière glycogène dans les cellules cartilagineuses en voie de prolifération (Ranvier, Neumann, Leboucq). On comprend la raison de cette réserve nutritive par l'éloignement des vaisseaux sanguins, et par la multiplication rapide des éléments. Au voisinage de la ligne d'ossification, toute trace de substance glycogénique a disparu.

d. *Points d'ossification complémentaires*. — Les modifications précédentes se poursuivent sans interruption jusque dans les premières années qui suivent la naissance. On voit alors se produire, à des époques variables suivant les os envisagés, des *points d'ossification complémentaires* au centre des épiphyses. La substance osseuse s'y dépose au pourtour des vaisseaux sanguins qui ont pénétré les cartilages articulaires, et qui ont entraîné avec eux des éléments mésodermiques, dont quelques-uns deviendront des ostéoblastes. La formation de l'os dans la profondeur de ces cartilages, ne diffère en rien de l'ossification enchondrale de la diaphyse, si ce n'est que le premier point osseux est central, au lieu d'être périphérique. Le dépôt des couches osseuses se fait toujours suivant le même procédé, au contact d'ostéoblastes venus du dehors.

Ces points osseux complémentaires envahissent peu à peu toute la substance cartilagineuse des épiphyses, et tendent ainsi à se rapprocher de la ligne d'ossification diaphysaire. Ils en restent toutefois séparés, du moins pendant un certain temps, par une mince bande de cartilage mesurant un millimètre d'épaisseur environ, et désignée sous le nom de *cartilage intermédiaire* (Du Hamel), de *cartilage de conjugaison*, de *cartilage juxta-épiphysaire* ou de *cartilage d'accroissement* (fig. 205). L'allongement des os résulte, en effet, de l'accroissement interstitiel de ce cartilage, au fur et à mesure qu'il est pénétré à ses deux extrémités par la substance osseuse. Chez l'enfant, l'ossification progresse surtout dans la zone attenante à la diaphyse, ainsi que le montre l'existence dans cette zone de chondroplastes

élargis et sériés qui font défaut du côté épiphysaire. Lorsque
le cartilage de conjugaison a entièrement disparu par envahissement, que les épiphyses osseuses se sont soudées au corps
de la diaphyse, la croissance de l'os en longueur est terminée.

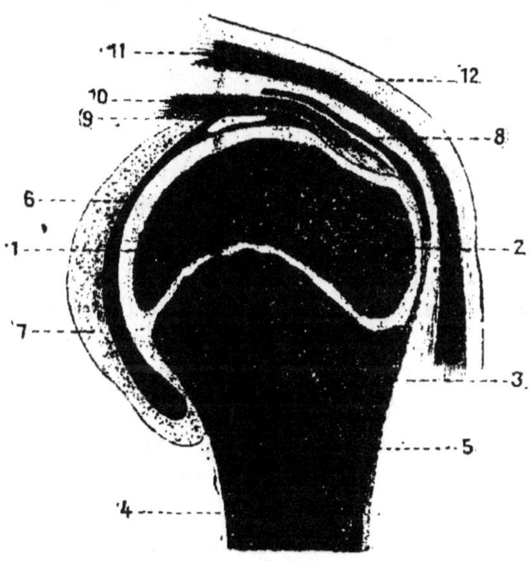


Fig. 205.

Coupe frontale de l'extrémité supérieure de l'humérus sur une fillette
de onze ans, pour montrer le cartilage de conjugaison (gr. 0,85/1).

1, cartilage de conjugaison. — 2, épiphyse dont la partie centrale osseuse est
recouverte par un couche cartilagineuse. — 3, substance spongieuse de la diaphyse.
— 4, substance compacte de la diaphyse. — 5, périoste. — 6, cavité articulaire. —
7, bourrelet glénoïdien. — 8, bourse sous-deltoïdienne. — 9, tendon du biceps. —
10, sus-épineux. — 11, deltoïde. — 12, peau.


C'est ce qui se produit de vingt-deux à vingt-cinq ans pour la
plupart des longs os.

e. *Ossification sous-périostique ou périchondrale.* — Nous avons
indiqué précédemment comment la couche osseuse, qui constituait le premier point d'ossification, se développait à la face
interne du périoste et à la surface de la diaphyse encore cartilagineuse. D'autres lamelles apparaîtront ainsi successivement
en dehors, et formeront par leur ensemble une substance spon-

gieuse qui enveloppera de toutes parts l'os enchondral. Comme
daus l'ossification directe, ces lamelles se développent au contact d'ostéoblastes que l'on trouve en séries longitudinales dans
les couches profondes du périoste, et qui persistent tant que
dure l'accroissement de l'os ; elles renferment de même des
fibres de Sharpey dans leur épaisseur.

La présence de nombreux ostéoblastes dans la couche profonde du périoste (*cartilage d'envahissement*, ROBIN 1850 ; *couche
ostéogène*, OLLIER 1864), pendant toute la croissance de l'os,
nous explique comment des lambeaux de cette membrane
enlevés sur un jeune animal, et transplantés dans un milieu
vasculaire, y provoquent la formation d'un os nouveau. Les
ostéoblastes transplantés emportent avec eux leur propriété
fondamentale d'élaborer de la substance osseuse.

La direction dominante des travées osseuses de l'os périostique primitif (substance spongieuse fœtale) est longitudinale,
c'est-à-dire parallèle à l'axe de l'os, comme les fibres conjonctives du périoste qui leur ont servi de travées directrices. Quant
aux espaces médullaires limités par ces travées, et que remplit
le tissu médullaire fœtal, ils affectent une forme cylindrique,
et sont de même dirigés suivant la longueur de l'os. Ils communiquent tous entre eux par leurs extrémités, ainsi qu'avec
les aréoles médullaires de l'os enchondral.

La diaphyse des os longs, chèz l'adulte, est formée d'abord
de deux systèmes de grandes lamelles périphériques tapissant
les faces externe et interne de l'os, puis de petits systèmes cylindriques (systèmes de Havers) interposés entre les deux premiers, et, enfin, de systèmes intermédiaires qui comblent les
vides laissés entre eux par les systèmes de Havers. Ceux de ces
systèmes qui contiennent des fibres de Sharpey répondent aux
travées de l'os spongieux fœtal. Les systèmes de Havers n'apparaissent que secondairement par un dépôt successif de lamelles
osseuses à la face interne des aréoles. Les grandes lamelles concentriques externes ne se montrent que vers la fin de l'accroissement. Elles se développent aux dépens de la couche ostéogène du périoste dont elles épuisent les derniers ostéoblastes.
Comme dans les travées de l'os spongieux fœtal d'origine périos-

tique, on y rencontre des fibres de Sharpey, et chez quelques animaux, des fibres élastiques.

Nous avons vu plus haut (p. 422) que le manchon d'os périostique débordait toujours par ses extrémités l'os enchondral. Or, comme au-dessus de l'os enchondral, le cartilage augmente progressivement d'épaisseur, il en résulte que l'os périostique, en s'allongeant, vient buter contre le cartilage élargi, et y provoque la formation d'une sorte d'encoche connue depuis RANVIER sous le nom d'*encoche d'ossification* (fig. 206). L'os périostique, en rencontrant la substance cartilagineuse au niveau de l'encoche, ne la pénètre pas, et son accroissement en longueur est terminé. On voit alors de nouvelles couches osseuses s'appliquer à la surface des anciennes, et les dépasser vers les extrémités du manchon osseux. Ces nouvelles couches viennent à leur tour buter contre le cartilage qui, au fur et à mesure que l'os périostique s'allonge, s'élargit proportionnellement au-dessus, de manière à toujours déborder latéralement la dernière couche osseuse déposée. L'encoche d'ossification se rapproche ainsi insensiblement des épiphyses.

Le cartilage, en s'élargissant au-dessus de l'encoche, englobe

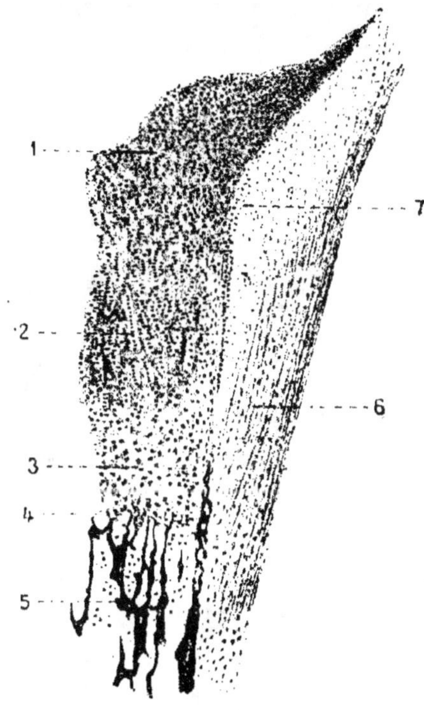

Fig. 206.

Coupe longitudinale du bord de l'extrémité supérieure du radius chez un fœtus de Cheval de 20 centimètres pour montrer l'encoche d'ossification (gr. 50/1).

1, cartilage hyperplasié. — 2, cartilage sérié. — 3, cartilage hypertrophié et calcifié au voisinage de la ligne d'ossification. — 4, ligne d'ossification. — 5, trabécules osseuses. — 6, périoste — 7, encoche d'ossification.

des fibres conjonctives appartenant à la couche chondrogène.
D'autre part, ces fibres dont la direction est longitudinale, sont
également emprisonnées dans le dépôt de substance osseuse, si
bien qu'au niveau de l'encoche on aperçoit des fibres conjonc-

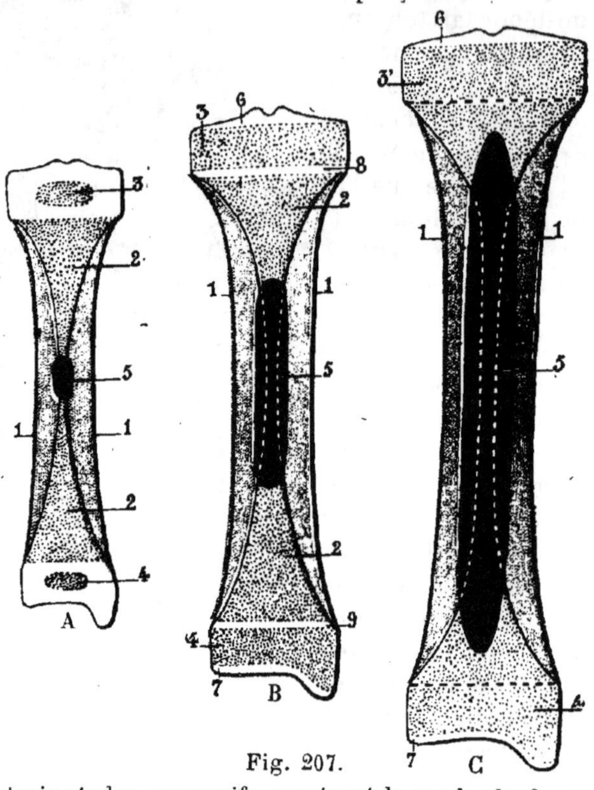

Fig. 207.

A, B, C, trois stades successifs montrant le mode de formation du
canal médullaire des os longs. Figure schématique, d'après TESTUT.

1, os périostique. — 2, os enchondral de la diaphyse. — 3, 4, os enchondral épiphysaire. — 5, canal médullaire. — 6, 7, cartilage d'encroûtement. — 8, 9, cartilage de conjugaison.

tives curvilignes, à convexité externe, passer de la substance
cartilagineuse dans la substance osseuse située plus bas, où
elles se transforment en fibres de Sharpey. Ce sont les *fibres
arciformes* (RANVIER).

f. *Formation de la cavité médullaire des os longs, résorption modelante.* — En même temps que l'os s'accroît en longueur et en épaisseur, il s'opère dans ses parties centrales une usure progressive des lamelles osseuses qui finissent par disparaître complètement. Cette usure paraît déterminée par les ostéoclastes de KŒLLIKER. Ainsi se creuse, au centre de la diaphyse des os longs, une cavité cylindrique de diamètre variable, en

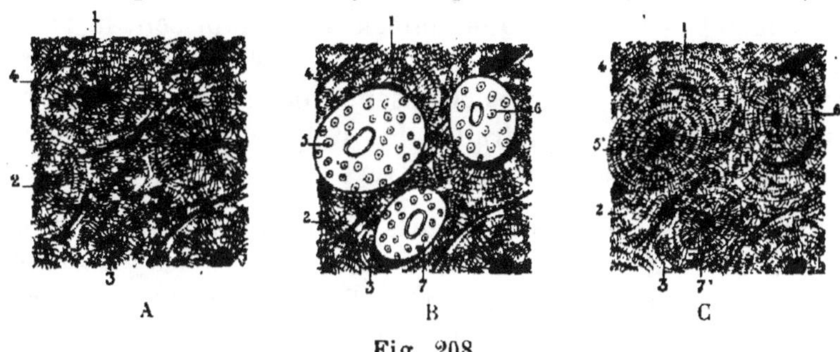

Fig. 208.

A, B, C, trois coupes schématiques montrant les remaniements dont le tissu osseux est le siège au cours de son développement (d'après TESTUT).

A, coupe transversale d'un os formé par du tissu compact : 1, 2, 3, systèmes de Havers. — 4, lamelles intermédiaires. — B, la même : un travail de résorption a creusé trois aréoles médullaires, 5, 6, 7, occupées par des ostéoblastes, et empiétant sur les systèmes de Havers voisins. — C, la même : les trois aréoles médullaires se sont comblées par des lamelles osseuses constituant des systèmes de Havers secondaires. Les restes des systèmes de Havers primitifs représentent des systèmes de lamelles intermédiaires.

continuité à ses deux extrémités avec les aréoles médullaires de la substance spongieuse des épiphyses (fig. 207).

La résorption modelante ne reste pas limitée à la partie centrale de l'os, mais elle se propage en dehors dans l'épaisseur des parois de la diaphyse, où elle peut éroder et détruire partiellement ou complètement les systèmes de Havers déjà formés, mais dont le canal encore large contient des éléments médullaires, et en particulier des ostéoblastes. L'excavation qui en résulte sera comblée par un nouveau système de Havers qui pourra à son tour être partiellement résorbé. La figure 208 que nous empruntons à TESTUT, montre mieux que toute description les modifications qui résultent de ce remaniement intérieur de la substance osseuse.

Dans l'os arrivé à son complet développement, les segments des systèmes de Havers qui ont persisté, et que l'on reconnaît facilement à la direction curviligne de leurs lamelles, et à l'absence de fibres de Sharpey, représentent, avec les travées primitives fibro-osseuses de l'os périostique, les systèmes intercalaires ou intermédiaires.

Les lamelles concentriques internes qui tapissent la paroi du canal médullaire, résultent de dépôts ultérieurs à la résorption des couches centrales. L'absence de fibres de Sharpey dans leur épaisseur, tendrait à les rapprocher des lamelles concentriques des systèmes de Havers.

**2° Os courts.** — Les os courts représentés primitivement par un squelette cartilagineux, comme les corps des vertèbres, ou les os du carpe et du tarse, s'ossifient par un point central qui envahit progressivement le cartilage dans toute son épaisseur. L'ossification se combine naturellement, au moins pendant un certain temps, avec l'accroissement du cartilage. La couche superficielle compacte se développe secondairement ; elle est d'origine périostique, ce que démontre en particulier la présence de fibres de Sharpey dans le système des lamelles superficielles.

**3° Os plats.** — Les os plats se développent dans un milieu conjonctif, comme les os de la voûte du crâne, ou bien succèdent à un cartilage préexistant, comme l'os iliaque ou l'omoplate. Dans le premier cas, leur substance présente à l'origine les caractères de la substance spongieuse fœtale (fig. 209). Puis la portion centrale se transforme progressivement en substance spongieuse de l'adulte, par résorption d'un certain nombre de lames et de trabécules osseuses, entraînant l'agrandissement des aréoles médullaires, tandis qu'au contraire dans la couche superficielle, ces aréoles se comblent en grande partie par des systèmes de Havers, qui donnent à cette couche superficielle les caractères de la substance compacte. Le système des lamelles périphériques se forme en dernier lieu.

Dans le cas où l'os plat est, au contraire, primitivement représenté par un cartilage, comme l'ilion, on voit se déposer vers la portion centrale du cartilage, et sur chacune de ses faces, un point osseux superficiel développé à la surface du cartilage dans la couche profonde du périchondre (futur périoste). Ces premiers points osseux grandissent et s'étalent à la surface du cartilage, en même temps qu'ils pénètrent dans son épaisseur, et en ossifient la partie centrale. A partir de ce

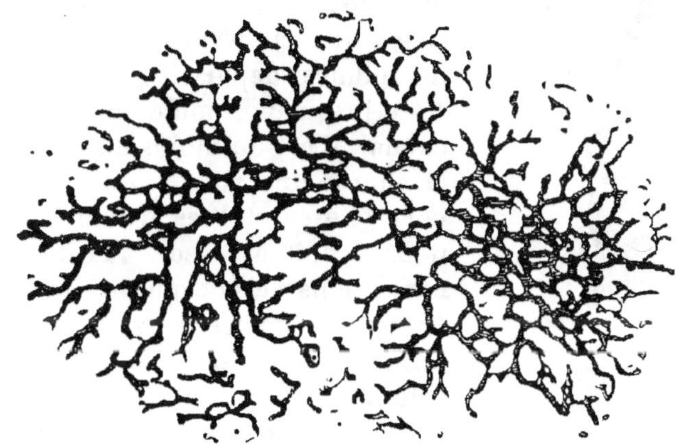

Fig. 209.

Pariétal d'un fœtus humain de quatorze semaines, montrant la disposition des trabécules du tissu spongieux fœtal, d'après KÖLLIKER (gr. 18/1). Figure empruntée à TESTUT.

moment, l'ossification progresse à la fois à la surface du cartilage (ossification périostique) et dans son épaisseur (ossification enchondrale). Pour les côtes, il n'existe qu'un seul point osseux primitif, débutant superficiellement à l'angle de chacune d'elles. Ce point se comporte exactement comme celui des os longs. L'ossification des os plats succédant à un cartilage, se rapproche ainsi sensiblement de celle qui aboutit à la formation des os longs.

## § 2. — COLONNE VERTÉBRALE

La colonne vertébrale traverse trois phases distinctes : membraneuse, cartilagineuse et osseuse, dont nous nous occuperons successivement. Nous croyons devoir rattacher à cette étude celle de l'éminence et de la fossette coccygiennes.

**1° Rachis membraneux, chorde dorsale**. — On admet que le squelette du tronc est primitivement représenté, chez les Vertébrés, par la chorde dorsale qui s'étend dans toute la longueur du corps de l'embryon, en avant du tube médullaire, depuis la poche hypophysaire jusqu'au sommet de l'appendice caudal. C'est du moins au pourtour de la chorde que vont se développer les corps des vertèbres d'abord cartilagineuses, puis osseuses, aux dépens des expansions mésodermiques (*rachis membraneux*), élaborées par les segments antéro-internes des protovertèbres ou sclérotomes (p. 102).

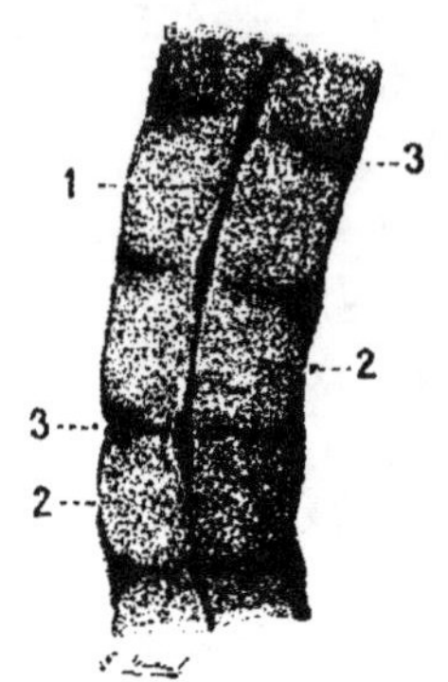


Fig. 210.

Coupe sagittale de la colonne vertébrale dans la région sacrée, sur un embryon humain de 25 mil. (gr. 20/1).

1, chorde dorsale. — 2, corps d'une vertèbre. — 3, disque intervertébral.

Au début de la période cartilagineuse, la chorde dorsale offre l'aspect d'une tigelle assez régulièrement cylindrique d'un diamètre de 50 $\mu$ environ ; elle se compose alors d'un cordon central cellulaire (*cellules de la notochorde*), enveloppé par une gaine hyaline très mince (1 à 3 $\mu$), qui fait corps avec la substance fondamentale des vertèbres cartilagineuses. Bientôt on remarque que, suivant sa longueur, la chorde présente une série de renflements qui répondent aux centres des disques intervertébraux (fig. 210). Dans la partie supérieure du rachis, ces renflements intervertébraux sont étirés dans le sens vertical, tandis qu'inférieurement, dans la région lombaire, leur grand diamètre devient transversal (forme lenticulaire). Le renflement le plus élevé se trouve au niveau de l'extrémité supérieure du cartilage basilaire, au voisinage de la selle turcique, le deuxième entre le cartilage basilaire et le sommet de l'apophyse odontoïde, et le troisième plus réduit entre l'apophyse odontoïde et le corps de l'axis. La chorde traverse dans toute sa longueur l'apophyse odontoïde. Nous reviendrons sur ces particularités à propos du développement de l'atlas et de l'axis.

Au niveau des corps des vertèbres, pendant la chondrification

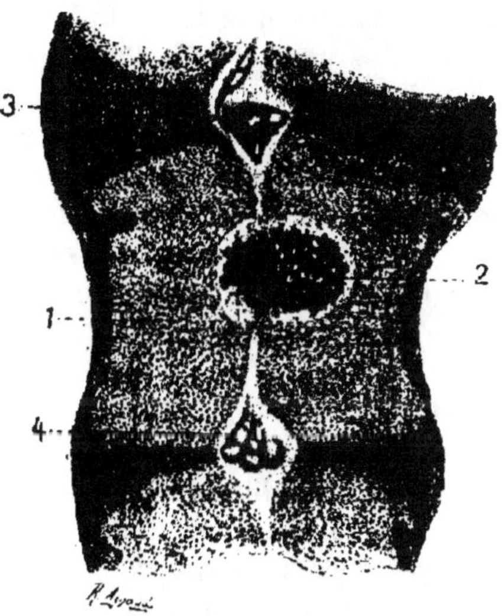

**Fig. 211.**

Coupe sagittale d'une vertèbre sacrée sur un fœtus humain de 7,9/10,5 centimètres (gr. 20/1).

1, corps de la vertèbre. — 2, point d'ossification central. — 3, disque intervertébral. — 4, renflement de la chorde dorsale au niveau du disque intervertébral.

et surtout pendant l'ossification, la chorde dorsale se trouve comme étranglée, et finit par disparaître (fin du 3ᵉ mois fœtal), tandis qu'au niveau des disques, ses éléments cellulaires se multiplient, augmentent de volume et forment des renflements ovoïdes ou lenticulaires suivant les régions envisagées (fig. 211). En même temps, une matière hyaline, visqueuse, s'épanche entre les renflements cellulaires et la gaîne de la chorde qui ne tarde pas à se résorber. Cette matière hyaline renferme une certaine proportion de cartilagéine, ainsi que le démontre la teinte violacée qu'elle prend sous l'action du bleu de quinoléine. En certains points, elle semble se continuer directe ment avec la substance de la gaîne, qui se prolonge ainsi jusqu'aux éléments cellulaires, en offrant une consistance décroissante de la surface vers la profondeur.

A partir du 3° mois fœtal, les renflements de la chorde dorsale répondant aux disques intervertébraux, se fragmentent en amas irréguliers, tandis que les cellules se creusent de cavités remplies par des gouttelettes d'un liquide rosé ou jaunâtre. Dans les stades ultérieurs, des prolongements fibreux des disques intervertébraux se répandent dans la substance muqueuse qui englobe les amas cellulaires. Ces amas se dissocient eux-mêmes, et leurs éléments semblent s'égréner dans le tissu ambiant. Ainsi se constitue le *noyau pulpeux* par l'intrication et le mélange des éléments fibro-cartilagineux du disque et des cellules de la chorde.

**2° Rachis cartilagineux.** — Avant d'aborder l'étude de la chondrification du rachis membraneux en articles distincts appelés *vertèbres*, nous rappellerons brièvement que, d'après la théorie de E. GEOFFROY-SAINT-HILAIRE (1822) et surtout de R. OWEN (1838), la vertèbre type est constituée par un corps (*centrum*) pourvu d'un arc postérieur (*arc neural*), et d'un arc antérieur (*arc hémal*). L'arc postérieur comprend les lames vertébrales (*neurapophyses*) et l'apophyse épineuse qui les surmonte (*neurépine*). L'arc antérieur se compose des côtes (*pleurapophyses*) et d'un segment sternal (*hémépine*). Sur les côtés du corps, se détachent latéralement les apophyses transverses (*parapophyses*) et les apophyses articulaires (*zygapophyses*).

C'est au mileu du 2° mois, qu'on voit se différencier, au sein du rachis membraneux, les segments cartilagineux représentant les vertèbres. Les premières vertèbres apparaissent dans la partie inférieure de la région dorsale, puis la chondrification progresse à la fois en haut et en bas (CH. ROBIN, 1864). Dès leur apparition, on constate que les vertèbres cartilagineuses ne correspondent pas exactement aux segments musculaires, mais que ces formations alternent entre elles, soit que l'ébauche vertébrale se soit déplacée secondairement vers la tête, de la longueur d'une demi-vertèbre (FRORIEP), soit, au contraire.

que chaque vertèbre soit formée par les moitiés correspondantes
de deux sclérotomes successifs (v. Ebner). La disposition des
vaisseaux intersegmentaires, situés au niveau du centre des
vertèbres, tendrait à confirmer cette dernière manière de voir.

Le premier dépôt de substance cartilagineuse se produit
presque en même temps dans le corps et dans les masses latérales (apophyses transverses et articulaires), et la soudure de
ces trois nodules s'opère de très bonne heure, si bien qu'on a
pu dire que l'ébauche cartilagineuse de la vertèbre est continue dès le début. Elle représente un arc ouvert en arrière qui
se referme lentement à la face dorsale de la moelle. Ce n'est
qu'au quatrième mois que les lames vertébrales, poussant en
arrière, se rencontrent et se fusionnent sur la ligne médiane,
pour donner naissance à l'apophyse épineuse.

D'après Froriep (1882) dont les recherches ont porté sur le
Poulet et sur le Veau, les vertèbres cartilagineuses dériveraient
de trois ébauches distinctes, l'une centrale développée au pourtour de la chorde (*centre, corps*), et les deux autres latérales
(*arcs latéraux primitifs*). Celles-ci se réuniraient en avant du
corps par une sorte de boucle (*boucle hypochordale*), et, d'autre
part, se prolongeraient en arrière du tube médullaire, et se
souderaient sur la ligne médiane (apophyse épineuse). La
fusion du corps et de l'arc antérieur ne se produirait que
secondairement.

La partie du rachis membraneux qui reste emprisonnée entre
les tronçons cartilagineux se transforme en fibro-cartilage
(*disques intervertébraux*).

La persistance de la gouttière vertébrale, consécutive à la
non-fermeture de la gouttière médullaire, constitue la malformation connue sous le nom de *spina bifida* (p. 339).

a. *Atlas, axis.* — Les travaux de Rathke (1833) et ceux de
Bergmann (1845) ont montré que l'apophyse odontoïde représente le corps de l'atlas soudé au corps de l'axis. La soudure
de ces deux pièces cartilagineuses s'effectue chez l'embryon
humain de 14 millimètres (Ch. Robin, 1864), et, à ce moment,
disparaît le petit renflement de la notochorde interposé entre
l'apophyse odontoïde et l'axis. L'arc antérieur de l'atlas se

forme aux dépens de prolongements antérieurs des masses latérales qui se réunissent en avant de l'apophyse odontoïde (boucle hypochordale).

b. *Côtes, sternum.* — Les côtes se développent à l'intérieur des cloisons secondaires (*myosepta*) séparant les myotomes, et leur chondrification progresse d'arrière en avant : elle est un peu plus tardive que celle des vertèbres correspondantes. Arrivées sur la ligne médiane, les sept premières côtes cartilagineuses se fusionnent entre elles par leur extrémité antérieure, et donnent ainsi naissance à une bande cartilagineuse verticale qui ne tarde pas à s'unir avec la bande du côté opposé, pour former le sternum. Les trois côtes suivantes (*fausses côtes*) sont rattachées de chaque côté, entre elles et à la septième côte, mais elles ne se prolongent pas jusqu'au sternum, c'est-à-dire que leurs extrémités antérieures ne se soudent pas d'un côté à l'autre sur la ligne médiane, en raison sans doute du développement considérable des organes abdominaux et en particulier du foie. Les deux dernières côtes restent *libres* ou *flottantes*.

**3° Rachis osseux**. — L'ossification, comme la chondrification, se montre tout d'abord dans les dernières vertèbres dorsales, puis elle se propage à la fois en haut et en bas (fin du 2° mois et début du 3°). On compte, pour chaque vertèbre, trois points osseux primitifs (fig. 212, A), dont un pour le corps (*point central*), et deux pour les masses latérales (*points latéraux*). Le point médian est double à l'origine, mais les deux ébauches se fusionnent presque aussitôt entre elles ; elles ne restent distinctes que dans l'apophyse odontoïde représentant le corps de l'atlas.

L'ossification progresse rapidement, et, vers le 5e mois, elle a envahi toute la vertèbre cartilagineuse, ne respectant que l'apophyse épineuse et les apophyses transverses dans lesquelles se développent ultérieurement des points complémentaires (*points transversaires* de 15 à 16 ans, *point épineux* de 16 à 17 ans, fig. 212, B). La soudure des points latéraux entre eux et avec le point central, caractérisée par l'ossification des

bandes cartilagineuses interposées, a lieu de la 3º à la 8º année
suivant les régions.

Chaque vertèbre présente, en plus, *deux points épiphysaires*
occupant les faces supérieure et inférieure des corps vertébraux dont ils sont séparés par un cartilage de conjugaison
aux dépens dùquel le corps de la vertèbre s'allonge dans le
sens vertical. Ces épiphyses, qui se montrent de 14 à 15 ans,
se soudent au corps vertébral, de la 20º à la 25º année.

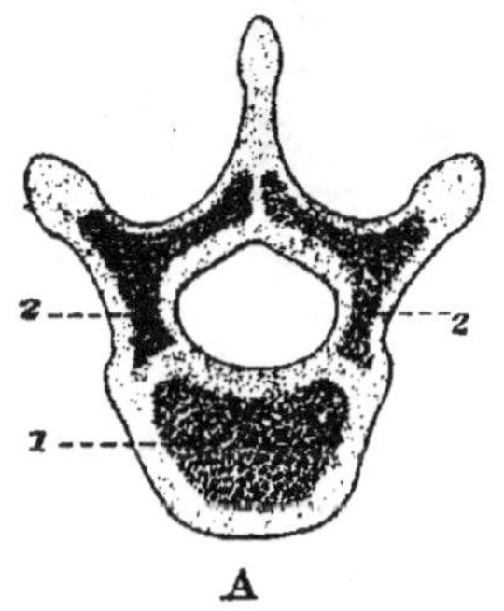
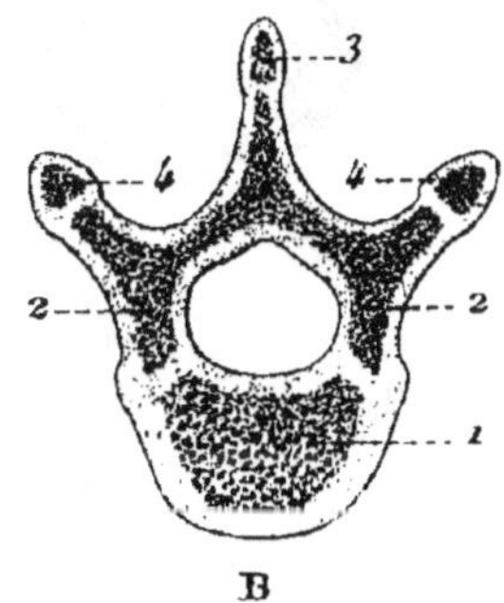

A                                    B

Fig. 212.

Ossification d'une vertèbre dorsale, sur un enfant de 2 ans (A), et sur
un adolescent (B). Représentation schématique, d'après Poirier.

Points primitifs : 1, point central. — 2, points latéraux. — *Points complémentaires* :
3, point épineux. — 4, 4, points transversaires.


Le nombre des points complémentaires varie suivant les
régions. C'est ainsi que les vertèbres cervicales ne présentent
que les deux points épiphysaires (sauf la septième pourvue
d'un point épineux), que les vertèbres dorsales possèdent en
plus un point épineux et deux transversaires, et qu'enfin dans
la région lombaire, deux nouveaux points viennent se surajouter aux précédents, les *points mamillaires* (*tubercules mamillaires*).

a. *Atlas.* — Trois points osseux concourent à la formation
de l'atlas (fig. 213, A) : deux points primitifs dans les masses
latérales, répondant aux points latéraux des autres vertèbres
(début 3º mois), et un point complémentaire dans l'arc antérieur (2 ans à 2 ans et demi). Les points latéraux se soudent

entre eux de 4 à 5 ans, et se réunissent au point antérieur de 7 à 9 ans.

b. *Axis.* — On compte cinq points primitifs (fig. 213, A), dont deux latéraux (masses latérales), un antérieur et inférieur (corps), et deux antérieurs et supérieurs, placés de chaque côté de la ligne médiane (apophyse odontoïde) ; plus deux points

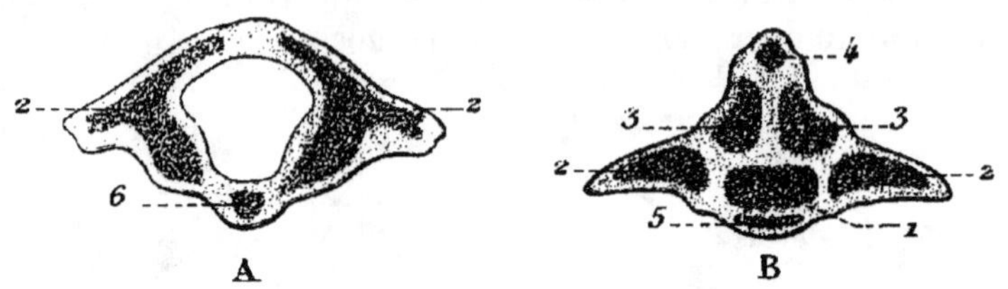

Fig. 213.

Ossification de l'atlas (A, vue supérieure), et de l'axis (B, vue antérieure). Représentation schématique, d'après POIRIER.

*Points primitifs :* 1, point central. — 2, points latéraux. — 3, 3, points de l'apophyse odontoïde. — *Points complémentaires :* 4, point pour le sommet de l'apophyse odontoïde. — 5, point épiphysaire. — 6, point de l'arc antérieur de l'atlas.

complémentaires, un pour le sommet de l'apophyse odontoïde qui apparaît de 4 à 5 ans, et un autre pour la base inférieure du corps (point épiphysaire).

c. *Sacrum.* — Chaque vertèbre sacrée présente : trois points primitifs répartis comme sur les autres vertèbres, et apparaissant du 4e au 8e mois de la vie intra-utérine, de haut en bas : cinq points complémentaires, dont deux épiphysaires (se montrant de 10 à 13 ans), un épineux (de 15 à 16 ans), et deux costaux (du 5e au 6e mois fœtal) représentant les côtes sacrées (GEGENBAUR), et se soudant plus tard aux masses latérales.

A ces points complémentaires, il faut ajouter quatre points marginaux dont deux supérieurs et deux inférieurs (de 17 à 18 ans) modelant les bords latéraux du sacrum, et représentant les points transversaires soudés deux à deux ; la cinquième vertèbre sacrée serait dépourvue de point transversaire.

La soudure des vertèbres sacrées entre elles commence par les parties latérales, et se termine par le corps (de 8 à 20 ans) ;

elle s'effectue de bas en haut, c'est-à-dire du sommet du sacrum vers la base.

d. *Coccyx*. — Chacune des quatre premières vertèbres coccygiennes possède : un point primitif pour le corps (de 4 à 9 ans), et deux points épiphysaires supérieur et inférieur (de 10 à 12 ans). La première vertèbre présente en plus deux points complémentaires pour les petites cornes ; enfin, la cinquième vertèbre ne se développe que par un seul point osseux (10 ans). Comme pour le sacrum, la soudure des vertèbres coccygiennes a lieu de la pointe vers la base.

Il est à remarquer que, dès le 6⁰ mois de la vie fœtale, les vertèbres coccygiennes sont pénétrées par des vaisseaux sanguins.

e. *Côtes*. — Les côtes s'ossifient par quatre points, dont un primitif pour le corps qui apparaît du 40⁰ au 50⁰ jour, et s'étend rapidement dans toute la longueur de la côte, et trois points complémentaires pour la portion saillante de la tubérosité, pour la fossette articulaire de la tubérosité, et pour la facette articulaire de la tête.

Dans la région cervicale, les côtes sont représentées par la branche antérieure de l'apophyse latérale, et dans la région lombaire par l'apophyse latérale (appendice costiforme).

f. *Sternum*. — Du 6⁰ mois à la naissance, on voit apparaître dans le sternum cartilagineux neuf points osseux dont un pour la poignée, et huit pour le corps, ces derniers disposés symétriquement par paires de chaque côté de la ligne médiane. Enfin, l'appendice xiphoïde possède un point complémentaire qui ne se montre qu'après la 3⁰ année.

**4⁰ Éminence et fossette coccygiennes**. — Il ressort des travaux de ECKER (1859), de HIS (1880) et de KEIBEL (1891) que l'embryon humain de la première moitié du 2⁰ mois (8 à 15 millimètres) possède une véritable queue sous la forme d'un prolongement conique débordant en arrière le cloaque, et recourbé en avant et en haut vers la face ventrale.

Les recherches de H. FOL (1885) et de PHISALIX (1887) ont montré, d'autre part, que l'embryon humain de 8 millimètres possède 38 segments dont le premier appartient à la région occipitale, et dont les deux derniers ne sont indiqués que par des myotomes parfaitement distincts d'ailleurs. A la sixième semaine (12 millimètres), les derniers segments se sont fusionnés entre eux, si bien que le nombre des vertèbres coccy-

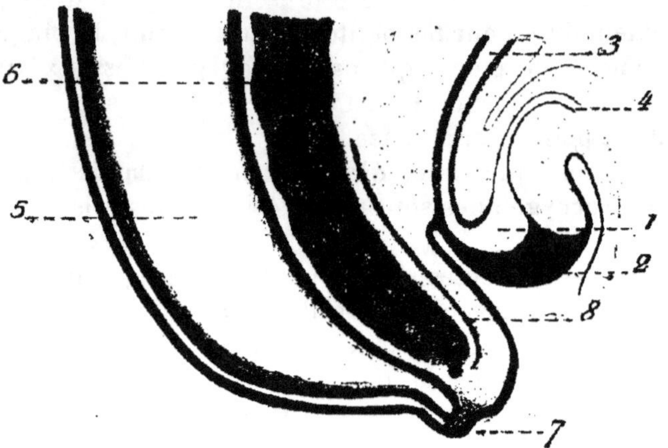

Fig. 214.

Coupe médiane de l'extrémité caudale sur un embryon humain de 14 mill., montrant le mode de formation du filament caudal. Représentation demi-schématique, d'après HERRMANN et TOURNEUX (gr. 30/1).

1, cavité du cloaque. — 2, membrane cloacale. — 3, tube intestinal. — 4, canal allantoïdien. — 5, tube médullaire. — 6, chorde dorsale entourée des segments vertébraux. — 7, filament caudal contenant encore l'extrémité du tube médullaire. — 8, artère caudale.

giennes se trouve abaissé à quatre ou cinq. A la suite de cette fusion, la base de l'appendice caudal s'est élargie, et constitue une saillie à sommet arrondi, supportant l'extrémité plus effilée de l'appendice caudal, et connue depuis ECKER (1859) sous le nom d'*éminence coccygienne* (fig. 214). Dans la suite, la partie inférieure du rachis s'allonge et s'infléchit en avant, entraînant l'éminence coccygienne qui vient surplomber la membrane cloacale dont la sépare la dépression sous-caudale. L'extrémité même de l'appendice caudal, dépourvue de vertèbres, n'est pas entraînée dans ce mouvement ; elle semble, par suite, remonter à la face dorsale de l'eminence coccygienne, où elle figure bientôt, à une faible distance du sommet, un petit nodule qu'on a assimilé au *filament caudal* bien décrit

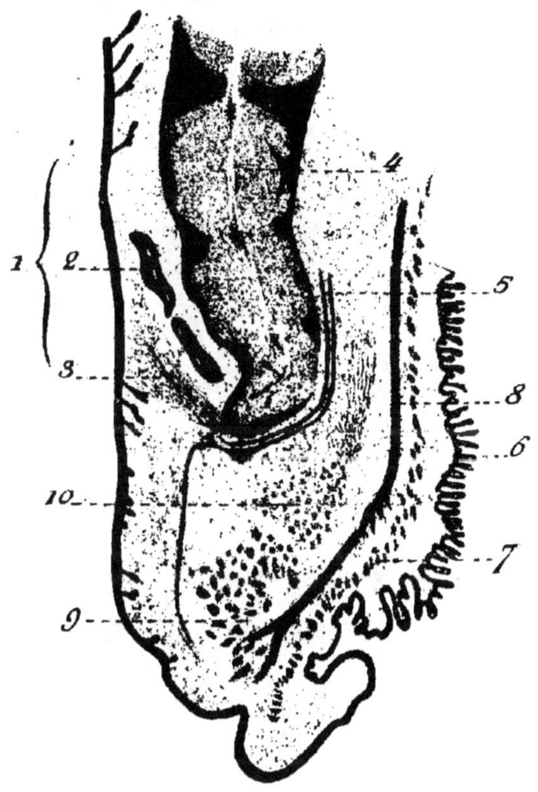

Fig. 215.

Coupe médiane de l'extrémité caudale sur un fœtus humain ♀ de 16/23,5 cent., d'après Herrmann et Tourneux (gr. 8,5/1).

1, glabelle délimitée par des follicules pileux. — 2, vestiges médullaires paracoccygiens. — 3, ligament caudal. — 4, vertèbres coccygiennes. — 5, veine (antérieure) et artère (postérieure) caudales. — 6, muqueuse du rectum. — 7, sphincter interne. — 8, couche musculaire longitudinale du rectum. — 9, sphincter externe. — 10, releveur de l'anus.

par Braun (1882) sur les embryons de Mouton, et par Keibel (1904) sur les embryons de Singe. En même temps que se produisent ces modifications, l'intestin caudal s'est complètement

25.

résorbé, le tube médullaire et la chorde dorsale ont abandonné leurs connexions avec l'amas résidual (p. 218), de telle sorte que le nodule ou filament caudal ne se trouve plus représenté que par cet amas revêtu par l'ectoderme. Le nodule semble disparaître lui-même au commencement du 3ᵉ mois lunaire.

Une fois le nodule caudal complètement atrophié, sa base d'implantation se laisse habituellement reconnaître comme une petite portion glabre des téguments (*glabella coccygea*) située au-dessus de la pointe du coccyx, et vers laquelle convergent les poils environnants (fig. 215). Dans la suite, cette glabelle peut se déprimer, et se creuser en fossette (*fovea coccygea*, ROSER, 1853; *foveola retroanalis*, LUSCHKA, 1853), au pourtour de laquelle les poils décrivent un tourbillon bien connu (*vertex coccygeus*).

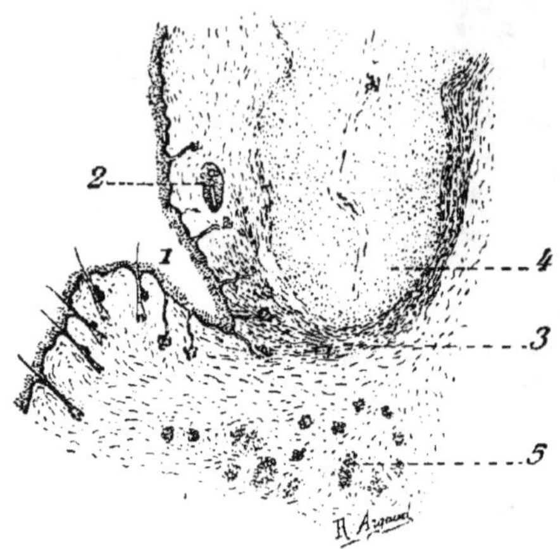

Fig. 216.

Coupe médiaire de l'extrémité caudale sur un fœtus humain ♀ de 23/35 centimètre intéressant une fossette coccygienne, d'après HERRMANN et TOURNEUX (gr. 10/1).

1, fossette coccygienne dont la paroi renferme des glandes sudoripares. — 2, vestiges médullaires paracoccygiens. — 2, ligament caudal. — 4, coccyx. — 5, lobules adipeux.

Cette modification paraît être sous la dépendance du *ligament caudal* (LUSCHKA, ECKER) qui unit la glabelle à l'extrémité inférieure du coccyx. Le ligament caudal, dont l'existence s'accuse dès le 3ᵉ mois de la vie fœtale, englobe les branches terminales de l'artère caudale, ainsi que le filet terminal du sympathique issu du ganglion coccygien ; il enlace dans sa courbe à concavité supérieure les *vestiges médullaires para-coccygiens*. Vers le milieu du 6ᵉ mois lunaire, la région sacrococcygienne, fortement infléchie en avant jusqu'à cette époque, se redresse et s'allonge, tandis que les parties molles subissent un développement considérable, et que l'éminence coccygienne s'efface complètement. Dans ce refoulement en arrière du tégument externe, la glabelle se trouve comme bridée par les fibres du ligament caudal. Débordée par la peau qui l'entoure, elle semble s'invaginer, et tapisse une dépression infundibuliforme (*fossette coccygienne*) plus ou moins profonde (fig. 216). Cette dépression peut s'excaver davantage, et donner naissance à une sorte de trajet fistuleux dont le fond se détache parfois et évolue isolément en kyste dermoïde simple. Toutes ces formations, glabelle, fossette, fistule, sont en général caractérisées par l'absence de follicules pileux ; par contre, les glandes sudoripares y sont abondantes.

C'est à la persistance et à l'hypertrophie du filament caudal qu'on a attribué les cas de *queues molles* (caudæ suillæ), c'est-à-dire dépourvues de vertèbres, signalées par différents observateurs. Les tumeurs mixtes sacro-coccygiennes résulteraient, de leur côté, d'un développement anormal de l'amas résidual occupant le sommet de l'appendice caudal (HERRMANN et TOURNEUX, 1905).

## § 3. — CRANE

De même que la colonne vertébrale, le crâne, primitivement représenté par une ébauche membraneuse, devient ensuite cartilagineux, puis osseux. Après avoir décrit successivement ces différents états, nous rappellerons brièvement la théorie vertébrale du crâne et la théorie segmentaire de la tête.

**1° Crâne membraneux**. — L'ébauche membraneuse du crâne se développe, comme celle du rachis, aux dépens des lames protovertébrales. Celles-ci, dans leur portion céphalique non régulièrement segmentée, qu'on peut désigner avec KOELLIKER sous le nom de *lames céphaliques*, donnent également naissance par leur bord interne à des expansions membraneuses qui entourent l'extrémité supérieure de la corde dorsale, et, d'autre part, s'étendent en arrière à la surface des vésicules cérébrales (*membrane unissante supérieure*), de manière à les envelopper complètement d'une sorte de manchon membraneux. Ces expansions qui répondent aux sclérotomes des segments primordiaux sous-jacents, ne se transforment pas totalement en pièces squelettiques : leur couche interne formera les méninges encéphaliques ; leur couche externe seule représente ce qu'on a désigné sous le nom de *crâne primordial*

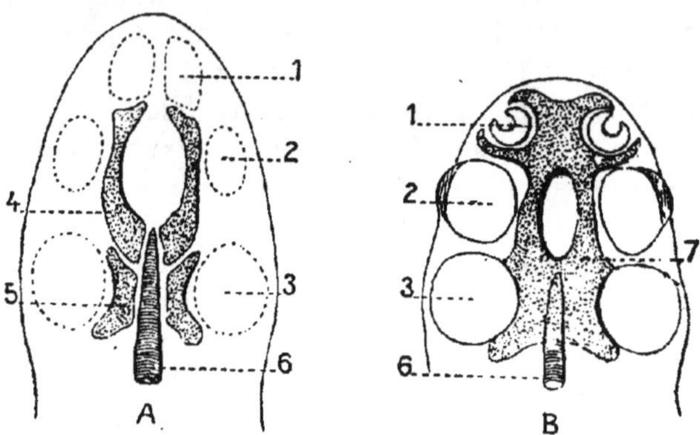



Fig. 217.

Deux stades successifs du développement du crâne primordial cartilagineux chez les Vertébrés inférieurs, d'après WIEDERSHEIM. Les poutrelles craniennes et les cartilages parachordaux encore distincts en A, se sont fusionnés en B, de manière à constituer une plaque basilaire continue qui envoie des prolongements au pourtour des organes des sens.

1, fossette olfactive, — 2, vésicule optique. — 3, vésicule auditive. — 4, poutrelles craniennes. — 5, cartilages parachordaux. — 6, chorde dorsale. — 7, plaque basilaire.

*membraneux*. Celui-ci entoure également les ébauches des organes des sens (fossettes olfactives, vésicules oculaires, vésicules auditives), en leur formant une coque protectrice.

**2° Crâne cartillagineux**. — Chez les Vertébrés inférieurs, la chondrification du crâne membraneux débute à la base par quatre cartilages longitudinaux (fig. 217), disposés par paires, dont les postérieurs sont placés de chaque côté de l'extrémité supérieure de la chorde (*cartilages parachordaux*), et dont les antérieurs, situés en avant de la chorde, se prolongent au-dessous du cerveau intermédiaire et du cerveau antérieur (*poutrelles craniennes* de RATHKE).

Les cartilages parachordaux se soudent longitudinalement entre eux, en avant et en arrière de la chorde, pour former la *plaque basilaire*, aux dépens de laquelle se constitueront d'avant en arrière : le basipostsphénoïde et le basioccipital. De leur côté, les poutrelles, en se fusionnant, donnent naissance à la *plaque ethmoïdale* qui fournit le basiprésphénoïde et l'ethmoïde. La limite entre les deux formations répond au dos de la selle turcique.

Chez les Vertébrés supérieurs, et chez les Mammifères en particulier, il existe une ébauche cartilagineuse unique, qu'il est impossible de décomposer, même à l'origine, en segments distincts. On peut, toutefois, reconnaître à cette ébauche deux régions distinctes : 1º une région inférieure, en rapport avec la chorde dorsale (*région vertébrale*, GEGENBAUR ; *région chordale*, KŒLLIKER) ; et 2º une région supérieure, débordant en haut l'extrémité céphalique de la chorde (*région évertébrale*, GEGENBAUR ; *région préchordale*, KŒLLIKER). Ces deux régions répondent aux cartilages *sphéno-occipital*, et *sphéno-ethmoïdal* de FRORIEP (1882). Le cartilage sphéno-occipital est en continuité de substance avec la capsule auditive, et le cartilage sphéno-ethmoïdal avec les capsules oculaire et nasale. Sur la ligne médiane, au niveau de la fosse pituitaire, l'ébauche cartilagineuse de la base du crâne reste perforée pendant un certain temps pour le passage du pédicule hypophysaire.

Les rapports qui affecte la chorde au niveau de la plaque basale varient suivant les Mammifères. Tantôt la chorde est complétement englobée dans la plaque, comme chez le Porc et le Veau (type intrabasilaire) ; tantôt elle en longe, dans son plus grand parcours, la face ventrale, comme chez le Lapin et chez l'Homme (type prébasilaire, fig. 218) ; tantôt, enfin, elle en côtoie la face dorsale, comme chez la Taupe et chez le Rat (type rétrobasilaire). Une disposition intermédiaire entre les types intra- et rétrobasilaire, est représentée par celle qu'on observe sur le Mouton, le Cheval et le Cobaye, chez lesquels la chorde suit pendant un certain temps la face dorsale du carti-

lage basilaire, avant de s'engager dans son épaisseur (F. TOUR-
NEUX et J-P. TOURNEUX, 1907).

De la base du crâne, la chondrification gagne progressi-

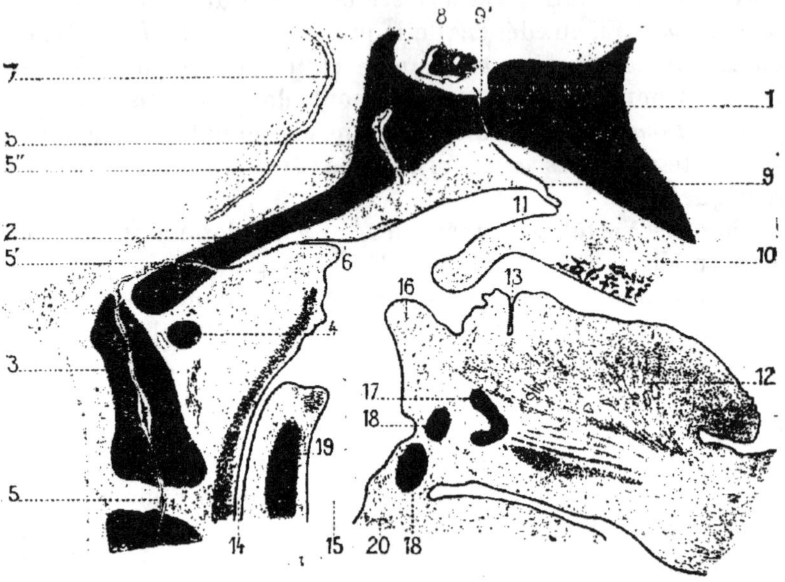



Fig. 218.

Coupe médiane du la base du crâne et la région du pharynx, sur
un fœtus humain de 4,4/5,7 cent. (gr. 10/1).

1, cartilage sphéno-ethmoïdal. — 2, cartilage sphéno-occipital. — 3, axis. —
4, arc antérieur de l'atlas. — 5, chorde dorsale interrompue au niveau de la voûte
du pharynx. — 5', canal basilaire inférieur. — 5", canal basilaire supérieur. — 6,
poche pharyngienne dont le fond adhère à la chorde dorsale. — 7, artère basilaire. —
8, lobe glandulaire de l'hypophyse. — 9, pédicule hypophysaire. — 9', canal cra-
nio-pharyngien. — 10, cloison des fosses nasales montrant inférieurement, au
niveau de la voûte palatine, des enclaves épithéliales résultant de la soudure sur la
ligne médiane des lames palatines, — 11, voile du palais. — 12, langue. — 13,
foramen cæcum. — 14, œsophage. - 15, larynx. — 16, épiglotte, — 17, hyoïde
encore cartilagineux. — 18, bord antérieur du thyroïde présentant encore une
lacune que comblera le cartilage vocal. — 19, chaton du cricoïde. — 20, arc antérieur du cricoïde.

vement les parties latérales, en respectant certains points destinés au passage des nerfs et des vaisseaux (trou optique, trou
carotidien, etc.). La voûte du crâne membraneux ne participe
pas à la chondrification; elle s'ossifie directement. Au pour-

tour des organes des sens, le crâne cartilagineux constitue une série de capsules particulières (capsule nasale, capsule orbitaire, capsule auditive).

**3° Crâne osseux**. — La capsule cartilagineuse du crâne se comporte différemment suivant les endroits que l'on envisage. Elle s'ossifie sur sa plus grande surface, mais en quelques points elle se résorbe pour faire place à un os de membrane, comme le vomer ; en d'autres, elle persiste, sous la forme de cartilages permanents (cartilage de la cloison, cartilages du nez, etc.). Les points osseux qui apparaissent au sein de cette masse cartilagineuse répondent à autant d'os distincts chez les Vertébrés inférieurs (Poissons). Chez l'Homme, un certain nombre de ces points se soudent entre eux, pour ne former qu'un nombre d'os restreint (*os primaires, os de cartilage*), constituant la base du crâne.

Le squelette du crâne se complète, à la même époque, par l'adjonction de noyaux osseux développés directement aux dépens du crâne membraneux, sans passer par la phase cartilagineuse ; une partie de ces noyaux contribuera à la formation d'os distints (pariétal), une autre se fusionnera avec le squelette de la base (écaille du temporal). Les os ainsi développés sans cartilage préexistant, ont été appelés *os de membrane, de revêtement* ou *de recouvrement*, en raison de leur mode de formation, et du fait qu'en certains points ils viennent s'appliquer à la surface du squelette cartilagineux : on leur a aussi donné le nom d'*os dermiques* et d'*os secondaires*, parce qu'on incline volontiers à les considérer comme un vestige du squelette cutané des Vertébrés inférieurs, ayant persisté dans la région de la tête chez les Vertébrés supérieurs, et s'étant mis en rapport avec le squelette interne d'ordre primaire (HERTWIG).

Les os primaires sont : 1° l'occipital, à l'exception de la partie supérieure de l'écaille ; 2° le sphénoïde, à l'exception de l'aile interne de l'apophyse ptérygoïde ; 3° l'ethmoïde et les cornets ; 4° le rocher et l'apophyse mastoïde du temporal ; 5° les osselets de l'oreille moyenne : marteau, enclume et étrier ; 6° le corps et les cornes de l'hyoïde.

Parmi les os de membrane, on range : 1° la partie supérieure de l'occipital ; 2° le pariétal ; 3° le frontal ; 4° l'écaille du temporal ; 5° l'aile interne de l'apophyse ptérygoïde ; 6° l'anneau tympanique ; 7° le palatin ; 8° le vomer ; 9° le nasal ; 10° l'os unguis ; 11° l'os malaire ; 12° le maxillaire supérieur ; 13° le maxillaire inférieur (HERTWIG).

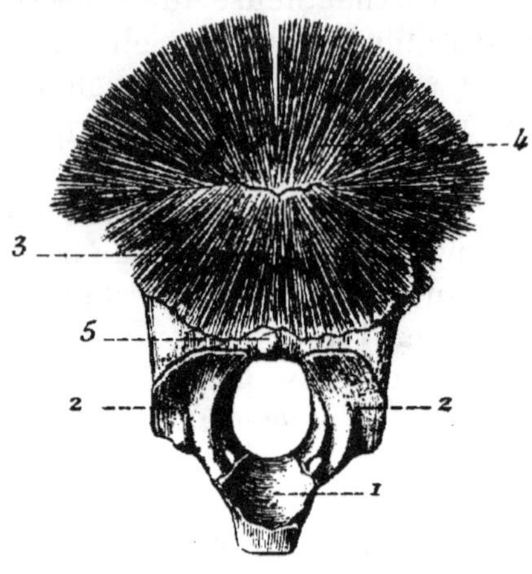

Fig. 219.

Ossification de l'occipital sur un fœtus humain de 4 mois, d'après RAMBAUD et RENAULT.

1, basi-occipital. — 2, 2, exoccipitaux. — 3, infra-occipital. — 4, supra-occipital (os interpariétal). — 5, osselet de Kerckringe.

Nous ne pouvons aborder ici, pour chaque os du crâne, l'étude complète des points d'ossification qui ne se prêtent guère à une description méthodique. Nous nous bornerons aux indications suivantes, renvoyant pour les détails aux traités d'anatomie descriptive.

a. *Occipital*. — Nous empruntons la plupart des renseignements qui suivent à DEBIERRE (1895). Quatre points osseux d'ordre primaire concourent à la formation de l'occipital. Ce sont : en avant, le *basi-occipital*, donnant naissance à l'apophyse basilaire qui prolonge en haut les corps des vertèbres rachidiennes (centrum) ; latéralement, les *exoccipitaux* fournissant les masses latérales (condyles, apophyses pétreuses, apophyses jugulaires) ; en arrière, et en haut, l'*infra-occipital*, répondant au point épiphysaire des vertèbres (fig. 219).

A l'infra-occipital d'origine enchondrale, vient se souder au-dessus un os de membrane, le *supra-occipital* (*os interpariétal, os épactal* ou *os des Incas*) développé par deux points d'ossification, et formant avec lui l'écaille de l'occipital. Ajoutons que pour un certain nombre d'auteurs, l'*os épactal* ou *os de Gœthe* (FISCHER, 1811) constituerait un os indépendant se développant entre le sommet de l'écaille et les deux pariétaux, par deux points d'ossification qui apparaissent au 5° mois de la vie fœtale, et se soudent au 7° (RAMBAUD et RENAULT, 1864).

L'espace primitivement compris sur la ligne médiane entre les deux condyles, se trouve comblé par l'apparition d'un nodule osseux (*osselet de Kerckringe*) qui au 5° mois se soude à l'écaille.

Les quatre centres d'ossification primaire marchent à la rencontre l'un de l'autre, et ne sont plus séparés au moment de la naissance que par une mince bande cartilagineuse ; leur réunion s'opère de la 2° à la 4° année. La fusion des deux segments de l'écaille s'effectue pendant le 3e mois après la naissance.

Les recherches modernes tendent à faire admettre que l'occipital résulte de la réunion d'un certain nombre de vertèbres, quatre suivant FRORIEP (1882). C'est ce qui explique que RAMBAUT et RENAULT (1864) ont pu rencontrer, pour l'apophyse basilaire, deux points d'ossification placés l'un derrière l'autre. Le point supérieur répond vraisemblablement à l'*os basiotique* signalé par ALBRECHT (1883), et qui représenterait ainsi un nouvel os de la base du crâne, interposé entre le basi-occipital et le basi-sphénoïde : l'indépendance complète de cet os est toutefois exceptionnelle.

b. *Sphénoïde.* — Le sphénoïde se développe par un grand nombre de points d'ossification (quatorze d'après SAPPEY). Il existe en réalité deux sphénoïdes, l'un antérieur ou *présphénoïde*, l'autre postérieur ou *basi-sphénoïde*. Le corps de chacun de ces os se forme par deux noyaux placés symétriquement de chaque côté de la ligne médiane ; au sphénoïde antérieur, appartiennnent les petites ailes, au sphénoïde postérieur, les grandes ailes. La soudure des deux corps du sphénoïde s'effectue vers la fin de la vie fœtale.

Les cornets de Bertin apparaissent du 6e au 8° mois après la naissance.

c. *Temporal.* — La portion pétreuse du temporal ainsi que l'apophyse mastoïde se forment aux dépens de la capsule auditive cartilagineuse. A ces segments primaires, viennent s'adjoindre, chez l'homme, deux os de membrane, la portion squameuse et la portion tympanique (*anneau tympanique, cadre tympanal*). L'anneau tympanique qui sert de soutien au conduit auditif externe, se fusionne ultérieurement avec la portion pétreuse, sauf au niveau de la scissure de Glaser, par laquelle passe l'apophyse grêle du marteau.

La soudure des différentes pièces du temporal représentées chez les Vertébrés inférieurs par autant d'os distincts (os pétreux, os tympanique, os squameux) est presque achevée au moment de la naissance. Les cellules mastoïdiennes ne se creusent qu'à la fin de la première année, par résorption du diploé (SAPPEY).

d. *Ethmoïde*. — L'ethmoïde et les cornets se développent aux dépens de la portion postérieure de la capsule nasale cartilagineuse. La portion antérieure persistante de cette capsule fournit le cartilage de la cloison et les cartilages du nez (p. 194).

Les pariétaux, le frontal, les os propres du nez, les os unguis et le vomer sont des os de revêtement qui commencent à s'ossifier à partir du 3e mois de la vie fœtale.

Nous avons fait connaître plus haut (p. 192 et suiv.), d'une façon générale, le mode de développement des os qui se forment à l'intérieur des arcs branchiaux, et dont l'ensemble constitue le squelette viscéral. Nous rappelerons que l'os hyoïde et les osselets de l'oreille moyenne sont des os primaires, tandis que le maxillaire supérieur, le maxillaire inférieur, l'os ptérygoïde et l'os malaire sont des os de revêtement.

e. *Fontanelles*. — Les os primaires, développés au sein du crâne cartilagineux, sont séparés au début par des cloisons de substance cartilagineuse ; les os dermiques, formés directement dans le crâne membraneux, sont isolés par des espaces membraneux. Au point de rencontre de plusieurs os, ces espaces membraneux présentent une surface plus considérable : on les désigne sous le nom de *fontanelles*. Au moment de la naissance, on distingue six fontanelles principales dont la plus étendue, losangique, se trouve comprise sur la ligne médiane entre les pariétaux et le frontal (*fontanelle antérieure, grande fontanelle, fontanelle bregmatique*), et dont la seconde comme dimensions, de forme triangulaire, est interposée entre les pariétaux et l'écaille de l'occipital (*petite fontanelle, fontanelle lambdatique*). Les fontanelles disparaissent progressivement, au fur et à mesure de l'extension des os qui les limitent.

**4° Théorie vertébrale du crâne**. — Cette théorie, d'après laquelle les pièces osseuses du crâne constitueraient un certain nombre de vertèbres analogues aux vertèbres rachidiennes a été édifiée au commencement du siècle, par OKEN en 1807 et par GOETHE en 1821. Elle a longtemps régné sans conteste dans la science, et les opinions individuelles ne variaient que sur le nombre des vertèbres craniennes. On admettait en général quatre vertèbres craniennes : 1° occipitale, 2° sphénoïdale postérieure, 3° sphénoïdale antérieure, 4° ethmoïdale. La vertèbre occipitale était une des mieux caractérisée. On lui considérait pour centre l'apophyse basilaire, pour lames latérales la portion écailleuse, pour apophyses transverses les apophyses jugulaires, pour apophyses articulaires inférieures les condyles, et enfin pour apophyse épineuse la protubérance et la crête occipitales externes.

A mesure que les recherches embryologiques se multiplièrent et devinrent plus précises, les objections se présentèrent. Les vertèbres osseuses du rachis sont précédées dans leur développement par des pièces cartilagineuses distinctes, tandis que l'ébauche cartilagineuse du crâne est continue, non seulement chez les Mammifères, mais encore chez presque tous les Vertébrés. De plus, le développement de certains os du crâne s'écarte absolument de celui des vertèbres. Ces objections présentées par HUXLEY (1869) ont été reprises depuis par GEGENBAUR (1872-87) qui opposa à la théorie vertébrale du crâne la théorie segmentaire de la tête, seule admise aujourd'hui. Il nous sera toutefois permis de faire remarquer que les vertèbres du tronc dérivent des sclérotomes qui eux-mêmes procèdent des protovertèbres, et que, si l'on peut retrouver, dans les vertèbres définitives du tronc, les indices d'une segmentation mésodermique originelle, on est peut-être autorisé à faire des déductions analogues en ce qui concerne le crâne. Aussi conviendrait-il de ne pas rejeter définitivement la théorie vertébrale du crâne, mais de la considérer plutôt comme un chapitre de la théorie segmentaire.

**5° Théorie segmentaire de la tête**. — La théorie métamérique ou segmentaire de la tête ébauchée par HUXLEY, ainsi que nous venons de le dire, a été magistralement exposée par GEGENBAUR dans plusieurs mémoires de 1872 à 1887. D'après HUXLEY, l'extrémité céphalique se composerait d'une série de segments formés par le squelette branchial ; à chacun de ces segments, se rattacherait une paire nerveuse cranienne. GEGENBAUR (1871-72), confirmant les données de HUXLEY, montre que la métamérie primitive existe dans la disposition de l'appareil branchial et des nerfs craniens ; il ajoute que les traces de cette métamérisation se retrouvent dans la partie du crâne développée autour de la chorde dorsale, et qui est « une concrescence de vertèbres ».

Les recherches de BALFOUR sur le développement des Élasmobranches lui ont permis d'établir l'existence de huit segments métamériques craniens. Sept d'entre eux, les plus inférieurs, répondent aux sept arcs branchiaux décrits par GEGENBAUR ; le premier, le plus élevé, représente l'extrémité supérieure de la tête (segment préoral). MARSHALL (1877-81) préoccupé par l'existence de ce premier segment, fait rentrer l'appareil olfactif dans le groupe des appareils branchiaux, et assimile la fossette olfactive à une première fente branchiale.

Les données d'anatomie comparée, établies par GEGENBAUR, ainsi que la conception des segments céphaliques de BALFOUR, semblaient avoir un caractère un peu schématique, lorsque VAN WIJHE (1882) est venu donner une description minutieuse de la segmentation du mésoderme céphalique chez les Sélaciens. Les stades initiaux du développement lui ont montré l'existence de neuf somites céphaliques dont les trois premiers sont situés au-dessus de la vésicule auditive. Il est à remarquer que le premier somite ne possède pas d'arc viscéral, et que l'arc hyoïdien répond aux 3° et 4° somites.

Chaque somite se compose d'un sclérotome et d'un myotome, et chaque myotome est innervé par un nerf. Cependant, la plupart des myotomes s'atrophient dans la suite. Les observations de Van Wijhe, admises par Wiedersheim et par Gegenbaur ont été discutées dans certains détails par Hatscheck, par Froriep et par Rabl ; elles ont depuis trouvé un sérieux appoint dans les recherches embryologiques de Hoffmann (1889) sur le développement du crâne chez les Sélaciens.

## § 4. — Squelette des membres

Après avoir montré le mode de formation des membres, nous décrirons le développement de leur squelette cartilagineux et osseux.

**1° Formation des membres.** — Les membres apparaissent chez l'embryon humain de 4 millimètres, aux deux extrémités de la crête de Wolff, sous la forme de deux bourgeons aplatis transversalement, et qui figurent en s'allongeant, chez l'embryon de 7 millimètres, deux *palettes* appliquées de chaque côté sur les parois latérales du tronc. Le développement des palettes répondant aux membres inférieurs est toujours un peu moins avancé, pour un stade donné, que celui des palettes supérieures.

Vers la 5° semaine, la palette terminale représentant la main ou le pied se distingue par un sillon du restant du membre, tandis que son bord marginal s'épaissit en un *bourrelet digital* que des rainures longitudinales diviseront bientôt en cinq articles distincts, mais réunis par une membrane interdigitale. A la même époque, la saillie du coude s'accuse et indique la séparation du bras et de l'avant-bras ; peu après, les doigts s'allongent et débordent la membrane interdigitale.

Jusqu'au début du 3° mois, le coude et le genou sont orientés de la même façon, et regardent directement en dehors. A ce moment, le bras exécute sur l'épaule un mouvement de rotation de 90°, dirigé de dedans en dehors, qui porte le coude en arrière. De son côté, le membre inférieur, décrit également un mouvement de rotation de 90°, mais en sens inverse du premier, c'est-à-dire de dehors en dedans, si bien que le genou se trouve maintenant placé en avant, dans une direction diamétralement opposée à celle du coude.

**2° Squelette cartilagineux des membres**. — Les palettes des membres développés à chaque extrémité de la crête de Wolff, au niveau du point d'union de la lame somatique avec les protovertèbres, sont formées par un axe mésodermique recouvert par l'ectoderme. Celui-ci présente, le long du bord supérieur de la palette, un épaississement longitudinal, au-dessous duquel rampe un vaisseau veineux (veine basilique primitive pour le membre supérieur, et veine saphène externe pour le membre inférieur, fig. 128, B). L'épaississement ectodermique, formé exclusivement aux dépens de la couche profonde, est surtout accusé vers l'extrémité du membre, où il a été décrit et figuré par de nombreux observateurs ; sa signification est encore inconnue.

Au sein du mésoderme axial se différencient, pendant le 2ᵉ mois, les segments cartilagineux aux dépens desquels se constitueront plus tard les pièces osseuses. Cette différenciation débute au niveau de la racine du membre, et se propage ensuite graduellement vers l'extrémité. Il est aujourd'hui démontré que le squelette cartilagineux n'est pas continu dans toute la longueur du membre, mais qu'il se compose d'un certain nombre d'articles distincts (HAGEN TORN, 1882 ; LEBOUCQ, 1882 ; RETTERER, 1886), dont le nombre peut se trouver supérieur à celui des os qui les remplacent. C'est ainsi que, dans le cours du développement normal, on voit un cartilage du carpe connu sous le nom de *cartilage central* (*le central*), se fusionner, au 3ᵉ mois fœtal, avec un autre cartilage du carpe (*le radial*), pour former le scaphoïde (LEBOUCQ, 1882). A la suite d'une ossification spéciale, le central peut persister anormalement chez l'adulte, et constituer un os distinct (*os central* ou *intermédiaire*, DE BLAINVILLE).

**3° Squelette osseux des membres**. — Les cartilages qui

se sont différenciés dans la continuité du membre, s'ossifient dans la suite par un ou plusieurs *centres d'ossification (points d'ossification)*. Certains points apparaissent de bonne heure (3e mois fœtal), et forment la plus grande partie de l'os (*points primitifs principaux*) ; d'autres, se montrent tardivement, et contribuent surtout à modeler sa forme extérieure (*points secondaires, accessoires* ou *complémentaires*). Dans l'ossification d'un cartilage précédant un os long (p. 419 et suiv.), le point primitif est central (*diaphysaire*), les points complémentaires sont relégués aux extrémités (*épiphysaires*).

Nous ne relaterons pas ici, pour chaque os des membres, les époques correspondant à l'apparition et à la soudure des points d'ossification primitifs et secondaires ou complémentaires. On trouvera, à cet égard, des tableaux synoptiques dans la plupart des traités d'anatomie descriptive, et dans la thèse d'agrégation de POIRIER (1886), à laquelle nous avons fait plusieurs emprunts. Nous nous bornerons à signaler les particularités suivantes en ce qui concerne les os des membres proprement dits, et les os des ceintures scapulaire et pelvienne qui les rattachent au squelette axial :

Les os du carpe et du tarse, à l'exception du calcanéum, s'ossifient par un seul point ; celui-ci apparaît dans le pisiforme de la 8e à la 9e année.

Les métacarpiens et les métatarsiens présentent un point primitif pour le corps (début du 3e mois fœtal), et un point épiphysaire pour l'extrémité distale (3 ans).

Les phalanges des doigts et des orteils possèdent également un point diaphysaire et un point épiphysaire, seulement ce dernier occupe l'extrémité voisine de la racine du membre.

Le premier métacarpien et le premier métatarsien s'ossifient comme les phalanges, avec un point épiphysaire proximal ou carpien : on a pu, par suite, les considérer comme représentant les premières phalanges du pouce.

Dans les phalangettes, l'ossification débute par l'extrémité distale (3e mois fœtal), et se complète, après la naissance, par un point épiphysaire proximal. Les phalangettes se comportent donc, au point de vue de l'ossification, comme des demi-phalanges.

Les os longs des membres (cubitus, radius, humérus, tibia, péroné, fémur) présentent un point diaphysaire (fin du 2ᵉ mois), et deux points épiphysaires qui n'apparaissent qu'après la naissance, sauf celui de l'épiphyse distale du fémur qui se forme peu avant la naissance. Les points complémentaires (trochanter, épicondyle, épitrochlée, etc.), se montrent tardivement à partir de la 5ᵉ année. D'après A. Julien (1892), le premier point épiphysaire occupe l'extrémité la plus importante au point de vue fonctionnel.

La rotule s'ossifie par un seul point d'ossification, vers la troisième année.

Le premier point d'ossification qui apparaisse dans l'économie, est le point primitif de la clavicule qui se forme du 30ᵉ au 35ᵉ jour (ὀστέον πρωτογενὲς) dans un milieu conjonctif ; le cartilage ne se développe que secondairement. On sait que, chez les Poissons, la clavicule est un os exclusivement dermique ou cutané.

L'omoplate se développe par un point primitif répondant à la fosse sus-épineuse (du 40ᵉ au 50ᵉ jour), qui forme la plus grande partie de l'os. Les points complémentaires, nombreux, ne se montrent qu'après la naissance.

Chacun des os iliaques présente trois points osseux primitifs correspondant à l'ilion, au pubis, et à l'ischion, qui se rencontrent au fond de la cavité cotyloïde, et 9 points complémentaires. La soudure du pubis à l'ischion s'opère vers l'âge de huit ans, celle de l'ilion au pubis et à l'ischion, à l'époque de la puberté.

### ARTICLE II

## ARTICULATIONS

Au moment où les segments cartilagineux se montrent dans la continuité d'un membre, ils sont réunis les uns aux autres par une bande d'un tissu spécial dont la nature est encore aujourd'hui l'objet de discussions. Certains auteurs (VARIOT, 1883) considèrent, en effet, la *bande articulaire* comme formée de cellules cartilagineuses entre lesquelles se déposera progressivement la substance cartilagineuse, à partir des nodules cartilagineux. D'autres observateurs attribuent à la bande articulaire une nature conjonctive, et pensent que dans l'allongement des segments cartilagineux qui tendent à rapprocher leurs extrémités, les éléments conjonctifs de cette bande se trouvent comprimés, s'atrophient et finissent par disparaître. Quoi qu'il en soit, dès qu'apparaissent, vers la 10e semaine, les premières fentes articulaires, on constate nettement que leurs parois sont tapissées par une couche cartilagineuse dont les éléments sont aplatis parallèlement à la surface, et que cette couche cartilagineuse limitante fait corps avec le segment cartilagineux. En d'autres termes, les segments cartilagineux sont séparés les uns des autres par une fente articulaire qui s'est creusée dans la partie moyenne de la bande cartilagineuse. Généralement, la fente articulaire se montre sur les bords de la bande articulaire, et n'envahit sa partie centrale que secondairement.

Dans les articulations pourvues de fibro-cartilages interarticulaires (sterno-claviculaire, temporo-maxillaire, cubito-pyramidale), ceux-ci se développent sur place aux dépens d'une zone mésodermique enclavée dans la bande articulaire cartilagineuse. La fissuration se produit de chaque côté de cette zone moyenne, mais toujours dans l'épaisseur de la bande articulaire. Les ligaments croisés et les ménisques interarticulaires du genou se forment d'une façon analogue. La cavité articulaire du genou apparaît au cours du 3e mois fœtal, et résulte de la fusion de cinq cavités primordiales. Au commencent du 4e mois, elle présente déjà la configuration qu'elle possède chez l'adulte (GRYNFELTT, 1904; LUCIEN, 1904).

Les ligaments périarticulaires et la capsule représentent des modifications locales du périchondre, ainsi que la couche externe des membranes synoviales. Quant à la couche interne, elle dérive du pourtour de la bande articulaire, et c'est ce qui explique qu'on rencontre des éléments cartilagineux dans son épaisseur. Certains auteurs la considèrent même comme une surface cartilagineuse de glissement (Tourneux et Herrmann, 1880 ; Renaut ; Variot, 1883).

On sait que, chez l'adulte, cette couche superficielle est représentée par une substance fondamentale, légèrement granuleuse, parfois striée, englobant dans son épaisseur des cellules cartilagineuses dont quelques-unes viennent faire saillie à la surface libre de la synoviale. Sur les franges et sur leurs appendices, la substance fondamentale fait défaut, tandis que les éléments cellulaires se sont considérablement multipliés, et, tassés les uns contre les autres, ont revêtu un aspect épithélial.

Les bourses tendineuses et les bourses muqueuses se développent de très bonne heure, dès le commencement du 3º mois fœtal. Elles résultent de la transformation muqueuse suivie de la liquéfaction de tout un territoire conjonctif (Retterer, 1896 ; Lucien, 1907).


### ARTICLE III

### MUSCLES


Nous envisagerons successivement : 1º les *muscles du tronc* ; 2º les *muscles des membres*.

**1º Muscles du tronc**. — Les muscles du tronc dérivent des plaques musculaires des protovertèbres (*lames dermo-musculaires*, Rabl). Celles-ci par leur bord périphérique recourbé en dedans donne naissance à des cellules allongées qui s'insinuent au-dessous d'elles, et représentent la couche profonde ou musculaire du myotome. C'est, en effet, aux dépens de ces éléments que se forment les fibres musculaires dirigées à l'origine longitudinalement, comme les éléments dont elles proviennent ; la couche superficielle du myotome se transforme sur place en derme cutané.

Les lames musculaires, disposées bout à bout, sont séparées par des cloisons mésodermiques (*ligaments intermus-*

*culaires*) qui se prolongent en arrière jusqu'à la colonne vertébrale, et dans l'épaisseur desquelles rampent les vaisseaux et les nerfs intersegmentaires. Dans la suite, les segments musculaires s'étendent progressivement, d'arrière en avant, dans l'épaisseur de la somatopleure qui constitue les parois thoracique et abdominale ; au 3º mois, ils atteignent en avant la ligne médiane. Nous ignorons les transformations ultérieures que subissent ces parties chez les Mammifères : la disposition originelle segmentaire persiste chez les Poissons.

**2º Muscles des membres**. — Les muscles des membres dérivent de prolongements émanés d'un certain nombre de segments musculaires, ainsi que l'ont montré les recherches de KLEINENBERG, de BALFOUR et de DOHRN sur les Sélaciens. Ces prolongements musculaires sont accompagnés de troncs nerveux provenant du tube médullaire et de ganglions rachidiens, au nombre de cinq pour le membre supérieur mieux étudié à ce point de vue que le membre inférieur.

# CHAPITRE XII

## APPAREIL DE LA CIRCULATION

L'appareil circulatoire a pour fonction de puiser, dans des organes servant de réservoirs, des matériaux de nutrition et de respiration (oxygène, eau, hydrocarbures, principes azotés), et de les distribuer ensuite à tous les tissus de l'organisme. Tout appareil de la circulation présentera donc à étudier deux parties distinctes : une première partie chargée de transporter à un moteur central (cœur) les matériaux contenus ou accumulés dans certains organes, c'est la circulation d'apport ou *petite circulation* ; et une deuxième partie chargée de répartir ces matériaux dans toute l'économie, c'est la circulation de distribution ou *grande circulation*. Si les principes destinés à la nutrition et à la respiration des éléments anatomiques sont contenus dans le même organe, il n'y a qu'une seule petite circulation, mais s'ils sont répartis dans des organes distincts, on se trouve en présence de plusieurs circulations d'apport : le nombre des petites circulations est donc en relation avec celui des réservoirs. D'autre part, la petite circulation peut être disposée bout à bout avec la grande, ou au contraire être greffée sur elle, c'est-à-dire que les vaisseaux de la petite circulation peuvent déboucher directement dans le cœur, ou au contraire s'ouvrir dans les vaisseaux de la circulation de distribution. Chez l'Homme adulte, ainsi que le montre la figure schématique 220, il existe en réalité trois circulations distinctes : une grande et deux petites dont l'une (la circulation pulmonaire) est disposée bout à bout avec la grande, et dont l'autre (la circulation porte) est greffée sur cette dernière.

Il ressort des considérations qui précèdent, que la description méthodique du développement de l'appareil de la circulation chez l'embryon, devra comprendre à la fois le développement de la grande circulation et celui des circulations d'apport. Au début, les matériaux de réserve se trouvent accumulés dans le sac vitellin ; plus tard, c'est aux tissus maternels, par l'intermédiaire de la vésicule allantoïdienne, que le fœtus emprunte

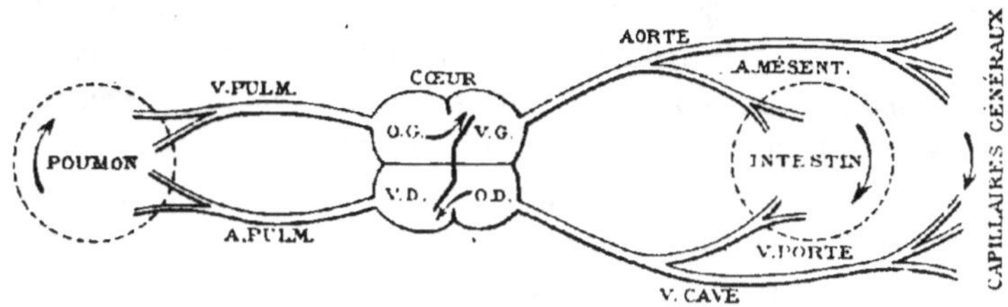


Fig. 220.

Représentation schématique de la circulation chez l'homme adulte, montrant la circulation générale et les deux petites circulations pulmonaire et porte.

les substances nécessaires à son évolution. La circulation allantoïdienne ou placentaire se substituera donc, à un moment donné, à la circulation vitelline, comme circulation d'apport, mais les mêmes vaisseaux continueront à distribuer le sang aux organes du fœtus. Nous examinerons successivement la circulation vitelline et la circulation placentaire, en décrivant en même temps les modifications que subissent les vaisseaux appartenant à la circulation générale. Nous ferons précéder cette étude d'un aperçu sur le développement des premiers vaisseaux, et nous rechercherons, en dernier lieu, le mode de formation du diaphragme, du péricarde et des plèvres.

## § 1. — PREMIERS DÉVELOPPEMENTS DES VAISSEAUX SANGUINS

C'est dans la région postérieure de l'aire opaque qu'apparaissent les premiers vaisseaux sanguins des Mammifères

(8° jour chez l'embryon de Lapin). Les *germes vasculaires* (Uskow), représentés par des amas de cellules mésodermiques indépendants les uns des autres, s'anastomosent entre eux, et constituent un réseau dont les parties renflées répondent aux premières ébauches vasculaires. Des éléments qui entrent dans la composition de ce réseau, les plus superficiels s'aplatissent et deviennent des cellules endothéliales ; les plus profonds se chargent d'hémoglobine, et se transforment progressivement en *hématies embryonnaires* nucléées (*érythroblastes*, Loewit). Ces hématies sont particulièrement abondantes dans les points de rencontre de plusieurs cordons, où elles forment des amas désignés sous le nom d'*îlots sanguins* (Wolff et Pander). Bientôt des fissures apparaissent à l'intérieur de la masse cellulaire des cordons ; ces fissures d'abord isolées se fusionnent entre elles, et donnent naissance à la cavité vasculaire.

D'après Vialleton (1892), les germes vasculaires seraient constitués par une masse homogène parsemée de noyaux. La zone périphérique de ce plasmodium s'individualiserait en cellules endothéliales, tandis que la zone centrale se fragmenterait en hématies nucléées qui persistent en amas pendant un certain temps, après que le vaisseau est devenu perméable.

Les hématies embryonnaires, développées aux dépens des cellules mésodermiques, ont à peu près la même forme que les hématies de l'adulte, mais elles sont plus volumineuses (10 à 15 $\mu$ de diamètre sur 3 à 4 $\mu$ d'épaisseur) ; elles se multiplient par segmentation. Vers la fin du 2° mois de la vie fœtale, chez l'Homme, on voit apparaître les premiers globules sanguins dépourvus de noyau (*plastides rouges*, S. Minot). Ces globules sont d'abord très clairsemés, mais, dès la fin du 3° mois, ils l'emportent en nombre sur les hématies nucléées. Toutefois, il serait encore possible de rencontrer des érythroblastes dans les derniers mois de la gestation, et même à l'époque de la naissance.

Les auteurs ne sont pas d'accord sur l'origine des premiers globules sanguins : on admet généralement que ces globules dérivent des hématies nucléées par résorption ou par expulsion du noyau. Quant aux leucocytes, ils n'apparaissent que postérieurement aux hématies embryonnaires, et seulement au 9° jour chez l'embryon de Lapin. Le plasma sanguin se montre en même temps que la lumière des vaisseaux.

L'extension des premiers réseaux capillaires constitués aux dépens des germes vasculaires d'Uskow, résulte de la poussée de prolongements à la surface des capillaires déjà formés, et non de l'adjonction de nouveaux germes. La paroi épithéliale d'un capillaire émet une petite élevure conique en regard d'un noyau, puis l'élevure s'allonge et figure une sorte d'éperon à l'intérieur duquel ne tarde pas à s'engager un noyau épithélial. L'éperon renflé, au niveau du noyau, représente alors une cellule fusiforme rattachée par un prolongement encore plein au capillaire, et se terminant en pointe à l'extrémité opposée (*cellule angioplastique*, ROUGET ; *hématoblaste* des auteurs allemands ; *cellule vaso-formative*, RANVIER). Ces cellules sont d'abord implantées perpendiculairement sur la paroi du vaisseau, puis elles peuvent s'incurver et se mettre en communication avec une paroi vasculaire voisine, ou avec l'extrémité effilée d'une autre cellule. Plus tard, on voit ces éléments se creuser peu à peu, à partir d'une de leurs extrémités ou des deux à la fois. La cellule vaso-formative ainsi émanée sous forme de bourgeon d'une cellule endothéliale, se transforme à son tour en cellule endothéliale, et se divise par voie karyokinétique.

La lumière du vaisseau de nouvelle formation est d'abord étroite, et ne saurait en aucune façon livrer passage soit aux hématies, soit aux leucocytes. Le plasma seul circule, puis on y voit passer quelques granules, jusqu'au moment où le conduit a une largeur suffisante pour être parcouru par les éléments normaux du sang. Dès que les cellules vaso-formatives, transformées en capillaires, sont devenues perméables, on les voit pousser à leur tour des expansions latérales qui suivent la même évolution que celles qui leur ont donné naissance.

Ce mode d'accroissement des vaisseaux capillaires se poursuit pendant toute la croissance de l'individu. Il a été surtout bien observé dans la queue des larves de Batraciens.

## § 2. — Première circulation
### (vésicule ombilicale)

Nous passerons successivement en revue la petite circulation ou circulation d'apport, et la grande circulation ou circulation de distribution.

**1° Petite circulation (circulation d'apport).** — L'œuf des Mammifères subissant la segmentation totale, chaque élément blastodermique renferme une certaine quantité de deuto-plasma qui pourvoira à ses premiers développements. Lorsque ces réserves nutritives mélangées intimement au proto-plasma auront été épuisées, le germe devra chercher en dehors de la substance des éléments qui le composent, les matériaux nécessaires à son évolution. Ces matériaux sont peu abondants dans l'œuf des Mammifères, où ils se trouvent représentés par le liquide albumineux qui remplit la vésicule ombilicale, mais chez les Ovipares dont la segmentation est partielle, ils consti-tuent une masse considérable, le *jaune* (deutoplasma), qui ser-vira à la nutrition de l'embryon jusqu'au moment de l'éclosion.

Quoi qu'il en soit, dans l'un et dans l'autre cas, on voit se déve-lopper dans l'épaisseur des parois de la vésicule ombilicale (lame fibro-intestinale), un réseau capillaire au niveau duquel se fera l'absorption des substances contenues dans la vésicule. Ce réseau capillaire qui constitue l'aire vasculaire, occupe une étendue plus ou moins grande suivant le Mammifère envisagé. Chez l'Homme, chez les Carnassiers et chez les Ruminants, il tapisse toute la surface de la vésicule ombilicale ; mais, chez le Lapin, il reste limité au pourtour de la tache embryonnaire dans la région du cœlome, comme chez les Ovipares.

Lorsque le réseau capillaire de l'aire vasculaire a atteint son complet développement, il est limité extérieurement, chez l'embryon de Lapin (fig. 221), par un sinus annulaire, désigné sous le nom de *sinus terminal*. Le sinus terminal renferme du sang veineux chez les Oiseaux, mais, chez le Lapin, il contient

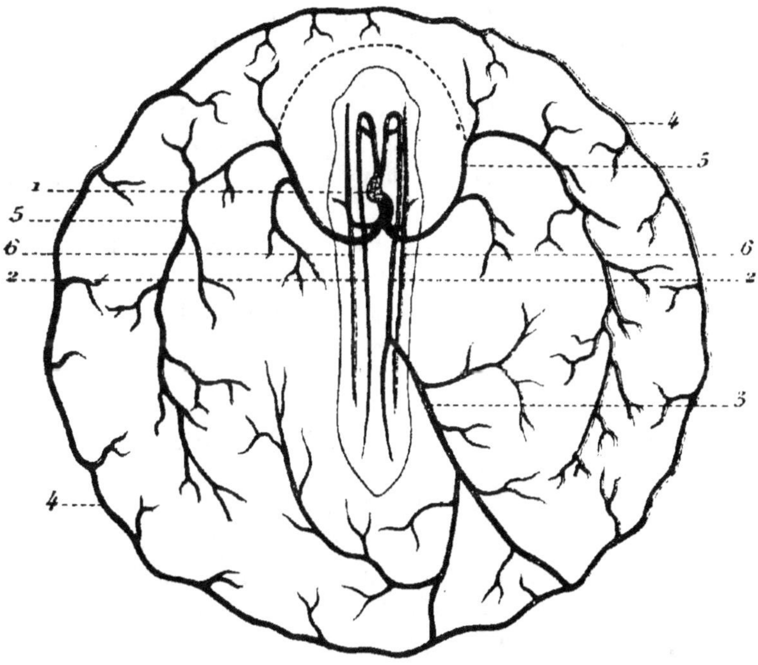


Fig. 221.

Circulation omphalo-mésentérique sur un œuf de Lapin de 245 heures, vue par la face ventrale. Représentation schématique, en partie d'après Van Beneden et Julin (1880).

1, cœur. — 2, 2, aortes primitives. — 3, artère omphalo-mésentérique. — 4, sinus terminal. — 5, 5, veines omphalo-mésentériques. — 6, 6, veines cardinales se jetant par les canaux de Cuvier horizontaux dans les veines omphalo-mésentériques.

du sang artériel, et se trouve en communication directe avec une artère du corps de l'embryon, *l'artère omphalo-mésentérique* ou *vitelline*, émanée de l'aorte primitive gauche. Des parois latérales de cette artère, parfois bifurquée, ainsi que du bord interne du sinus terminal, se détachent de nombreuses artérioles qui vont alimenter le réseau de l'aire vasculaire. De ce réseau, prennent naissance deux gros troncs veineux, les *veines omphalo-mésentériques* ou *vitellines* qui, rampant dans l'épaisseur du feuillet fibro-intestinal, côtoient de chaque côté les bords latéraux du trou interamniotique, et, parvenus au niveau du corps de l'embryon, vont se jeter dans l'extrémité inférieure du tube cardiaque.

Chez l'embryon humain, il existe au début plusieurs artères omphalo-mésentériques qui seraient même disposées métamériquement d'après MALL. Dans la suite, le nombre de ces artères se réduit d'abord à deux, l'une droite et l'autre gauche, puis, enfin, à une seule, l'artère omphalo-mésentérique droite. Des deux veines omphalo-mésentériques initiales, la gauche persiste seule à l'intérieur du cordon ombilical (fig. 244, B).

La petite circulation que nous venons de décrire, pourrait être désignée sous le nom de *circulation de la splanchnopleure*.

**2° Grande circulation (circulation de distribution).** — Pendant que s'établit la circulation de la vésicule ombilicale (circulation d'apport), des vaisseaux se développent également dans le corps de l'embryon, pour transporter aux différents organes les matériaux charriés par les veines omphalo-mésentériques, ainsi que pour ramener au cœur le sang veineux. Ces vaisseaux représentent la *grande circulation* ou *circulation de distribution.*

Le système artériel est représenté par deux gros troncs (*aortes primitives* ou *artères vertébrales*) qui émanent de l'extrémité supérieure du cœur (*bulbe, tronc, cône artériel* ou *aortique*). Ces aortes s'élèvent d'abord dans la paroi antérieure de l'intestin céphalique jusqu'à son extrémité supérieure (*aortes ascendantes, artères vertébrales supérieures*), puis, logées dans l'épaisseur du premier arc, elles contournent en dehors le cul-de-sac supérieur de l'intestin (*crosses des aortes*), se placent à sa partie postérieure, et descendent ensuite dans toute la longueur de l'embryon, entre l'endoderme et le tube médullaire (*aortes descendantes, artères vertébrales inférieures*). De la surface de ces deux aortes primitives, se détachent de nombreuses artérioles qui se répandent dans tout le corps de l'embryon, pour alimenter les réseaux capillaires des organes.

Le sang revient au cœur par le système des *veines cardinales*. On désigne ainsi quatre troncs veineux longitudinaux, deux supérieurs (*veines cardinales supérieures, veines jugulaires primitives* de certains auteurs), et deux inférieurs (*veines cardinales inférieures*), logés dans la paroi postérieure du tronc, en rapport avec la masse cellulaire intermédiaire. Les deux troncs supérieurs ramènent le sang de l'extrémité céphalique, les deux troncs inférieurs celui de l'extrémité caudale. En regard de l'extrémité inférieure du cœur, les deux troncs d'un même côté se fusionnent entre eux, et donnent naissance à un canal horizontal qui va se jeter dans la veine omphalo-mésentérique correspondante, au voisinage de sa terminaison. Ces deux troncs collecteurs des veines cardinales sont connus sous le nom de *canaux de Cuvier*.

Ainsi que nous venons de le voir, la circulation de la vésicule ombilicale est en partie greffée sur la circulation générale, et en partie disposée bout à bout, puisque l'artère omphalo-mésentérique provient de l'aorte, tandis que les veines omphalo-mésentériques débouchent directement dans le tube cardiaque.

Il résulte des recherches de Van Beneden et Julin (1884) sur le Lapin, et de Vialleton (1892) sur le Poulet, qu'au début le réseau de l'aire vasculaire se prolonge à l'intérieur du corps de l'embryon dans l'épaisseur de la splanchnopleure jusqu'aux aortes qui représentent en quelque sorte la limite interne de ce réseau. Les aortes se trouvent donc à l'origine largement anastomosées avec les vaisseaux de l'aire vasculaire. Ces anastomoses diminuent progressivement de nombre, et au 10ᵉ jour il ne persiste plus, chez l'embryon de Lapin, qu'une seule artère omphalo-mésentérique provenant de l'aorte du côté gauche ; cette artère traverse tout le réseau de l'aire vasculaire pour se jeter directement dans le sinus terminal. Chez l'Homme, chacune des aortes descendantes donne d'abord naissance à une artère omphalo-mésentérique, mais vers le 35ᵉ jour (Coste), l'artère du côté gauche disparaît, et l'artère omphalo-mésentérique droite continue seule à alimenter le réseau de l'aire vasculaire.

## § 3. — Deuxième circulation (vésicule allantoïdienne)

Comme pour la première circulation, nous étudierons successivement la circulation d'apport et la circulation de distribution.

**1° Petite circulation (circulation d'apport).** — Les matériaux contenus dans la vésicule ombilicale s'épuisent rapidement, et l'embryon de Mammifère est obligé d'emprunter aux tissus maternels les substances nécessaires à son développement ultérieur. C'est par l'intermédiaire de l'allantoïde et des villosités choriales (placenta fœtal) qu'il se met en rapport avec la muqueuse utérine. L'allantoïde, en poussant dans la cavité du cœlome, et en se portant vers la région ectoplacentaire, entraîne les extrémités inférieures des deux aortes primitives qui se ramifient dans l'épaisseur de la couche mésodermique provenant du bourrelet allantoïdien (lame musculo-cutanée). Les extrémités inférieures des aortes ainsi entraînées partiellement dans les annexes de l'embryon, constituent les *artères allantoïdiennes, ombilicales* ou *placentaires*. Nous avons vu plus haut que cette poussée de l'allantoïde s'effectuait très rapidement chez l'embryon de Lapin, au commencement du 10e jour.

Les capillaires qui serpentent dans la couche mésodermique superficielle de l'allantoïde, et qui, plus tard, lorsque le chorion vasculaire se sera constitué, s'engageront dans les villosités, donnent naissance à des veines aboutissant à deux gros troncs : les veines *allantoïdiennes, ombilicales* ou *placentaires*. Ces veines pénètrent à l'intérieur du corps de l'embryon dans la région ombilicale, et s'élèvent de bas en haut, dans l'épaisseur de la lame musculo-cutanée dont le bourrelet mésodermique allantoïdien n'est qu'une dépendance extra-embryonnaire. Parvenues au niveau du repli cardiaque, les veines ombilicales abandonnent la lame somatique, se portent en dedans, s'insinuent dans l'épaisseur des mésocardes latéraux (p. 502), et vont se jeter dans les veines omphalo-mésentériques, à une faible distance de leur abouchement dans le tube cardiaque. L'extrémité inférieure du cœur reçoit ainsi un mélange de sang artériel apporté par les veines ombilicales, et du sang veineux charrié par les veines cardinales.

Chez l'embryon humain, d'après les données de His, le cordon ombilical n'est parcouru que par une seule veine, qui au voisinage de l'ombilic se divise en deux branches, droite et gauche, rampant ensuite dans la paroi antérieure de l'abdomen.

La circulation allantoïdienne, opposée à la circulation vitelline, représente la *circulation de la somatopleure*.

**2º Grande circulation (circulation de distribution).** — Pour répartir le sang aux différents organes, la deuxième circulation utilise les artères de la première, c'est-à-dire les aortes et leurs branches ; le retour du sang au cœur est de même assuré par les veines cardinales et par leurs affluents. Ces vaisseaux toutefois ne tardent pas à subir de nombreuses modifications, dont les plus importantes tendent à la séparation de plus en plus complète du sang hématosé et du sang veineux. Rappelons que, chez l'adulte, cette séparation n'existe que pour le sang hématosé de la circulation pulmonaire, et que le sang de la veine porte renfermant des matériaux de nutrition puisés au niveau de l'intestin, continue à se déverser dans le système veineux général.

Dans l'impossibilité où nous nous trouvons de confondre dans une même description, comme nous l'avons fait pour la première circulation, les artères, les veines et le cœur, avec leurs modifications qui se poursuivent jusqu'au moment de la naissance, nous consacrerons à l'étude de ces parties autant de paragraphes distincts.

## § 4. — SYSTÈME ARTÉRIEL

Le système artériel, pendant la première circulation, comprenait deux aortes primitives émanées du bulbe aortique, et parcourant toute la longueur du corps de l'embryon, après avoir décrit une courbe à l'intérieur du premier arc pharyngien. De la surface de ces aortes, se détachaient les artères omphalo-mésentériques, ainsi que de nombreuses artérioles destinées aux différentes parties du corps. C'est aux dépens

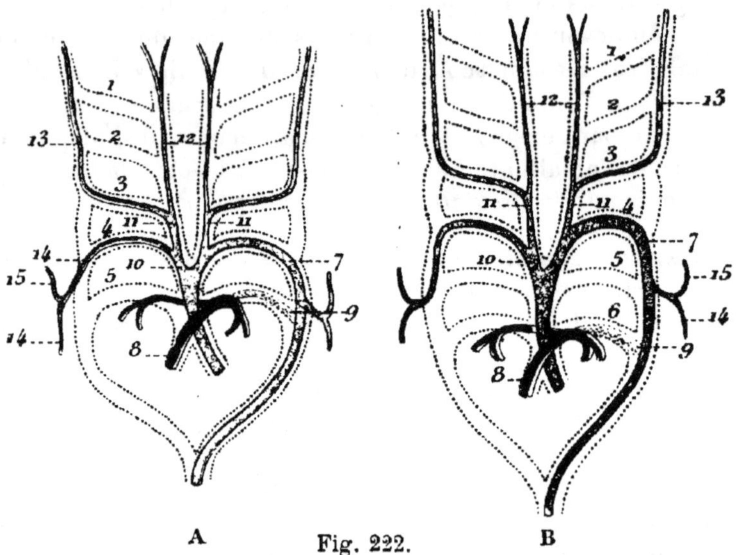

A  Fig. 222.  B

Figure schématique montrant la transformation des arcs aortiques, chez l'Homme, d'après RATHKE (A) et d'après BOAS (B).

1, 2, 3, 4, 5, 6, arcs aortiques, au nombre de 5 d'après Rathke, et de 6 d'après Boas. — 7, crosse de l'aorte. — 8, artère pulmonaire avec ses deux branches. — 9, canal artériel ou de Botal. — 10, tronc brachio-céphalique. — 11, carotide primitive. — 12, carotide externe se divisant en temporale superficielle et en maxillaire interne. — 13, carotide interne. — 14, sous-clavière. — 15, vertébrale.

de ces vaisseaux que se constitue, à la suite d'une série de changements, le système artériel de la deuxième circulation, et, par suite, celui de l'adulte.

Tout d'abord, on voit se former dans la concavité des crosses aortiques, entre les portions ascendantes et descendantes, quatre anastomoses transversales logées dans l'épaisseur des arcs pharyngiens. On désigne ces anastomoses sous le nom d'*arcs artériels* ou *aortiques*, que l'on numérote de haut en bas, en considérant les crosses primitives des aortes comme représentant les premiers arcs droit et gauche. Les arcs aortiques, ainsi contenus de chaque côté dans les arcs branchiaux correspondants, dont ils suivent la direction, embrassent dans leur courbe l'intestin céphalique. Leur extrémité antérieure ou superficielle se continue (pour les quatre premiers) avec l'aorte ascendante, leur extrémité postérieure ou profonde se jette dans l'aorte descendante. Il importe de faire remarquer, pour l'intelligence du schéma ci-dessus (fig. 222, A), que le 4° arc se trouve situé un peu au-dessus de la bifurcation du bulbe aortique, et que le 5° prend directement naissance sur ce bulbe.

C'est aux dépens des arcs aortiques que se développent les artères de la tête et des membres supérieurs. Les deux premiers arcs ne tardent pas à disparaître, tandis que les aortes ascendantes et descendantes, se prolongeant supérieurement aux extrémités du 1<sup>er</sup> arc, donnent naissance aux *carotides externe* et *interne*, et que d'autre part le 3° arc persistant de chaque côté prolonge en quelque sorte en avant la carotide interne jusqu'à la carotide externe. En réalité, chez la plupart des Mammifères et chez le Lapin en particulier, les cinq paires d'arcs aortiques n'apparaissent pas en même temps, et la formation des dernières paires coïncide avec la disparition des deux premières. Toutefois His a pu constater, chez l'embryon humain de 3 à 4 millimètres, la coexistence des cinq paires d'arcs aortiques.

Le 4<sup>e</sup> arc persiste de chaque côté, tandis que les segments des aortes descendantes interposés aux 3<sup>e</sup> et 4° arcs disparaissent. A gauche, le 4<sup>e</sup> arc fournit la *crosse de l'aorte* définitive, tandis qu'à droite il prolonge la sous-clavière jusqu'au *tronc brachio-céphalique artériel*, représenté par la portion de l'aorte ascendante droite comprise entre la bifurcation du bulbe aortique, et l'extrémité antérieure du 4° arc droit. Les segments des aortes ascendantes situés entre les extrémités antérieures des 3<sup>e</sup> et 4<sup>e</sup> arcs, deviennent à droite et à gauche la *carotide primitive*. Chez les Oiseaux, l'aorte dérive du 4° arc du côté droit.

Le 5<sup>e</sup> arc disparaît à droite, ainsi que la portion de l'aorte

27.

descendante droite jusqu'au point de fusion des deux aortes
(p. 474) ; du côté gauche, le 5e arc donne naissance vers le
milieu de sa longueur à l'*artère pulmonaire* qui ne tarde pas

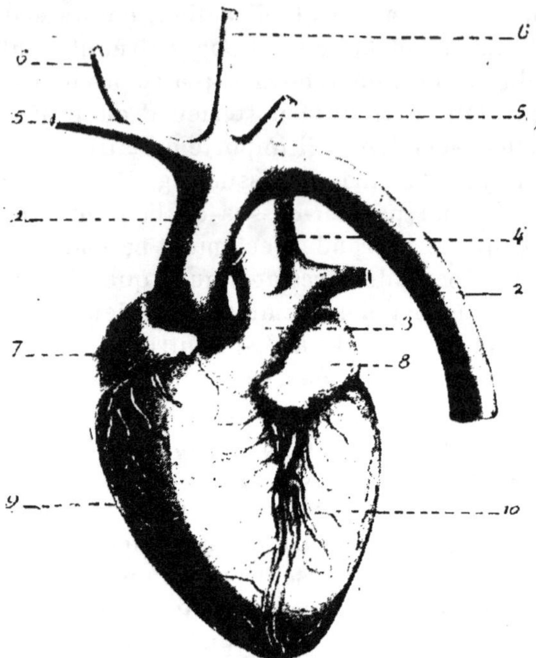



Fig. 223.

Cœur avec les gros troncs artériels vu par sa face antérieure sur
un nouveau-né (gr. nat.).

1, aorte ascendante, — 2, aorte descendante. — 3, artère pulmonaire avec ses
deux branches. — 4, canal artériel. — 5, 5, artères sous-clavières. — 6, 6, carotides
primitives. — 7, oreillette droite. — 8, oreillette gauche, — 9, ventricule droit. —
10, ventricule gauche.

à se diviser en deux branches. Le segment antérieur du
5e arc prolonge l'artère pulmonaire jusqu'au bulbe aortique,
tandis que le segment externe, persistant jusqu'à la naissance,
établit une large communication entre l'artère pulmonaire
et l'aorte descendante (*canal artériel* ou *de Botal*, fig. 223).
Enfin, l'extrémité supérieure du bulbe aortique se divise de
telle façon que le segment antérieur se continue avec l'artère

pulmonaire, tandis que le segment postérieur appartient au système aortique.

Les recherches de VAN BEMMELEN (1886) sur les Reptiles et les Oiseaux, de ZIMMERMANN (1889), sur le Lapin, le Mouton et l'Homme, de TANDLER (1902) sur l'Homme et le Rat, de LEWIS (1903-05) sur le Lapin et le Porc, de LEHMANN (1905) sur le Lapin et le Porc, et enfin celles de SOULIÉ et BONNE (1907) sur la Taupe, ont modifié le schéma classique de RATHKE, en montrant qu'il existe de chaque côté six arcs aortiques (fig. 222, B. et 224), par suite de l'intercalation d'un arc rudimentaire (5e) entre le 4e qui fournit l'aorte, et l'arc le plus inférieur qui donne naissance à l'artère pulmonaire, et qu'il faut désormais considérer comme le 6e. Chez l'Homme, le 5e arc est situé dans le bourrelet interposé entre la ive poche et son diverticule ventral, que nous avons considéré comme représentant la poche endodermique d'une cinquième fente dépourvue de sillon ectodermique. Chez les animaux possédant une cinquième fente complète, comme la Taupe, ce 5e arc aortique est logé à l'intérieur du

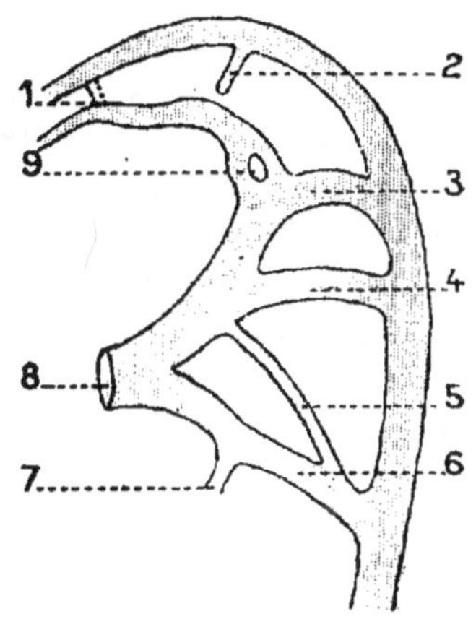

Fig. 224.

Schéma de la disposition des arcs aortiques sur un embryon humain de 7 mill., d'après TANDLER (1902).

1, premier arc aortique en voie de régression. — 2, deuxième arc interrompu. — 3, 4, 5, 6, troisième, quatrième, cinquième et sixième arcs. — 8, bulbe artériel. — 9, îlot mésodermique enclavé à l'origine de la carotide externe.

5e arc branchial. Quand au 6e arc aortique, il est situé en dedans de la cinquième fente. Le 5e arc aortique n'a qu'une existence éphémère, et c'est pour cette raison qu'il a si longtemps échappé aux observateurs.

D'après BERTHA DE VRIESE (1905), la carotide interne se divise primitivement en deux branches, l'une antérieure, l'autre postérieure. La branche antérieure, qui fournit l'artère cérébrale antérieure donne, comme branche collatérale, l'artère cérébrale moyenne. La branche postérieure se termine par la communicante postérieure, et supporte, comme branche collatérale, l'artère cérébrale postérieure. Les vertérales et le tronc basilaire originellement double, n'entrent que secondairement en connexion avec les artères cérébrales qui proviennent toutes de la carotide.

Les *sous-clavières* apparaissent chez tous les Mammifères envisagés (HOCHSTETTER, 1890 ; TANDLER, 1902 ; SOULIÉ et BONNE, 1907) comme des branches segmentaires de l'aorte thoracique, situées originellement bien au-dessous du dernier arc, en regard du bourgeon répondant au membre supérieur. Dans la suite, ces artères remontent progressivement jusqu'à ce qu'elles aient atteint leur situation définitive. Le cheminement ascendant des artères sous-clavières n'a pas encore reçu d'explication satisfaisante ; on peut le rapprocher du déplacement également ascendant que subissent les veines correspondantes.

Chez le Lapin adulte, comme chez un grand nombre de Mammifères, la carotide primitive gauche et le tronc brachio-céphalique artériel débouchent ensemble dans la crosse aortique, par l'intermédiaire d'une portion commune désignée sous le nom d'*aorte antérieure (supérieure)*. Cette disposition anatomique résulte de ce fait que la paroi de la crosse aortique sur laquelle s'ouvraient primitivement côte à côte la carotide primitive gauche et le tronc innommé, s'est soulevée de bas en haut, et s'est allongée en forme de canal. Les recherches de SOULIÉ et VERDUN (1897) ont montré que ce soulèvement, donnant naissance à l'aorte antérieure, s'effectuait, chez l'embryon de Lapin, entre les stades de 15 et 16 millimètres.

Pendant le développement des arcs aortiques, les deux aortes descendantes ont augmenté de volume, et de plus se sont rapprochées l'une de l'autre sur la ligne médiane. Leurs parois en contact finissent par disparaître, et les deux aortes se fusionnent en un canal impair et médian, *l'aorte définitive*. Cette soudure s'étend depuis le rudiment pulmonaire jusqu'à quelque distance de la ligne primitive ; les extrémités inférieures non fusionnées des aortes deviennent les *artères ombilicales*.

Chez l'embryon de Lapin, la fusion des deux aortes s'opère vers la 224e heure. Chez l'embryon humain, elle se produit du 19° au 21° jour, alors que l'embryon mesure une longueur de 3 à 4 millimètres. Par suite de la soudure des aortes, les deux artères vitellines qui chez l'Homme naissaient à l'origine de chacun de ces conduits, se trouvent maintenant provenir du même canal. Dans la suite, l'artère vitelline gauche s'atrophie et disparaît; le tronc persistant de l'artère droite fournira l'*artère mésentérique supérieure*.

A un moment donné, les artères ombilicales émettent par leur bord externe à une faible distance de leur origine, un rameau qui deviendra le tronc de l'*iliaque externe*. La portion initiale des artères ombilicales formera l'*iliaque primitive*, et la partie qui lui fait immédiatement suite, l'*artère hypogastrique*. Enfin, l'extrémité inférieure de l'aorte, dans l'angle de bifurcation des artères ombilicales, pousse en bas, le long de la colonne vertébrale, une branche destinée à l'appendice caudal (*artère caudale* ou *sacrée moyenne*), qui passe en arrière de la veine iliaque primitive gauche.

## § 5. — Système veineux

Nous avons vu précédemment (p. 469) que le tube cardiaque recevait par son extrémité inférieure les veines omphalo-mésentériques, dans lesquelles débouchaient, au voisinage de leur terminaison, les veines ombilicales. Plus tard, alors que le cœur s'est nettement différencié comme organe, les veines omphalo-mésentériques ne s'ouvrent plus directement dans sa cavité, mais elles en sont séparées par l'interposition d'un canal commun, sorte de confluent des six gros troncs veineux : c'est le *sinus veineux* du cœur (*sinus reuniens,* His). Ce sinus est allongé transversalement, présentant ainsi deux prolongements latéraux ou cornes constitués, à l'origine, de chaque côté par la fusion des veines omphalo-mésentérique et ombilicale, et recevant le canal de Cuvier.

Nous rechercherons successivement comment se dévelop-

27..

pent : 1° la veine cave supérieure et ses affluents : 2° la veine cave inférieure et les veines iliaques ; 3° le système porte veineux du foie.

**1° Veine cave supérieure**. — Chez les Reptiles, chez les Oiseaux et chez un certain nombre de Mammifères, il existe deux veines caves supérieures formées aux dépens des deux canaux de Cuvier. Chez l'Homme, le canal de Cuvier gauche perd d'assez bonne heure ses connexions avec les veines cardinales correspondantes ; il s'oblitère, puis s'atrophie de haut en bas jusqu'à son abouchement dans le segment transversal du sinus reuniens, c'est-à-dire à peu près jusqu'au point où ce segment reçoit la première des veines pariétales du cœur. Ce segment forme le *sinus coronaire*, portion terminale de la *grande veine coronaire*.

L'atrophie partielle de la veine cave supérieure gauche, chez l'Homme, est précédée par la formation d'une anastomose entre les deux veines cardinales supérieures ou jugulaires (embryon de 19 millimètres). Cette anastomose oblique de haut en bas, et de gauche à droite, s'étend de l'origine de la sous-clavière gauche à l'extrémité inférieure de la veine jugulaire droite, un peu au-dessus du canal de Cuvier, et représente le *tronc veineux brachio-céphalique gauche*. Le *tronc veineux brachio-céphalique droit*, plus court, est formé par la portion de la veine jugulaire droite comprise entre l'anastomose et la veine sous-clavière droite. Enfin, l'extrémité inférieure de la veine jugulaire droite, prolongée par le canal de Cuvier jusqu'au cœur, constitue la *veine cave supérieure droite*. Le canal de Cuvier droit, et par suite la veine cave supérieure, reçoit la veine cardinale inférieure droite (fig. 225).

Par un phénomène encore mal connu, mais généralement rattaché à la descente du cœur, les veines segmentaires les plus élevées de celles qui s'ouvrent à l'origine dans la veine cardinale inférieure, deviennent secondairement affluentes de la cardinale supérieure. C'est ainsi que la *veine sous-clavière* subit une ascension progressive, au point que son abouchement remonte de la cardinale inférieure à la cardinale supérieure.

La portion de la cardinale supérieure, située au-dessus de la veine sous-clavière, devient la jugulaire interne ; la jugulaire externe est de formation secondaire.

Les transpositions précédentes se produisent bien avant les modifications qui portent sur les cardinales inférieures, et qui aboutissent à la constitution des *azygos*. Celles-ci dérivent des segments supérieurs des veines cardinales inférieures. A droite, le segment persiste en entier, et forme la *grande azygos*, tributaire de la veine cave supérieure, et qu'une anastomose transversale ne tarde pas à faire communiquer avec la cardinale inférieure du côté gauche. Consécutivement, le segment supérieur de la cardinale inférieure gauche s'oblitère, et la portion persistante forme la *petite azygos* ou *hémiazygos* qui s'ouvre dans la grande azygos par l'anastomose transversale. Dans certains cas, l'oblitération portant sur le segment supérieur de la cardinale inférieure gauche, a respecté l'extrémité de ce segment sur une étendue plus ou moins grande, et cette portion terminale réunie à un tronçon de la cardinale supérieure gauche, constitue l'*hémiazygos accessoire*.

**2° Veine cave inférieure.** — La *veine cave inférieure* se forme par plusieurs tronçons primitivement indépendants.

Le segment supérieur figure à l'origine un tronc très court, commun à la vitelline droite recevant l'ombilicale droite, et au canal d'Arantius (p. 483). Grâce à un processus encore discuté, la veine vitelline gauche deviendra tributaire de ce tronc commun qui représente alors la *veine hépatique efférente commune*. Pour certains auteurs (Boux), la vitelline gauche perdrait son embouchure primitive dans le sinus, et s'unirait par une anastomose de nouvelle formation au canal d'Arantius.

La veine hépatique efférente commune, pousse un prolongement inférieur qui s'allonge de haut en bas par remaniement des capillaires du lobe de Spigel, et arrive au niveau du corps de Wolff, où elle s'unit à la veine interne du côté droit. En même temps, les deux veines internes du corps de Wolff s'anastomosent entre elles au-dessous de l'origine de l'artère vitelline, et, peu après, se mettent en communication avec

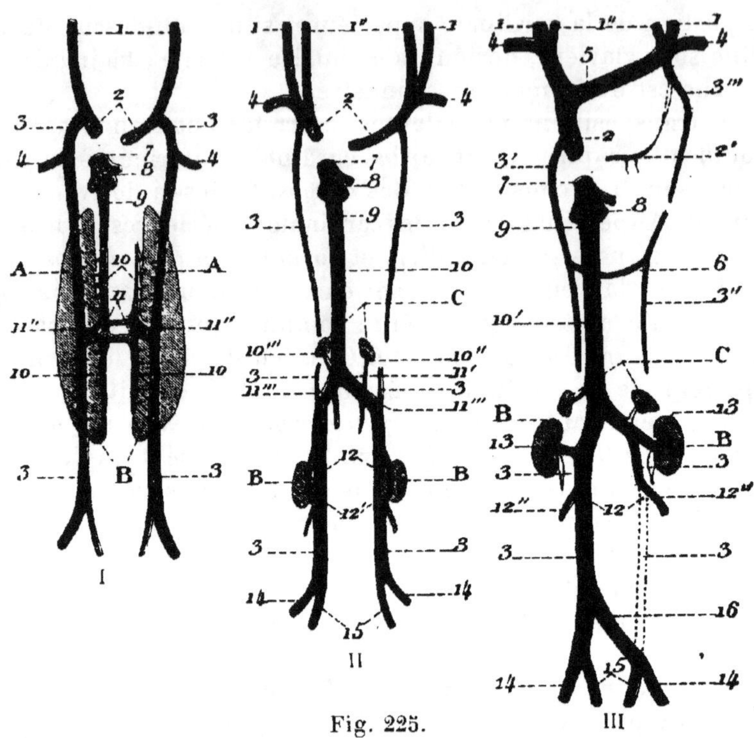

Fig. 225.

Schéma montrant le mode de formation des veines caves et des
veines azygos, chez l'Homme. Les veines segmentaires n'ont pas été
représentées, sauf les sous-clavières. Dessin du Dr BONNE. — A, corps
de Wolff. — B, rein définitif. -- C, capsule surrénale.

1, veines cardinales supérieures (I); veines jugulaires externes (II et III). — 1'',
veines jugulaires internes dérivant des veines cardinales supérieures. — 2, canaux
de Cuvier évoluant en veines caves supérieures (I et II); veine cave supérieure
droite (III). — 2, veine coronaire. — 3, veines cardinales inférieures. — 3', grande
azygos. — 3'', petite azygos. — 3''', petite azygos accessoire, inconstante. — 4,
veines sous-clavières. — 5, anastomose transversale entre les cardinales supérieures (tronc brachio-céphalique gauche). — 6, anastomose transversale entre les
segments persistants des cardinales inférieures, prolongeant la petite azygos jusqu'à
la grande azygos. — 7, veine hépatique efférente commune. — 8, canal d'Arantius.
— 9, segment hépatique de la veine cave inférieure. — 10, veines internes des corps
de Wolff. — 10', segment wolffien de la veine cave inférieure. — 10'', veine surrénale gauche. — 10''', veine surrénale droite. — 11, anastomose entre les veines
internes des corps de Wolff. — 11', segment de la veine rénale gauche dérivant de
cette anastomose. — 11'', anastomoses entre les veines internes des corps de Wolff,
et les cardinales inférieures. — 11''' (II), segments de la veine cave inférieure (à
droite), et de la veine rénale gauche, dérivant de ces anastomoses. — 12, branches
postérieures. — 12', branches antérieures de l'anneau formé par les cardinales inférieures autour de l'uretère. — 12'', veines spermatiques internes. — 13, veines
rénales. — 14, veines iliaques externes. — 15, veines iliaques internes. — 16,
anastomose transversale entre les segments pelviens des veines cardinales inférieures
(veine iliaque primitive gauche).

la cardinale du même côté par une large anastomose située à la même hauteur que la précédente (fig. 225). Comme conséquence de ces remaniements, les cardinales inférieures s'atrophient dans leur portion placée immédiatement au-dessus de l'anastomose. Leurs segments supérieurs forment les azygos (p. 477) ; leurs segments inférieurs s'unissent entre eux, dans la région pelvienne, par une large anastomose oblique qui deviendra la *veine iliaque primitive gauche*. Le segment inférieur droit persiste, et prolonge en bas la veine cave inférieure ; le segment inférieur gauche s'atrophie au-dessus de la veine iliaque primitive gauche, tandis que les veines segmentaires tributaires de ce segment s'allongent de gauche à droite, et vont se jeter dans la veine cave inférieure.

On voit ainsi que la veine cave inférieure comprend dans sa constitution les différents segments suivants : 1º un segment supérieur (thoracique ou cardiaque) représentant le tronc commun des veines hépatiques efférentes et du canal d'Arantius ; 2º un segment hépatique développé sur place aux dépens des capillaires du lobe de Spigel ; 3º un segment wolffien formé par la partie supérieure de la veine interne du corps de Wolff droit ; 4º un segment anastomotique entre cette veine et la cardinale inférieure droite ; 5º enfin, un segment inférieur, constitué par la partie de la cardinale inférieure droite comprise entre l'anastomose et la veine iliaque primitive gauche.

A ces remaniements vasculaires, participent les affluents de la veine cave inférieure. C'est ainsi que les segments des veines internes du corps de Wolff situés au-dessous de l'anastomose médiane, s'atrophient et disparaissent. Le segment supérieur de la veine droite est englobé dans la formation de la veine cave inférieure ; le segment supérieur de la veine gauche devient la *grande veine surrénale gauche*, en même temps que se constitue sur place la veine surrénale droite, qui se jette dans le segment wolffien de la veine cave inférieure.

D'autre part, les segments wolffiens des deux cardinales au-dessous de l'anastomose transmédiane, sont perforés à un moment donné par le bourgeon rénal qui, issu du canal de Wolff, remonte de la cavité pelvienne. Il en résulte la forma-

27....

tion d'un anneau veineux entourant l'uretère. Le segment postérieur de chaque anneau s'élargit ; il participera du côté droit à la formation de la veine cave inférieure, et s'atrophiera ultérieurement du côté gauche. Quant au segment antérieur, il s'oblitère partiellement, et son tronçon, demeuré perméable, reçoit le sang du corps de Wolff et des organes sexuels (testicule ou ovaire), et entre dans la constitution des *veines spermatiques* ou *ovariennes internes*. La veine gauche comprend, en plus, un segment de la cardinale correspondante, situé entre l'anneau et l'anastomose transmédiane.

Les *veines rénales* se différencient tardivement, au moment où les reins acquièrent leur situation définitive ; elles se jettent dans les cardinales inférieures, au niveau de l'anastomose transversale. Au stade de la formation de la veine cave inférieure, et de l'établissement de l'anastomose interwolffienne, la veine rénale du côté gauche emprunte cette anastomose pour aller déboucher dans la veine cave inférieure ; son segment terminal, chez l'adulte, représente ainsi le tronc commun de la veine rénale proprement dite, de la surrénale et de la spermatique. La veine rénale du côté droit ne subit aucune modification, et conserve son abouchement dans la cardinale inférieure, qui participe à ce niveau à la constitution de la veine cave inférieure.

Le mode de développement que nous venons d'esquisser nous explique comment la veine cave inférieure se trouve déjetée à droite de l'aorte, et comment aussi la veine iliaque primitive gauche présente un trajet plus long et plus oblique que celui de la veine iliaque primitive droite. Il nous rend également compte de ce fait que la veine rénale gauche parcourt un trajet plus long que la droite, et que la veine spermatique du côté gauche se jette dans la veine rénale correspondante, tandis qu'à droite elle s'ouvre directement dans la veine cave inférieure.

### 3° Système porte veineux du foie. — Le sang des enveloppes fœtales est ramené au cœur par quatre gros troncs veineux : deux veines vitellines émanées des parois de la vésicule

ombilicale, rampant dans la splanchnopleure, et deux veines

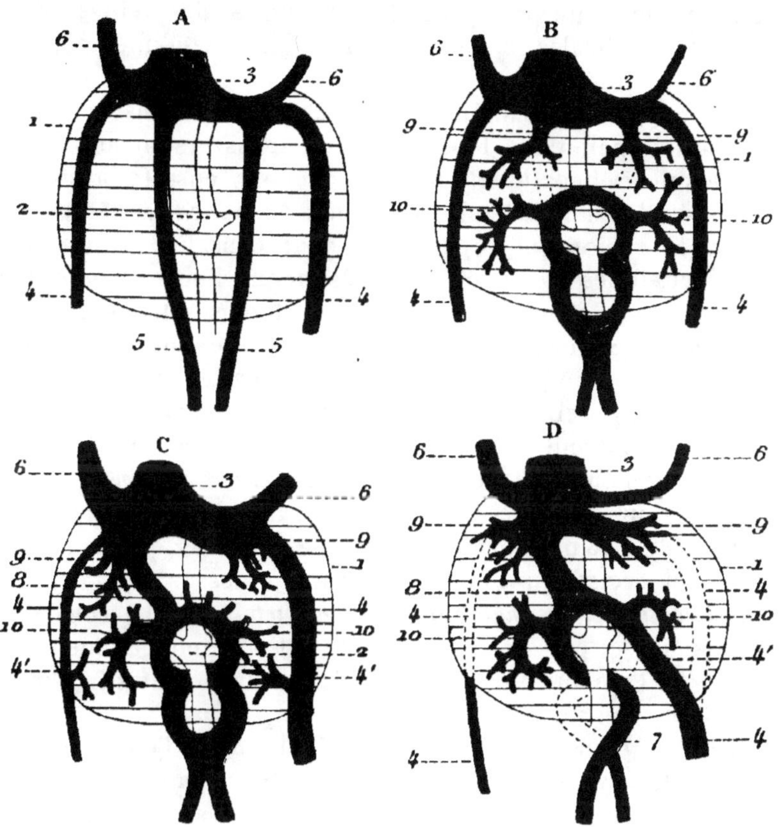

Fig. 226.

Quatre stades successifs du développement du système porte veineux chez l'embryon humain, en partie d'après His. Les organes,
recouverts par les lignes transversales, sont cachés par le foie.
Dessin du Dr Bonne.

1, contour du foie. — 2. intestin avec deux bourgeons, l'un supérieur (cholédoque sectionné), et l'autre inférieur (ébauche dorsale du pancréas). — 3, sinus veineux. — 4, veines ombilicales.    4'. leurs branches antérieures ou septales, anastomotiques avec les veines vitellines. — 5, veines vitellines réunies en B et en C
par le sinus annulaire. - 6, canaux de Cuvier. — 7, veine porte. — 8, canal veineux d'Arantius. — 9, veines hépatiques efférentes formées par les segments terminaux communs des vitellines et des ombilicales. — 10, veines hépatiques afférentes

ombilicales provenant du placenta, situées dans la somatopleure. Le foie, en se développant dans l'épaisseur du septum transversum s'interpose entre les extrémités des veines vitellines et ombilicales, si bien que les veines vitellines accompagnent le tube digestif dans son trajet au-dessous du foie, tandis que les veines ombilicales contenues dans la paroi abdominale pénètrent dans le septum transversum au-dessus de l'ébauche hépatique, pour déboucher ensuite avec les veines vitellines dans le sinus veineux du cœur (fig. 226).

Dans la région qui répond aux bourgeons hépatiques, les veines vitellines s'envoient de très bonne heure (embryons humains de 3 à 4 millimètres) des anastomoses transversales, au nombre de trois, deux antérieures et une postérieure qui entourent le duodénum d'un double cercle veineux (*sinus annulaire*, His). La première anastomose formée (embryon humain de 3,2 millimètres) passe en arrière de l'intestin, au-dessous de l'ébauche dorsale du pancréas (*anastomose rétro-intestinale* ou *sous-pancréatique*). La deuxième en date (embryon humain de 4,25 millimètres) est située plus bas que la précédente, et croise en avant l'intestin, au-dessus de l'ombilic (*anastomose préintestinale inférieure* ou *ombilicale*). La troisième, la plus élevée, passe en avant de l'intestin, immédiatement au-dessus de l'embouchure du cholédoque dans l'intestin (*anastomose préintestinale supérieure* ou *sus-hépatique*).

Les bourgeons hépatiques se ramifient dans l'épaisseur du septum transversum, et un réseau capillaire sanguin se constitue entre les cordons de cellules hépatiques. Ce réseau sanguin est alimenté par des branches afférentes (*vasa advehentia*) prvenant des veines vitellines, notamment de leur anastomose supérieure ; les branches efférentes (*vasa revehentia*) vont se jeter dans l'extrémité des veines vitellines. Pendant un certain temps, le sang de la vésicule ombilicale pourra suivre ainsi une double voie : une voie directe, celle des veines vitellines, et une voie indirecte, représentée par le réseau sanguin hépatique (*système porte veineux*). Mais bientôt la portion des veines vitellines, comprise entre les veines hépatiques afférentes et efférentes, s'atrophie, et tout le sang provenant des parois de la vésicule ombilicale traverse le système porte.

En même temps, on voit se former une nouvelle voie directe. le *canal d'Arantius,* étendu de l'anneau proximal des vitellines au sinus veineux qu'il aborde dans l'angle formé par la paroi inférieure de ce sinus et le tronçon d'abouchement de la vitelline droite. La formation de ce canal n'est pas, chez les différentes espèces étudiées, le résultat d'un processus identique. Chez le Lapin, par exemple, il naît de la vitelline gauche et atteint la vitelline droite, déjà capillarisée sur une partie de son trajet, avant la fermeture de l'anneau proximal. Chez l'Homme, d'après les recherches déjà anciennes de His (1885), il paraît provenir de l'anneau proximal déjà formé. Il est vraisemblable que, chez toutes les espèces, les deux extrémités se forment ensemble; et vont à la rencontre l'une de l'autre, en utilisant les lacunes vasculaires, et les capillaires qu'elles rencontrent sur leur chemin (BONNE, 1904).

Les deux veines ombilicales développent chacune une branche dite antérieure, septale ou interne, qui se met en communication avec les capillaires hépatiques. La branche gauche s'élargit rapidement et communique bientôt directement avec la vitelline à peu près au point où celle-ci donne naissance au canal d'Arantius. Consécutivement à l'ouverture de cette nouvelle voie directe pour le rang apporté par la veine ombilicale gauche, le segment pariétal terminal de cette veine s'atrophie. Il en est de même pour la veine ombilicale droite, dont le segment sous-hépatique devient en outre une veine pariétale affluent de la veine ombilicale gauche. Les segments d'abouchement des deux veines dans le sinus, confondus en partie avec ceux des veines vitellines (*troncs ombilico-vitellins*) contribuent à former les ramifications d'origine des veines sus-hépatiques (SOULIÉ et BONNE, 1904).

Nous avons indiqué plus haut (p. 477) comment se constituait la veine hépatique efférente commune aux dépens du tronc commun de la vitelline droite (veine efférente droite) et du canal d'Arantius, et comment la veine vitelline gauche (veine efférente gauche) venait secondairement s'ouvrir dans ce tronc commun. La veine hépatique efférente commune fournit le segment supérieur de la veine cave inférieure.

A un stade qui varie suivant les espèces, mais en général de très bonne heure, et avant l'oblitération complète des segments proximaux des veines ombilicales, on voit s'atrophier la moitié droite de l'anneau inférieur, et le quart supérieur

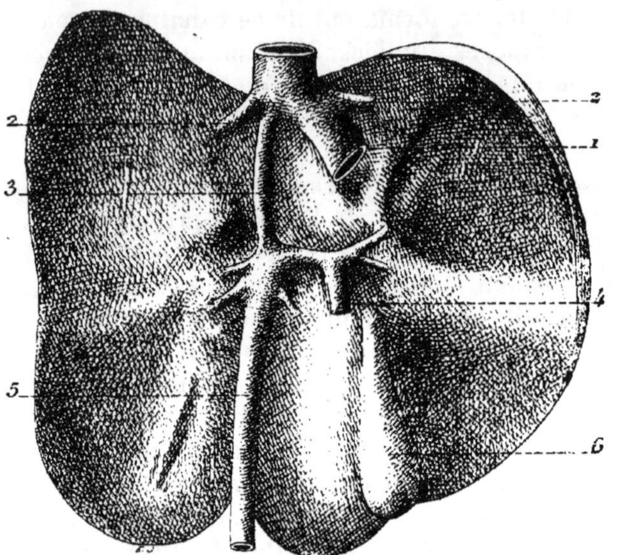


Fig. 227.

Vue d'arrière en avant et de bas en haut de la face inférieure du foie sur un fœtus humain au commencement du 7<sup>e</sup> mois lunaire, montrant le canal veineux d'ARANTIUS (gr. nat.).

1, veine cave inférieure. — 2, 2, veines sus-hépatiques. — 3, canal veineux d'Arantius. — 4, veine porte. — 5, veine ombilicale. — 6, vésicule biliaire.

gauche de l'anneau supérieur des vitellines : ainsi est formé le tronc de la *veine porte* enroulé en spirale autour du duodenum, et qui, d'abord très mince, forme contraste avec la spacieuse cavité, confluent du canal d'Arantius et de la veine ombilicale gauche devenue ici médiane, à laquelle il aboutit : c'est le futur sinus de la veine porte ou *cœur abdominal* des anciens anatomistes. La branche intrahépatique droite de la veine porte vient de la vitelline droite, d'abord très courte, et s'allonge par remaniement. La branche gauche, qui l'unit à la veine ombilicale représente le quart supérieur de l'anneau proximal ; le vaisseau afférent qui la continue à gauche de la veine ombilicale, et qui irrigue le lobe gauche du foie, est d'origine complexe, et naît le plus souvent du canal d'Arantius non pas en face, mais en aval de la branche gauche proprement dite de la veine porte. Le tronc de celle-ci s'élargit rapidement, à mesure de l'accroissement des organes (mésos, rate, intestin, etc.) où naissent ses branches d'origine.

La veine ombilicale et le canal d'Arantius persistent pendant toute la vie fœtale.

Nous étudierons plus loin (p. 499) les transformations que subit le système veineux du foie au moment de la naissance.

## § 6. — Coeur

Le tube cardiaque, résultant du rapprochement et de la soudure sur la ligne médiane de deux ébauches latérales (p. 116). ne conserve pas longtemps une direction verticale. Déjà, avant

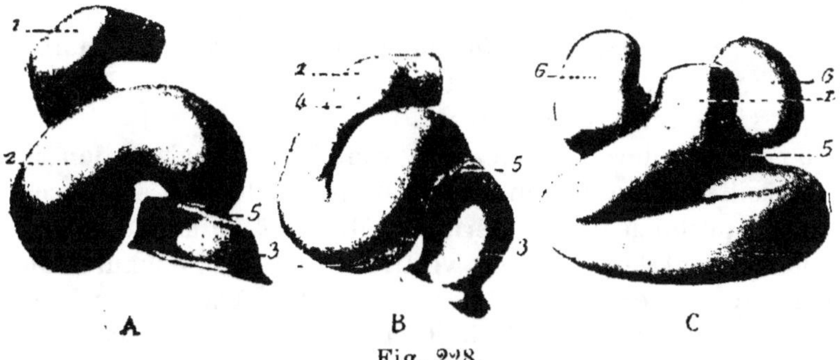


Fig. 228.

Trois stades successifs du développement du cœur chez l'embryon humain, d'après His.

A, embryon de 2,15 mill. — B, embryon de 4,2 mill. — C, embryon de 4,25 mill. Les stades A et B sont vus du côté gauche, pour montrer l'oreillette primitive du cœur et le canal auriculaire.

1, bulbe aortique. — 2, ventricule primitif. — 3, oreillette primitive. — 4, détroit de Haller. — 4, canal auriculaire. — 6, 6, auricules droite et gauche.

la fusion complète des deux ébauches chez l'embryon de Lapin, on peut constater que le tube cardiaque s'est incurvé en avant et que la portion ainsi infléchie est légèrement dilatée. Lorsque cette inflexion, déterminée par un allongement rapide du tube cardiaque, est achevée, le cœur affecte la forme d'un S couché ( ∽ ) dont le coude antérieur se dirige en bas et à droite, et le coude postérieur en haut et à gauche.

Le tube cardiaque, ainsi contourné en S, ne présente plus un calibre uniforme, mais on remarque sur sa longueur trois segments renflés, séparés par deux portions rétrécies (fig. 228). L'étranglement le plus prononcé occupe la branche postérieure : c'est le *canal auriculaire* qui sépare la portion veineuse du cœur, postérieure ou inférieure, de la portion artérielle, antérieure et supérieure. La portion veineuse qui représente l'*oreillette primitive* du cœur, communique en bas avec le sinus veineux par un orifice rétréci, bordé d'une valvule (*valvule du sinus veineux*).

Sur la branche antérieure du tube cardiaque, se trouve le second étranglement, moins accusé toutefois que le canal auriculaire : c'est le *détroit de Haller* (*fretum Halleri*). Ce détroit sépare le segment moyen du cœur (*ventricule primitif*) du segment supérieur (*bulbe* ou *tronc aortique*). Du bulbe aortique, se détachent en haut les deux aortes primitives ou artères vertébrales supérieures.

Au cours du développement, le ventricule s'abaisse, tandis que l'oreillette remonte en arrière de lui, et tend à se placer dans son prolongement supérieur ; elle subit, en même temps, un mouvement de torsion en vertu duquel l'embouchure du sinus veineux se trouve déplacée à droite. D'autre part, les trois segments du cœur s'orientent progressivement dans un même plan vertical antéro-postérieur. Sur l'embryon humain de 4 à 5 millimètres, l'oreillette primitive pousse deux prolongements (*auricules*), qui embrassent en avant le bulbe aortique.

A ce stade, les diverses cavités du cœur, et les orifices qui les font communiquer présentent à peu près les mêmes rapports réciproques que chez l'adulte. Le ventricule primitif s'est coudé vers son milieu, et offre ainsi deux segments, l'un descendant, à gauche, continuant le canal auriculaire, l'autre

ascendant, à droite, continué par le bulbe aortique. Une coupe
frontale (fig. 229) pratiquée sur le segment droit, montre que
le large orifice qui fait communiquer les deux segments est
limité en haut par la face interne et postérieure du bulbe
aortique; cet orifice et l'ouverture du bulbe dans le ventricule,

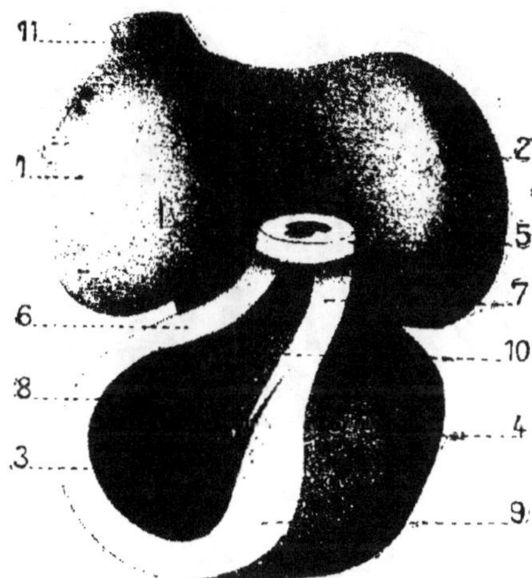


Fig. 229.

Cœur d'un embryon humain de 8, 5 mill., d'après un modèle de
His légèrement schématisé. La paroi antérieure du segment ventriculaire droit du bulbe aortique, a été détachée, pour montrer
les rapports des orifices de communication entre les différentes
cavités du cœur.

1, 2, orcillettes droite et gauche. — 3, 4, segments ascendant et descendant du
ventricule primitif. — 5, bulbe artériel. — 6, 7, bourrelets endocardiques dont la fusion déterminera le cloisonnement du bulbe. — 8, orifice primitif interventriculaire,
dont le bord supérieur est formé par la paroi postérieure du bulbe aortique. — 9,
paroi du ventricule primitif, au voisinage de la cloison, séparant les deux segments
de ce ventricule. — 10, orifice auriculo-ventriculaire, linéaire, situé à gauche de la
cloison. — 11, canal de Cuvier droit.

non seulement sont contigus, mais se confondent en partie :
on peut prévoir dès lors que les processus qui modifieront
l'abouchement du bulbe dans le ventricule, et ceux qui achè-
veront le cloisonnement de ce dernier, seront connexes les
uns des autres.

Le sinus veineux est à ce stade appliqué contre la paroi dorsale de l'oreillette ; son ouverture dans la cavité auriculaire
est placée à droite de la ligne médiane, contiguë à l'insertion
du mésocarde, très voisine, d'autre part, de l'abouchement

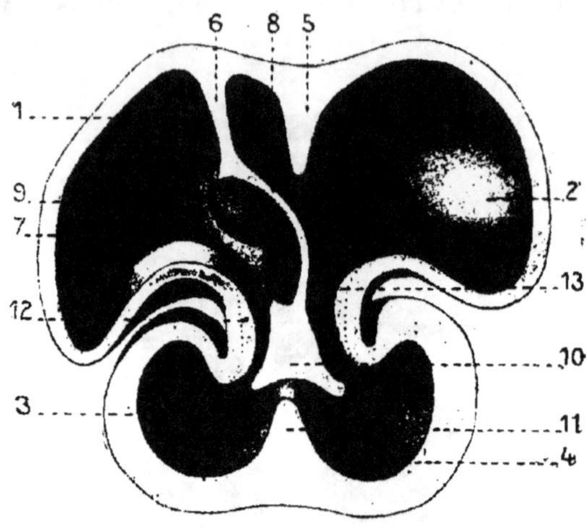


Fig. 230.

Moitié dorsale, vue par sa face antérieure ou interne, du cœur d'un
embryon humain de 8,5 mill., d'après His (1885). Dessin du
Dr Bonne).

1, 2, oreillettes droite et gauche. — 3, 4, ventricules droit et gauche. — 5, septum superius. — 6, septum spurium se divisant inférieurement en deux valves 7
droite et 8 gauche. — 9, orifice du sinus veineux. — 10, septum intermedium. —
11, septum inferius. — 12, 13 bourrelets endocardiques droit et gauche, limitant
en dehors les orifices auriculo-ventriculaires.

dans le sinus de la veine hépatique efférente commune (future
veine cave inférieure), et de l'embouchure du canal de Cuvier
droit (future veine cave supérieure). Le sinus présente alors à
considérer un segment transversal et deux cornes latérales
dirigées en haut et un peu en arrière, représentant les canaux
de Cuvier devenus maintenant à peu près verticaux. D'autre
part, à son extrémité droite, le segment transversal reçoit la
veine hépatique efférente commune qui fera bientôt partie de
la veine cave inférieure.

Nous allons étudier successivement le mode de cloisonnement

et le développement secondaire de chacun des segments cardiaques.

**1° Cloisonnement de l'oreillette, trou ovale.** — Le cloisonnement des cavités du cœur débute par l'oreillette. Au

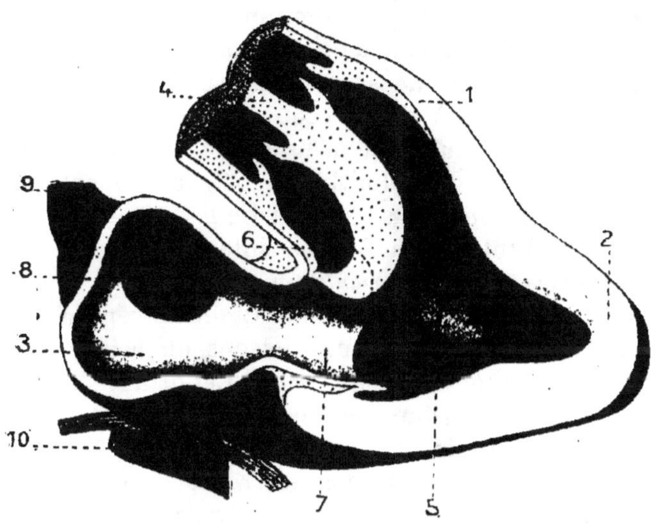



Fig. 231.

Coupe longitudinale des cavités droites du cœur et du bulbe artériel sur un embryon humain de 13,8 mill., d'après His (1885). Dessin du D<sup>r</sup> Bonne.

1. paroi du bulbe artériel. — 2, paroi du ventricule droit. — 3, oreillette droite — 4, septum aorticum avec les valvules sigmoïdes. — 5, cavité du ventricule droit. — 6, orifice limité en avant par le septum aorticum, et faisant communiquer l'aorte et le ventricule gauche. — 7, ébauche de la tricuspide. — 8, trou de Botal. — 9, veine cave supérieure. — 10, veine cave inférieure.

cours de la 4° semaine, chez l'embryon humain, on voit se creuser, sur la face externe de la paroi postéro-supérieure de l'oreillette, un léger sillon vertical. A ce sillon, répond sur la face interne une lame également verticale en forme de croissant, qui s'allonge peu à peu dans la cavité de l'oreillette, et se dirige vers la paroi antéro-inférieure (*septum superius*, His). Directement en avant, cette lame se fixe contre la paroi de l'oreillette ; en bas, au niveau du canal auriculaire, elle

rencontre une cloison intermédiaire (*septum intermedium*, His),
développée isolément aux dépens de deux bourrelets endocardiques greffés sur les parois antérieure et postérieure du canal
auriculaire, et finit par se souder avec elle (fig. 230). Ainsi, l'oreillette primitive se trouve subdivisée en deux cavités secondaires
(*oreillettes droite et gauche*) ; le septum intermédium cloisonne
de même le canal auriculaire en deux *orifices auriculo-ventriculaires* droit et gauche. Le septum intermédium présente dès
lors la forme d'un fer à cheval à concavité inférieure, et dont le
segment gauche (ébauche de la future valve interne ou aortique de la mitrale) est le plus développé. Aux dépens des parties latérales des bourrelets endocardiques n'ayant pas participé à la constitution du septum intermedium, se forment
dans la suite les *valvules auriculo-ventriculaires*.

Avant que le septum superius ait atteint le septum intermedium, il existe entre ces deux cloisons un orifice que Born
désigne sous le nom d'*ostium primum*. Cet orifice s'oblitère par
soudure des deux cloisons ; en même temps, au-dessus de lui,
il se produit une perforation secondaire dans la cloison interauriculaire, donnant naissance au *trou ovale* (fig. 232) ou *de
Botal (foramen ovale* des auteurs ; *ostium secundum*, Born). Le
bord postérieur de cet orifice, concave en avant, est aminci :
c'est la *valvule du trou ovale*, qui, en s'allongeant, sera refoulée
à gauche par le courant sanguin de la veine cave inférieure, et
viendra faire saillie dans l'oreillette gauche. Le bord antérieur,
plus renflé, constitue la *valvule de Vieussens*.

Nous avons vu que l'orifice du sinus veineux dans l'oreillette primitive était limité par un repli valvulaire auquel
on peut considérer deux valves, l'une droite, l'autre gauche.
Ces deux valves se fusionnent par leur extrémité supérieure,
et se prolongent à la face interne de l'oreillette par une lame
saillante connue sous le nom de *fausse cloison auriculaire*
(*septum spurium*, His). Petit à petit, la corne droite du sinus
s'enfonce dans la paroi dorsale de l'oreillette droite; le sinus
veineux disparaît (embryon humain de 10 millimètres), en
participant à la constitution de l'oreillette droite, dont il forme
la paroi postéro-inférieure dépourvue de muscles pectinés.

Cette région est délimitée, chez l'adulte, en dehors, par un sillon arciforme embrassant l'embouchure des veines caves

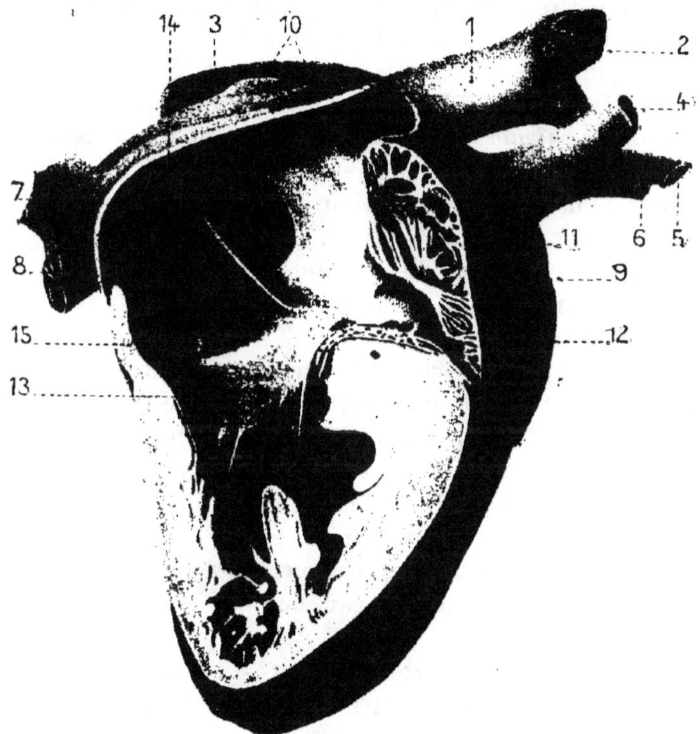

Fig. 232.

Cœur d'un fœtus humain du 9e mois, dont la paroi droite a été détachée pour montrer la valvule d'Eustachi et le trou de Botal, d'après une préparation du Dr BONNE (gr. 1,5/1).

1, veine cave supérieure. — 2, grande azygos. — 3, aorte. — 4, tronc brachiocéphalique artériel. — 5, carotide primitive gauche. — 6, artère sous-clavière gauche. — 7, veine cave inférieure. — 8, veines sus-hépatiques. — 9, artère pulmonaire. — 10, veines pulmonaires droites. — 11, 12, auricules droite et gauche. — 13, valvule tricuspide. — 14, valvule d'Eustachi. — 15, valvule de Thébésius.

(*sulcus terminalis*), et, en dedans, par une crête répondant à ce sillon.

La veine cave supérieure, la veine cave inférieure et le sinus coronaire s'ouvrent alors par autant d'orifices distincts à l'intéricur de l'oreillettte. Des deux valves qui bordaient l'orifice du sinus veineux, la gauche devient de moins en moins saillante, et, ainsi que le septum spurium, se confond avec la cloison interauriculaire; la valve droite disparaît dans le voisinage de l'orifice de la veine cave supérieure. Sa partie persistante forme la *valvule d'Eustachi* pour la veine cave inférieure, ainsi que la *valvule de Thébésius* pour la veine coronaire (fig. 232). La valvule d'Eustachi se prolonge du bord inférieur de l'orifice de la veine cave inférieure au bord antérieur du trou de Botal (*valvule de Vieussens*); elle délimite une sorte de gouttière par laquelle le sang de la veine cave inférieure, c'est-à-dire du placenta, sera conduit directement dans l'oreillette gauche à travers le trou de Botal.

L'oreillette gauche ne reçoit à l'origine qu'un seul conduit assez grêle; c'est le tronc commun des quatre veines pulmonaires, qui vient s'ouvrir au voisinage de la cloison interauriculaire. Dans la suite du développement, ce tronc commun sera absorbé par la paroi auriculaire, de la même façon que le sinus veineux par l'oreillette droite, et les quatre veines pulmonaires déboucheront alors, par groupes de deux, directement dans la cavité de l'oreille gauche.

**2° Cloisonnement du ventricule.** — La division du ventricule primitif en deux ventricules, droit et gauche, commence peu après celle de l'oreillette, vers la fin du 1<sup>er</sup> mois, chez l'embryon humain; elle est complètement achevée au début de la 8<sup>e</sup> semaine.

Le cloisonnement se fait à peu près dans le plan de la coudure du ventricule primordial (fig. 229). Le sillon extérieur qui résultait de cette coudure, et allait du côté gauche du bulbe jusque vers le milieu de la face antérieure du ventricule, s'efface progressivement. En même temps, apparaît un autre sillon, plus large, qui part de l'extrémité inférieure de la face postérieure du ventricule, contourne sa pointe, et s'allonge de bas en haut sur la face antérieure. Ce sillon correspond à la cloison interventriculaire ou *septum inferius* de His; celle-ci s'élève des parois inférieure et postérieure du ventricule, et se porte à la fois en arrière vers l'oreillette, à la rencontre du septum intermédiaire, et en avant vers le bulbe aortique, à la rencontre de la cloison du bulbe aortique (*septum aorticum*).

L'emplacement de cette cloison est indiqué à la surface du ventricule par un léger sillon interventriculaire. Par suite de la soudure du septum inferius et du septum intermedium au niveau du canal auriculaire, la cavité du ventricule primitif se trouve subdivisée en deux cavités ventriculaires droite et gauche, en relation avec les cavités auriculaires correspondantes par les orifices auriculo-ventriculaires. A ce moment, la cloison descendante du bulbe aortique (*septum aorticum*) n'a pas encore rejoint la cloison ascendante du ventricule, et les deux cavités ventriculaires communiquent encore pendant un certain temps par un petit orifice, compris entre les bords opposés du septum aorticum et du septum inferius : c'est le *pertuis* ou *foramen de Panizza* qui persiste pendant toute la vie chez les Reptiles.

**3° Cloisonnement du bulbe aortique**. — Le cloisonnement du bulbe aortique accompagne celui du ventricule. Le bulbe commence par s'aplatir, puis il se forme aux dépens de l'endocarde quatre crêtes longitudinales disposées en spirale, dont deux, plus saillantes et opposées l'une à l'autre, se continuent avec deux bourrelets endocardiques du ventricule droit. L'un de ces bourrelets est situé sur le septum interventriculaire au voisinage de son extrémité libre. Les deux crêtes bulbaires saillantes se portent à la rencontre l'une de l'autre. Leur fusion, amenant la formation du *septum aorticum* (fig 231), débute à la partie supérieure, au niveau de l'angle de réunion des 4° et 5° arcs aortiques gauches, puis elle progresse de haut en bas. En même temps, le ventricule droit s'agrandit aux dépens du bulbe : dans la paroi compacte de celui-ci, apparaissent des lacunes qui confluent, s'ouvrent dans sa cavité, et augmentent la saillie des bourrelets endocardiques, de telle sorte que ceux-ci semblent pénétrer par croissance de haut en bas dans le ventricule droit. Ils finissent par se fusionner l'un l'autre, et obturent

ainsi l'orifice interventriculaire. La portion de la cloison interventriculaire qui est ainsi formée, est secondairement envahie
par des fibres musculaires, de telle sorte que rien ne la distingue alors de la portion primitivement musculaire (Hochstetter). La portion de la cloison qui garde chez l'adulte sa structure membraneuse, au niveau de laquelle sont localisées la
plupart des communications anormales des deux ventricules,
présente une tout autre origine. On a vu que le septum intermedium affecte sur la coupe frontale la forme d'un fer à cheval,
à concavité inférieure. Le septum interauriculaire se soude au
bord supérieur convexe du septum intermédiaire, à peu près
dans la région moyenne de ce dernier. D'autre part, la cloison
interventriculaire rencontre le septum intermedium au niveau
de la face interne de son segment droit qui se trouve ainsi
partiellement englobé dans la cloison, et garde sa structure
membraneuse. Il en résulte que l'extrémité inférieure de ce
segment droit demeure libre, et pourra contribuer à la formation de la tricuspide, tandis que le segment gauche tout entier
constituera la valve interne de la mitrale.

La cloison du bulbe, en s'abaissant, décrit une sorte de spirale, suivant en cela le trajet des deux crêtes aux dépens desquelles elle se constitue. C'est pour cette raison que des deux
cavités résultant du cloisonnement du bulbe, l'une, antérieure
(artère pulmonaire), communique d'une part avec le ventricule droit, et de l'autre avec le 5ᵉ arc aortique gauche, tandis
que la cavité postérieure (aorte) se trouve en relation avec le
ventricule gauche, et avec le 4ᵉ arc aortique de chaque côté. Le
bulbe aortique fournit donc la portion de l'aorte ascendante et
du tronc pulmonaire, comprise à l'intérieur du sac péricardique.

Les *artères coronaires* sont représentées au 12ᵉ jour, chez
l'embryon de Lapin, par des bourgeons pleins émanés de l'endothélium du bulbe encore indivis (H. Martin, 1894). Du 12ᵉ
au 14ᵉ jour, ces bourgeons s'allongent et se creusent de
vacuoles qui, au 15ᵉ jour, se fusionnent entre elles, et se
mettent en communication avec la cavité du bulbe.

**4° Développement des valvules.** — Les *valvules sigmoïdes*

se développent au niveau du détroit de Haller. Elles sont
d'abord au nombre de quatre, puis chaque valvule latérale se
trouve subdivisée en deux autres par suite de l'abaissement
de la cloison du bulbe qui la rencontre en son milieu. Il en
résulte que chacun des conduits provenant du cloisonnement
du bulbe, aorte et artère pulmonaire, sera pourvu à son origine cardiaque de trois valvules (GEGENBAUR).

Les valves internes des *valvules auriculo-ventriculaires* proviennent principalement du septum intermedium. La corne
gauche de celui-ci donne la valve interne de la mitrale, qui
semble être le prolongement de la paroi de l'aorte dans le
ventricule ; ce rapport de continuité réelle explique la fré-
quence de l'association des lésions mitrales et aortiques. La
petite portion de la corne droite qui est laissée libre par la
soudure du septum interventriculaire, donne la valve septale
de la tricuspide. Les autres valves se forment surtout aux
dépens des parois musculaires invaginées du canal auriculaire : les bourrelets endocardiques qui les revêtent ne jouent
dans leur formation qu'un rôle insignifiant. Ces parois sont
reliées à celles des ventricules par des trabécules, qui donnent
par différenciation progressive les muscles papillaires et les
cordages tendineux, insérés non pas seulement sur le bord
libre des valves, mais sur presque toute l'étendue de leur face
inférieure.

## § 7. — DÉVELOPPEMENT STRUCTURAL
### DES VAISSEAUX SANGUINS ET DU COEUR

Nous envisagerons successivement, dans ce paragraphe, les
artères, les veines et le cœur.

**1° Artères, veines**. — La paroi des artères et des veines
est représentée au début par une simple couche endothéliale
au pourtour de laquelle s'opère un tassement de cellules
mésenchymateuses. La différenciation des tuniques s'effectue
au 4° mois fœtal, en même temps qu'apparaissent les éléments

élastiques, plus tardivement dans l'adventive que dans la tunique moyenne.

**2° Cœur**. — Les parois cardiaques qui font saillie dans la cavité pleuro-péricardique sont formées, au moment de la fusion des deux ébauches du cœur, par une couche endothéliale doublée en dehors d'une couche mésodermique. Ces deux couches sont séparées l'une de l'autre par un assez grand espace, que remplit probablement une substance muqueuse. Aux dépens de la couche mésodermique, se développeront toutes les couches du cœur, moins l'endothélium, c'est-à-dire la couche conjonctivo-élastique de l'endocarde, le myocarde et l'épicarde.

Les premiers faisceaux musculaires s'anastomosent entre eux, de manière à constituer un réseau assez lâche, dont les mailles sont occupées par des prolongements de la cavité de l'endocarde limités par un endothélium, et également anastomosés. Cette disposition spongieuse persiste chez les Poissons et chez les Amphibiens, mais, chez les Vertébrés supérieurs, elle se modifie de la façon suivante : dans les couches superficielles, les faisceaux musculaires augmentent de nombre et de volume, comblant ainsi progressivement les cavités interposées qui finissent par disparaître complètement ; dans les couches profondes, au contraire, la charpente musculaire se raréfie, par disparition d'un certain nombre de faisceaux, et les travées musculaires qui persistent fournissent les muscles pectinés et les muscles papillaires.

## § 8. — SYSTÈME LYMPHATIQUE

RANVIER (1897) nous a fait connaître le développement des vaisseaux et des ganglions lymphatiques. D'après cet auteur, les troncs lymphatiques se forment du centre à la périphérie (à partir du système veineux), par des bourgeons pleins qui se creusent ultérieurement d'une cavité. Les capillaires lymphatiques se développent également par des bourgeons, seulement ces bourgeons sont creux dès le début.

Quant aux ganglions, ils n'apparaissent que secondairement. Sur le trajet d'un tronc lymphatique, se montre un nodule vasculaire (origine du *tissu folliculaire*), qui détermine l'étranglement et l'interruption du lymphatique à son niveau. Puis, les deux segments du lymphatique poussent, par leur extrémité terminée en cul-de-sac, des bourgeons qui s'enfoncent dans l'épaisseur du nodule, se ramifient et s'anastomosent entre eux, pour constituer le *tissu lacunaire*. Les deux segments du lymphatique primitif représentent les vaisseaux afférent et efférent.

Les ganglions lymphatiques sont reconnaissables sur le fœtus humain du 3ᵉ mois.

Les recherches de Sala (1900) chez le Poulet, et celles de Sabin (1901-02) chez le Porc, ont montré qu'il existe à l'origine deux *canaux thoraciques*, disposées symétriquement, et recevant chacun le tronc commun des deux veines lymphatiques correspondantes de la nuque et du dos. Plus tard, une anastomose oblique s'établit entre les segments thoraciques des deux canaux, si bien que la partie inférieure du canal droit se déverse dans le canal du côté gauche. La partie supérieure du canal droit, séparée de son segment inférieur au-dessus de l'anastomose, devient la *grande veine lymphatique*.


## § 9. — CIRCULATION DU FOETUS HUMAIN

### PENDANT LES DERNIERS MOIS DE LA GESTATION (fig. 233)

L'existence du trou de Botal entre les deux cavités auriculaires, et du canal artériel qui établit une communication entre le tronc de l'artère pulmonaire et l'aorte descendante, nous rend compte de ce fait que les différents vaisseaux du fœtus charrient un mélange de sang artériel et de sang veineux.

Le sang du placenta, chargé d'oxygène et de substances nutritives, est amené au corps du fœtus par la veine ombilicale. Arrivé au niveau du foie, il peut suivre deux voies distinctes : le canal veineux d'Arantius ou le système porte veineux du foie. Dans l'un et l'autre cas, il aboutit à la veine cave inférieure qui le conduit à l'oreillette droite du cœur. Là, grâce à la val-

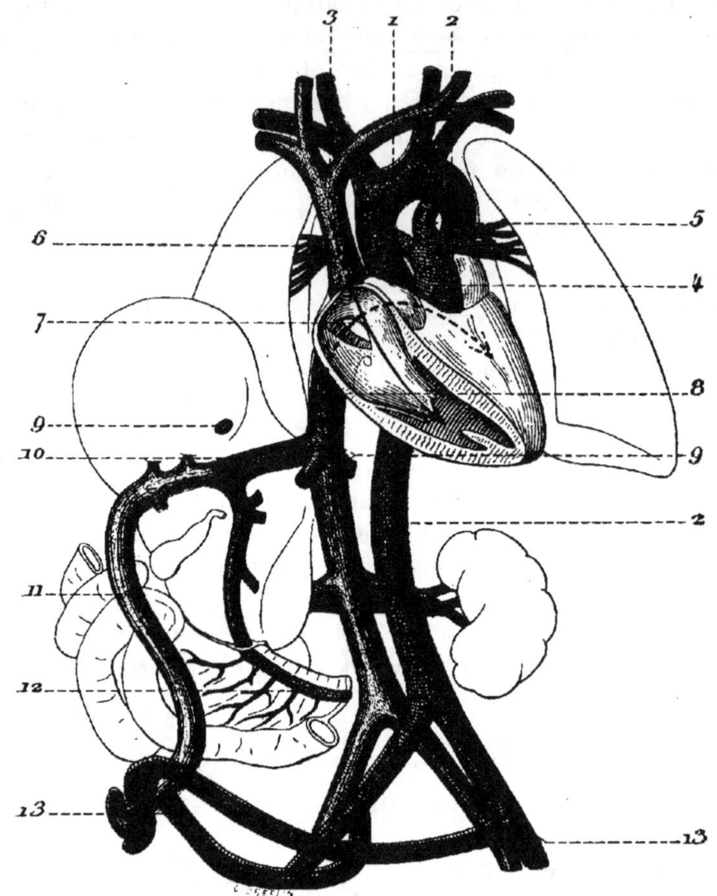

Fig. 233.

Schéma de la circulation chez le fœtus humain à terme, en partie
d'après KOLLMANN (1907). Dessin du Dr BONNE.

1, crosse de l'aorte. — 2, portion de l'aorte recevant du sang veineux apporté par
le canal artériel. — 3, carotide primitive droite. — 4, artère pulmonaire. — 5,
canal artériel. — 6, branches de l'artère pulmonaire. — 7, trou de Botal. — 8, veine
cave inférieure. — 9, veines sus-hépatiques. — 10, canal veineux d'Arantius. —
11, veine ombilicale. — 12, veine porte. — 13, artères ombilicales.


vule d'Eustachi qui prolonge la paroi inférieure de la veine cave inférieure dans l'oreillette, vers la cloison interauriculaire, le sang est transporté dans une sorte de gouttière au trou de Botal par lequel il pénètre dans l'oreillette gauche. De l'oreillette gauche, le sang passe dans le ventricule gauche qui le chasse dans l'aorte.

Les artères destinées à la tête et aux membres supérieurs, ayant leur origine au-dessus du point d'abouchement du canal artériel dans l'aorte, transportent du sang artériel presque pur, c'est-à-dire du sang provenant du placenta, mélangé dans l'oreillette droite avec une faible partie du sang veineux ramené par la veine cave supérieure, et dans l'oreillette gauche avec le sang des veines pulmonaires.

La presque totalité du sang veineux transporté par la veine cave supérieure, en raison de l'existence de la valvule d'Eustachi qui cloisonne en quelque sorte l'oreillette droite en deux compartiments distincts, passe, en effet, dans le ventricule droit, et de là dans l'artère pulmonaire. Une partie de ce sang est transportée aux poumons par les branches de l'artère pulmonaire, et revient au cœur par les veines pulmonaires ; la plus grande partie s'engage dans le canal artériel, et tombe dans l'aorte, au-dessous de l'artère sous-clavière gauche. L'aorte descendante renferme donc un mélange de sang artériel et de sang veineux, ce qui explique peut-être que le développement de l'extrémité céphalique est plus précoce et plus accusé que celui de l'extrémité caudale. De l'aorte, le sang est transporté au placenta par les artères ombilicales.

## § 10. — MODIFICATIONS DE L'APPAREIL DE LA CIRCULATION AU MOMENT DE LA NAISSANCE

La ligature du cordon ombilical provoque, dans les artères ombilicales, la formation d'un caillot, qui remonte jusqu'à l'origine des premières branches vésicales. La portion des artères ainsi obturée se transforme graduellement de haut en bas en un cordon fibro-élastique (*ligaments latéraux de la vessie*).

La veine ombilicale s'oblitère également jusqu'aux premières veines hépatiques afférentes, et devient le *ligament rond du foie*. La veinule que l'on rencontre fréquemment chez l'adulte, au centre de ce ligament, est un vaisseau de nouvelle formation (WERTHEIMER, 1886). Quant au canal veineux d'Arantius, il subit une transformation analogue, et son vestige représente chez l'adulte un petit ligament situé dans le prolongement du ligament rond. Le sang des parois de l'intestin, transporté au foie par la veine porte (portion intra-embryonnaire des veines vitellines), est alors obligé de traverser en totalité le réseau sanguin hépatique.

La circulation pulmonaire, d'autre part, en raison du fonctionnement des poumons au moment de la naissance, devient subitement plus active. Le canal de Botal reçoit une quantité de sang beaucoup moindre, et diminue progressivement de calibre, tandis que la pression augmente dans l'oreillette gauche où se déverse tout le sang de la circulation pulmonaire. La valvule du trou ovale peut s'appliquer en avant contre la valvule de Vieussens, et se souder à elle, déterminant ainsi la fermeture complète du trou de Botal. Cette fermeture, de même que l'oblitération du canal artériel qui fait place à un cordon fibreux (*cordon* ou *ligament de Botal*), se produit graduellement, et ne s'achève que plusieurs mois après la naissance, du 3ᵉ au 5ᵉ mois en général pour le canal artériel, un peu plus tard, pour le trou de Botal. D'après GÉRARD (1900), l'oblitération histologique complète du canal artériel ne serait effectuée, dans la plupart des cas, que vers la fin de la 2ᵉ année. A l'emplacement de la valvule du trou ovale, répond chez l'adulte, la *fosse ovale* ; la valvule de Vieussens devient l'*anneau de Vieussens*.


## § 11. — DÉVELOPPEMENT DU DIAPHRAGME, DU PÉRICARDE ET DES PLÈVRES

Le développement de ces diverses parties a fait l'objet d'une étude approfondie de BRACHET (1895) et de ROUVIÈRE (1904) sur l'embryon de Lapin, et de Swaen (1896-97) sur l'embryon humain.

## 1° Septum transversum, diaphragme primaire. — Nous

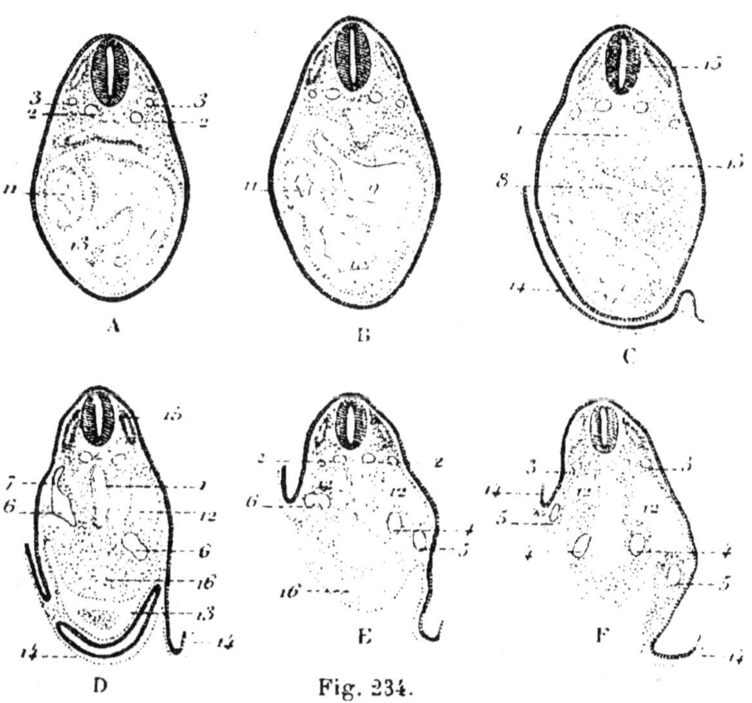

Fig. 234.

Six coupes successives intéressant transversalement (de haut en bas) la région cardiaque sur un embryon humain de 3 mill., et montrant le mode de formation du septum transversum.

1, intestin antérieur. — 2, aorte primitive. — 3, veine cardinale. — 4, veine omphalo-mésentérique. — 5, veine ombilicale. — 6, corne du sinus veineux. — 7, canal de Cuvier. — 8, sinus cardiaque. — 9, oreillette primitive du cœur. — 10, ventricule primitif. — 11, bulbe aortique. — 12, cavité pleuro-péritonéale. — 13, cavité péricardique. — 14, paroi de l'amnios. — 15, tube médullaire. — 16, septum transversum.

avons vu (p. 482) que les gros troncs veineux ramenant au cœur le sang des enveloppes fœtales, à savoir les veines omphalo-mésentériques et les veines ombilicales, rampaient respective-ment dans l'épaisseur de la splanchnopleure et de la somato-

pleure, et que, par conséquent, dans presque toute la longueur
de leur trajet intra-embryonnaire, elles étaient séparées par
le cœlome. A mesure que ces troncs veineux augmentent de
volume, ils font saillie à l'intérieur de la cavité du cœlome,
déterminant ainsi sur leur parcours la formation de deux
crêtes mésodermiques surtout accusées au voisinage de leur
terminaison (fig. 234, F). Au point d'abouchement des veines
ombilicales dans les veines omphalo-mésentériques, les deux
crêtes mésodermiques qui accompagnent ces vaisseaux se
fusionnent entre elles, et, dès lors, la somatopleure se trouve
unie de chaque côté à la splanchnopleure par un point mésodermique transversal auquel KŒLLIKER a assigné le nom de
*mésocarde latéral* (fig. 234, E). Dans la suite, les mésocardes
latéraux engloberont dans leur segment cranial les canaux de
Cuvier.

D'autre part, la lame splanchnique qui occupe le fond du
repli cardiaque, entre les mésocardes latéraux, s'épaissit notablement et forme un bourrelet mésentérique saillant en avant
dans la cavité du cœlome. Ce bourrelet, qui se continue latéralement avec les mésocardes latéraux, ne tarde pas à se souder
en avant avec la somatopleure, et ainsi s'établit une cloison
*septum transversum* (His, 1868), dirigée obliquement de bas en
haut et d'avant en arrière, qui divise incomplètement le cœlome embryonnaire en deux cavités secondaires : l'une antéro-
supérieure, longeant le cœur (*cavité péricardique primitive*)
(BRACHET), et l'autre postéro-inférieure (*cavité pleuro-péritonéale*).
Ces cavités communiquent entre elles par deux orifices en
forme de gouttière (*gouttières pleuro-péricardiques*), situés en
arrière du bord cranial du septum transversum, de chaque
côté de la cloison mésentérique (mésocarde postérieur).

La plupart des auteurs considèrent le septum transversum
comme une formation primitive, au niveau de laquelle le mésoderme ne serait point clivé en ses deux feuillets secondaires.
Pour RAVN, au contraire, la fissuration du mésoderme se produirait en ce point comme dans les autres régions, et c'est secondairement que s'opérerait l'union des lames mésodermiques,
comme conséquence de l'anastomose des veines omphalo-

mésentérique et vitelline. Il est possible que, chez les Mammifères non pourvus d'un proamnios, les faits se passent comme
l'indique RAVN, mais, chez le Lapin, les mésocardes latéraux
représentent des ponts mésodermiques situés immédiatement
au-dessous des cornes du croissant proamniotique, et respectés
par la fissuration cœlomique, comme on l'observe sur tout le
pourtour du proamnios.

C'est à l'intérieur du septum transversum que se ramifient
les bourgeons hépatiques. Ces bourgeons toutefois n'envahissent pas toute l'épaisseur du septum, mais ils restent limités à
sa région inférieure. Le septum transversum se trouve ainsi
décomposé en deux parties distinctes : une partie inférieure
occupée par les cordons hépatiques, et qui contribuera à former le foie (*bourrelet hépatique*, KŒLLIKER ; *avant-foie*, HIS), et
une partie supérieure représentant le rudiment du diaphragme
(*diaphragme primaire*, USKOW).

Le foie et le diaphragme primaire sont donc intimement
unis à l'origine sur une large surface. Ce n'est que postérieurement, après l'achèvement de la cloison diaphragmatique, que
la cavité péritonéale s'insinuera de plus en plus entre le foie et
le diaphragme, tendant à séparer ainsi l'un de l'autre ces deux
organes. Les points par lesquels le foie reste adhérent au diaphragme, sont représentés chez l'adulte par le *ligament coronaire*.

Avant la soudure du bourrelet mésentérique à la paroi ventrale du corps, amenant la formation du septum transversum,
le repli cardiaque (repli supérieur de l'intestin) a poursuivi
son mouvement d'abaissement, entraînant avec lui dans sa
duplicature la cavité du cœlome. C'est pour cette raison que
les portions de l'intestin situées au niveau du septum transversum (estomac et segment initial du duodénum) seront
seules dotées d'un mésentère ventral, tandis que les portions
sous-jacentes répondant au bord caudal du repli cardiaque
(segment terminal du duodénum, jéjunum et iléon jusqu'au
canal vitellin) en seront dépourvues. Ces dernières portions,
soulevées avec l'anse intestinale, dont elles représentent la
branche supérieure, s'allongent et se contournent dans la

cavité cœlomique du cordon ombilical, puis rentrent dans la cavité abdominale, vers le milieu du troisième mois fœtal, au moment du resserrement de l'ombilic cutané.

## 2° Séparation des cavités pleurales et péricardique. —

Les canaux de Cuvier suivent à l'origine un trajet sensiblement

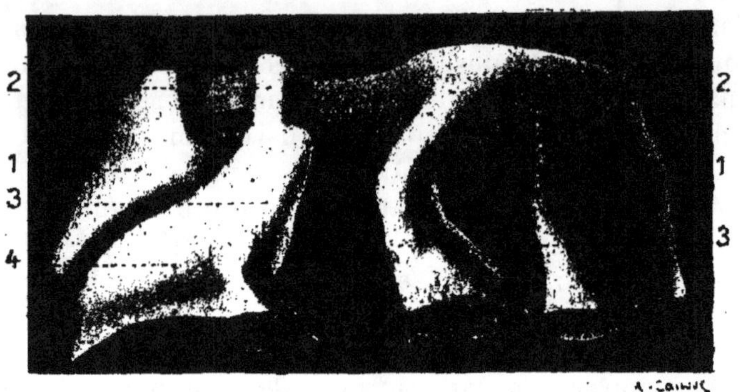


Fig. 235.

Moulage par reconstruction d'une partie des cavités péricardique et pleuro-péritonéales sur un embryon de Lapin de 307 heures, vu par sa face postérieure, d'après ROUVIÈRE, 1904 (gr. 33/1).

1, cavité péricardique interrompue sur les côtés. — 2, gouttières pleuro-péricardiques. — 3, cavités pleurales. — 4, cavité péritonéale.

horizontal. Mais bientôt, au fur et à mesure qu'ils augmentent de volume, dès l'apparition des corps de Wolff, leur extrémité postérieure se porte en haut et en dedans. On peut alors leur considérer deux segments distincts : un segment inférieur ou intra-septal contenu dans le mésocarde latéral, et un segment supérieur ou pariétal rampant contre la paroi latérale du thorax. Les segments pariétaux, en s'accroissant, déterminent sur la somatopleure la formation de deux crêtes mésodermiques latérales saillantes dans le cœlome, et qui prolongent, en haut, les mésocardes latéraux. Ces crêtes (*membranes pleuro-péricardiques*, SCHMIDT) s'accusent de plus en plus, se portent vers l'intestin céphalique auquel elles se soudent, et transforment ainsi les gouttières pleuro-péricardiques en *canaux pleuro-péricardiques* (BRACHET), dont l'oblitération tardive amènera la séparation définitive de la cavité péricardique et des deux cavités pleurales. Plus tard, grâce au développement des poumons, les deux lames pleuro-péricardiques seront refoulées l'une contre l'autre sur la ligne médiane, en avant du cœur, et formeront par leur accolement le *mésopéricarde*.

### 3° Séparation des cavités pleurale et péritonéale. —

Après l'isolement complet de la cavité péricardique, les cavités pleurales communiquent encore pendant un certain temps avec la cavité péritonéale par l'intermédiaire des orifices pleuropéritonéaux. Elles figurent alors deux diverticules étroits (*diverticules thoraciques du cœlome,* His) situés de part et d'autre du tube digestif, le long de la colonne vertébrale. C'est dans ces diverticules que poussent les bourgeons pulmonaires qui, en s'accroissant de plus en plus, finissent par atteindre la face supérieure du foie. A ce moment, se produit l'occlusion des orifices pleuro-péritonéaux. On voit, en effet, se soulever sur le bord de ces orifices deux crêtes mésodermiques dont le mode de formation ne paraît pas encore complètement élucidé. De ces deux crêtes, connues sous le nom de *piliers de Uskow*, l'une est postérieure, comprise entre la veine cardinale en dedans et le corps de Wolff en dehors, l'autre est antérieure, en rapport avec l'extrémité du canal de Cuvier. Les piliers de Uskow augmentent progressivement de hauteur, et se soudent entre eux, tandis que la *membrane pleuro-péritonéale* résultant de leur fusion s'accole, d'autre part, en arrière et en dedans à la cloison mésentérique. Ainsi se trouve constituée la partie dorsale du diaphragme qui prolonge en arrière et en haut la partie ventrale représentée par le diaphragme primaire. Ajoutons que les membranes pleuro-péritonéales d'occlusion sont envahies secondairement par le foie qui se comporte de la même façon qu'au niveau du septum transversum.

---

# CHAPITRE XIII

# ENVELOPPES ET ANNEXES DU FŒTUS HUMAIN

Les enveloppes et les annexes expulsées de l'utérus après le fœtus, constituent l'*arrière-faix* ou *délivre*. Nous passerons en revue, dans autant de paragraphes distincts, les enveloppes d'origine maternelle, les enveloppes et les annexes d'origine fœtale, et enfin le placenta formé par la pénétration intime des tissus maternel et fœtal. Nous aurons surtout en vue les faits concernant le fœtus humain.

## § 1. — ENVELOPPES D'ORIGINE MATERNELLE

Les enveloppes de provenance maternelle sont fournies par la couche superficielle de la muqueuse du corps de l'utérus. Après avoir fait connaître les modifications que subit cette muqueuse au moment des menstrues, nous étudierons successivement le mode de formation, la structure et l'évolution des enveloppes maternelles, puis nous rechercherons la manière dont s'opère la réfection de la muqueuse utérine, après l'expulsion du délivre. Nous nous occuperons, enfin, de l'étude du lait utérin, et des modifications que présente la muqueuse du col de l'utérus et du vagin pendant la grossesse.

**1° Modifications de la muqueuse utérine pendant la menstruation**. — Une dizaine de jours avant l'apparition des règles, la muqueuse commence à s'épaissir, et atteint progressivement de 5 à 7 millimètres, au lieu de 2 à 3 qu'elle mesurait auparavant. Les espaces lymphatiques présentent une dilatation notable, ainsi que les dépressions glanduliformes décrites sous le nom de glandes de l'utérus ; le tissu interposé paraît plus lâche et comme œdématié. Lorsque la muqueuse a atteint son maximum d'épaisseur, elle est apte à recevoir le produit de la conception. Mais si l'ovule n'a pas subi la fécondation, on voit alors se produire dans la partie superficielle du chorion, au-dessous de l'épithélium, une infiltration sanguine qui dure un ou deux jours, puis la couche située au-dessus subit la dégénérescence graisseuse et se mortifie, et les capillaires ouverts laissent écouler le *sang menstruel*. L'hémorrhagie dure environ quatre jours, au bout desquels le tissu perd de sa turgescence et s'affaisse rapidement, en même temps que l'épithélium superficiel se régénère aux dépens de l'épithélium glandulaire. La réfection de la muqueuse est complète au bout de sept à huit jours. Au 18e jour, après l'apparition des menstrues, on voit revenir de nouveau l'épaississement marquant le début d'un autre cycle menstruel.

La surface de la muqueuse, au lieu de se nécroser progressivement, peut se détacher tout d'un coup, par suite d'une sorte de clivage se produisant dans son épaisseur, et semblable à celui que nous verrons s'effectuer lors de la chute des membranes de l'œuf. Dans ce cas, la portion superficielle forme une membrane continue qui a reçu le nom de *caduque cataméniale*. La portion restée adhérente est le point de départ de la régénération, comme fait la portion non exfoliée après l'accouchement.

**2° Formation des caduques.** — On désigne sous le nom de *caduque* (*decidua*) la couche superficielle de la muqueuse de l'utérus expulsée avec l'œuf, dont elle constitue l'enveloppe la plus externe.

a. *Théorie de l'invagination.* — W. HUNTER (1774) admettait qu'à la suite d'une hyperémie des parois, déterminée par la conception, un exsudat de lymphe coagulable venait tapisser la face interne de la matrice, et formait ainsi un sac fermé de toutes parts, et contenant un liquide : c'est la caduque. Au moment où l'ovule fécondé franchissait l'orifice de la trompe

pour pénétrer dans l'utérus, il rencontrait la paroi de cette
poche, et la refoulait devant lui, en l'invaginant sur elle-même.
La caduque se comportait ainsi comme une véritable séreuse,
et on lui décrivait deux feuillets séparés par une couche

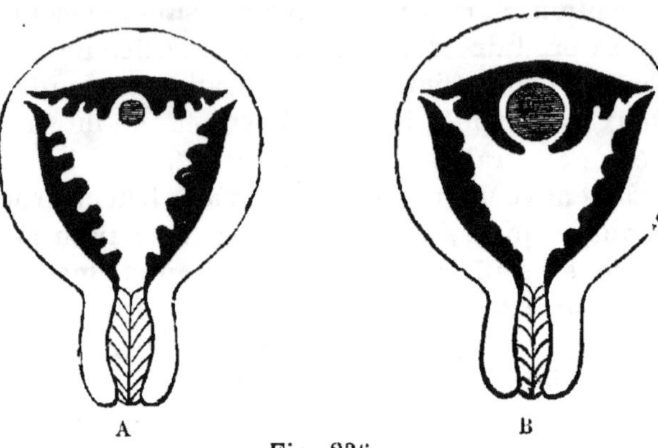



Fig. 236.

Deux stades successifs montrant le mode de formation de la caduque
ovulaire, chez l'Homme, d'après la théorie classique (figures empruntées à DALTON).

liquide : un *feuillet réfléchi* ou *chorial* (*decidua reflexa*), intimement appliqué sur l'œuf, et un *feuillet utérin direct* ou *pariétal*
(*decidua uterina*) revêtant la face interne de l'utérus. Appuyée
et développée par J. HUNTER, cette théorie fut universellement
adoptée. Plus tard, on reconnut que la caduque s'étendait sur
toute la périphérie de l'œuf, et on supposa que la portion de
membrane comprise entre le placenta et la paroi de la matrice,
se formait plus tardivement que le reste, par un mécanisme
d'ailleurs analogue, d'où la dénomination de *decidua serotina*,
caduque tardive ou *sérotine* (BOJANUS, 1821) qu'on attribua à
cette *caduque inter-utéro-placentaire*. Le liquide de la poche
déciduale reçut de BRESCHET, en 1833, le nom d'*hydropérione*.

    b. *Théorie de l'englobement*. — Après que COSTE (1842) et
CH. ROBIN (1848) eurent fait connaître la nature organisée de la
caduque, et sa provenance aux dépens de la muqueuse de
l'utérus, la théorie du refoulement fut abandonnée, et rem-

placée par celle de l'englobement qui ne tarda pas à devenir classique. Voici comment s'effectue le mode de formation des caduques d'après cette deuxième théorie qui semble avoir été énoncée pour la première fois par Sharpey (1843).

L'œuf, à la fin de la première semaine, pénètre dans la cavité utérine, et ne tarde pas à être fixé solidement contre la paroi, grâce à un soulèvement du tissu de la muqueuse qui bourgeonne autour de lui, et l'enferme dans une sorte de bourrelet annulaire. Ce bourrelet ne résulte nullement d'un repli, d'une duplicature de la muqueuse, mais d'un épaississement local du chorion muqueux. L'œuf se trouve alors logé dans une sorte de cupule dont la profondeur augmente rapidement, grâce à l'élévation du bord libre ; il est comme enchatonné dans la couche superficielle de la muqueuse qui se referme bientôt sur lui, de façon à l'englober de toutes parts (du 10ᵉ au 12ᵉ jour) : tel est le mécanisme d'après lequel se constitue la *caduque ovulaire* ou *réfléchie* (fig. 236). La muqueuse pariétale se transforme en *caduque vraie* ou *utérine*, et la portion sur laquelle s'est implantée primitivement l'œuf, n'est autre que la *caduque inter-utéro-placentaire* ou *sérotine*.

c. *Théorie de la pénétration.* — La théorie longtemps classique du mode de formation des caduques par bourgeonnement de la muqueuse au pourtour de l'œuf, ne reposait sur aucun fait d'observation directe. Rien de semblable ne se voit dans la série des Mammifères : tantôt l'œuf se développe dans la cavité utérine, tantôt au contraire, comme l'ont montré les recherches, de Selenka, de Duval et de Graf von Spee (1886) sur certains Rongeurs (Cochon d'Inde en particulier), et celles de Hubrecht sur le Hérisson, l'œuf s'enfonce dans l'épaisseur du chorion de la muqueuse. Aussi, déjà dans la première édition de ce Précis parue en 1898, nous nous exprimions ainsi : « Si à ces données fournies par l'embryologie comparée, on ajoute ce fait qu'aucun auteur n'a signalé de revêtement épithélial sur les parois de la loge ovulaire (on admet, dans la théorie classique que l'épithélium utérin disparaît de très bonne heure), on ne sera pas éloigné de penser avec E. H. Weber que l'œuf humain se comporte comme celui du Cochon d'Inde, c'est-à-

dire qu'il pénètre par effraction dans le chorion de la muqueuse
utérine, dont la couche superficielle, refoulée en dehors par
suite de son accroissement, devient alors la caduque ovulaire
ou réfléchie. Ainsi s'expliquerait, d'autre part, la minceur de

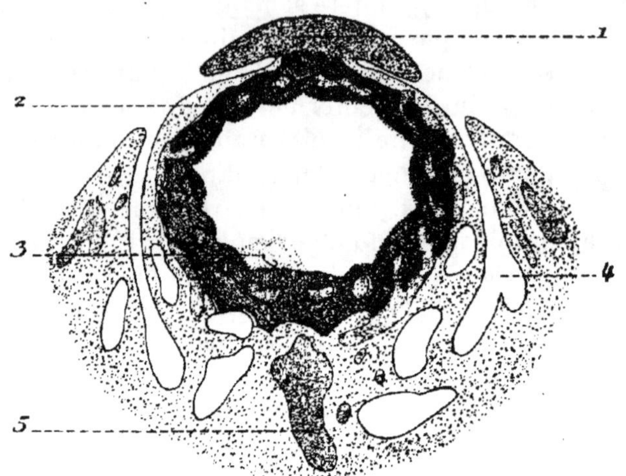



Fig. 237.

Figure schématique montrant les rapports qu'affecte l'œuf humain
avec les tissus maternels, peu après sa pénétration dans la muqueuse de l'utérus, d'après PETERS (1899).

1, champignon fibrineux d'obturation. — 2, paroi choriale de l'œuf avec ses
deux couches trophoblastique (bleu) et mésodermique (rouge). — 3, rudiment
embryonnaire avec son amnios (bleu) et sa vésicule ombilicale (jaune), logé dans
un épaississement mésodermique du chorion. — 4, glandes utérines. — 5, vaisseaux
maternels.

la sérotine, comparée à celle de la caduque vraie, pendant les
premiers stades du développement. » Les faits sont venus confirmer cette manière de voir, et l'examen de très jeunes œufs
*in situ*, comme celui de Peters (fig. 237), a montré que l'œuf
humain s'enfonçait dans la muqueuse de l'utérus, suivant le
mécanisme si bien décrit par GRAF VON SPEE (1896) chez le
Cochon d'Inde. Le trophoblaste, évoluant rapidement en épithélium chorial (p. 522), détruit par sa couche plasmodiale
l'épithélium utérin et les éléments du chorion, et érode la
paroi des capillaires sanguins dilatés. L'œuf arrive ainsi à se

nicher dans l'épaisseur de la muqueuse utérine, à laquelle on peut désormais considérer, dans la région ovulaire, deux parties distinctes : une partie superficielle qui deviendra, à la suite de l'accroissement de l'œuf, la caduque ovulaire ou réfléchie, et une partie profonde, sous-jacente à l'œuf, dans laquelle s'enfonceront les villosités choriales, et qui formera, au-dessous du placenta, la sérotine ou caduque inter-utéro-placentaire.

**3° Structure des caduques en général.** — La membrane caduque ne représente, en réalité, que la couche superficielle de la muqueuse utérine expulsée avec le délivre, mais comme, pendant tout le cours de la grossesse, cette couche superficielle se continue sans interruption avec la couche profonde persistante, on décrit habituellement sous le nom de *caduque* la muqueuse utérine tout entière. Cette muqueuse, déjà hypertrophiée au moment des règles (p. 506), subit pendant la gestation des modifications importantes que nous envisagerons principalement sur la caduque vraie, renvoyant pour l'étude de la sérotine et de la caduque réfléchie au développement du placenta.

L'épithélium prismatique cilié qui recouvre à l'origine la muqueuse utérine (caduque vraie et caduque réfléchie) commence par perdre ses cils, puis il diminue progressivement de hauteur. Au 2e mois (embryon de 18 millimètres), il est devenu cubique, puis il s'aplatit de plus en plus jusqu'à la fin du 4e mois, où il disparaît complètement, un peu avant l'accolement des deux caduques vraie et réfléchie (p. 546).

Les glandes utérines subissent au cours de la grossesse une dilatation et un allongement des plus marqués. Contrairement à ce qu'admettent plusieurs auteurs, leur nombre ne paraît pas augmenté, mais elles deviennent très flexueuses, notamment dans la partie profonde, au voisinage des culs-de-sac. Elles conservent dans cette portion leur revêtement épithélial, qui disparaît au contraire graduellement dans le segment superficiel rectiligne, ainsi que dans le segment moyen. L'épithélium persistant présente de son côté des changements très accusés de forme et de structure. Nulle part, il ne garde son type prismatique originel ; les cellules diminuent de hauteur, et la plupart d'entre elles affectent, dans le fond des culs-de-sac, la forme de troncs de pyramide dont la face libre est souvent convexe et saillante dans la cavité glandulaire. Leur corps cellulaire se remplit en même temps de gouttelettes ou de grains jaunâtres et brillants qui lui communiquent un reflet presque métallique. Un peu plus haut, les cellules deviennent pavimenteuses, et s'aplatissent parfois au point de prendre un aspect lamelliforme, comme celui des cellules endothéliales.

Le chorion de la muqueuse utérine subit également de grands changements. Les *cellules propres* (Ch. Robin), se rapprochant par un certain nombre de caractères des cellules interstitielles de l'ovaire, se multiplient et s'hypertrophient, se chargent de nombreuses gouttelettes graisseuses, et se transforment ainsi en gros éléments granuleux, connus sous le nom de *cellules de la caduque, cellules de la sérotine, cellules déciduales* (Friedlænder) ; quelques-uns de ces éléments peuvent atteindre une longueur de plus de 100 μ.

Indépendamment des cellules propres, on observe encore dans le tissu de la caduque, de nombreuses cellules sphériques d'un diamètre de 9 à 12 μ, assez semblables par leurs caractères aux leucocytes contenus à l'intérieur des vaisseaux. Ces petits éléments sont disposés par traînées ou par amas au pourtour des vaisseaux sanguins et des cavités glandulaires.

Les cellules propres, à leurs diverses phases d'évolution, et les cellules arrondies sont plongées dans une matière amorphe très abondante dans les premiers temps de la grossesse, et contribuant alors pour une part importante à l'épaississement du chorion. Plus tard, au stade d'atrophie, cette matière subit une raréfaction progressive, et les éléments cellulaires sont tassés les uns contre les autres, formant des assises compactes séparées seulement çà et là par de minces traînées de substance fondamentale.

Dans les couches superficielles, les autres éléments figurés de la trame sont tellement rares, qu'il faut une certaine attention pour retrouver quelques fibres lamineuses ou des corps fibro-plastiques dans la masse des cellules déciduales. Plus profondément, ces dernières sont plus espacées, les faisceaux

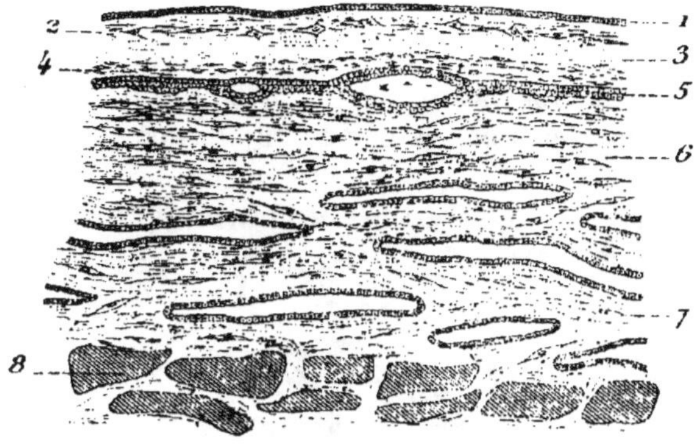

Fig. 238.

Coupe des enveloppes fœtales et de la muqueuse utérine, au 6ᵉ mois de la grossesse, chez la Femme. Figure demi-schématique (gr. 20/1).

1, épithélium amniotique. — 2, lame fibro-amniotique. — 3, membrane intermédiaire. — 4, couche vasculaire allantoïdienne du chorion. — 5, épithélium chorial. — 6, couche celluleuse de la muqueuse utérine. — 7, couche glandulaire. — 8, tunique musculeuse de l'utérus.

lamineux plus nombreux, et, au voisinage de la musculeuse, la trame conjonctive est bien développée.

D'après ce que nous venons de voir, les follicules glandulaires et la trame conjonctive interposée se comportent d'une manière inverse, suivant que l'on considère la partie profonde ou la partie superficielle de la muqueuse. Dans les couches inférieures avoisinant la tunique musculaire, les glandes s'hypertrophient au point que les intervalles qui les séparent se réduisent en bien des endroits à des cloisons extrêmement minces. Au contraire, lorsqu'on rapproche de la surface de la muqueuse, c'est la prolifération des cellules déciduales qui prédomine ; à ce niveau, les cellules serrées les unes contre les autres, compriment les tubes glandulaires dont la lumière ne tarde pas à être obstruée, et forment pour ainsi dire à elles seules la substance du chorion. FRIEDLÆNDER (1870) a donné à la zone profonde qui prend un aspect aréolaire sur la coupe, le nom de *couche spongieuse* ou *glandulaire*, et à la zone superficielle, celui de *couche compacte* ou *celluleuse* (fig. 238).

**4° Evolution des caduques** (fig. 239 et 240). — Les connaissances que nous possédons sur ce sujet sont dues en grande partie à LÉOPOLD.

*Premier mois.* — L'épaisseur de la caduque vraie atteint 5 à 6 millimètres. Les culs-de-sac glandulaires sont hypertro-

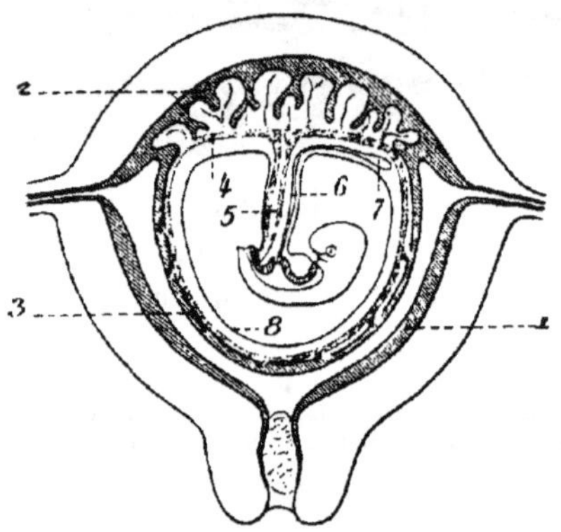

Fig. 239.

Coupe théorique d'un utérus en état de gestation, au 4° mois de la vie fœtale. Dessin du Dr BONNE, imité des auteurs.

1, caduque utérine. — 2, sérotine. — 3, caduque ovulaire. — 4, chorion allantoïdien supportant de nombreuses villosités choriales, les unes en voie d'atrophie en regard de la caduque ovulaire, les autres développées en regard de la sérotine, et constituant la portion fœtale du placenta. — 5, pédicule allantoïdien englobant le canal allantoïdien. — 6, canal vitellin. — 7, vésicule ombilicale. — 8, amnios se réfléchissants à la surface du chorion,

phiés, et la distinction des deux couches indiquée par FRIEDLÆNDER est déjà sensible. L'épithélium demeuré normal dans le fond des conduits, se modifie vers l'ouverture où il est formé de cellules plus réduites, cubiques ou pavimenteuses, qui se continuent avec celles de la surface dépourvues de cils. Les cellules propres, évoluant en cellules de la caduque, considérablement multipliées, sont plus nombreuses et plus arrondies dans la couche celluleuse. plus allongées et plus irrégulières dans la couche glandulaire.

*Deuxième mois.* — La caduque utérine, épaisse de 6 à 7 millimètres, est recouverte par un épithélium pavimenteux d'une hauteur de 10 à 12 μ. Les cellules déciduales sont par places serrées les unes contre les autres, au point de rappeler l'apparence d'un épithélium stratifié.

La caduque réfléchie s'amincit graduellement de la base (un millimètre) au sommet de l'œuf (150 μ). Au niveau de la base,

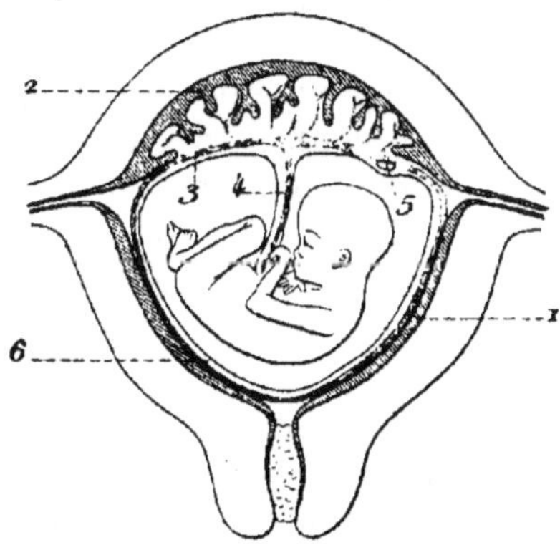


Fig. 240.

Coupe théorique d'un utérus en état de gestation vers la fin de la grossesse. La caduque réfléchie a complètement disparu, et le chorion se trouve en contact direct avec la caduque utérine. Les canaux vitellin et allantoïdien se sont atrophiés. Dessin du D<sup>r</sup> Bonne, imité des auteurs.

1, caduque utérine. — 2, sérotine avec ses cloisons intercotylédonaires. — 3, chorion allantoïdien supportant des villosités, au niveau du placenta. — 4, pédicule allantoïdien, englobé dans le cordon ombilical. — 5, vésicule ombilicale. — 6, amnios.

sa structure se rapproche sensiblement de celle de la caduque vraie, mais, à mesure qu'on s'avance vers le pôle libre de l'œuf, les glandes deviennent plus rares et moins longues, les vaisseaux plus espacés, et les cellules propres elles-mêmes diminuent de nombre. Vers le sommet, c'est la matière amorphe qui prédomine.

*Troisième mois.* — La caduque atteint son plus grand développement; son épaisseur maxima, mesurée vers la partie moyenne
du corps de l'utérus, peut s'élever jusqu'à 1 centimètre. La
vascularité tend à diminuer dans la caduque réfléchie, dont
l'amincissement est sensible, principalement vers le pôle libre.

*Quatrième mois.* — La caduque vraie, épaisse de 3 à 4 millimètres au voisinage du col, atteint plus haut de 9 à 10 millimètres. Les culs-de-sac glandulaires se sont considérablement
accrus ; ils forment avec les cloisons qui les séparent une sorte
de tissu caverneux.

*Cinquième mois.* — L'œuf remplit complètement la cavité
utérine, et les deux feuillets de la caduque, accolés de plus
en plus intimement, se dépouillent de leur épithélium, et se
soudent par leurs faces en contact. Dès que s'est faite l'union
des deux feuillets, la caduque diminue rapidement d'épaisseur,
en raison de l'augmentation croissante du volume de l'œuf.
Vers la fin du 5e mois, elle ne mesure plus dans le fond de
l'utérus que 4 à 5 millimètres, et 2 à 2,5 millimètres vers le col.

D'après Minot, la caduque réfléchie disparaîtrait complètement après le 5e mois, c'est-à-dire au moment même de la
soudure ou peu après. Il est certain qu'après le 5e mois, il est
impossible de reconnaître dans la caduque deux couches
distinctes représentant, l'une la caduque vraie, et l'autre la
caduque réfléchie. D'un autre côté, les enveloppes fœtales
qui obturent dans les derniers mois de la grossesse l'orifice
interne du canal cervical, sont dépourvues extérieurement de
tout revêtement rappelant la caduque réfléchie (p. 519). Il est
donc probable que cette caduque a été érodée et détruite par
l'épithélium chorial.

*Sixième et septième mois.* — La caduque continue à diminuer
d'épaisseur; la couche celluleuse mesure de 1/4 à 3/4 de millimètre, et la couche glandulaire de 1 à 1,5 millimètre. Les conduits glandulaires ont disparu dans la couche celluleuse.

*Huitième mois.* — Dans la caduque épaisse de 2 millimètres,
les deux couches celluleuse et glandulaire restent distinctes,
la seconde étant du double plus épaisse que la première. Les
glandes forment deux ou trois rangées de fissures superpo-

sées. A cette époque, si on cherche à détacher les enveloppes fœtales de la paroi utérine, la déchirure se fait dans la couche spongieuse, par la rupture successive des minces cloisons qui séparent les lacunes glandulaires.

*Fin de la grossesse.* — Vers la fin de la grossesse. la caduque a encore diminué d'épaisseur. Les cavités glandulaires, au voisinage de la musculeuse, sont parfois accusées seulement par une double traînée de cellules pavimenteuses représentant les deux parois de la cavité appliquées l'une contre l'autre.

**5° Expulsion du délivre**. — Au moment de l'accouchement, il se produit, par un procédé encore inconnu. une véritable déchirure dans l'épaisseur de la caduque, qui se trouve ainsi divisée en une lame superficielle caduque, et en une couche profonde persistante qui est le siège de phénomènes de régénération que nous aurons à décrire. Le plan de séparation paraît répondre, dans la généralité des cas, à la partie superficielle de la couche glandulaire, aussi bien pour la caduque vraie que pour la sérotine.

**6° Réfection de la muqueuse utérine après l'accouchement**. — Le premier phénomène qu'on observe après l'accouchement consiste dans un épaississement de la muqueuse utérine (2 millimètres) consécutif à la rétraction du tissu musculaire. Le chorion apparaît alors comme infiltré de leucocytes et de globules rouges. Les glandes de leur côté sont devenues plus régulières, et leur section transversale tend à se rapprocher de la forme circulaire. Le sang coagulé et les débris superficiels de la muqueuse se résorbent graduellement, tandis que l'épithélium glandulaire augmente de hauteur, et bourgeonne en dehors, de façon à recouvrir la surface dénudée de la muqueuse.

Au cours de la 4ᵉ semaine, le chorion muqueux est devenu plus ferme, l'infiltration par les leucocytes a diminué. les cellules de la caduque ont complètement disparu, et les glandes ont repris leur aspect normal. Vers la 5ᵉ semaine, la muqueuse régénérée est entièrement recouverte par un épithélium cylindrique, et le réseau capillaire superficiel du chorion· s'est développé.

La sérotine se comporte après l'accouchement, comme le restant de la caduque vraie. D'après FRIEDLÆNDER (1870) l'oblitération des sinus veineux serait due à la pénétration à leur intérieur, dès le 8ᵉ mois, des cellules de la caduque qui y provoqueraient la formation d'un caillot, remplacé plus tard par un tissu conjonctif résultant de la végétation même des tuniques du vaisseau (*thrombose spontanée des veines utérines*).

Il faut de 60 à 70 jours environ pour que la muqueuse utérine ait entièrement repris sa structure normale. Le liquide (*lochies*) qui s'écoule des parties génitales pendant les suites de couches (quinze jours environ), renferme au début de nombreux globules rouges, avec des leucocytes et des cellules épithéliales pavimenteuses du vagin. Les globules rouges diminuent ensuite progressivement de nombre, tandis que les globules blancs deviennent de plus en plus abondants. Du 5ᵉ au 6ᵉ jour, les globules rouges ont presque entièrement disparu.

**7° Lait utérin.** — On désigne sous le nom de *lait utérin* (HALLER) un liquide lactescent sécrété par la muqueuse de l'utérus pendant les premiers temps de la gestation, et servant à la nutrition de l'œuf. Le lait utérin a été observé chez un très grand nombre de Mammifères, chez les Pachydermes, chez les Ruminants, chez les Carnassiers, chez les Cheiroptères, etc. C'est un liquide riche en albumine, en graisse, ainsi qu'en glycogène, et renfermant de nombreux éléments cellulaires, à l'intérieur desquels on remarque des cristalloïdes protéiques en forme de bâtonnet (BONNET, TAFANI).

Il est à remarquer que le lait utérin n'existe qu'au début de la gestation, et qu'il est surtout abondant dans les groupes inférieurs indéciduates (p. 534), tandis qu'il fait à peu près défaut dans les groupes supérieurs.

**8° Modifications de la muqueuse du col pendant la grossesse.** — La muqueuse du col ne participe que faiblement aux modifications que nous avons signalées pour la muqueuse du corps : elle n'est point caduque. La matière amorphe interposée aux éléments constitutifs augmente de quantité (CH. ROBIN), et entraîne l'épaississement du chorion, les glandes s'allongent et se dilatent, les cellules épithéliales subissent la transformation muqueuse, et sécrètent la substance du *bouchon muqueux* qui remplit la cavité cervicale dès la fin du 1er mois.

Au moment de la soudure des deux caduques, la portion de la caduque réfléchie doublant le segment inférieur de l'œuf, en regard de l'orifice interne du col, se résorbe en entier, si bien que cet orifice se trouve obturé directement par les enveloppes fœtales comprenant de dedans en dehors : l'amnios, le corps réticulé, le chorion avec son épithélium. A la fin du 5° mois, peu après la soudure, la membrane obturante, ainsi formée par la portion libre des enveloppes, mesure une épaisseur d'environ 200 μ, et sa face inférieure, en rapport avec le bouchon muqueux, est tapissée par une couche de fibrine canalisée (p. 541) recouvrant l'épithélium chorial. Cette membrane s'insère sur la face interne du corps de l'utérus, suivant une ligne sinueuse située à une distance de 15 millimètres environ du bord de l'orifice interne, ce qui revient à dire que, dans cette étendue, la soudure des parois de l'œuf avec la muqueuse utérine ne s'est pas effectuée. Dans le vestibule qui résulte de cette disposition anatomique, et que comble le bouchon muqueux, l'épithélium utérin a persisté, mais s'est sensiblement modifié. A partir de l'orifice du col, il devient successivement cubique, puis pavimenteux jusqu'à l'angle de fixation de la membrane obturante où il disparaît.

On observe des particularités analogues au niveau de l'orifice interne des trompes de Fallope.

**9° Modifications de la muqueuse du vagin pendant la grossesse.** — Les modifications que subit la muqueuse vaginale ont été indiquées pour la première fois par LATASTE (1887-88) et par MORAU (1889) chez la Souris. Ces auteurs pensaient que ces modifications étaient en rapport avec la période génitale. Au moment de la copulation, l'épithélium vaginal était pavimenteux stratifié, puis, dans les intervalles des époques génitales, il se dépouillait de sa couche externe, et se réduisait à un petit nombre d'assises dont la plus superficielle subissait la transformation muqueuse (*rythme vaginal*). La gestation, pour Morau, aurait simplement pour résultat de prolonger le stade muqueux jusqu'à l'époque de la délivrance. Chez la Femme, l'épithélium vaginal reste pavimenteux stratifié à toutes les époques, mais, au moment des menstrues, il subirait une mue superficielle (vaginite exfoliante).

Salvioli (1892) chez le Lapin, et Retterer (1892) chez le Cochon d'Inde, les Carnassiers et les Ruminants, ont observé des phénomènes de même ordre ; pour ces auteurs, la période génitale est sans influence sur les modifications histologiques de l'épithélium vaginal. La transformation muqueuse de cet épithélium, ne se produit que dans la dernière période de la gestation, au voisinage de la parturition.

Il en est de même, chez la Taupe (Tourneux, 1903), où l'épithélium vaginal ne subit pas seulement la transformation muqueuse de son assise la plus superficielle, mais se creuse, en plus, de nombreuses excavations sphériques ou ovoïdes qui communiquent les unes avec les autres, et viennent s'ouvrir dans la cavité vaginale. Ces excavations renferment une substance muqueuse identique à celle qui remplit la lumière du vagin. Après la parturition, la régénération de l'épithélium pavimenteux stratifié qui se propage, de la vulve vers l'utérus, s'effectue aux dépens des cellules qui occupent le fond des sillons interpapillaires.

## § 2. — Enveloppes et annexes d'origine fœtale

Sous ce titre, nous comprendrons : 1° le chorion ; 2° la vésicule ombilicale ; 3° l'amnios ; 4° le liquide amniotique ; 5° l'allantoïde ; 6° le liquide allantoïdien ; 7° le corps réticulé ; 8° le cordon ombilical.

**1° Chorion.** — On désigne sous le nom de *chorion* la

membrane cellulaire la plus superficielle de l'œuf. Cette définition élimine les premières enveloppes non cellulaires de l'œuf,
telles que la zone transparente et la couche d'albumine qui
sont des produits de sécrétion de l'organisme maternel ; par

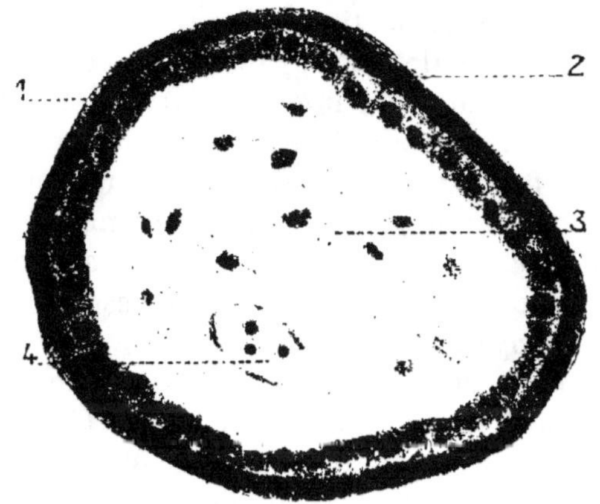

Fig. 241.

Coupe transversale d'une villosité choriale sur un embryon humain
de 6 mill. (gr. 335/1).

1, couche cellulaire de Langhans. — 2, couche plasmodiale. — 3, tissu mésodermique de la villosité. — 4, capillaire sanguin.

suite, la classification de Coste ne saurait plus être maintenue.
Les auteurs paraissent d'accord pour considérer, comme premier chorion, la portion extra-embryonnaire de la somatopleure, moins la paroi de l'amnios (*chorion amniogène*, Bonnet),
et, comme second chorion ou chorion définitif, le chorion
précédent doublé de la couche vasculaire de l'allantoïde (*chorion allantoïdien, allanto-chorion*), Enfin, chez certains Mammifères où l'allantoïde n'arrive pas au contact de la surface
de l'œuf, et où, par conséquent, les parois du sac vitellin se
trouvent en rapport direct avec le premier chorion, comme
chez l'Opossum, il convient d'envisager un *chorion ombilical*
ou *omphalo-chorion* semblable à celui de certains Poissons

(Sélaciens). Chez l'Homme, le chorion amniogène se transforme dans toute son étendue en chorion allantoïdien.

Ainsi compris, le chorion allantoïdien se compose de deux couches distinctes : d'une couche profonde vasculaire, résultant de la fusion de la portion extra-embryonnaire de la lame musculo-cutanée avec le tissu allantoïdien, et d'une couche superficielle épithéliale. Cette dernière couche, formée au début d'un seul plan de cellules, ne tarde pas, chez l'homme, à présenter deux assises distinctes (embryons de 6 et de 8 millimètres, fig. 241) : une assise profonde où les éléments cellulaires, pourvus de gros noyaux, sont nettement délimités (*couche cellulaire*, LANGHANS, 1877), et une assise superficielle où les cellules sont fusionnées en une masse homogène parsemée de petits noyaux (*couche plasmodiale*).

La destinée de ces deux couches varie, suivant que l'on considère la portion du chorion en rapport avec la sérotine, et qui contribuera à la formation du placenta, ou, au contraire, la portion répondant à la caduque réfléchie. Dans cette dernière portion, la couche plasmodiale disparaît vers le 7e mois, et l'épithélium chorial se trouve alors exclusivement représenté par la couche cellulaire, dont les éléments irréguliers sont tassés sur deux ou trois rangées, sans aucun ordre apparent. Nous nous occuperons plus loin (p. 541) des modifications que subissent les deux couches de l'épithélium chorial au niveau du placenta.

De très bonne heure, chez l'homme, le chorion se couvre de saillies villeuses. Ces villosités sont, au début, exclusivement constituées par des épaississements locaux de l'épithélium, mais bientôt elles sont pénétrées suivant leur axe par des prolongements vasculaires de l'allantoïde. C'est par l'intermédiaire de ces villosités que l'embryon se met en rapport avec les tissus maternels.

Chez les Ruminants, on voit se déposer dans la trame conjonctive du chorion, pendant les premières semaines, des particules de phosphates terreux, sous la forme d'un réseau granuleux, blanchâtre à la lumière réfléchie (*plaques choriales*). Ce dépôt se compose principalement de phosphate de chaux tribasique, avec une petite quantité de phosphate de magnésie (DASTRE, 1876). Il atteint son maximum de développement, chez le Mouton, de la 12° à la 17° semaine (embryons de 16 à 36 centimètres), et se résorbe ensuite graduellement pendant l'ossification. « Les plaques choriales constituent une sorte de réserve où s'accumulent les substances phosphatées, en attendant le moment de leur utilisation dans l'organisme fœtal » (CL. BERNARD, 1879).

**2° Vésicule ombilicale.** — La vésicule ombilicale ou sac vitellin (fig. 242) dont nous avons fait connaître le développement

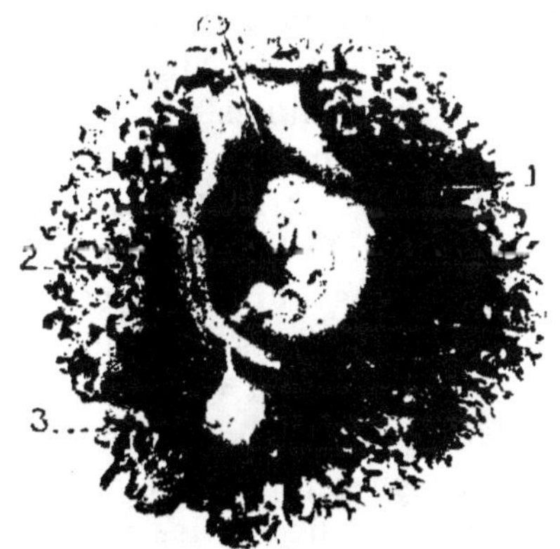

Fig. 242.

Œuf humain du 2° mois (embryon de 14 mill.) dont les enveloppes ont été ouvertes. Grandeur naturelle.

1, chorion villeux. — 2, amnios. — 3, vésicule ombilicale située entre l'amnios et le chorion dans le magna réticulé.

chez le Lapin (p. 107) et chez l'Homme (p. 166), n'atteint jamais de grandes dimensions chez les Mammifères vivipares. Au moment de son plus grand développement, sur l'œuf humain de la fin du 2° mois, elle mesure un diamètre de 6 à 10 millimètres, avec un canal vitellin long de 25 millimètres. Elle diminue ensuite de volume, et subit des modifications structurales, mais ses vestiges persistent jusqu'au moment de la naissance, entre l'amnios et le chorion, près du bord placentaire (B. SCHULTZE,

1861). Quant au canal vitellin, il s'oblitère du 35ᵉ au 40ᵉ jour, puis ses éléments se désagrègent, et ne laissent que des restes peu importants échelonnés de distance en distance dans la longueur du cordon ombilical. L'artère et la veine omphalo-mésentériques (p. 466) persistent plus longtemps que le canal; nous les trouvons encore bien développées dans le cordon d'un fœtus humain de 4 centimètres.

Les parois de la vésicule ombilicale (portion extra-embryonnaire de la splanchnopleure) sont constituées par un feuillet vasculaire, doublé à sa face interne d'un épithélium qui se continue, par l'intermédiaire du canal vitellin, avec l'endoderme intestinal. Dans l'œuf humain, la limite entre ces deux couches n'est pas dessinée sur la coupe par une ligne régulière. Tantôt, en effet, les cellules épithéliales se présentent juxtaposées sur un seul plan, affectant la forme de cellules cylindriques longues de 25 μ; tantôt, au contraire, elles se superposent sur plusieurs rangées, figurant des sortes de bourgeons ou de prolongements qui s'enfoncent dans la couche vasculaire. Quelques-uns de ces prolongements traversent toute l'épaisseur des parois de la vésicule ombilicale, et vont se mettre en contact avec le tissu muqueux interannexiel (p. 529). D'autres s'élargissent au niveau de leur extrémité profonde, et s'étalent à la surface des vaisseaux sanguins de l'aire vasculaire, sur lesquels ils semblent se mouler.

Les prolongements ainsi émanés de l'épithélium sont creusés de nombreuses excavations arrondies ou ovoïdes (fig. 243) dont les plus volumineuses peuvent atteindre un diamètre de 150 μ (F. Tourneux, 1889). Ces excavations apparaissent d'après Mayer (1904) à la 2ᵉ semaine, atteignent leur plus grand développement de la 4ᵉ à la 5ᵉ, et se résorbent de la 8ᵉ à la 9ᵉ. Graf von Spee (1897) qui a étudié le développement de ces formations sur des œufs humains très jeunes, les assimile à de véritables glandes dont le produit de sécrétion se déverserait dans la cavité ombilicale par un orifice plus ou moins rétréci.

L'épaisseur des parois de la vésicule ombilicale devient plus considérable avec l'âge. De 200 μ environ à la fin du premier mois lunaire (embryon de 8 millimètres), elle s'élève à 300 μ à la fin du 2ᵉ mois (embryon de 25 millimètres). En même temps, les cellules épithéliales ont augmenté de volume, et se sont remplies de gouttelettes fortement réfringentes, dont la substance se rapproche par ses caractères optiques des corps gras. A l'intérieur du canal vitellin, les cellules épithéliales, de forme nettement prismatique, sont agencées sur un

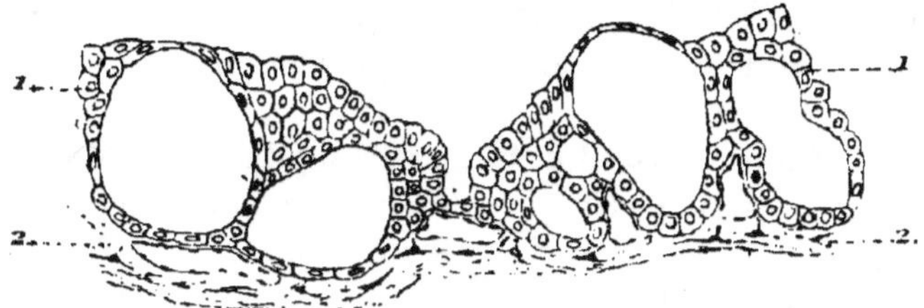

Fig. 243.

Coupe des parois de la vésicule ombilicale sur un embryon humain de 8 mill. (gr. 120/1).

1, épithélium creusé d'excavations. — 2, couche vasculaire.

seul plan ; leur hauteur est d'environ 20 μ, leur épaisseur de 9 à 12 μ.

Sauf chez les Monotrèmes, dont l'œuf est méroblastique, la vésicule ombilicale ne renferme, chez les Mammifères, qu'une petite quantité de liquide albumineux qui, à mesure que la gestation avance, se charge de gouttelettes graisseuses. Chez l'Homme, au moment de la naissance, le dépôt granuleux qui représente le contenu de la vésicule, est formé par le mélange en proportion variable de substances grasses et de sels terreux (principalement des carbonates).

**3° Amnios**. — Les parois de l'amnios dont nous avons décrit le mode de formation (p. 104 et 167), représentent une portion de la somatopleure extra-embryonnaire, dont le restant va constituer le chorion amniogène ou premier chorion. Elles sont formées par la superposition de deux couches, l'une épithéliale limitant la cavité amniotique, et dérivant de l'ectoderme, l'autre mésodermique provenant de la partie extra-embryonnaire de la lame musculo-cutanée (*lame fibro-amnio-*

*tique*, Cadiat). La couche épithéliale, en dehors du cordon ombilical que nous étudierons plus loin, ne comprend qu'un seul plan de cellules qui, de pavimenteuses pendant les premiers mois, se rapprochent ensuite progressivement de la forme cubique. Vers la fin du $2^e$ mois, elles mesurent un diamètre de 26 à 35 $\mu$ qui descend à 10 ou 12 $\mu$ au milieu du $7^e$ mois. La couche conjonctive assez lâche et dépourvue de vaisseaux sanguins, renfermerait dans sa partie profonde des éléments musculaires lisses.

Chez les Ruminants et chez les Pachydermes, l'épithélium amniotique devient pavimenteux stratifié par places, notamment au pourtour de l'insertion du cordon, et forme des plaques saillantes dont les éléments sont farcis de substance glycogénique (*caroncules amniotiques*, H. Müller, 1834 ; *plaques hépatiques*, Cl. Bernard, 1859 : *plaques glycogéniques* de l'amnios). A la surface du cordon, les plaques sont remplacées par des prolongements villeux simples offrant une structure identique (*villosités amniotiques*). Chez l'Homme, ces formations restent rudimentaires (Winkler, 1868).

Le sac amniotique n'existe que chez les Reptiles, les Oiseaux et les Mammifères. Son existence, comme l'indique fort justement A. Weber (1903), « paraît une nécessité physiologique pour les embryons des Vertébrés supérieurs qui ont une existence terrestre, et ne tire pas son origine de causes purement mécaniques ».

**4° Liquide amniotique.** — Le liquide qui remplit la cavité amniotique est légèrement alcalin, d'une densité variant de 1005 à 1008 ; sa composition chimique se rapproche beaucoup de celle du plasma sanguin dilué. Il renferme de 1 à 1,5 p. 100 de matières fixes, notamment de l'albumine, de la mucine, de l'urée, du glucose et des sels terreux.

Pendant le $1^{er}$ mois de la vie embryonnaire chez l'Homme, l'amnios est intimement appliqué à la surface du corps de l'embryon. Ce n'est qu'au $2^e$ mois qu'on constate l'apparition d'une sérosité qui distend progressivement la paroi de l'amnios, et la refoule en dehors contre le chorion. Le liquide amniotique augmente rapidement de quantité, et son poids peut s'élever, dans le cours du 6ᵉ mois, jusqu'à un kilogramme. Pendant les derniers mois de la grossesse, il diminue environ de moitié.

La provenance du liquide amniotique n'est pas encore aujourd'hui nettement établie. Les uns, s'appuyant sur la présence de l'urée, le considèrent comme un produit d'excrétion du fœtus (reins et glandes sudoripares), les autres lui attribuent une origine maternelle, et font remarquer, non sans quelque raison, qu'au moment de l'apparition du liquide amniotique, dès la 5ᵉ semaine, il n'existe pas encore trace de glandes sudoripares, et que le sinus urogénital est encore imperforé. Il se peut que le liquide amniotique reconnaisse, en réalité, une double origine, et, que suivant les époques, l'apport soit plus considérable du côté maternel ou du côté fœtal.

**5° Allantoïde.** — Nous avons suffisamment insisté sur les premiers développements de l'allantoïde chez l'embryon de Lapin (p. 130), pour n'avoir pas y revenir ici. Les parois de l'allantoïde, refoulées par l'accumulation d'un liquide à l'intérieur de la vésicule, se portent à la périphérie de l'œuf, et viennent s'étaler à la face profonde du chorion qu'elles vascularisent. Les cellules endodermiques qui tapissent la face interne de l'allantoïde, s'aplatissent et se transforment en cellules endothéliales.

Chez l'Homme, l'allantoïde se développe de très bonne heure (p. 152), mais son extrémité ne se renfle pas. Le bourgeon endodermique, étiré, figure un simple canal (*canal allantoïdien*) qui s'enfonce dans le pédicule ventral, et qui plus tard, lorsque le cordon ombilical sera constitué, traversera ce cordon dans toute sa longueur. Exceptionnellement, l'extrémité distale du canal allantoïdien, au niveau de l'insertion placentaire du cordon, peut se dilater en vésicule, comme nous en avons observé un exemple fort net sur un fœtus de 4 centimètres : le diamètre du renflement terminal dépassait de six à sept fois celui du canal proprement dit.

Nous avons déjà recherché ce que devenait la portion intra-embryonnaire du canal allantoïdien (p. 327). Quant à la portion extra-embryonnaire ou funiculaire, elle atteint son plus grand diamètre vers la cinquième semaine, puis les cellules épithéliales, pavimenteuses ou cubiques, primitivement disposées sur un seul plan, se multiplient et comblent la lumière du canal qui se transforme ainsi en un cordon solide, dont les vestiges fragmentés persistent jusqu'à la naissance.

**6° Liquide allantoïdien.** — Chez l'Homme, la composition du contenu de l'allantoïde, en raison de sa faible quantité, est absolument inconnue. Chez les àutres Mammifères, notamment chez les Ruminants et chez les Pachydermes, la vésicule allantoïdienne renferme un liquide de plus en plus abondant jusqu'au voisinage de la parturition. C'est une humeur alcaline, d'une densité de 1010 à 1020, renfermant des substances grasses, de l'albumine, de l'allantoïne, de l'urée et du glucose ; incolore au début, elle prend vers la fin de la gestation une teinte jaune brunâtre. On la considère comme un produit d'excrétion des corps de Wolff et, plus tard, des reins définitifs.

Chez le Cheval, on trouve parfois flottant dans le liquide allantoïdien des corps aplatis, sphériques ou ovoïdes, d'une longueur maxima de 12 à 15 centimètres, connus sous le nom d'*hippomanes*. Ces corps, d'une couleur jaunâtre, dérivent du chorion allantoïdien, par bourgeonnement suivi d'étranglement. Leur partie centrale, recouverte par une enveloppe de provenance allantoïdienne, se compose d'une masse pâteuse, sans structure déterminée, dans laquelle on rencontre des sels divers dont quelques-uns à l'état cristallin (oxalate de chaux, phosphate ammoniaco-magnésien), des corps gras, et, en proportion assez considérable, des substances azotées.

Sur une longueur de 1 centimètre environ à partir de l'ombilic, le cordon est revêtu par la peau du fœtus, et renferme des vaisseaux sanguins provenant des parois abdominales, et se recourbant en anse.

**7° Corps réticulé, tissu interannexiel**. — Le liquide albumineux qui remplit à l'origine, dans l'œuf humain, la cavité blastodermique, augmente peu à peu de consistance, et se transforme progressivement en une sorte de tissu muqueux interposé aux annexes fœtales (*corps réticulé, magma réticulé, corps vitriforme*, VELPEAU 1833 ; *tissu interannexiel*, DASTRE 1876). Ces modifications sont déjà accusées aux stades de 4 et de 8 millimètres. A mesure que le développement progresse, les fibres lamineuses deviennent plus abondantes dans le corps réticulé qui diminue d'épaisseur, et constitue, dans les derniers mois de la gestation, la couche conjonctive du délivre interposée à l'amnios et au chorion (*membrana media, membrane intermédiaire*, BISCHOFF, 1843).

**8° Cordon ombilical à terme**. — Le cordon ombilical de l'Homme représente une longue tige blanchâtre, contournée en spirale, dont l'une des l'extrémités est fixée à l'ombilic du fœtus, et dont l'autre s'insère sur le placenta. Au moment de la naissance, sa longueur mesure environ 50 centimètres, son épaisseur 12 millimètres. Habituellement, le cordon s'implante au centre du placenta (*insertion centrale*) ; d'autres fois, il s'attache sur le bord (*insertion marginale*), ou même, en dehors, sur le chorion, envoyant de son point d'insertion des gros vaisseaux au placenta (*insertion vélamenteuse*).

Le cordon ombilical est essentiellement constitué par une gangue de tissu muqueux (*gelée de Wharton*), recouverte par l'amnios, et englobant les trois vaisseaux allantoïdiens, ainsi que les vestiges du pédicule vitellin et du canal allantoïdien. En réalité, l'amnios n'est facilement isolable qu'au voisinage de l'ombilic. Dans tout le reste du cordon, la gelée de Wharton se continue sans interruption depuis l'épithélium amniotique jusqu'à la tunique musculeuse des vaisseaux, présentant une légère condensation à la surface du cordon, ainsi qu'au pourtour des vaisseaux.

a. *Epithélium*. — L'épithélium du cordon est un épithélium pavimenteux stratifié, ressemblant à l'épiderme du fœtus du 4° mois (S. MINOT), c'est-à-dire ne présentant qu'un nombre restreint de couches (trois ou quatre au maximum). Chez les Ruminants, cet épithélium forme des saillies cylindriques (villosités amniotiques), dont les éléments sont remplis de substance gynécologique (p. 526).

b. *Vaisseaux allantoïdiens.* — Les artères décrivent autour de la veine un certain nombre de tours de spire qui se dirigent de droite à gauche sur la face supérieure du cordon, en partant de l'ombilic (*torsion à gauche*). On dirait que, l'insertion placentaire étant supposée fixe, l'extrémité ombilicale du cordon a été tordue de gauche à droite. Les artères sont remarquables par la présence de deux couches musculaires, l'une longitudinale interne, l'autre circulaire externe ; les fibres lisses sont volumineuses, régulières et ne paraissent point mélangées de fibres élastiques ; enfin, l'adventice fait défaut. La structure de la veine se rapproche beaucoup de celle des artères, avec cette différence que les fibres musculaires, entre-croisées dans tous les sens, forment des réseaux plexiformes. Il n'existe pas de vasa vasorum.

c. *Gelée de Wharton.* — La gelée de Wharton offre la structure du tissu muqueux, c'est-à-dire qu'on y trouve comme éléments constitutifs : des fibres conjonctives, des cellules fibroplastiques et une matière amorphe demi-liquide, extrêmement abondante. Cette gelée n'est pas vasculaire chez l'Homme au moment de la naissance, mais chez les Ruminants et chez les Pachydermes, elle est parcourue par des capillaires fournis par les artères allantoïdiennes. Elle ne paraît pas non plus contenir des nerfs, bien que nous puissions difficilement nous rendre compte, dans ce cas, du mode de contraction des fibres-cellules des parois vasculaires.

**9° Développement du cordon ombilical.** — Jusqu'à la fin du 1er mois, l'amnios est intimement appliqué à la surface du corps de l'embryon humain. A partir de cette époque, on voit un liquide s'épancher dans la cavité amniotique, et les parois de l'amnios s'écarter progressivement de l'embryon. Du côté ventral, où ces parois se continuent au niveau de l'ombilic avec la somatopleure embryonnaire, elles se rabattent au pourtour du pédicule de la vésicule ombilicale qui contient le conduit vitellin et les vaisseaux omphalo-mésentériques (p. 466). Or, nous avons vu (p. 167) que l'amnios caudal est intimement soudé au pédicule ventral renfermant le conduit et les vaisseaux allantoïdiens. Par conséquent, lorsque l'amnios se reploie autour du pédicule ombilical, il forme à ce pédicule

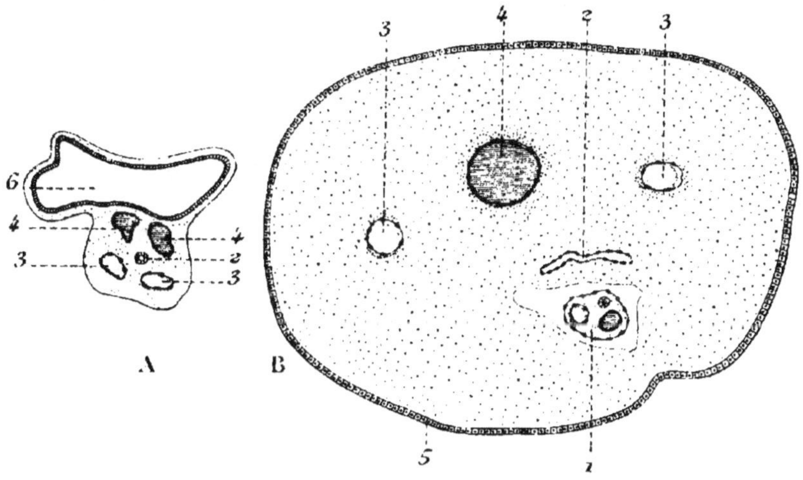



**Fig. 244.**

Section transversale (A) du pédicule allantoïdien, au voisinage de l'ombilic, sur un embryon humain de 3 mill., et (B) du cordon ombilical sur un fœtus humain de 24 mill. (gr. 25/1).

1, pédicule vitellin renfermant le canal vitellin, l'artère et la veine omphalo-mésentériques. — 2, canal allantoïdien. — 3, 3, artères ombilicales. — 4, veine ombilicale. — 5, épithélium amniotique du cordon. — 6, cavité amniotique.

une gaine cylindrique, dans l'épaisseur de laquelle rampent le conduit et les vaisseaux allantoïdiens enveloppés par le tissu du pédicule ventral. L'ensemble de ces parties constitue le *cordon ombilical* (fig. 244).

Le cordon est déjà constitué au stade de 8 millimètres, mais il est encore très court. Entre le manchon amniotique et le pédicule ombilical, règne la cavité du cœlome dont la portion qui confine à l'ombilic est légèrement dilatée, et logera temporairement le sommet de l'anse intestinale.

30.

Pendant le 2ᵉ et le 3ᵉ mois, le cordon ombilical augmente sensiblement de longueur (voy. Appendice, p. 554), tandis que la cavité cœlomique s'oblitère graduellement, et que, par suite, les circonvolutions développées au sommet de l'anse intestinale se trouvent refoulées à l'intérieur de l'abdomen. Au commencement du 4ᵉ mois, l'amnios et le pédicule vitellin sont intimement soudés, et le tissu du pédicule ventral englobant les vaisseaux allantoïdiens, devient le tissu muqueux de la gelée de Wharton. La torsion du cordon débute vers la fin du 2ᵉ mois.

L'épithélium amniotique qui recouvre la surface du cordon, composé à l'origine d'une seule couche de cellules, se transforme, mais plus lentement que l'épiderme fœtal, en épithélium pavimenteux stratifié. Au 3ᵉ mois, il se compose de deux assises cellulaires, puis le nombre des couches s'élève à trois ou quatre.

Au début, la gelée de Wharton renferme quelques capillaires provenant des artères ombilicales. Ces vaisseaux disparaissent progressivement, et, dans les derniers mois, il n'en reste plus aucune trace.

## § 3. — PLACENTA

Après quelques considérations générales sur la placentation dans les différents groupes de Mammifères, nous décrirons le mode de formation du placenta chez le Lapin, et nous terminerons par une étude plus approfondie du placenta humain.

**1º Considérations générales sur la placentation.** — Les auteurs ne sont pas d'accord sur la signification qu'il convient d'assigner au terme placenta. Dans son acception la plus large, on peut comprendre sous le nom de *placenta* tout organe extra-embryonnaire par l'intermédiaire duquel le fœtus emprunte des matériaux de nutrition soit directement au sang de la mère, soit à des substances sécrétées par l'organisme maternel, comme le lait utérin par exemple. C'est ainsi que M. DUVAL (1884) a pu considérer comme *sac placentoïde* des Oiseaux une formation anatomique constituée partie par l'allànto-chorion, et partie par l'omphalo-chorion, et poussant des villosités choriales dans la masse d'albumine. C'est ainsi encore qu'on décrit comme placenta, le chorion plus ou moins villeux des Sélaciens en rapport avec la paroi de la chambre incubatrice, alors que le chorion est représenté par la paroi du sac vitellin. SELENKA (1886) a d'ailleurs montré que même parmi les Mammifères, le chorion des Marsupiaux est un chorion ombilical, et HUBRECHT (1888) a décrit de même chez le Hérisson un placenta formé temporairement par l'omphalo-chorion.

D'autre part, les relations entre le chorion et la muqueuse utérine sont plus ou moins intimes suivant les groupes ; tantôt il y a simplement contact, et tantôt pénétration réciproque. Dans ce dernier cas, que certains auteurs considèrent comme caractérisant seul la placentation, le chorion expulsé après la parturition entraine avec lui la couche superficielle de la muqueuse de l'utérus qui devient *caduque*. On a pu ainsi, en s'appuyant sur l'absence ou sur la présence d'une caduque, classer les Mammifères en *indeciduata* et en *deciduata*.

a. *Mammalia indeciduata*. — Deux cas peuvent se présenter : 1° les villosités choriales sont répandues uniformément sur toute la surface choriale, sans pénétrer dans la muqueuse utérine, comme chez le Porc et chez le Cheval (*placenta diffus*); 2° les villosités groupées en un certain nombre de touffes distinctes (cotylédons), s'engrènent avec des saillies correspondantes de la muqueuse utérine, mais peuvent encore être détachées sans déchirure (*placenta cotylédoné* ou *multiplex*).

b. *Mammalia deciduata*. — Le chorion pénètre dans l'épaisseur de la muqueuse utérine, et son expulsion entraîne la formation d'une caduque. Suivant la forme extérieure, on envisage le *placenta annulaire* ou *zonaire* (Carnivores, Éléphant), et le *placenta discoïde* (Rongeurs, Cheiroptères, Insectivores, Primates).

Le tableau suivant montre le groupement des Mammifères d'après leur mode de placentation.

CHORION OMBILICAL . . . . . . . . . . . .   Marsupiaux.

CHORION ALLANTOÏDIEN
- *Placenta diffus* . .   Pachydermes, Solipèdes, Cétacés.  } MAMMALIA INDECIDUATA
- *Placenta cotylédoné* ou *multiplex*,   Ruminants.
- *Placenta zonaire.* .   Carnivores, Éléphant.  } MAMMALIA DECIDUATA
- *Placenta discoïde* .   Rongeurs, Cheiroptères, Insectivores, Primates.

Le placenta discoïde peut être simple, comme chez l'Homme et les Singes américains. double. comme chez les Singes à queue de l'ancien continent, ou encore perforé comme chez le Tanrec.

Certains auteurs, comme TAFANI (1886), s'appuyant sur des différences de structure, ont cru pouvoir distinguer dans tout placenta deux régions distinctes, une *région nutritive* et une *région respiratoire*. Au niveau de la région nutritive (*champs d'Eschricht* chez le Porc, espaces lisses intercotylédonaires des Ruminants). se ferait l'absorption du lait utérin, tandis qu'au niveau de la région respiratoire auraient surtout lieu des échanges gazeux. Ces différences de structure du chorion semblent faire complètement défaut chez les Mammifères à placentation discoïde.

**2° Développement du placenta chez le Lapin.** — Le développement du placenta chez le Lapin. dont M. DUVAL a pu suivre tous les stades (1889), servira en quelque sorte d'introduction à l'étude du placenta chez l'Homme. M. DUVAL reconnait dans le développement du placenta, chez ce Rongeur, trois périodes distinctes :

a. *Période de formation de l'ectoplacenta.* — Au moment où les croissants ectoplacentaires se fixent contre les deux lobes cotylédonaires maternels (fin du 8° ou commencement du 9° jour), la muqueuse utérine a subi un certain nombre de modifications. Le chorion s'est notablement épaissi, par accroissement de la matière amorphe, et les vaisseaux sanguins se sont dilatés en sinus dont les parois se trouvent renforcées par plusieurs assises de cellules globuleuses. Quant à l'épithélium, il se transforme, au voisinage des croissants ectoplacentaires, en une couche homogène dont les noyaux petits et ovoïdes se montrent réfractaires aux substances colorantes.

De son côté, la lame qui constitue les croissants ectoplacentaires, et qui n'est autre que l'épithélium chorial s'est divisée en deux couches distinctes, rappelant la disposition que nous avons signalée chez l'Homme (p. 522). La couche profonde ou *couche cellulaire* est la moins épaisse, et ses éléments se multiplient manifestement par karyokinèse. La couche superficielle ou *couche plasmodiale (symplaste placentaire*, LAULANIÉ, 1885 ; *couche plasmodiale de l'ectoplacenta*, DUVAL, 1889 ; *syncytium ectoplacentaire*, HEINRICIUS 1889) présente une surface irrégulière, couverte de saillies qui s'enfoncent dans l'épaisseur des deux lobes cotylédonaires ; ses noyaux paraissent se multiplier par voie de division directe. La transition entre les deux couches est graduelle.

Pendant le 9ᵉ et le 10ᵉ jour, les saillies ectoplacentaires, formées par la couche plasmodiale, s'accusent de plus en plus, et envahissent toute la couche superficielle des lobes cotylédonaires, détruisant progressivement à leur contact les éléments du chorion, et arrivant ainsi à englober complètement les capillaires superficiels de la muqueuse. L'épithélium de ces capillaires finit lui-même par disparaître, et le sang maternel circule alors dans des *lacunes* ou *espaces sangui-maternels*, limités directement par l'ectoplacenta (fig. 245, A). C'est ce qui a permis à M. DUVAL de dire que le placenta représente « une hémorragie maternelle circonscrite et enkystée par des éléments fœtaux ectodermiques ». Dans toute l'étendue de la formation placentaire, l'épithélium utérin a disparu, et on ne trouve plus de cellules épithéliales qu'au fond des dépressions glandulaires qui elles-mêmes ne tarderont pas à disparaître entièrement.

b. *Période de remaniement de l'ectoplacenta.* — Pendant que la couche plasmodiale du chorion placentaire a ainsi envahi le tissu des lobes cotylédonaires, et donné naissance, en englobant les vaisseaux maternels, à une formation anatomique que M. DUVAL désigne chez les Carnassiers sous le nom d'*angioplasmode*, l'allantoïde s'est développée et s'est étalée contre la

face profonde du premier chorion qu'elle transforme en chorion vasculaire. Bientôt, du 11e au 12e jour, la couche conjonctive du chorion bourgeonne en dehors, et se soulève en
lames vasculaires, qui s'enfoncent sous forme de cloisons dans
la masse ectoplacentaire (angio-plasmode), s'anastomosent entre

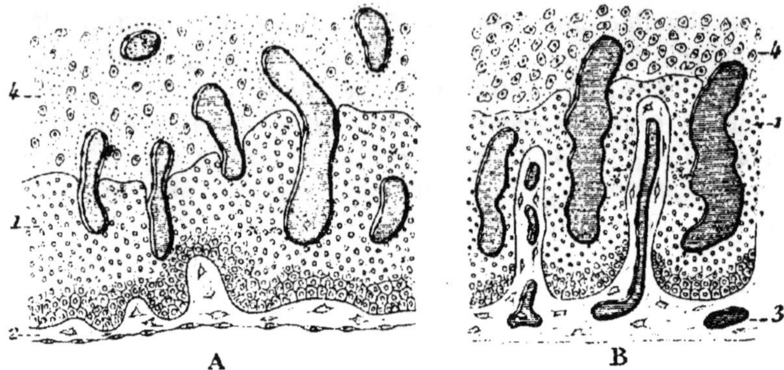



Fig. 245.

Section du placenta sur des œufs de Lapin du 10e jour (A) et du
11e jour (B), montrant en A l'envahissement de la muqueuse utérine par l'ectoplacenta, et en B le cloisonnement de l'ectoplacenta
en colonnes (figure demi-schématique imitée de M. DUVAL).

1, ectoplacenta englobant des vaisseaux sanguins maternels dont l'épithélium disparaît à son contact. — 2, couche mésodermique du premier chorion (chorion amniogène). — 3, couche vasculaire du second chorion (allanto-chorion), envoyant des
lamelles vasculaires dans l'épaisseur de l'ectoplacenta. — 4, chorion de la muqueuse
utérine.

elles, et divisent cette masse en un certain nombre de colonnes,
à l'intérieur desquelles les lacunes sangui-maternelles se
fusionnent en une cavité unique (fig. 245, B). Nous ne pouvons
suivre dans tous ses détails le mode de formation du placenta
chez le Lapin, tel que l'a si bien décrit M. DUVAL. Nous nous
bornerons à indiquer que du 12e au 14e jour, les colonnes ectoplacentaires se trouvent fragmentées en tubes (*complexus tubu-
laires*) par des lames longitudinales émanées des cloisons allantoïdiennes, qui s'enfoncent dans l'épaisseur des colonnes, en
refoulant devant elles la couche plasmodiale. Les tubes à leur
tour, du 15e au 22e jour, se divisent en canalicules (*complexus
canaliculaires*), par un mécanisme sensiblement analogue,

avec cette différence que les bourgeons allantoïdiens qui provoquent cette dernière transformation, sont exclusivement représentés par des capillaires. Il en résulte que la masse plasmodiale ectoplacentaire se trouve maintenant pénétrée par deux ordres de cavités, par les lacunes sangui-maternelles dont le plasmode forme directement la paroi, et par les capillaires de l'embryon ayant conservé leur tunique endothéliale. Le sang maternel et le sang fœtal seront ainsi séparés par une mince cloison ectoplacentaire doublée du côté fœtal par un endothélium.

c. *Période d'achèvement de l'ectoplacenta.* — Cette période qui s'étend du 25e au 30e jour, est caractérisée par ce fait que « la paroi plasmodiale des canalicules ectoplacentaires se résorbe plus ou moins complètement, de sorte que les capillaires fœtaux, sur la plus grande étendue de leur surface, sont directement en contact avec le sang maternel dans lequel ils baignent à nu » (M. Duval). Les rapports entre le sang maternel et le sang fœtal sont devenus plus intimes que précédemment, puisqu'une lamelle endothéliale seule forme la barrière entre eux.

Des recherches entreprises par M. Duval sur le placenta des Carnassiers (1893-95), il résulte que l'envahissement du chorion et l'englobement des capillaires maternels par la couche plasmodiale de l'ectoplacenta, s'opèrent sensiblement de la même façon que chez les Rongeurs. La seule différence observée, c'est que les vaisseaux maternels conservent leur revêtement épithélial.

Nous verrons plus loin (p. 544) les rapprochements qu'il est possible d'établir entre le développement du placenta des Rongeurs et celui du placenta humain.


3° **Placenta humain à terme.** — Le placenta à terme, examiné au moment de la délivrance, se présente sous la forme d'un gâteau circulaire ou ovalaire, dont les bords amincis se continuent avec les enveloppes fœtales ; il apparaît ainsi comme un épaississement local de ces différentes membranes. Son diamètre varie de 15 à 20 centimètres; son épaisseur vers le centre de l'organe, atteint 3 à 4 centimètres, son poids est d'environ 500 grammes, La face qui regarde le fœtus est lisse et concave ; elle est recouverte par la paroi de l'amnios au-dessous de laquelle on aperçoit les vaisseaux allantoïdiens rampant dans le chorion (*membrane choriale*). C'est sur cette face que s'insère le cordon ombilical. La face utérine, rugueuse, convexe, est tapissée par une couche d'un tissu grisàtre représentant la partie superficielle de la sérotine exfoliée avec le délivre. Cette face est creusée de sillons profonds (*sillons placentaires*) qui délimitent un certain nombre de champs polygonaux d'un diamètre moyen de 2,5 centimètres, connus sous le nom de *lobes placentaires*.

Une section pratiquée à travers le placenta montre qu'il est formé dans sa partie centrale par un tissu spongieux dont les excavations renferment du sang : ce sont les *espaces, lacunes* ou *lacs sanguins*. Ces espaces sont délimités en dehors par la couche grisàtre appartenant à la sérotine, et en dedans, du côté fœtal, pour la membrane choriale. Ils sont parcourus dans tous les sens par une multitude de prolongements villeux émanés de la surface choriale, qui se ramifient à leur intérieur ; aussi désigne-t-on communément les espaces qui séparent ces prolongements, sous le nom d'*espaces intervilleux*.

Deux tissus d'origine différente concourent ainsi à la formation du placenta. L'un, de provenance maternelle, la sérotine, constitue le *placenta maternel* ou *utérin* ; l'autre, de provenance fœtale, la membrane choriale avec ses prolongements villeux, représente le *placenta fœtal*. Nous les étudierons successivement, et nous rechercherons en dernier lieu quelle est la signification des espaces sanguins.

a. *Placenta maternel.* — La portion caduque de la sérotine tapisse la face externe du placenta sous la forme d'une lame mince (*lame basale*, Winkler), qui se réfléchit dans les sillons interlobaires ; son épaisseur ne dépasse pas un demi à un millimètre. Au fond des sillons interlobaires, cette lame donne naissance à des prolongements lamelliformes (*cloisons interlobaires* ou *placentaires*) qui se dirigent vers la membrane choriale, et qui circonscrivent les *loges placentaires* renfermant chacune un groupe de villosités rameuses ou *cotylédon*. Des cloisons placentaires, encore appelées *intercotylédonaires*, ainsi que de la face profonde de la lame basale, se détachent des cloisons secondaires divisant chaque loge placentaire en compartiments plus réduits. Schématiquement, le lobe placentaire composé d'un cotylédon enchâssé dans une cupule de tissu décidual, peut être décomposé en un certain nombre de lobules.

Dans les parties centrales du placenta, les cloisons placentaires ne s'étendent pas jusqu'au chorion, de sorte que les loges cotylédonaires sont incomplètement séparées les unes des autres. Ce n'est qu'à la périphérie qu'on voit en certains points ces cloisons traverser de part en part les espaces sanguins, et s'unir à une bande de tissu décidual qui se réfléchit à la face externe du chorion villeux sur une étendue de 2 à 3 centimètres en moyenne. Cette lame, qui se continue en dehors avec le reste de la muqueuse vers la ligne de jonction des trois caduques, n'est autre que la *lame obturante* (WINKLER), la *caduque placentaire sous-choriale* (KŒLLIKER), l'*anneau obturant sous-chorial* (WALDEYER). Elle représente une sorte de rebord, en dedans duquel la masse des villosités se trouve enchâssée, dans les tissus maternels, à la façon d'un verre de montre.

Le tissu qui constitue la lame basale et les cloisons placentaires, est remarquable par la présence de cellules volumineuses, à noyaux multiples, connues sous le nom de *cellules géantes* de la sérotine. Ces éléments paraissent dériver, par une série de modifications, des cellules propres de la caduque : on trouve d'ailleurs toutes les transitions d'une variété à l'autre.

La lame basale et les cloisons qui en émanent, sont parcourues par les branches des *artères* et des *veines utéro-placentaires*, qui viennent déboucher directement dans les espaces placentaires. Les artères sinueuses s'engagent dans l'épaisseur des cloisons, et, après s'être dépouillées sur un certain trajet de leur tunique musculeuse, s'ouvrent sur les faces latérales de ces cloisons. Quant aux veines, elles prennent naissance au fond des loges placentaires, et leur embouchure est envahie profondément par les villosités. Nous verrons plus loin, à propos des lacs sanguins, comment s'effectue la circulation à l'intérieur du placenta.

b. *Placenta fœtal.* — Le placenta fœtal est constitué par le

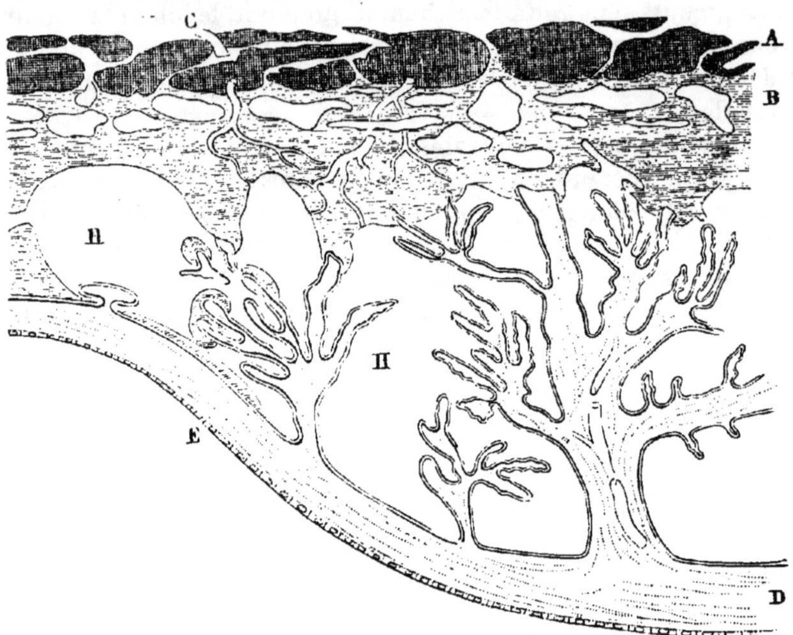


Fig. 246.

Représentation schématique des bords du placenta,
d'après Léopold.

A, tunique musculeuse de l'utérus. — B, couche glandulaire de la muqueuse
utérine traversée par des vaisseaux maternels C allant s'ouvrir dans les grands lacs
sanguins H, H. — E, épithélium amniotique. — D, chorion avec des villosités, dont
les unes flottent dans les lacs sanguins, et dont les autres, traversant ces lacs, vont
s'insérer par leur extrémité dans le tissu de la muqueuse utérine ; on distingue dans
l'une d'elles des vaisseaux fœtaux. La membrane intermédiaire n'a pas été représentée
entre l'amnios et le chorion.

chorion villeux, c'est-à-dire par la membrane choriale et par
les nombreuses villosités qui en dépendent. Chaque villosité
choriale ou placentaire comprend une tige centrale ou tronc
traversant les lacs sanguins, et venant se fixer, en s'étalant

dans le tissu de la sérotine. Sur le tronc, se trouvent greffées de nombreuses branches qui se ramifient à leur tour un grand nombre de fois, et donnent ainsi naissance à des houppes villeuses plongeant dans les espaces sanguins. Des différentes branches des villosités, la plupart se terminent librement par une extrémité arrondie, légèrement renflée, au milieu des espaces (*villosités libres*), les autres se comportent comme le tronc c'est-à-dire qu'elles s'enfoncent dans la sérotine, faisant ainsi l'office de *crampons* (fig. 246). Nous rappellerons que chaque cotylédon se compose d'un certain nombre de villosités rameuses.

Nous avons fait connaître plus haut (p. 521) la structure du chorion allantoïdien. Les deux couches qui forment l'épithélium chorial, vers la

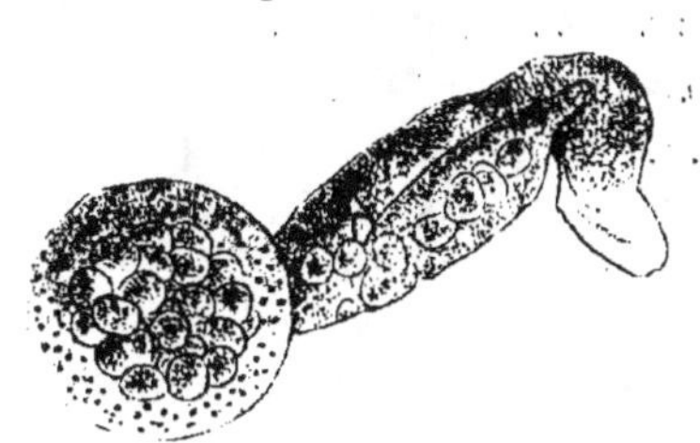

Fig. 247.
Bourgeon épithélial d'une villosité, d'après POUCHET et TOURNEUX (gr. 350/1).

fin du premier mois, se comportent ensuite de la façon suivante sur la membrane choriale. La couche cellulaire profonde s'épaissit irrégulièrement, et constitue par places des amas cellulaires qui font saillie dans les lacs sanguins. En même temps, la forme et les dimensions varient sensiblement d'un élément à l'autre, et les limites cellulaires deviennent moins accusées.

La couche plasmodiale se modifie profondément de son côté, et se transforme en une substance jaunâtre, réfringente, creusée de canalicules anastomosés, et montrant çà et là des éléments cellulaires. Cette substance, comparée par KOELLIKER à du tissu osseux mou, est connue, depuis LANGHANS, sous le nom de *fibrine canalisée*; elle se colore fortement par le carmin et par l'hématoxyline.

La structure de la membrane choriale se retrouve dans les villosités. Celles-ci renferment, en effet, un axe conjonctif allantoïdien, à la surface duquel l'épithélium chorial est étalé en forme de manchon. L'axe conjonctif est muqueux dans les dernières ramifications, mais, à mesure qu'on se rapproche des gros troncs, on voit apparaître des fibres lamineuses de plus en plus nombreuses. Quant à l'épithélium, il ne se comporte pas de la même façon qu'au niveau de la membrane choriale. Ici, c'est la couche cellulaire qui disparaît, tandis que la couche plasmodiale persiste et constitue à elle seule, à partir du 4° mois, le revêtement épithélial des villosités. Cette couche n'est pas étalée régulièrement au pourtour de l'axe conjonctif, mais elle présente des épaississements locaux (*ilots de prolifération*) qui peuvent s'allonger, se renfler à leur extrémité (fig. 247), et figurer ainsi des bourgeons arrondis, appendus par un pédicule plus ou moins grêle à la surface de la villosité (*bourgeons, appendices épithéliaux*). Dans d'autres cas, les îlots de prolifération se fusionnent entre eux, se transforment en fibrine canalisée, et constituent des colonnes qui s'étendent depuis la membrane choriale jusqu'à la sérotine (LANGHANS). KEIBEL a montré (1889) que l'épithélium chorial présente par places une bordure striée.

Chaque villosité reçoit une branche des artères ombilicales qui se divise autant de fois que la villosité elle-même. Les dernières artérioles se résolvent dans les différentes ramifications en un réseau capillaire superficiel, placé immédiatement au-dessous de l'épithélium. Les veinules émanées de ces vaisseaux, se réunissent dans le tronc de la villosité en une seule veine efférente. Les vaisseaux sanguins des villosités constituent ainsi un système absolument clos, sans communication directe avec les lacs sanguins. C'est par osmose que les matériaux de nutrition passent du sang de la mère dans celui du fœtus.

c. *Espaces intervilleux, lacs sanguins maternels.* — Les espaces intervilleux, remplis par le sang de la mère, représentent un système de larges excavations irrégulières communiquant toutes entre elles. La circulation y est, par suite, très ralentie, et ce ralentissement favorise l'absorption par les villosités. D'après KOELLIKER, le courant se dirigerait de la partie centrale du placenta vers les bords où le sang est recueilli dans un *sinus coronaire*, sorte de *plexus veineux*

*annulaire* (Kœlliker), en relation avec les veines utéro-placentaires. Ce plexus veineux parait constitué par les espaces sanguins marginaux, à l'intérieur desquels les villosités n'ont pas
bourgeonné.

Une question qui préoccupe beaucoup les observateurs, est
celle de savoir quelle est la signification exacte des espaces
sanguins. Leurs parois ne sont tapissées en aucun point de leur
étendue par un revêtement endothélial. et les villosités plongent librement dans le sang maternel. C'est ce qui a fait supposer à Kœlliker et à Langhans que ces espaces représentent simplement la portion de la cavité utérine primitivement
comprise entre l'œuf et la sérotine. Les deux parois limitant la
fissure, très rapprochées au début, se trouvent peu à peu écar-
tées l'une de l'autre par la masse des villosités choriales, et
ainsi se forme une excavation où afflue le sang de la mère, à
la suite de ruptures des capillaires superficiels.

Si cette théorie est conforme à la réalité, nous sommes en
droit de nous demander ce que devient le réseau sanguin
superficiel de la muqueuse utérine. Dans le placenta à terme, en
effet, il n'existe nulle part de capillaires interposés aux artères
et aux veines, et la communication se fait exclusivement par
l'intermédiaire des espaces sanguins. Aussi la plupart des
observateurs admettent-ils aujourd'hui que les lacs sanguins
ne sont autre chose que ces capillaires eux-mêmes progressivement distendus, et transformés en un système de cavités
anfractueuses dans lesquelles se ramifient les expansions villeuses du chorion fœtal, après avoir, en quelque sorte, érodé
la surface de la muqueuse.

En fait, il n'existe pas entre ces deux théories de différences
fondamentales, puisque, dans l'un et l'autre cas, la membrane choriale arrive à constituer la paroi fœtale des lacs
sanguins ; l'étude suivie des premières phases du développement pourra seule nous fournir des renseignements précis à
ce sujet. Ajoutons que, déjà sur l'œuf du 35e jour, nous avons
trouvé les espaces intervilleux remplis de sang maternel, mais
sans aucun épithélium limitant.

Nous n'avons pas encore fait mention d'une opinion exprimée

par Ercolani, par Romiti, et par Turner, d'après laquelle l'épithélium primitif du chorion disparaîtrait et serait remplacé par l'épithélium utérin modifié. En présence des recherches si précises de M. Duval sur les Rongeurs (534) et sur les Carnivores, cette opinion ne peut plus guère être soutenue aujourd'hui. Le placenta, chez les Déciduates, est essentiellement constitué par un envahissement de la muqueuse utérine par le tissu chorial qui semble jouir de la propriété d'éroder et de détruire le tissu maternel à son contact, et qui arrive même, comme chez les Rongeurs, à substituer sa couche plasmodiale à l'endothélium vasculaire. Les observations de Peters (1899) et de Leopold (1907) montrent que les faits se passent à peu près de la même façon chez l'Homme, avec cette différence peut-être que les phénomènes de destruction y sont encore plus accusés, et que l'œuf, arrivant dans la cavité de l'utérus, perfore la couche superficielle de la muqueuse, pour venir se loger tout entier dans l'épaisseur même du chorion muqueux.

**4° Développement du placenta chez l'Homme.** — Dès que l'œuf humain a pénétré, par voie d'érosion, dans l'épaisseur de la muqueuse utérine, il augmente rapidement de volume, et sa couche trophoblastique, transformée en épithélium chorial, se soulève en de nombreux bourgeons, qui s'enfoncent dans le tissu décidual ambiant. Ces bourgeons épithéliaux, envahis secondairement suivant leur axe par un prolongement vasculaire allantoïdien, se couvrent de nombreuses ramifications : ils constituent alors les *villosités choriales*. La couche plasmodiale du chorion tapisse toutes les régions lisses de l'œuf, et se prolonge d'autre part, à la surface des villosités. Il en résulte qu'au fur et à mesure que la loge ovulaire se trouve distendue par suite de l'accroissement de l'œuf, ses couches les plus centrales sont progressivement érodées et détruites sur toute leur étendue par l'épithélium chorial. Les capillaires sanguins dilatés de la muqueuse utérine sont éventrés, s'ouvrent les uns dans les autres, et donnent naissance aux lacs sanguins maternels dont le sang semble alors opposer une barrière à la marche envahissante et destructive du

plasmode chorial. Seules, les extrémités des villosités, fixées
dans le tissu décidual, à la manière de crampons, au delà des
lacs sanguins, maintiennent l'union réciproque entre les tissus fœtaux et maternels.

Dans les conditions actuelles, il est impossible de se prononcer sur l'existence au début d'un espace interposé entre l'œuf et

Fig. 248.
Vue en surface d'un œuf humain de la 7ᵉ semaine, d'après
KOLLMANN (gr. 2/1).
1, chorion villeux. — 2, chorion lisse.

la caduque, et de dire, par suite, si le sang des capillaires éventrés s'épanche dans cet espace. Le nombre des jeunes œufs
humain *in situ* qui ont été décrits, est encore trop restreint,
pour qu'on puisse préciser les rapports qu'ils affectent avec
les tissus maternels.

Nous allons rappeler maintenant, mois par mois, les indications que nous possédons sur le développement du placenta
humain, en nous appuyant surtout sur les recherches de LÉO-
POLD (1877).

*Premier mois.* — L'œuf se couvre sur toute sa surface de villosités choriales ; celles-ci, d'abord simples et exclusivement
formées de cellules épithéliales, ne tardent pas à se ramifier,
et à être pénétrées suivant leur axe par la couche vasculaire du
chorion (tissu et vaisseaux allantoïdiens). Elles n'adhèrent
pas encore à la muqueuse de l'utérus.

*Deuxième mois*. — Du côté de la sérotine, les villosités ont continué à s'allonger et à se ramifier, formant des touffes arborescentes (*chorion touffu, chorion frondosum*, fig. 248). En regard de la caduque réfléchie, au contraire, les villosités sont restées stationnaires, et ont cessé pour la plupart d'être vasculaires (*chorion lisse, chorion læve*). Au point où le placenta commence à se dessiner, les espaces sanguins sont déjà constitués, et un grand nombre de branches villeuses flottent librement dans le sang maternel.

*Troisième mois*. — Le placenta est nettement distinct, mesurant une largeur de 5 à 6 centimètres, sur une épaisseur de 1 centimètre.

*Quatrième mois*. — Le placenta possède un diamètre de 9 à 10 centimètres. La sérotine, épaisse de 6 à 8 millimètres sur les bords, et seulement de 2 à 3 millimètres au centre, accuse nettement la division en zones celluleuse et glandulaire. Les cellules déciduales sont nombreuses et volumineuses, offrant souvent à leur intérieur deux noyaux. D'après LEOPOLD, la paroi des lacs sanguins opposée au chorion, et formée par le tissu de la sérotine, présenterait par places un épithélium vasculaire.

*Cinquième mois*. — Le diamètre du placenta varie de 10 à 12 centimètres, et son épaisseur au centre de 1 à 1,5 centimètre ; la sérotine est épaisse de 3 millimètres, dont 2 millimètres répondent à la couche compacte.

Les cloisons émanées de la sérotine s'élèvent, au centre du placenta, jusqu'à la moitié de la hauteur des cotylédons ; sur les bords du placenta, elles s'avancent jusqu'au chorion. Le tissu décidual continue, comme au mois précédent, à présenter des traces d'endothélium sur les parois qu'il fournit aux lacs sanguins ; il renferme des *cellules géantes*, qui deviendront de plus en plus nombreuses pendant les mois suivants.

*Sixième et septième mois*. — Le placenta mesure 12 à 13 centimètres. La sérotine a diminué d'épaisseur ; les cavités glandulaires sont disposées sur deux ou trois rangées, les plus externes tapissées par un épithélium cubique. Les cellules déciduales sont considérablement hypertrophiées.

*Huitième mois.* — La sérotine ne mesure plus que 1,5 à 2 millimètres d'épaisseur ; les fissures glandulaires sont disposées sur un seul plan. Toute trace d'épithélium a disparu sur la paroi maternelle des lacs sanguins. A partir de ce stade jusqu'à l'accouchement, la structure du placenta répond à la description que nous avons présentée du placenta à terme.

Au moment de l'accouchement, la séparation se produit dans la partie superficielle de la couche glandulaire de la sérotine dont la couche celluleuse reste adhérente au délivre (p. 517).

**5° Bandes vertes du placenta des Carnivores**. — Comme appendice à l'histoire du placenta, nous croyons devoir signaler une particularité intéressante que présente le placenta annulaire des Carnivores : pendant la seconde moitié de la gestation, ses deux bords sont teintés en vert foncé (*bandes* ou *bordures vertes*). L'étude du développement montre qu'au niveau des bords du placenta, l'ectoderme placentaire et la muqueuse de l'utérus sont séparés primitivement par une série de cavités communiquant les unes avec les autres, et qu'à l'intérieur de ces cavités, le sang maternel s'épanche du 22e au 23e jour chez la Chienne, vers le milieu de la gestation chez la Chatte (*sinus latéral*, LIEBERKÜHN, 1889 ; STRAHL, 1889 ; HEINRICIUS, 1889 ; *canal godronné*, M. DUVAL, 1894). Le sang extravasé se prend en masse, et ne tarde pas à subir une série de modifications. Vers la fin de la gestation, le contenu du sinus latéral se compose de globules rouges, de globules blancs, de cristaux d'hémoglobine en prismes allongés et émoussés, légèrement teintés en rose, de granulations brunes, et d'une substance colorante verte, sous la forme de grains irréguliers à l'intérieur desquels on rencontre parfois des houppes cristallines verdâtres. Cette substance traitée par l'alcool absolu, par l'éther ou par le chloroforme, se dissout et manifeste, en présence de l'acide nitrique, les mêmes réactions que les matières colorantes de la bile (CADIAT) ; MECKEL lui avait donné le nom d'*hématochlorine*.

Dans le sinus latéral, plongent des villosités choriales dont la surface est recouverte de grosses cellules épithéliales remplies de globules rouges, et contribuant à l'absorption du contenu de ce sinus.

# APPENDICE

## MENSURATIONS FŒTALES

Dans cet appendice, nous avons consigné un certain nombre d'indications concernant la durée de l'incubation chez quelques *Oiseaux*, et de la gestation chez quelques *Mammifères*, ainsi que les longueurs des embryons aux différentes époques de l'incubation ou de la gestation.

## § 1. — OISEAUX

Après avoir résumé, sous forme de tableau, les données des auteurs relatives à la durée de l'incubation chez un certain nombre d'Oiseaux, nous relaterons les longueurs des embryons de *Poulet* et de *Perruche* aux différentes périodes de cette incubation.

### DURÉE DE L'INCUBATION CHEZ QUELQUES OISEAUX

(Moyenne d'après les données des auteurs ; F. CUVIER, BREHM, *Dictionnaire des Sciences*, X. RASPAIL, etc.)

| | JOURS | | JOURS |
|---|---|---|---|
| Alouette | 15 | Coucou gris | 11.1/2 |
| Autruche | 50 | Cygne | 40 |
| Caille | 22 | Dindon | 30 |
| Canard | 28 | Faisan | 22 à 25 |
| Casoar | 62 | Hirondelle | 15 |
| Cigogne | 30 | Merle noir | 12,1/2 |
| Corbeau | 20 | Oie | 30 |

|  | JOURS |  | JOURS |
|---|---|---|---|
| Paon. . . . . . . . . . | 30 | Pintade . . . . . . . . . | 25 à 30 |
| Passereaux. . . . . . | 12 à 16 | Poule . . . . . . . . . | 21 |
| Perdrix . . . . . . | 21 | Rossignol . . . . . . | 18 à 20 |
| Pie ordinaire. . . . | 18 à 20 | Serin des Canaries. . | 15 à 18 |
| Pigeon. . . . . . . . | 16 à 18 | Tourterelle. . . . . . | 16 |
| Pinson ordinaire. . . | 10 à 12 | Vanneau. . . . . . . . | 21 |

## 1° POULET

(Moyenne d'après les données des auteurs, OPPEL, M. DUVAL, KEIBEL,
et d'après nos propres observations)

| ÉPOQUES DE L'INCUBATION (heures). | | LONGUEUR de l'embryon en millimètres. | PROTOVERTÈBRES |
|---|---|---|---|
| 1er jour | 17 . . . . . . . | 2,6 | » |
| | 18. . . . . . . . | 3,1 | 2 |
| | 20. . . . . . . . | 3,3 | » |
| | 24. . . . . . . . | 3,8 | 3 à 4 |
| 2e jour | 26. . . . . . . . | 3,9 | 8 |
| | 27. . . . . . . . | 4,2 | 8 |
| | 28. . . . . . . . | 4,5 | 8 |
| | 32. . . . . . . . | 4,7 | » |
| | 43. . . . . . . . | 5 | 11 à 12 |
| | 48. . . . . . . . | 6,3 | 17 à 18 |
| 3e jour | 52. . . . . . . . | 6,5 | 24 |
| | 62. . . . . . . . | 6,6 | 31 |
| | 70. . . . . . . . | 6,8 | 38 |
| 4e jour | 80. . . . . . . . | 7,2 | » |
| | 94. . . . . . . . | 7,5 | » |
| 5e jour | 114 . . . . . . . | 10 | » |
| | 125 . . . . . . . | 12 | » |
| 6e jour | 144 . . . . . . . | 14,5 | » |
| 7e jour | 158 . . . . . . . | 16,3 | » |
| 8e jour | 175 . . . . . . . | 19 | » |
| | 186 . . . . . . . | 21,5 | » |
| 9e jour | 193 . . . . . . . | 18 | » |
| | 205 . . . . . . . | 22 | » |
| 11e jour | 242 . . . . . . . | 22,4 | » |

## 2° PERRUCHE

### (D'après F. Tourneux et J.-P. Tourneux)

| ÉPOQUES DE L'INCUBATION | LONGUEUR MAXIMA de l'embryon en millimètres (après fixation). |
|---|---|
| 1er jour ( 24 heures). . . . . . . . | 1,5 à 1,7 |
| 2° — ( 48 — ). . . . . . . . | 3,6 à 4,1 |
| 3° — ( 72 — ). . . . . . . . | 5 à 5,8 |
| 4° — ( 96 — ). . . . . . . . | 4,8 à 5,7 |
| 5° — (120 — ). . . . . . . . | 5 à 5,8 |
| 6° — (144 — ). . . . . . . . | 6,5 à 7,5 |
| 7° — (168 — ). . . . . . . . | 9 à 10,5 |
| 8° — (192 — ). . . . . . . . | 11 |
| 9° — (216 — ). . . . . . . . | 13 |
| 10° — (240 — ). . . . . . . . | 15 |
| 11° — (264 — ). . . . . . . . | 15 à 16,5 |
| 12° — (288 — ). . . . . . . . | 17,5 |
| 13° — (312 — ). . . . . . . . | 19 |
| 14° — (336 — ). . . . . . . . | 18 à 19 |
| 15° — (360 — ). . . . . . . . | 20 à 22 |
| 16° — (384 — ). . . . . . . . | 23 |
| 17° — (408 — ). . . . . . . . | 24 à 25 |
| 18° — (432 — ). . . . . . . . | 26 |
| *Eclosion*. . . . . . . . . . . . . | 28 |

## § 2. — MAMMIFÈRES

Les mensurations relatées dans les tableaux qui suivent, représentent pour la plupart des moyennes, d'après les données des auteurs : KŒLLIKER, GURLT, SAINT-CYR et VIOLET, OPPEL, KEIBEL, RETTERER, MINOT et EWING TAYLOR, etc.

### DURÉE DE LA GESTATION CHEZ QUELQUES MAMMIFÈRES

#### (Moyenne d'après les données des auteurs)

| MAMMIFÈRES | JOURS | MAMMIFÈRES | JOURS |
|---|---|---|---|
| Belette . . . . . . . . . | 35 | Castor . . . . . . . . . | 120 |
| Blaireau . . . . . . . . | 65 | Cerf. . . . . . . . . . | 280 |
| Brebis. . . . . . . . . . | 147 | Chameau . . . . . . . . | 320 |

| MAMMIFÈRES | JOURS | MAMMIFÈRES | JOURS |
|---|---|---|---|
| Chamois | 154 | Loutre | 63 |
| Chat | 55 | Marmotte | 35 |
| Chauve-souris | 35 | Morse | 270 |
| Cheval | 336 | Ours | 120 |
| Chèvre | 154 | Panthère | 63 |
| Chien | 62 | Phoque | 240 |
| Cobaye | 63 | Porc | 115 |
| Chevreuil | 165 | Putois | 63 |
| Ecureuil | 30 | Rat | 21 ou 31 |
| Eléphant | 660 | (suivant l'époque de la fécon- | |
| Furet | 40 | dation, d'après LAGUESSE). | |
| Gazelle | 210 | Renard | 63 |
| Girafe | 440 | Renne | 230 |
| Hippopotame | 300 | Rhinocéros | 530 |
| Homme | 275 | Sapajou | 210 |
| Hérisson | 48 | Souris | 24 |
| Kanguroo | 39 | Tapir | 120 |
| Lapin | 30 | Taupe | 29 |
| Lièvre | 30 | Vache | 285 |
| Lion | 110 | Zèbre | 300 |
| Loup | 70 | | |

## 1° HOMME

Sauf de très rares et précieuses exceptions, on ne connaît pas l'âge exact des fœtus que l'on a sous les yeux, et l'on se voit obligé, pour les désigner, d'avoir recours à d'autres indications. Les données relatives au poids se montrent par trop infidèles, et c'est aux longueurs que les auteurs s'adressent de préférence. Depuis plusieurs années, nous avons pris l'habitude de désigner chaque fœtus par une fraction dont le numérateur indique la distance du vertex au coccyx (*longueur assis*), mesurée en ligne droite, et le dénominateur celle du vertex à la plante des pieds (*longueur debout*) également en ligne droite, après redressement de la tête et des membres inférieurs.

Vers la fin du premier mois, l'extrémité céphalique, étant fortement infléchie en avant, et la saillie de la nuque très prononcée, la plus grande longueur de l'embryon se trouve représentée par la distance de cette saillie à la courbure lombaire (*ligne de la nuque*). Pendant le cours du deuxième mois, la tête se redresse progressivement, et la longueur maxima répond alors à la distance qui sépare le vertex de la courbure lombaire, et plus tard de l'éminence coccygienne (*ligne du vertex*). Aussi, pendant les deux premiers mois, où l'on ne peut faire intervenir la longueur totale du vertex à la plante des pieds, y aurait-il intérêt, en cas de différence, à indiquer les deux longueurs de la ligne de la nuque et de la ligne du vertex.

Le mode de désignation que nous avons adopté permet d'opérer facilement le classement d'un grand nombre de fœtus. Voici comment nous avons coutume de procéder :

Nous commençons par ranger les fœtus d'après les longueurs marquées par les numérateurs des fractions, puis, si plusieurs fœtus possèdent la même longueur du vertex au coccyx, nous faisons intervenir les dénominateurs. Exemple : fœtus 8/11ᶜᵗᵐ· ; fœtus 8/11,5ᶜᵗᵐ· ; fœtus 8/12ᶜᵗᵐ· ; fœtus 8,3/11ᶜᵐᵗ·, etc. Lorsque plusieurs fœtus mesurent exactement les mêmes longueurs, nous les distinguons par les caractères italiques *a*, *b*, *c*. etc. annexés à la fraction, suivant l'ordre de réception.

Exemple : Fœtus 8/11 ᶜᵗᵐ· *a* ; fœtus 8/11 ᶜᵗᵐ· *b*.

Les indications inscrites sur les bocaux permettent de distinguer chaque fœtus de son voisin, soit par la fraction tout entière, soit par un des deux termes de la fraction. soit encore par la lettre annexée : toute confusion se trouvera donc évitée. D'autre part, ces indications se trouvent reproduites sur des fiches classées de la même façon, et contenant en plus divers renseignements sommaires, tels que le poids du fœtus, le sexe, le nom du donateur, l'état de conservation du fœtus, etc.

Le mode de classement que nous venons d'exposer est propre à chaque collection. Aussi, pour désigner les embryons des différentes collections, et distinguer les embryons de même longueur les uns des autres, convient-il d'ajouter, à la suite des dimensions, le nom du laboratoire auquel appartient la collection, ou le nom du collectionneur.

Les auteurs ont fait intervenir, dans la mensuration des embryons et des fœtus, d'autres longueurs que celles que nous

| MOIS lunaires. | JOURS | LONGUEUR | | DIAMÈTRE de l'œuf. | POIDS moyen du fœtus | LONGUEUR du cordon. |
| --- | --- | --- | --- | --- | --- | --- |
| | | du vertex au coccyx | totale. | | | |
| | | En millim. | | En millim. | En grammes | En millim. |
| 1er mois | 12 . . . | 0,35 | » | 4,5 — 5,5 | » | » |
| | 13 . . . | 1 — 1,5 | » | 5 — 9 | » | » |
| | 14-16 . | 1,5 — 2,5 | » | | » | » |
| | 16-19 . | 2,5 — 3 | » | 9 — 13 | » | » |
| | 19-21 . | 3 — 4 | » | 11 — 15 | » | « |
| | 21-25 . | 4,5 — 6 | » | 15 — 25 | » | » |
| | 26-28 . | 7 — 8 | » | 25 — 30 | » | 2,5 |
| 2e mois | 29-30 . . | 8 — 10 | » | 25 — 30 | » | » |
| | 31-32 . . | 10 — 12 | » | 30 — 35 | » | 6 |
| | 35-36 . . | 14 | » | | » | » |
| | 37-38 . . | 15 — 16 | » | 35 — 40 | » | 13 |
| | 39-40 . . | 17 — 19 | » | 40 — 45 | » | |
| | 56 . . . | 24 | » | 50 | 2 | 20 |
| | | En centimètres. | En centimètres. | | | En centimètres. |
| 3e mois | 60 . . . | 2,8 | » | » | 5 | 3 |
| | 64 . . . | 3,2 | » | » | » | » |
| | 75 . . . | 5,5 | » | » | » | » |
| | 84 . . . | 7 | 10 | » | 20 | 12 |
| 4e mois | Début . | 9 | 12 | » | 40 | » |
| | Fin . . | 12 | 17 | » | 125 | 24 |
| 5e mois | Début . | 14 | 19 | » | 150 | 25 |
| | Fin . . | 18 | 27,5 | » | 400 | 29 |
| 6e mois | Début . | 19 | 28 | » | 450 | 37 |
| | Fin . . | 24 | 35 | » | 930 | |
| 7e mois | Début . | 24 | 35 | » | 1 200 | 42 |
| | Fin . . | 27 | 39 | » | | |
| 8e mois | Début . | 27 | 40 | » | 1 500 | 46 |
| | Fin . . | 30 | 42 | » | 2 000 | |
| 9e mois | Début . | 30 | 43 | » | 2 000 | 47 |
| | Fin . . | 33 | 46 | » | 2 800 | |
| 10e mois | Début . | 33 | 47 | » | 2 800 | 51 |
| | Fin . . | 37 | 50 | » | 3 300 | |

avons indiquées, telle que la distance du front au vertex (*ligne du front au vertex*). P. Mall (1907) préconise les trois longueurs suivantes : 1° la longueur assis (ligne du vertex au coccyx ; 2° la longueur debout (ligne du vertex à la plante des pieds) ; et enfin, 3° la longueur de la colonne vertébrale qu'on obtient de la façon suivante. Une première ligne passant par le centre de l'œil et le centre de l'oreille, intéresse la nuque en un point situé juste au-dessus du trou occipital ; la longueur de la colonne vertébrale sera représentée par la distance de ce point au coccyx.

Il y a un intérêt évident à multiplier autant que possible le nombre des indications, de manière à éviter les causes d'erreur provenant de la déformation accidentelle de telle en telle partie de l'embryon.

Nous avons consigné, dans le tableau ci-dessus (p. 554) relatif à l'Homme, la longueur du vertex au coccyx et la longueur totale du fœtus au début et à la fin de chaque mois lunaire. Comme on le voit, c'est au cinquième mois de la vie fœtale que l'accroissement absolu est le plus élevé, tandis que l'accroissement relatif est le plus grand pendant les premiers mois. Ce tableau contient en plus des indications concernant le diamètre de l'œuf, le poids moyen du fœtus, et la longueur du cordon ombilical aux différents mois de la gestation.

P. Mall fait remarquer que le nombre des jours de la gestation est sensiblement égal à la racine carrée de 100 fois la longueur totale de l'embryon exprimée en millimètres.

## 2° BREBIS ET CHÈVRE

| ÉPOQUES DE LA GESTATION | LONGUEUR MAXIMA de l'embryon en millimètres. | PROTOVERTÈBRES |
|---|---|---|
| 1er mois { 16 jours. . . . | 3 à 4 | 2 à 10 |
| 17 — . . . . . | 5 | 10 à 19 |
| 18 — . . . . . | 6 | 22 |
| 20 — . . . . . | 7 | » |
| 24 — . . . . . | 12 | » |

| ÉPOQUES DE LA GESTATION | LONGUEUR MAXIMA de l'embryon en millimètres. | PROTOVERTÉBRES |
|---|---|---|
| 2e mois { 49 jours . . . . | 34 | » |
| 56 — . . . . | 50 | » |
| 3e mois \| 63 — . . . . | 94 | » |
| 4e mois \| 126 — . . . . | 325 | » |
| 5e mois { 147 — (BREBIS) | 300 à 500 | » |
| 154 — (CHÈVRE) | suivant les races et | » |
| (*naissance*). | la gestation simple ou gémellaire | |

## 3° CHEVAL

| ÉPOQUES DE LA GESTATION | LONGUEUR MAXIMA de l'embryon en millimètres. |
|---|---|
| 1er mois \| 28 jours . . . . . . . . . . | 15 |
| 2e mois { 42 — . . . . . . . . . . | 30 |
| 56 — . . . . . . . . . . | 54 |
| 3e mois { 60 — . . . . . . . . . . | 70 |
| 77 — . . . . . . . . . . | 105 |
| 4e mois \| 91 — . . . . . . . . . . | 160 |
| 5e mois \| 120 — . . . . . . . . . . | 250 |
| 6e mois \| 154 — . . . . . . . . . . | 350 |
| 9e mois \| 231 — . . . . . . . . . . | 650 |
| 12e mois \| 336 — (*naissance*) . . . . . | 800 à 1 200 |

## 4° CHIEN

| ÉPOQUES DE LA GESTATION | LONGUEUR MAXIMA de l'embryon en millimètres. |
|---|---|
| 1er mois { 21 jours . . . . . . . . . . . | 4.5 |
| 28 — . . . . . . . . . . | 24 à 27 |
| 2e mois { 35 — . . . . . . . . . | 68 |
| 42 — . . . . . . . . . | 95 |
| 56 — . . . . . . . . . | 135 |
| 3e mois \| 62 — (*naissance*) . . . . . | 160 à 220 |

## 5° COCHON D'INDE

### (D'après RETTERER, 1900)

| ÉPOQUES DE LA GESTATION | LONGUEUR MAXIMA de l'embryon en millimètres. |
|---|---|
| 1er mois { 16 jours . . . . . . . . . | 5 |
| 18 — . . . . . . . . . . | 8 |
| 22 — . . . . . . . . . | 10 |
| 24 — . . . . . . . . . | 12 |
| 25 — . . . . . . . . . | 15 |
| 27 — . . . . . . . . . | 17 |
| 2e mois { 35 — . . . . . . . . . | 35 |
| 40 — . . . . . . . . . | 60 à 65 |
| 3e mois \| 60 à 66 jours (*naissance*) . . | 90 à 110 |

## 6° LAPIN

### (Moyenne d'après les données des auteurs et d'après nos propres observations)

| ÉPOQUES DE LA GESTATION | DIAMÈTRE DE L'ŒUF en millimètres. | LONGUEUR MAXIMA de l'embryon en millimètres. |
|---|---|---|
| 6° jour (144 heures). . . | 2 à 3 | 0,5 |
| 7° — (168 — ). . . . | 5 | 1,5 à 2 |
| 8° — (192 — ). . . . | 10 à 12 | 2,5 |
| 9° — (216 — ). . . | 15 | 4,5 |
| 10° — (240 — ). . . | » | 5 |
| 11° — (264 — ). . . | » | 5 à 6 |
| 12° — (288 — ). . . | » | 6 à 7 |
| 13° — (312 — ). . . | » | 8 à 9 |
| 14° — (336 — ). . . | » | 10 |
| 15° — (360 — ). . . | » | 12 à 13 |
| 16° — (384 — ). . . | » | 14 à 15 |
| 17° — (408 — ). . . | » | 21 |
| 18° — (432 — ). . . | » | 25 |
| 20° — (480 — ). . . | » | 29 |
| 21° — (504 — ). . . | » | 36 à 41 |
| 30° — (naissance) . . . | » | 100 à 120 |

## 7° PORC

### (D'après KEIBEL, 1897)

| ÉPOQUES DE LA GESTATION | | LONGUEUR MAXIMA de l'embryon en millimètres. |
|---|---|---|
| 1er mois. . | 15 jours. . . . . . . . . | 2,5 à 3 |
| | 17 — . . . . . . . . . | 5 |
| | 20 — . . . . . . . . . | 8 |
| | 22 — . . . . . . . . . | 12 |
| 2e mois. . | 42 — . . . . . . . . . | 48 |
| | 56 — . . . . . . . . . | 80 |
| 3° mois. . | 70 — . . . . . . . . . | 135 |
| 4° mois. . | 105 — . . . . . . . . . | 190 |
| 4° et 5° mois | 109 à 123 jours (naissance). | 240 à 270 |

## 8° VACHE

| ÉPOQUES DE LA GESTATION | LONGUEUR MAXIMA de l'embryon en millimètres. |
|---|---|
| 1er mois \| 28 jours. . . . . . . . . . | 9 |
| 2e mois 30 — . . . . . . . . . | 10 |
| 35 à 40 jours . . . . . . . | 28 à 30 |
| 56 jours. . . . . . . . | 48 |
| 3e mois \| 60 — . . . . . . | 50 à 60 |
| 4e mois \| 90 — . . . . . . | 140 |
| 5e mois \| 120 — . . . . . . . | 240 |
| 6e mois \| 150 — . . . . . . | 350 |
| 7e mois \| 180 — . . . . . . | 460 |
| 8e mois \| 210 — . . . . . . | 600 |
| 9e mois \| 240 — . . . . . . | 650 à 750 |
| 11e mois \| 285 — (naissance) . . . . | 800 à 1 000 |

# TABLE DES MATIÈRES





## PREMIÈRE PARTIE

## PREMIERS DÉVELOPPEMENTS DE L'ŒUF

## DEUXIÈME PARTIE

# DÉVELOPPEMENT DES ORGANES (ORGANOGÉNIE)

## APPENDICE

# MENSURATIONS FŒTALES

9 782329 318622